现代医院管理系列丛书

现代医院管理制度

（全3册）

·上·

主编　李亚军

世界图书出版公司

西安 北京 上海 广州

图书在版编目(CIP)数据

现代医院管理制度/李亚军主编.—西安:世界图书出版西安有限公司,2020.1

(现代医院管理系列丛书)

ISBN 978-7-5192-7009-4

Ⅰ.①现… Ⅱ.①李… Ⅲ.①医院—管理—规章制度—汇编—中国 Ⅳ.①R197.32

中国版本图书馆 CIP 数据核字(2020)第 019056 号

书　　名	现代医院管理制度(全 3 册)
	XIANDAI YIYUAN GUANLI ZHIDU(QUAN 3 CE)
主　　编	李亚军
责任编辑	王　娜　蔡晶芬　王　锐
装帧设计	新纪元文化传播
出版发行	世界图书出版西安有限公司
地　　址	西安市高新区锦业路都市之门 C 座
邮　　编	710065
电　　话	029-87214941　029-87233647(市场营销部)
	029-87234767(总编室)
网　　址	http://www.wpcxa.com
邮　　箱	xast@wpcxa.com
经　　销	全国各地新华书店
印　　刷	陕西天意印务有限责任公司
开　　本	787mm×1092mm　1/16
印　　张	95.25
字　　数	3014 千字
版　　次	2020 年 1 月第 1 版
印　　次	2020 年 1 月第 1 次印刷
国际书号	ISBN 978-7-5192-7009-4
定　　价	298.00 元

《现代医院管理制度》
编委会名单

前　　言

　　医院管理制度建设是为了维护医院正常工作秩序,保证各项工作有序开展,根据法律、法规、卫生政策等制定的具有医院内部约束力的规范性文件。国务院办公厅颁发的《关于建立现代医院管理制度的指导意见》(国办发〔2017〕67号)提出,医院要以章程为统领,建立健全内部管理机构、管理制度、议事规程、办事程序等,规范内部治理结构和权力运行规则,提高医院运行效率。习近平总书记在十九大报告中明确提出"实施健康中国战略",强调要深化医药卫生体制改革,全面建立中国特色基本医疗卫生制度、医疗保障制度和优质高效的医疗卫生服务体系,健全现代医院管理制度。其中现代医院管理制度是基本医疗卫生制度"立柱架梁"的关键制度,是中国特色基本医疗卫生制度的重要组成部分。

　　在不断探索医院管理的道路中,制度建设的水平已经成为衡量医院管理水平的重要标志。它贯穿于医疗服务、教学科研和行政管理的各个方面,其完善与否直接影响到医疗质量、医疗安全和经济效益。因此,在管理改革中,医院应对制度建设给予充分的重视,将其作为医院科学发展的核心动力,同时将其看作是加强内涵建设、推进依法治院的重要抓手,积极努力构建一套完善的医院管理制度体系,为医院的发展保驾护航。

　　本书以加强医院制度建设的系统性、可操作性和执行性为目的,融合我国三级综合医院评审标准与 JCI 国际医院评审标准,从"以患者为中心"和"医院管理"两个部分进行制度汇编。每个制度均涵盖了制定制度的目的,适用范围,相关定义,制度中涉及的部门、科室及人员的权利与责任,制度内容,执行流程,参考的相关文件及制度执行过程中使用的表单。通过闭环管理的设计,旨在使每一项制度能够形成重在落实与持续改进的良性循环。本书不仅可以为各级各类医院日常管理提供参考,帮助医院通过构建规范化制度来简化服务流程,提高工作效率,减少医疗纠纷和不良事件的发生,为患者提供便捷、高效的医疗服务,还可以作为医院评审的工具用书。同时,书中所涉及的制度和理论也可供医院管理研究机构、高等医学院校学生阅读参考。

由于时间仓促,加之编写人员能力有限,书中难免存在不妥之处,欢迎广大读者提出宝贵的意见和建议,以推动医院管理制度体系日趋完善。在本书的编写过程中,得到了相关职能部门员工和临床一线医务人员的大力支持与配合,在此致以诚挚的谢意。

2019 年 6 月 16 日

目　　录

第一篇　以患者为中心

第五章　药事管理

第二篇　医院管理

第一篇

以患者为中心

第一章 临床管理

第一节 患者身份识别制度

文件名称	患者身份识别制度	文件编号	YY - LC - ×× ×
制定部门	×× ×	版本号	1.0
生效日期	20 × × - × × - × ×	页数/总页数	×/××
修订日期	20 × × - × × - × ×	有效期至	20 × × - × × - × ×

1 **目的**:保证患者身份识别的准确性,杜绝因身份识别错误而发生不良事件。

2 **范围**:全院涉及识别患者身份信息的部门及各级各类人员。

3 **定义**:无。

4 **权责**

4.1 **全体员工**:在为患者进行医疗护理服务时必须严格执行本制度。

4.2 **科室**:进行全员培训、考核,确保全员熟知制度,实施医疗护理服务的工作人员须严格执行。科室主任、护士长为第一责任人,每月对患者身份信息识别的执行情况进行监管,并将数据上报护理部。

4.3 **护理部**:对数据进行统计分析后上报质量控制科,提交医院质量与安全管理委员会审议,持续改进工作人员正确识别患者身份信息的方法。

5 **内容**

5.1 **正确建立患者身份识别资料**:来院就诊的每位患者必须如实提供身份信息(身份证、社保卡或护照等有效证件)。如患者初诊时未携带有效证件,则手工填写《门诊一卡通申办信息表》(患者无身份证时使用),用于建立患者就诊的基本资料。门(急)诊挂号收费处,住院处工作人员在为患者挂号,办理入院手续时,要核对患者身份信息,并对有疑问的信息加以核实。

5.2 **患者身份识别信息**:医务人员对在医院就诊的每位患者至少使用两种身份识别信息正确识别患者,本院以"患者姓名"+"出生年月日"(以患者有效证件为准)作为患者的身份识别信息,必要时核对"病案号/门诊ID号"。病房号及床位号不得作为患者身份信息识别的方法。

5.3 **患者身份识别方法**

5.3.1 **核对方法**:反问 - 回应 - 核对 - 确认 - 执行。

5.3.2 **识别工具**:显示有患者姓名和出生年月日信息的腕带、病历、表单等。

5.3.3 **身份识别操作方法**。

5.3.3.1 **门诊患者**:医务人员在为门诊患者提供医疗、护理服务时,须核对承载有患者姓名及出生年月日的门诊病历、标签、各种表单、计算机系统信息等。

5.3.3.2 **急诊患者**。

5.3.3.2.1　无法交流的患者:如聋哑、昏迷、意识混乱、定向力障碍、幼童、虚弱、重病、智能不足等。

5.3.3.2.1.1　有陪伴者:陪伴者需陈述患者的姓名及出生年月日。

5.3.3.2.1.2　无陪伴者:使用病历、计算机系统信息、腕带等核对患者身份信息,确保正确的操作给予正确的患者。

5.3.3.2.2　身份不明的患者:使用"无名氏 01、02……(男/女)+ 出生年月日(急诊护士对患者目测年龄当年的 1 月 1 日)"作为识别标志。

5.3.3.2.2.1　无名氏患者序号以每日凌晨零点作为切换序号的时间节点。

5.3.3.2.2.2　无名氏患者身份信息变更流程按照 5.6 执行。

5.3.3.2.2.3　无名氏患者身份信息确认后参照 5.2.1 执行。

5.3.3.3　住院患者:医务人员在为住院患者提供医疗、护理服务时,须核对承载有患者姓名及出生年月日的腕带、标签、各种表单、计算机系统信息等。

5.3.3.3.1　母婴同室新生儿。

5.3.3.3.1.1　以"母亲姓名 + 之子/之女 + 出生年月日"作为身份信息识别标志。

5.3.3.3.1.2　双胞胎或多胞胎用 ABC 等来进行区分,以"母亲姓名 + 之子/之女 + A/B/C + 出生年月日"作为识别标志。

5.3.3.3.2　新生儿科。

5.3.3.3.2.1　若新生儿已取名,使用"姓名 + 出生年月日"作为身份信息识别标志。

5.3.3.3.2.2　若新生儿未取名,参照 5.3.3.3.1 执行。

5.4　患者身份信息识别时机

5.4.1　办理就诊卡或入院手续等患者身份信息登记时。

5.4.2　为患者问诊、给药、输血或使用血制品及采集血液和其他标本前。

5.4.3　为患者实施各种辅助检查前。

5.4.4　为患者实施各项治疗前、有创操作前及手术前等。

5.4.5　患者转交接时。

5.4.6　危急值通报时。

5.4.7　配制/发放特殊饮食前。

5.4.8　牙模交接时。

5.4.9　母乳交接时。

5.4.10　药品调剂时。

5.4.11　发放饮食餐盒前。

5.5　腕带管理

5.5.1　腕带佩戴对象:所有住院患者,包括母婴同室的新生儿;急诊抢救室患者及留观患者;突发群体事件患者;门诊手术室、介入诊疗科、内镜诊疗室及其他侵入性操作时,需镇静的患者。

5.5.2　腕带信息:主要包括患者姓名、出生年月日、病案号或门诊 ID 号、性别等。

5.5.3　特殊识别标识。

5.5.3.1　跌倒患者:直径为 2 cm 的"小心跌倒"黄色标识。

5.5.3.2　过敏患者:直径为 1 cm 的红色圆点标识。

5.5.3.3　回民患者:直径为 1 cm 的绿色圆点标识。

5.5.3.4　隔离患者:边长为1 cm的等边三角形标识,接触隔离为蓝色,飞沫隔离为粉红色,空气隔离为黄色,并用文字注明隔离方式。

小心跌倒标识　过敏标识　回民标识　飞沫隔离　空气隔离　接触隔离
（黄色）　　（红色）　（绿色）　（粉红色）　（黄色）　（蓝色）

5.5.4　腕带佩戴时机。

5.5.4.1　门诊患者:由护士与患者和(或)陪伴者核对无误后予以佩戴。

5.5.4.2　急诊患者:由护士与患者和(或)陪伴者核对无误后予以佩戴。

5.5.4.3　住院患者:由责任护士与患者和(或)陪伴者核对无误后予以佩戴。

5.5.4.4　新生儿:自然娩出的新生儿由两名助产士,剖宫产娩出的新生儿由助产士、巡回护士共同确认性别,再与新生儿母亲和(或)陪伴者确认性别后,为新生儿佩戴两条腕带,分别佩戴在新生儿的左侧手腕和脚踝上,特殊情况参照5.5.5.3执行。

5.5.4.5　无法交流、身份信息不明且无陪伴者的患者:由两名护士核对无误后予以佩戴。

5.5.5　腕带管理要求。

5.5.5.1　护士应用正楷字体,清晰、完整地填写或打印腕带内容,便于患者身份信息的准确识别。严禁涂改、刮除腕带信息或随意将腕带摘除。

5.5.5.2　对需要佩戴腕带的患者,护士必须向患者和(或)陪伴者告知腕带的用途及佩戴注意事项;患者在院期间须佩戴腕带,离院时由护士用黑色记号笔划去患者的信息,然后为其剪断、取下,按医疗废物处理。死亡患者,腕带应保留在尸体上。

5.5.5.3　佩戴方法:佩戴前评估局部皮肤,观察手部血运,患者佩戴腕带应松紧适宜,多余长度反折固定;腕带佩戴时方向正确,便于进行核对;水肿患者注意及时观察腕带松紧度,发现不适及时更换;腕带原则上佩戴于左手腕(佩戴部位皮肤完整),若有异常或特殊情况可按左手腕—右手腕—左脚踝—右脚踝的顺序佩戴。对于腕带过敏及四肢烧伤等特殊的患者,可将腕带系于患者身体所留置的管道上,以便于核对。

5.5.5.4　腕带遗失或污损时:护士应立即重新手工填写或打印腕带,参照5.5.4执行。

5.5.5.5　拒绝佩戴腕带者:护士再次与患者及陪伴者沟通,以求配合。

5.5.6　护理指导。

5.5.6.1　佩戴腕带前必须先对患者身份信息进行确认。

5.5.6.2　告知患者和(或)陪伴者腕带不得随意移除。

5.5.6.3　告知患者和(或)陪伴者,配合做好患者身份信息的识别。

5.6　患者身份信息变更流程

5.6.1　住院患者。

5.6.1.1　主管医师根据患者有效身份证件在电子病历系统中正确填写《患者身份信息变更申请表》,打印一式三份。一份交于医务处存档备案,一份保存在患者病历中,一份交于住院处更改信息。

5.6.1.2　患者本人:将患者本人有效身份证件复印件粘贴于表单背面,患者本人签名确认,主管医师审核,医务处审批。

5.6.1.3 申请人为直系亲属:将患者及直系亲属的有效身份证件复印件粘贴于表单背面,直系亲属签名确认,主管医师审核,医务处审批。

5.6.1.4 申请人为非直系亲属:须提供患者授权委托书,方可办理。将患者及非直系亲属的有效身份证件复印件粘贴于表单背面,非直系亲属签名确认,主管医师审核,医务处审批。患者授权委托书交由医务处存档备案。

5.6.2 门诊、急诊、出院患者。

5.6.2.1 接诊医师或主管医师根据患者有效身份证件在 OA 系统中正确填写《患者身份信息变更申请表》,打印一式两份。一份交于医务处存档备案,一份交于患者本人、直系亲属或非直系亲属,作为患者身份信息变更的证明。

5.6.2.2 患者本人:将患者本人有效身份证件复印件粘贴于表单背面,患者本人签名确认,接诊医师或主管医师审核,医务处审批。

5.6.2.3 申请人为直系亲属:将患者及直系亲属的有效身份证件复印件粘贴于表单背面,直系亲属签名确认后,接诊医师或主管医师审核,医务处审批。

5.6.2.4 申请人为非直系亲属:须提供患者授权委托书,方可办理。将患者及非直系亲属的有效身份证件复印件粘贴于表单背面,非直系亲属签名确认后,接诊医师或主管医师审核,医务处审批。

6 流程

6.1 患者身份识别流程

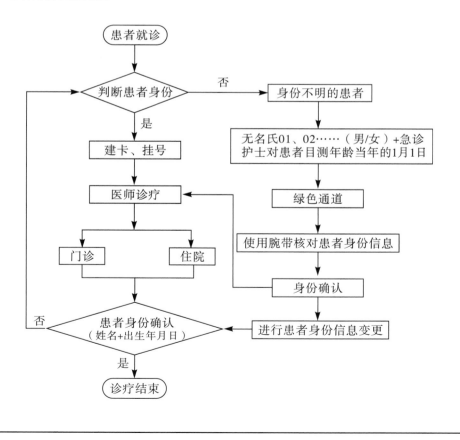

6.2 患者身份信息变更流程

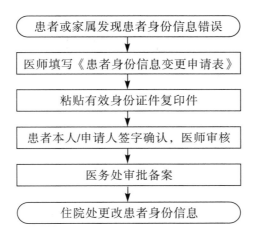

患者或家属发现患者身份信息错误

↓

医师填写《患者身份信息变更申请表》

↓

粘贴有效身份证件复印件

↓

患者本人/申请人签字确认，医师审核

↓

医务处审批备案

↓

住院处更改患者身份信息

7 相关文件

7.1 《国际联合委员会（JCI）医院评审标准》（第六版）

7.2 《三级综合医院评审标准实施细则》（2011 年版）

8 使用表单

8.1 《患者身份信息变更申请表》

8.2 《门诊一卡通申办信息表》（患者无身份证时使用）

批准人：   签署日期：

审核人：   发布日期：

附件 1

患者身份信息变更申请表

文件编号:BL－BD－YW－×××　版本号:1.0

患者姓名		出生年月日		病案号		科室	
需修正的信息	□姓名　□出生年月日　□性别　□身份证号码　□住址　□其他						
	原信息内容:						
	正确的信息内容:						

造成信息不准确的原因(在合适的条目上打钩):

□急诊无名氏　　　　　　　　　　　　　　□首次就诊时未提供身份证原件

□新生儿出生时未起名,起名后更正信息　　□不懂政策,用他人的身份证、医保卡就诊

□用社保卡建档,社保卡中信息与身份证信息不符　□患者是军人,没带身份证

□患者是外籍人士,只能提供护照　　　　　□其他

患方:我郑重声明本次提供的信息是准确的信息,若有错误,我愿意承担由于提供错误信息导致的一切责任!

　　　　患方申请人签名:　　　　　　申请时间:　年　月　日　时　分

　　　　申请人与患者关系:　　　　　联系方式:

科室意见:□同意修改　　□不同意修改

　　　　　　　　　　主管医师签名:　　　　科室盖章:

　　　　　　　　　　　　　　　　　　　　年　月　日　时　分

医务处意见:□同意修改　　□不同意修改

　　　　　　　　　　医务处盖章:

　　　　　　　　　　　　　　　　　　　　年　月　日　时　分

复印件粘贴处

患者身份证复印件粘贴处(患儿贴户口本复印件):
申请人身份证复印件粘贴处:

注:1.本申请表作为患者病历材料的一部分,住院患者一式三份,一份交于医务处存档备案,一份保存在患者病历中,一份交于住院处更改信息;出院患者及门急诊患者一式两份,一份交于医务处存档备案,一份患者自己保存

2.申请人若为患者本人,请将患者身份证复印件(患儿为户口本复印件)粘贴于背面对应栏内;若为直系亲属,请将患者和申请人身份证复印件粘贴于背面对应栏内;若为非直系亲属,除按上述要求办理外,还需提供患者授权委托书,交医务处存档备案

附件2

门诊一卡通申办信息表
（患者无身份证时使用）

文件编号:BD－MZ－×××　　版本号:1.0

＊患者姓名		＊性别		＊出生年月日		年　　月　　日	
身份证号码				＊手机号码			
交款方式		□现金		□银联卡			
预存金额		□100元	□200元		□300元		
		□500元	□1000元		□	元	

注:1."＊"号项目为必填项,为保证患者权益,减少纠纷,请真实、准确、完整地填写信息

2.就诊卡押金为10元(退卡时返还)

3.就诊卡初始密码为666666,如需修改请在自助机上进行

第二节 医嘱制度

文件名称	医嘱制度	文件编号	YY－LC－××××
制定部门	×××	版本号	1.0
生效日期	20××－××－××	页数/总页数	×/××
修订日期	20××－××－××	有效期至	20××－××－××

1 **目的**:对医务人员在医嘱下达和执行过程中的行为进行规范,以确保医疗质量和医疗安全。

2 **范围**:本院所有开立及执行医嘱的医务人员。

3 **定义**:医嘱是指具有执业资格的医师在医疗活动中下达的医学指令。

  3.1 **长期医嘱**:指有效时间在24小时以上,要求护士定期执行的医嘱。包括专科护理常规、护理级别、特别护理、特殊体位、病危或病重、饮食、陪伴人员、药物使用、隔离医嘱、呼吸机医嘱等,长期医嘱在医师注明停止时间后立即失效。

  3.2 **临时医嘱**:指有效时间在24小时内只执行一次的医嘱。包括一次医嘱、即刻医嘱、口头医嘱、电话医嘱和短信医嘱。

    3.2.1 一次医嘱是指非紧急医嘱,在24小时内执行的医嘱。

    3.2.2 即刻医嘱是指患者需要紧急处理,在30分钟内执行的医嘱。

    3.2.3 口头医嘱是指在抢救及无菌操作(包括手术)时,由于无法直接书写或录入电子医嘱,而通过口头传达方式向护士下达的医嘱。其他情况不允许使用口头医嘱。

    3.2.4 电话医嘱:本院不使用电话医嘱。

    3.2.5 短信医嘱:本院不使用短信医嘱。

4. **权责**

  4.1 **医务处**:负责对各级医师进行医嘱权限的授权。

  4.2 **各级医师**:经医务处核准、获得本院处方权的执业医师,在其授权范围开具医嘱。禁止应用他人权限开具医嘱。

  4.3 **护士**:核对并按要求执行医嘱,做好口头医嘱登记工作,拒绝执行电话医嘱和不符合规定的口头医嘱。

  4.4 **药师**:负责药品处方/医嘱的审核、调配、核对及发药。

5. **内容**

  5.1 **人员资质**

    5.1.1 医嘱的开具和停止必须由经医务处核准的获得本院处方权的执业医师在其授权范围内开具,医师将医嘱直接录入电子病历,护士不能代录医嘱。

    5.1.2 执行医嘱的人员,必须是本院具备注册护士资格的人员,其他人员不得执行医嘱。

  5.2 **口头医嘱规定**:医师下达口头医嘱时,接收口头医嘱的护士先在《口头医嘱记录单》上记录;紧急抢救时,启动医院急救小组,在《心肺复苏记录单》上记录,并即刻复述给下达口头医嘱的医师,下达医师确认无误后方可执行(记录—复读—确认),并保留好所有安瓿,事后与医师进行确认、核对,经两人核对无误后方可弃去。下达口头医嘱的医师在无菌操作、抢救或手术结束后10分钟内,在《口头医嘱记录单》上签名,无菌操作、抢救或手术结束后6小时内,在临时医嘱单上补录医嘱且确认签名,并在医嘱嘱托中进行说明。

5.3　医嘱开具:住院患者的长期医嘱、临时医嘱及门(急)诊患者医嘱都要经 HIS 电子医嘱系统录入。

5.3.1　开具时限。

5.3.1.1　急诊、危重患者一般要求在 30 分钟内开具,有难以忍受的症状(如剧烈疼痛、呕吐)时要优先予以缓解治疗。

5.3.1.2　新入院患者、转入患者、手术后患者:医嘱应在患者到达病房后 2 小时内开具。

5.3.1.3　择期手术患者:手术医嘱应在手术前 24 小时内开具。

5.3.1.4　住院患者:每日例行查房的医嘱要求在 11:00 前开出,如病情变化时可以随时开具医嘱。

5.3.2　记录位置。

5.3.2.1　住院长期医嘱及临时医嘱:均要记录在病历中固定的记录单(如医嘱单、麻醉记录单)上,其中医嘱单包括长期医嘱单和临时医嘱单。

5.3.2.2　门(急)诊医嘱:门(急)诊患者的医嘱要记录在门(急)诊病历中。

5.3.3　书写要求。

5.3.3.1　医嘱单是医疗诉讼中的重要证据,也是医疗、护理过程中进行信息沟通的重要文件,任何人不准私自藏匿、销毁、涂改。

5.3.3.2　医嘱必须书写完整、层次分明,内容清楚、格式规范。一项医嘱内容较多,在一行内写不完可以跨行,但同一行内只允许有一条医嘱。

5.3.3.3　医师下达医嘱,应在病程记录中注明相应的临床适应证或理由。

5.3.3.4　使用缩写的医嘱内容,必须按《医疗文书可用缩写符号目录》《医疗文书禁用缩写符号目录》执行。

5.3.3.5　书写、执行和停止医嘱必须注明时间,时间采用 24 小时制,要具体到分。

5.3.3.6　开具医嘱顺序。

5.3.3.6.1　长期医嘱:护理常规、护理级别、病危或病重、饮食种类、陪伴人员、诊疗项目、药物名称等。

5.3.3.6.2　临时医嘱:原则上先写血分析、尿分析、粪常规、肝功能、肾功能等检查性医嘱,然后再写用药、处置等治疗性医嘱。

5.3.4　药物医嘱。

5.3.4.1　药物医嘱需采用药物通用名格式,注明用法(包括频率、途径)、用量、数量,静脉输液应分瓶列出配方及输液速度,如超过 1 组以上药物,原则上按照抗菌药物、专科用药补液顺序使用,医师须在医嘱中写明用药顺序。可在计划给药时间前后 1 小时内执行。

5.3.4.2　输液速度。

5.3.4.2.1　医嘱要注明静脉滴注药物的每分钟滴数或毫升数。

5.3.4.2.2　输注泵泵入药液或营养液的医嘱,必须注明每分钟或每小时毫升数。

5.3.5　"自理药品"医嘱:参照《住院患者自理药品管理制度》执行。

5.3.6　"自备药品"医嘱:参照《住院患者自备药品管理制度》执行。

5.3.7　实验室检查医嘱须注明标本和检查项目;影像诊断检查医嘱须注明具体检查项目及部位。

5.3.8　更改医嘱:应先停止原医嘱,再重新开具医嘱。

5.3.9　自动停止医嘱:当患者转科或转入、转出重症监护室时,长期医嘱自动停止,一旦手术或分娩,所有术前、产前的长期医嘱自动停止,医师必须重新开具医嘱。

5.3.10 医师开具医嘱后要自查一遍,先确认无错误、遗漏、重复,且保证医嘱能被他人清晰理解,然后提交。医师开具需紧急执行的医嘱时必须向当班护士做特别交代,护士应及时核对并执行医嘱。

5.3.11 长期医嘱单、临时医嘱单出院后统一打印,主管医师在医嘱单右下角签名确认。

5.4 医嘱执行

5.4.1 医师开具医嘱后,护士应及时查询、接收计算机医嘱信息,并核对医嘱数量、医嘱内容、起始时间、停止时间、给药方式、给药频率、药物浓度等;对可疑医嘱,必须查清确认后方可执行;对明显违反诊疗常规的错误医嘱及遗漏的医嘱,护士有责任及时通知医师进行更改。

5.4.2 护士执行医嘱时要打印执行单,执行后在执行单上签名及注明时间。因某些特殊原因使一些医嘱无法执行时(如患者拒绝执行、患者临时离院等),护士即刻向主管医师报告,并在护理记录单中记录,必要时向接班护士交班。

5.4.3 医嘱执行遵循先急后缓,按"先临时医嘱、后长期医嘱"的原则。按照"查对—确认—生成—打印各种执行单—执行"处理医嘱,每班确认所有医嘱在本班内处理完毕。

5.4.4 护士执行输血医嘱时需双人进行核对,在输血护理记录单上双人签名。

5.4.5 药物过敏试验由护士执行并判断结果,将结果及药物批号录入临时医嘱单中,用"+"表示"过敏","−"表示"不过敏"。怀疑阳性时,执行者应请复核者共同判定,必要时用0.9%氯化钠注射液做对照试验;若患者拒绝做对照试验,按阳性对待。执行者如实记录在患者护理记录单上。

5.4.6 如发生网络瘫痪时,应按照《信息系统应急预案》执行。

6 流程

6.1 医嘱执行流程

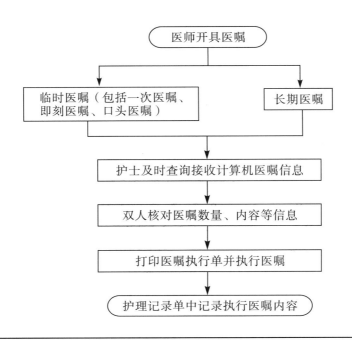

6.2 口头医嘱流程

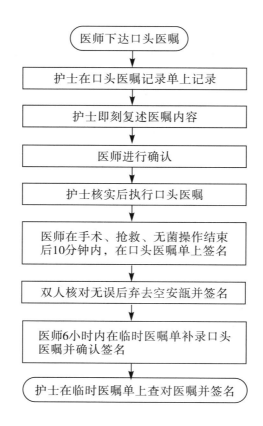

医师下达口头医嘱

护士在口头医嘱记录单上记录

护士即刻复述医嘱内容

医师进行确认

护士核实后执行口头医嘱

医师在手术、抢救、无菌操作结束后10分钟内，在口头医嘱单上签名

双人核对无误后弃去空安瓿并签名

医师6小时内在临时医嘱单补录口头医嘱并确认签名

护士在临时医嘱单上查对医嘱并签名

7 相关文件

7.1 《国际联合委员会(JCI)医院评审标准》(第六版)

7.2 《三级综合医院评审标准实施细则》(2011 年版)

7.3 《信息系统应急预案》

7.4 《医疗文书可用缩写符号目录》

7.5 《医疗文书禁用缩写符号目录》

7.6 《住院患者自理药品管理制度》

7.7 《住院患者自备药品管理制度》

7.8 《医嘱执行制度》

8 使用表单

8.1 《口头医嘱记录单》

8.2 《心肺复苏记录单》

批准人：   签署日期：

审核人：   发布日期：

附件 1

口头医嘱记录单

文件编号:BL – BD – ZK – ×× 版本号:1.0

科别: 姓名: 出生年月日:
病案号/门诊 ID 号: 性别: 年龄: 床号:

日期	开具时间	医嘱内容	护士复述	医师确认	空安瓿双人核查签名

医师签名: 执行护士签名: 记录者签名:
注:"护士复述""医师确认"栏由记录者打"√"

附件2

心肺复苏记录单

文件编号:BL－BD－ZK－×××　版本号:1.0

科别:　　　　　　　　　姓名:　　　　　　　　出生年月日:
病案号/门诊 ID 号:　　　性别:　　　年龄:　　　床号:

时间（时:分）	意识	瞳孔对光反射		瞳孔大小（mm）		心率（次/分）	心律（次/分）	血压（mmHg）	呼吸（次/分）	氧饱和度（%）	通气方式	氧流量（升/分）	抢救记录	记录者签名
		左	右	左	右									

注:意识状态项可填写数字,0.清醒;1.嗜睡;2.昏睡;3.浅昏迷;4.中昏迷;5.深昏迷

续表

静脉注射									
盐酸肾上腺素注射液(mg)					硫酸阿托品注射液(mg)				
时间(时:分)					时间(时:分)				
执行人					执行人				
盐酸胺碘酮注射液(mg)					尼可刹米注射液(mg)				
时间(时:分)					时间(时:分)				
执行人					执行人				
地塞米松磷酸钠注射液(mg)									
时间(时:分)					时间(时:分)				
执行人					执行人				

静脉滴注								
0.9% 氯化钠注射液/5% 葡萄糖注射液(mL)			0.9% 氯化钠注射液/5% 葡萄糖注射液(mL)			0.9% 氯化钠注射液/5% 葡萄糖注射液(mL)		
盐酸多巴胺注射液(mg)			重酒石酸去甲肾上腺素注射液(mg)			盐酸胺碘酮射注液(mg)		
滴速/泵速			滴速/泵速			滴速/泵速		
时间(时:分)			时间(时:分)			时间(时:分)		
执行人			执行人			执行人		
0.9% 氯化钠注射液/5% 葡萄糖注射液(mL)			0.9% 氯化钠注射液/5% 葡萄糖注射液(mL)			0.9% 氯化钠注射液/5% 葡萄糖注射液(mL)		
滴速/泵速			滴速/泵速			滴速/泵速		
时间(时:分)			时间(时:分)			时间(时:分)		
执行人			执行人			执行人		

续表

5%碳酸氢钠注射液(mL)									
滴速/泵速			滴速/泵速			滴速/泵速			
时间(时:分)			时间(时:分)			时间(时:分)			
执行人			执行人			执行人			
参与抢救 医师签名					参与抢救 护士签名				

抢救日期：　　　　　　　　记录人：

第三节　危急值管理制度

文件名称	危急值管理制度	文件编号	YY－LC－××
制定部门	×××	版本号	1.0
生效日期	20××－××－××	页数/总页数	×/××
修订日期	20××－××－××	有效期至	20××－××－××

1　**目的**:向患者提供及时、有效的诊疗服务,增强医务人员的责任心和参与临床诊断的服务意识,促进临床、医技科室之间的有效沟通与合作,确保患者安全,不断提高诊疗水平。

2　**范围**:适用于临床科室、检验科、影像科、病理科、超声科、心电诊断室、内镜诊疗室、床旁检查、床旁检验。

3　**定义**

　3.1　**危急值**:指某项或某类结果异常,而当这种异常结果出现时,表明患者正处于危险的边缘状态;如果临床医师能及时了解到检验(检查)结果,迅速给予患者有效的干预措施或治疗,即可能挽救患者生命,否则就可能出现严重后果,错过最佳抢救时机。

　3.2　**危急值报告方**:检验科、影像科、病理科、超声科、心电诊断室、内镜诊疗室等有资质的医技科室工作人员。

　3.3　**危急值接收方**:各科室有资质的医务人员。

　3.4　**床旁检查**:包括超声、心电图、X线、胎心监护等床旁检查。

　3.5　**床旁检验**(POCT):包括床旁血糖检测、血气分析及经皮胆红素测定。

4　**权责**

　4.1　**医技科室检验(检查)者**:发现危急值在5分钟内向相关科室报告并记录。

　4.2　**护士**:接到危急值报告,进行记录、复读、确认,并在5分钟内通知医师。

　4.3　**医师**:接到危急值报告在10分钟内对危急值患者进行评估及处理。

5　**内容**

　5.1　**危急值项目的确定与更新**

　　5.1.1　确定:由质量控制科负责组织检验科、病理科、影像科、超声科、心电诊断室、内镜诊疗室和临床科室等相关专家,共同讨论确定本院危急值项目、阈值及报告流程;经医疗质量与安全管理委员会讨论审核后,最终通过院长办公会审定发布,在OA办公平台进行公示。

　　5.1.2　更新:质量控制科每年组织一次回顾更新,对上一年危急值进行总结评价,并结合检查科室的调研情况和实际工作,对危急值项目及阈值进行调整。

　5.2　**危急值管理流程**

　　5.2.1　报告流程。

　　　5.2.1.1　当操作者发现危急值后,必须立即确认标本是否合乎检测要求,仪器设备运行是否正常,检测试剂是否有效,室内质量控制是否在控;在上述方面都正常的情况下,决定立即复查,复查结果与第一次的结果吻合无差异后,立即通知相关科室,并在《危急值报告登记本》做好记录。

　　　5.2.1.2　通知:医技人员在5分钟内向临床科室、急诊科、门诊导医台、健康体检科或总值班报告危急值结果,同时检验科通过实验室信息系统(LIS)向相关科室发出危急值闪烁窗口。

5.2.1.2.1 住院患者:报告者应在5分钟内电话报告病区护士。

5.2.1.2.2 门诊患者:报告者应在5分钟内电话报告门诊导医台护士。

5.2.1.2.3 急诊患者:报告者应在5分钟内电话报告急诊抢救室护士。

5.2.1.2.4 健康体检患者:报告者应在5分钟内电话报告健康体检科护士。

5.2.1.2.5 非门诊时间(每日12:00—14:00和18:00—20:00)门诊和健康体检患者危急值结果报告总值班。

5.2.1.3 记录内容:报告日期、时间、报告人、患者姓名、出生年月日、病案号、床号、危急值报告结果、接收科室、接收人等。

5.2.2 接收处置流程。

5.2.2.1 接收登记:病区、导医台、急诊、健康体检科护士和总值班接到危急值通知时,在《危急值接收登记本》记录接听内容,包括接收日期、时间、患者姓名、出生年月日、病案号、床号、危急值报告项目及结果、报告科室、姓名等,并复读记录内容,确认无误后,病区护士在5分钟内通知医师;导医台、急诊、健康体检护士在5分钟内通知患者尽快到相关科室或急诊科就诊,同时报告开单医师或当班医师;总值班在5分钟内通知患者尽快到相关科室或急诊科就诊。

5.2.2.2 护士在5分钟内三次电话联系不上患者时,立即向门诊部报告并做好记录,由门诊部编辑短信通知患者立即来医院就诊;非门诊时间向总值班报告并做好记录,由总值班编辑短信通知患者立即来医院就诊。

5.2.2.3 处置记录。

5.2.2.3.1 住院患者:医师接到危急值通知后,在LIS中对危急值进行确认,10分钟内查视患者并给予处置,2小时内将危急值项目名称、结果、处置等内容记录在病程中。因抢救患者,未能及时记录,医师在抢救结束后6小时内据实补记,并加以注明。

5.2.2.3.2 门(急)诊、健康体检者:医师接到危急值通知后,立即在LIS中对危急值进行确认,患者到达后10分钟内查视患者,结合检查情况采取相关诊疗措施,必要时向上级医师或科室主任报告;并将危急值项目名称、结果、处置等内容记录在病历或体检报告中。

5.3 床旁检验(POCT)危急值管理流程

5.3.1 POCT操作人员:操作人员必须经过相关培训,考核合格后经医务处认定、授权后方可进行操作。

5.3.2 报告及处置流程:当POCT操作者发现危急值后,必须在《危急值接收登记本》做好登记,同时注明"POCT",并在5分钟内通知医师,医师接到危急值报告在10分钟内查视患者并给予处置,在2小时内将危急值项目名称、结果、处置等内容记录在病程中。因抢救患者,未能及时记录,医师在抢救结束后6小时内据实补记,并加以注明。医师如有疑虑,可开具检验申请单,护士采集标本,送检验科复查。

5.4 床旁检查危急值管理流程

5.4.1 床旁检查人员:急诊、病区医师必须经过相关培训,考核合格后经医务处认定、授权后方可进行操作。

5.4.2　按照住院患者危急值报告及接收处置流程执行。医师如有疑虑,进行复查。

5.5　"危急值"项目及报告范围(见附件3)

6　流程:危急值报告流程。

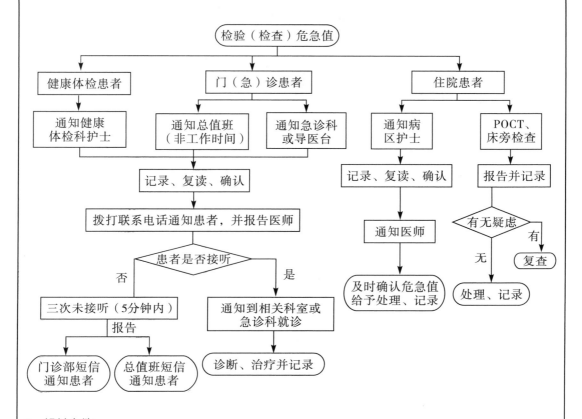

7　相关文件

7.1　《国际联合委员会(JCI)医院评审标准》(第六版)

7.2　《三级综合医院评审标准实施细则》(2011年版)

8.使用表单

8.1　《危急值报告登记表》

8.2　《危急值接收登记表》

8.3　《危急值报告参考范围》

批准人:　　　　　　　　　　　　　签署日期:

审核人:　　　　　　　　　　　　　发布日期:

附件 1

危急值报告登记表

文件编号:BD－ZK－××× 版本号:1.0

报告日期时间	报告科室	报告人	患者姓名	出生年月日	病案号	床号	危急值报告结果	接收科室	接收人	备注

附件2

危急值接收登记表

文件编号:BD－ZK－×××　版本号:1.0

接收日期时间	患者姓名	出生年月日	病案号	床号	危急值报告项目、结果	报告科室		接收人员签名	通知医师	
						科室	姓名		时间	医师姓名

附件3

危急值报告参考范围

文件编号:BD - ZK - × × ×   版本号:1.0

1 **检验科**:在检测过程中,如发现下列情况需立即通知相应科室人员并记录。

项目		危急值范围	
		低于	高于
血糖	血糖	2.8 mmol/L	22.0 mmol/L(成人)
		2.0 mmol/L	16.6 mmol/L(新生儿)
血清电解质	血钾	2.8 mmol/L	6.2 mmol/L
	血钠	120.0 mmol/L	160.0 mmol/L
	血钙	1.6 mmol/L	3.5 mmol/L
血气分析	动脉血气	pH 7.20	pH 7.55
	二氧化碳分压	20 mmHg	70 mmHg
	氧分压	45 mmHg	145 mmHg
促凝血检查指标	部分活化凝血酶时间(APTT)	20 秒	75 秒
	血浆凝血酶原时间(PT)	—	30 秒
	纤维蛋白原(Fib)	1 g/L	8 g/L
血分析	血红蛋白(HGB)	50 g/L	200 g/L
	白细胞(WBC)	2×10^9/L	30×10^9/L
	血小板(PLT)	30×10^9/L	800×10^9/L
心肌损伤标志物	CK - Mb	—	32.6 ng/mL(质量检测)
	肌钙蛋白	—	0.5 ng/mL
微生物检查	脑脊液涂片	—	检出细菌
	抗酸分枝杆菌涂片	—	阳性
	细菌培养与多重耐药	—	(血液、骨髓、脑脊液、浆膜腔积液等封闭性体腔积液)阳性
		耐万古霉素肠球菌、耐碳青霉烯类肠杆菌科细菌、耐碳青霉烯鲍曼不动杆菌、耐碳青霉烯类铜绿假单胞菌、耐甲氧西林金黄色葡萄球菌	
	血涂片	发现寄生虫	

注:POCT 血糖危急值报告范围同上

2 **影像科**:影像科医师在影像检查过程中,如发现下列情况,经影像科医师核实后立即通知相应科室人员并记录。

  2.1 **中枢神经系统**

    2.1.1 严重的脑内血肿、挫裂伤。

    2.1.2 硬膜下或硬膜外血肿急性期。

    2.1.3 脑疝、急性脑积水。

    2.1.4 颅脑 CT 或 MRI 扫描诊断为颅内急性大面积脑梗死(范围达到一个脑叶或全脑干及以上)。

    2.1.5 脑出血或脑梗死复查 CT 或 MRI,出血或梗死程度加重,与近期检查对比超过15%以上。

  2.2 **脊柱、脊髓疾病**

    2.2.1 脊柱长轴成角畸形、椎体粉碎性骨折压迫硬膜囊。

    2.2.2 脊髓损伤。

  2.3 **呼吸系统**

    2.3.1 气管、支气管异物。

    2.3.2 液气胸,尤其是张力性气胸。

    2.3.3 肺栓塞、大面积肺梗死。

    2.3.4 累及多肺叶或大面积肺叶的重症肺炎。

    2.3.5 重度创伤性湿肺。

  2.4 **循环系统**

    2.4.1 心包填塞、纵隔摆动。

    2.4.2 急性主动脉夹层。

    2.4.3 动脉瘤破裂。

  2.5 **消化系统**

    2.5.1 食道异物。

    2.5.2 消化道穿孔、急性肠梗阻。

    2.5.3 急性出血坏死性胰腺炎。

    2.5.4 肝、脾、胰、肾等腹腔脏器出血。

  2.6 **颌面五官急症**

    2.6.1 眼眶内异物。

    2.6.2 眼眶及内容物破裂、骨折,眼球破裂、内容物脱出或缺如。

    2.6.3 颌面部、颅底骨折。

3 **超声科**:超声科医师在检查过程中,发现下列情况应该立即通知相应科室人员并记录。

  3.1 宫外孕、黄体破裂并腹腔内出血。

  3.2 剖宫产后切口妊娠。

  3.3 中晚期妊娠出现胎盘早剥、前置胎盘、子宫破裂并出血者。

  3.4 晚期妊娠出现羊水过少、胎儿心率加快(> 200 次/分,持续5分钟)。

  3.5 急性外伤见腹腔积液,疑似肝、脾、肾等内脏器官破裂出血的危重患者。

  3.6 各种原因引起的大动脉近端破裂而导致假性动脉瘤。

  3.7 考虑急性坏死性胰腺炎。

  3.8 睾丸扭转。

  3.9 心脏普大合并心力衰竭(重度)。

3.10　大量心包积液合并心包填塞。

3.11　高度怀疑有血流动力学意义的急性肺动脉栓塞。

3.12　高度怀疑主动脉夹层。

4　**病理科**：病理科医师在检查过程中，发现下列情况应该立即通知相应科室人员并记录。

4.1　标本不符合要求（组织过小或组织干涸）无法制成切片。

4.2　对送检的冰冻标本有疑问或冰冻结果与临床诊断不符。

4.3　恶性肿瘤的切缘出现阳性结果。

4.4　石蜡结果与冰冻结果不一致。

5　**内镜诊疗室**：内镜医师在检查过程中，发现下列情况应该立即通知相应科室人员并记录。

5.1　术中发现急性活动性出血者。

5.2　术中发现胃肠或主气道、支气管腔内异物者。

5.3　术中并发大出血、穿孔，或心、肺、脑血管意外者。

6　**心电诊断室**：心电诊断室各级检查医师在检查过程中，如出现下列情况应该立即通知相应科室人员并记录。

6.1　急性心肌缺血。

6.2　急性心肌损伤。

6.3　急性心肌梗死。

6.4　致命性心律失常。

6.4.1　心室扑动、颤动。

6.4.2　室性心动过速。

6.4.3　多源性、RonT 型室性期前收缩。

6.4.4　频发室性期前收缩并 Q－T 间期延长。

6.4.5　预激综合征伴快速心脏率心房颤动。

6.4.6　心室率快于 180 次/分的心动过速。

6.4.7　二度 Ⅱ 型及二度 Ⅱ 型以上的房室传导阻滞。

6.4.8　心室率慢于 45 次/分的心动过缓。

6.4.9　大于 2 秒的心脏停搏。

6.4.10　严重高钾血症心电图改变。

6.5　阿托品试验出现明显的头晕、心悸、胸闷症状。

7　**产科**：胎心监护如出现下列情况，医师按危急值处置。

7.1　胎心率 > 200 次/分。

7.2　胎心率基线无变异且存在下列情况之一。

7.2.1　复发性晚期减速（反复发作的晚期减速，伴随宫缩出现，通常对称性缓慢下降，减速开始到胎心率最低点时间大于等于 30 秒，减速的开始最低值及恢复分别延后于宫缩的起始峰值及结束）。

7.2.2　复发性变异减速（反复发作的变异减速，突发显著的胎心率急速下降，减速的开始到最低点的时间小于 30 秒，胎心率下降大于等于 15 次/分，持续时间大于等于 15 秒，但小于 2 分钟，变异减速伴随宫缩时减速的起始深度与宫缩无固定规律）。

7.2.3　胎心过缓（胎心率基线 < 110 次/分）。

7.3　正弦波型（FHR 基线呈平滑正弦波摆动，频率固定为 2～5 次/分，持续时间大于等于 20 分钟）。

8　**新生儿室**：经皮胆红素测定如出现下列情况医师按危急值处置。

时龄（h）	异常值
24	≥6 mg/dL
48	≥9 mg/dL
72	≥12 mg/dL
＞72	≥15 mg/dL

第四节 交接管理制度

文件名称	交接管理制度	文件编号	YY－LC－×× ×
制定部门	×××	版本号	1.0
生效日期	20××－××－××	页数/总页数	×/××
修订日期	20××－××－××	有效期至	20××－××－××

1 **目的:**加强医疗服务人员交接管理,确保在医疗护理服务过程中患者信息准确、有效、规范地传达,保障患者治疗、护理的安全和连贯性。

2 **范围:**本院所有医务人员交接班及转运患者的交接。

3 **定义:**交接是指发生在医疗服务场所中患者和患者医疗服务场所的责任转移。如医务人员之间(如不同医师之间、医务人员之间,或两位医务人员之间的轮班交接),同一医院内不同医疗服务层级之间,从住院部转至其他治疗科室时,不同医疗机构之间。

4 **权责**

4.1 **全体员工:**准确、完整地交接患者信息,保障患者在医疗护理服务过程中信息准确、有效、规范地传递。

4.2 **医务人员:**负责患者安全转运。

4.3 **医务处及护理部:**确立标准化沟通的重要信息,建立交接用的标准化表格,规范交接用的工具和方法并进行培训。对因交接沟通导致的不良事件进行追踪,运用所得数据制订改进沟通的方法,确保改进方法得以实施。

5 **内容**

5.1 **交接模式**

交接班时须依循标准化的方法或程序,包括口头或书面的信息沟通,采用 ISBAR 交接程序【即 I(身份):患者姓名、出生年月日、病案号、床号、准确确认患者身份;S(现状):患者的现况或观察到的病情变化;B(背景):重要病史、目前用药及治疗情况;A(评估):患者评估;R(建议):后续处理措施及方向,要求接班人员的注意事项】进行标准化的交接,以确保关于患者病情的有效沟通。

5.2 **交接的时机**

5.2.1 医务人员之间的交接:包括医师与护士之间的交接。

5.2.2 部门之间的交接:包括急诊入院、转科及手术患者的交接;患者院内检查及治疗时的交接。

5.2.3 转院患者的交接。

5.3 **医师、护士之间的交接**

5.3.1 医师交接班:主管医师与值班医师按 ISBAR 交接程序进行口头交接,并书写交接记录。医师书面交班(需含下列患者但不限于此范围):新患者、危重患者、当日手术患者、病情变化、过敏反应及拒绝 CPR 的患者。具体参照《医师值班与交接班制度》执行。

5.3.2 护理交接班:各班交接时按 ISBAR 交接程序交接,并做好相应病情记录于交班本。对危重患者、病情不稳定、病情变化及手术患者进行床头交接,具体参照《护士值班与交接班制度》执行。

5.4 部门之间的交接

5.4.1 普通患者转运。

5.4.1.1 所有转运患者应由责任护士或主管医师评估后决定合适的转运方式,可以通过步行、轮椅、平车或病床等。

5.4.1.2 护送人员。

5.4.1.2.1 经评估需护送的普通患者从病房转运至检查科室由护士单独负责。

5.4.1.2.2 普通患者转科时由护士或医师负责转运。

5.4.1.3 患者出科检查,医务人员转运患者前后,由责任护士及检查科室工作人员填写《住院患者出科检查诊疗交接单》。检查科室负责检查过程中患者的安全。

5.4.1.4 患者转科时,医师完成转科记录,护士须携带《患者转科交接记录单》,与接收科室医务人员做好转科患者的交接工作。

5.4.1.5 转运时,协助患者取舒适、安全的体位,妥善固定管道,护栏保护。医务人员位于患者头部,保持患者脚朝前,上、下坡时保持患者头部处于最高位。

5.4.2 危重患者转运。

5.4.2.1 医师应评估患者病情,判断患者是否可以转运及是否必须转运,需要选择合适转运时机并进行转运前准备。

5.4.2.2 转运下列危重患者时要按此规定进行。

5.4.2.2.1 生命体征不稳定。

5.4.2.2.2 意识改变。

5.4.2.2.3 抽搐。

5.4.2.2.4 建立人工气道。

5.4.2.2.5 使用镇静药物后有意识抑制等改变。

5.4.2.2.6 带有创压力监测管道,静脉使用调节血压、心律、心率及呼吸方面的药物。

5.4.2.2.7 转运时需持续监护或机械通气。

5.4.2.2.8 主管医师评估认为有需要。

5.4.2.3 如有下列情况禁止转运。

5.4.2.3.1 心搏、呼吸停止。

5.4.2.3.2 有紧急插管指征,但未插管。

5.4.2.3.3 血流动力学极不稳定,但未使用药物。

5.4.2.3.4 张力性气胸未解除。

5.4.2.4 转运前按需要做好以下准备,由医师确定携带用物。

5.4.2.4.1 氧气源。

5.4.2.4.2 留置静脉通道。

5.4.2.4.3 监护仪。

5.4.2.4.4 使用血管活性药物者,应用带蓄电池的注射泵。

5.4.2.4.5 简易人工呼吸器或转运用呼吸机。

5.4.2.4.6 转运箱。

5.4.2.5 必须由护士和(或)医师负责转运。

5.4.2.6 转运前通知接收科室做好准备,并告知转运时机,联系转运电梯。

5.4.2.7 转运中的注意事项。

5.4.2.7.1 密切观察患者的神志、瞳孔、呼吸、心率、心律及血氧饱和度等指标,保持静脉通路通畅及各种引流管的固定和引流情况。机械通气患者注意观察气道、呼吸机参数及氧供情况。

5.4.2.7.2 转运途中出现病情变化应做好应急处理并记录。

5.4.2.7.3 转运至相关科室后,陪同转运的护士或医师应与接收科室人员进行交接。

5.4.3 手术患者转运交接。

5.4.3.1 术前交接。

5.4.3.1.1 手术室转运人员凭《手术通知单》,提前30分钟到病房接手术患者。

5.4.3.1.2 手术室转运人员与病区护士根据《手术通知单》《手术患者交接记录单》逐项进行交接,双方签名确认后,将手术患者送至手术室,并携带病历、检查资料、药品和相关手术物品。

5.4.3.2 术后交接。

5.4.3.2.1 术后平稳患者或经PACU复苏的患者符合转出指征时,由手术医师评估患者后决定护送人员护送患者。

5.4.3.2.2 麻醉复苏室护士通知病房护士,告知患者回病房的时间及需要准备的物品。

5.4.3.2.3 手术室护士与病房护士根据《手术患者交接记录单》逐项进行交接,双方签名确认。

5.4.3.3 术后转ICU患者交接。

5.4.3.3.1 手术医师或麻醉医师与ICU医师联系,告知ICU医师患者病情。

5.4.3.3.2 麻醉医师或手术室护士电话告知术后转ICU患者到达时间及需要准备的物品。

5.4.3.3.3 手术医师、麻醉医师及手术室护士共同将患者转运至ICU,并按《手术患者交接记录单》逐项进行交接,双方签名确认。

5.4.4 产科患者交接。

5.4.4.1 由产科病房护士与产房或手术室护士根据《产科患者交接记录单》逐项交接,双方签名确认。危重产妇参照5.4.2执行。

5.4.4.2 产妇分娩结束后,产房或手术室护士与产科病房护士根据《产科患者交接记录单》逐项交接,做好产妇及新生儿的交接工作,双方签名确认。

5.4.5 新生儿转运交接。

5.4.5.1 新生儿因病情需要由产房、产科病房或手术室转新生儿科治疗时,由产房或产科病房护士与新生儿科护士负责交接。

5.4.5.2 产房助产士或产科病房护士转运前填写好《新生儿交接记录单》相关内容并签名确认,同时陪同转运至新生儿科,新生儿科护士根据《新生儿交接记录单》逐项交接并签名确认。

5.4.6 血液透析患者转运交接。

5.4.6.1 由病区护士与血液净化室护士根据《血液透析患者交接记录单》逐项交接,双方签名确认。

5.4.6.2 患者治疗结束后,血液净化室护士与病区护士根据《血液透析患者交接记录单》逐项交接,双方签名确认。

5.5 转院患者的交接:具体参照《转科转院制度》执行。

6 流程:无。

7 相关文件

    7.1 《医师值班与交接班制度》

    7.2 《护士值班与交接班制度》

    7.3 《全院急救处理作业标准规范》

    7.4 《转科转院制度》

    7.5 《患者出入院管理制度》

    7.6 《国际联合委员会(JCI)医院评审标准》(第六版)

8 使用表单

    8.1 《住院患者出科检查诊疗交接单》

    8.2 《患者转科交接记录单》

    8.3 《手术患者交接记录单》

    8.4 《新生儿转科交接记录单》

    8.5 《血液透析患者交接记录单》

    8.6 《产科患者交接记录单》

批准人: 签署日期:

审核人: 发布日期:

附件1

住院患者出科检查诊疗交接单

文件编号:BL－BD－HL－×××　版本号:1.0

科别:　　　　　　　姓名:　　　　　　　出生年月日:

病案号:　　　　　　性别:　　　　　　　年龄:　　　　　床号:

situation（现况）	诊断:		
background（背景）	过敏史:□无　□不详　□有_____		
	隔离:□无　□接触隔离　□其他隔离_____		
	药物:□无　□静脉用药　□其他_____		
	转运工具:□不需要　□平车　□轮椅　□其他_____		
	其他:_____		
assessment（评估）	体温:　　℃　脉搏:　　次/分　呼吸:　　次/分　血压:　/　mmHg		
	□身份确认	□身份确认	□身份确认
	输液管:□无　　□通畅	输液管:□无　　□通畅	输液管:□无　　□通畅
	导管:　□无　　□通畅	导管:　□无　　□通畅	导管:　□无　　□通畅
	病情:□无变化　　□变化	病情:□无变化　　□变化	病情:□无变化　　□变化
recommendation（建议）	□DR　□CT　□MRI	□DR　□CT　□MRI	□DR　□CT　□MRI
	□超声　　□脑彩超　□心电图	□超声　　□脑彩超　□心电图	□超声　　□脑彩超　□心电图
	□脑电图　　□胃镜　□肠镜	□脑电图　　□胃镜　□肠镜	□脑电图　　□胃镜　□肠镜
	□血透　　□其他:____	□血透　　□其他:____	□血透　　□其他:____
科室及签名	检查科室:	检查科室:	检查科室:
	时间:	时间:	时间:
	签名:	签名:	签名:

出科时间:___年___月___日___时___分　　交接者:_____

返科时间:___年___月___日___时___分　　交接者:_____

注:住院患者外出检查、诊疗交接适用于此表单

附件2

患者转科交接记录单

文件编号:BL－BD－HL－×××　版本号:1.0

科别:　　　　　姓名:　　　　　出生年月日:
病案号:　　　　　性别:　　　　　年龄:　　　　　床号:

转交接科室	转出科室:		接收科室:	
	时间:		时间:	
	护士签名:		护士签名:	
situation （现况）	诊断:			
background （背景）	过敏史:□无　□不详　□有＿＿＿＿＿＿＿＿			
	隔离:□无　□接触隔离　□其他＿＿＿＿＿＿＿＿			
	药物:□无　□口服药　□静脉用药　□其他＿＿＿＿			
	备血(血制品):□无　□有＿＿＿＿＿＿＿＿			
	物品:□病历　□影像学资料＿＿张　□化验单＿＿张　□其他＿＿＿＿			
	转运工具:□不需要　□平转　□轮椅　□其他＿＿＿＿			
	其他:＿＿＿＿＿＿＿＿			
assessment （评估）	□身份证确认		□身份证确认	
	体温:　　℃		体温:　　℃	
	脉搏:　　次/分		脉搏:　　次/分	
	呼吸:　　次/分		呼吸:　　次/分	
	血压:　/　mmHg		血压:　/　mmHg	
	跌倒评分:＿＿＿＿分		□确认	
	疼痛评分:＿＿＿＿分			
	Braden 评分:＿＿＿＿分			
	伤口:□无　□有＿＿＿＿＿＿＿＿			
	压力性损伤:□无　□有＿＿＿＿＿＿＿＿			
	部位:＿＿＿＿　面积:＿＿＿＿　分期:＿＿＿＿			
	部位:＿＿＿＿　面积:＿＿＿＿　分期:＿＿＿＿			
	静脉通道:□无　□有		□确认	
	□外周静脉＿＿＿＿根　□PICC　□CVC＿＿＿＿			
	□浅静脉留置针:时间＿＿＿＿　部位＿＿＿＿　型号＿＿＿＿			

续表

assessment（评估）	管道:□无　□有	
	□气管插管　□气管切开套管　□引流管_____根 □造瘘管	
	□导尿管　□胃管　□其他导管_____根	
	其他:_____	其他:_____
recommendation（建议）	□无	□无
	□有_____	□有_____

注:患者转科及急诊患者入院时适用于此表单

附件3

手术患者交接记录单

文件编号:BL－BD－HL－×××　版本号:1.0

科别:　　　　姓名:　　　　出生年月日:　　　　病案号:
性别:　　　　年龄:　　　　床号:　　　　　手术日期:

转交接科室	/	/	/
	时间:　　　/	时间:　　　/	时间:　　　/
	护士:　　　/	护士:　　　/	护士:　　　/
situation (现况)	诊断:		
	手术名称:		
background (背景)	过敏史:□无　□不详　□有＿＿＿＿＿		
	隔离:□无　□接触隔离　□其他隔离＿＿＿＿＿＿		
	体重:＿＿＿＿＿＿kg　□备血:□无　□有＿＿＿＿＿		
	备皮:□确认　□不需要　　手术部位标记:□正确		
	物品:□病历　　□知情同意书　　□影像学资料＿＿＿张		
	以下事宜确认:□是　　□否		
	禁食、术前用药、排空膀胱、无月经来潮、无佩戴饰品和义齿、无咳嗽等不适		
	其他:＿＿＿＿＿＿＿＿＿＿		
assessment (评估)	□身份确认	□身份确认	□身份确认
	体温:　℃ 脉搏:　次/分	体温:　℃ 脉搏:　次/分	体温:　℃ 脉搏:　次/分
	呼吸:　次/分	呼吸:　次/分	呼吸:　次/分
	血压:　/　mmHg	血压:　/　mmHg	血压:　/　mmHg
	皮肤完整性:	皮肤完整性:	皮肤完整性:
	□无受损　□受损＿＿＿	□无受损　□受损＿＿＿	□无受损　□受损＿＿＿
	带入药品:□无□有＿＿＿	带入药品:□无□有＿＿＿	带入药品:□无□有＿＿＿
	带入血制品:□无□有＿＿	带入血制品:□无□有＿＿	带入血制品:□无□有＿＿
	管道:□无　□有	管道:□无　□有	管道:□无　□有
	□气管插管 □气管切开套管	□气管插管 □气管切开套管	□气管插管 □气管切开套管
	□PICC　　□CVC＿＿＿	□PICC　　□CVC＿＿＿	□PICC　　□CVC＿＿＿
	□外周静脉＿＿＿根	□外周静脉＿＿＿根	□外周静脉＿＿＿根
	□引流管＿＿＿根	□引流管＿＿＿根	□引流管＿＿＿根
	□造瘘管 □胃管 □导尿管	□造瘘管 □胃管 □导尿管	□造瘘管 □胃管 □导尿管

续表

	□其他导管_____根	□其他导管_____根	□其他导管_____根
assessment （评估）	仪器设备准备就绪： □是 □否	其他：	其他：
	□假体　　　□不适用 □体内植入物　□不适用		
	其他：_____		
recommendation （建议）	□无	□无	□无
	□有_____	□有_____	□有_____

注：手术患者、介入治疗患者交接时适用于此表单

附件4

新生儿交接记录单

文件编号:BL－BD－HL－×××　版本号:1.0

科别:　　　　　　　姓名:　　　　　　　出生年月日:
病案号:　　　　　　性别:　　　　　　　年龄:　　　　床号:

转交接科室	转出科室:		接收科室:	
	时间:		时间:	
	护士签名:		护士签名:	
	家属签名:	与新生儿关系:	家属签名:	与新生儿关系:
situation（现况）	诊断:			
background（背景）	孕周_____周　　　　　Apgar 评分_____分　　　　新生儿体重_____g			
	出生方式:□顺产　□产钳　□剖宫产　□臀助产			
	出生时间:_____年_____月_____日_____时_____分			
	母亲隔离:□无　□接触隔离　□其他隔离_____			
	疾病筛查:□已做　□未做　听力筛查:□已做　□未做　疫苗接种:□乙肝疫苗　□卡介苗			
	新生儿早吸吮:□做　　□未做　　原因:_____			
	新生儿有无畸形:□无　　□有_____　新生儿用药情况:□无　□有_____			
	呕吐:□无　□有　　大便:□无　□有　　小便:□无　□有			
	物品:□病历　　□其他_____　　　陪同人员:□家属　□医师　□护士			
	转运工具:□婴儿床　　□婴儿转运床　　□其他_____			
	其他:_____			
assessment（评估）	□身份确认		□身份确认	
	腕带:□无　□有____条		腕带:□无　□有____条	
	体温:　　℃　　心率:　　次/分		体温:　　℃　　心率:　　次/分	
	皮肤:□红润　□青紫　□苍白　□黄染		皮肤:□红润　□青紫　□苍白　□黄染	
	呼吸:□规则　□浅快　□困难（□三凹征　□呻吟　□口吐泡沫）		呼吸:□规则　□浅快　□困难（□三凹征　□呻吟　□口吐泡沫）	
	哭声:□响亮　□无回声　□弱		哭声:□响亮　□无回声　□弱	
	肌张力:□正常　□高　□低　□消失		肌张力:□正常　□高　□低　□消失	
	头部:□无异常　□产瘤　□血肿		头部:□无异常　□产瘤　□血肿	

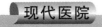

续表

assessment（评估）	脐带残端:□渗血 □渗液 □干燥 □脱落 □未脱落 □其他_____	脐带残端:□渗血 □渗液 □干燥 □脱落 □未脱落 □其他_____
	刺激反应:□好 □差 □无	刺激反应:□好 □差 □无
	皮肤完整性:□无受损 □受损_____	皮肤完整性:□无受损 □受损_____
	静脉通路:□无 □有(□周围静脉 □中心静脉插管 □PICC)	静脉通路:□无 □有(□周围静脉 □中心静脉插管 □PICC)
	其他:_____	其他:_____
recommendation（建议）	新生儿去向:□母婴同室 □新生儿科 □其他:_____	新生儿去向:□母婴同室 □新生儿科 □其他:_____
	□无　　　　　□有_____	□无　　　　　□有_____

注:新生儿出产房与病房或新生儿室交接时适用于此表单

附件5

血液透析患者交接记录单

文件编号:BL－BD－HL－××× 版本号:1.0

科别:　　　　　　　姓名:　　　　　　　　出生年月日:

病案号:　　　　　　性别:　　　　　　年龄:　　　　　床号:

转交接科室	＿＿＿＿＿＿病区/血液净化室	血液净化室/＿＿＿＿＿＿病区
	时间:　　　　　/	时间:　　　　　/
	护士签名:　　　/	护士签名:　　　/
situation（现况）	诊断:	
background（背景）	过敏史:□无　□不详　□有＿＿＿＿＿	
	用药情况:□无　□有＿＿＿＿＿	
	物品:□病历　□其他＿＿＿＿＿	
	其他:＿＿＿＿＿＿＿＿	
assessment（评估）	□身份确认	□身份确认
	体温:　　℃	体温:　　℃
	脉搏:　次/分　呼吸:　次/分	脉搏:　次/分　呼吸:　次/分
	血压:　/　mmHg	血压:　/　mmHg
	血管通路(□左　□右): □动静脉内瘘(震颤:□无 □有) □深静脉置管(□颈 □股 □其他＿＿)	血管通路(□左　□右): □动静脉内瘘(震颤:□无 □有) □深静脉置管(□颈 □股 □其他＿＿)
	皮肤完整性:□无受损　　□受损	皮肤完整性:□无受损　　□受损
	带入药品:□无　　□有	带入药品:□无　　□有
	管道:□无	管道:□无
	□气管插管　　□气管切开套管	□气管插管　　□气管切开套管
	□PICC　　□CVC	□PICC　　□CVC
	外周静脉＿＿＿＿根	外周静脉＿＿＿＿根
	□造瘘管　□导尿管　□胃管	□造瘘管　□导尿管　□胃管
	目标脱水量:　　　mL	目标脱水量:　　　mL
	其他:＿＿＿＿＿＿＿＿	其他:＿＿＿＿＿＿＿＿
recommendation（建议）	□无	□无
	□有＿＿＿＿＿＿＿＿	□有＿＿＿＿＿＿＿＿

注:血液透析患者转交接时适用于此表单

附件6

产科患者交接记录单

文件编号:BL－BD－HL－×××　版本号:1.0

科别:　　　　　姓名:　　　　　出生年月日:

病案号:　　　　性别:　　　　　年龄:　　　　床号:

转交接科室	/	/	/
	时间:　/	时间:　/	时间:　/
	护士:　/	护士:　/	护士:　/
situation（现况）	诊断:		
background（背景）	过敏史:□无　□不详　□有_____		
	隔离:□无　□接触隔离　□其他_____		
	备血:□无　　□有_____		
	以下事宜确认:□是　　□否		
	禁食、术前用药、排空膀胱、无月经来潮、无佩戴饰品和义齿、无咳嗽等不适		
	运转工具:□平车　□轮椅　□病床　□其他_____		
	陪同人员:□家属　□医师　□护士		
	携带用品:□不需要　□需要_____		
	其他:_____		
assessment（评估）	□身份确认	□身份确认	□新生儿身份确认
	体温:℃ 脉搏:　次/分	体温:℃ 脉搏:　次/分	手腕带:□无　　□有
	呼吸:　次/分	呼吸:　次/分	腕带:□无　　□有
	血压:　/　mmHg	血压:　/　mmHg	
	皮肤完整性:	皮肤完整性:	皮肤完整性:
	□无受损　□受损___	□无受损　□受损___	□无受损　□受损___
	带入药品:□无 □有___	带入药品:□无 □有___	带入药品:□无 □有___
	带入血制品:□无 □有___	带入血制品:□无 □有___	带入血制品:□无 □有___
	物品:□无 □有（□病历 □导尿管）	物品:□无 □有（□病历 □导尿管）	面色:□红润 □青紫 脐带:□有渗血 □无渗血
	宫缩情况:□无　□有	宫底:□平脐 □脐上 □脐下	哭声:□响亮 □不响亮
	阴道流血:□无　□有	阴道流血:□多 □少 □中等	活动度:□好 □其他___

续表

assessment（评估）	阴道流液:□无 □有	目前输入液体名称:	畸形:□无 □有____
	宫口扩张:____ cm		大便:□无 □有
	胎心:□正常 □异常	会阴情况:	小便:□无 □有
	胎膜:□未破 □已破	阴道填塞:	
	其他:_____	其他:_____	其他:_____
recommendation（建议）	□无	□无	□无
	□有_____	□有_____	□有_____

注:产科患者交接时适用于此表单

第五节　手术/有创操作部位标识制度

文件名称	手术/有创操作部位标识制度	文件编号	YY‒LC‒×××
制定部门	×××	版本号	1.0
生效日期	20××‒××‒××	页数/总页数	×/××
修订日期	20××‒××‒××	有效期至	20××‒××‒××

1 **目的**:规范手术/有创操作标识,确保手术/有创操作部位的正确性。

2 **范围**:本院所有开展手术/有创操作的科室及人员。

3 **定义**:手术/有创操作是指在诊治过程中,通过诊断或治疗性切割、去除、植入等方法来查明或治疗人体疾病、功能紊乱的方法。

4 **权责**

　4.1 **手术/有创操作医师**:负责对患者手术部位进行标记。

　4.2 **手术/有创操作科室护士**:负责核对患者手术/有创操作部位有无正确标记。

　4.3 **质量控制科**:负责对手术/有创操作部位标识的执行情况进行监管,并报告医疗质量与安全管理委员会。

5 **内容**

　5.1 **标记原则**

　　5.1.1 所有手术/有创操作部位(经胃镜、肠镜、气管镜、膀胱镜及阴道镜等内镜检查,或治疗除外)都应做标记;本院采用书面标记加体表标记。

　　5.1.2 所有手术部位标记由手术医师完成,其他有创操作由执行操作的医师完成。

　　5.1.3 手术部位标记应在患者送至手术室、介入诊疗科等操作场所前完成,有创操作在操作开始前完成。

　　5.1.4 所有手术/有创操作部位标记应在患者和(或)家属的参与下共同完成并签名确认。

　　5.1.5 手术体表部位用不掉色油性记号笔标记,在备皮和铺巾后能清晰可见。

　　5.1.6 手术/有创操作部位标记符号为空心圆"○",有植入物标记为"⊕"。如下图:

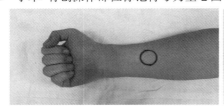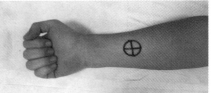

　5.2 **手术部位标记**

　　5.2.1 一般手术在手术/有创操作的器官体表部位做标记,眼科手术在手术侧眼角与耳朵连线中点做标记。

　　5.2.2 手术标记的特殊情况:标记部位在技术上及解剖学角度来说是不可能或不可行的(如黏膜表面或肛门),1岁以内婴儿,创伤部位明显或患者拒绝标记的,仅在手术部位标记示意图上做书面标记;手术及介入治疗前未确定手术部位的不做标记(如剖腹探查术)。

5.2.3 双侧、多处手术:按各自手术部位做标记。

5.3 手术标记的核查

5.3.1 患者送手术室前由病区护士或急诊科护士核查手术标记部位是否完成及正确。

5.3.2 手术室护士接收患者时核对手术标记部位是否完成及正确。

5.3.3 有创操作部位标记由操作场所护士检查标记部位是否完成及正确。

6 流程:无。

7 相关文件

7.1 《国际联合委员会(JCI)医院评审标准》(第六版)

7.2 《三级综合医院评审标准实施细则》(2011年版)

8 使用表单

8.1 《手术/有创操作部位标记图表》

8.2 《手术/有创操作部位标记图表(口腔)》

8.3 《手术/有创操作部位标记图表(五官)》

批准人: 签署日期:

审核人: 发布日期:

附件1

手术/有创操作部位标记图表

文件编号:BL – BD – ZK – ×××　版本号:1.0

科室:　　　　　　　　　　姓名:　　　　　　　出生年月日:

病案号/门诊号:　　　　　　性别:　　　　　　　年龄:　　　　　　床号:

术前诊断:	
拟手术/有创操作名称:	
麻醉方式:　　　　　　手术医师:　　　　　　手术日期:	
	手术医师签名: 护士签名: 患者/授权委托人/监护人签名: 时间:　年　月　日　时　分

附件2

手术/有创操作部位标记图表(口腔)

文件编号:BL－BD－ZK－×××　版本号:1.0

科室：　　　　　　　　姓名：　　　　　出生年月日：

病案号/门诊号：　　　　性别：　　　　　年龄：　　　　　　床号：

术前诊断：
拟手术/有创操作名称：
麻醉方式：　　　　　　　手术医师：　　　　　手术日期：

手术医师签名：

护士签名：

患者/授权委托人/监护人签名：

时间：　　年　　月　　日　　时　　分

乳中切牙
乳侧切牙
乳尖牙
第一乳磨牙
第二乳磨牙

上颌

下颌

第二乳磨牙
第一乳磨牙
乳尖牙
乳侧切牙
乳中切牙

中切牙
侧切牙
尖牙（犬齿）
第一前磨牙
第二前磨牙
第一磨牙
第二磨牙
第三磨牙（智齿）

上颌

下颌

第三磨牙（智齿）
第二磨牙
第一磨牙
第二前磨牙
第一前磨牙
尖牙（犬齿）
侧切牙
中切牙

附件3

手术/有创操作部位标记图表（五官）

文件编号：BL－BD－ZK－×××　版本号：1.0

科室：　　　　　　　　姓名：　　　　出生年月日：

病案号/门诊号：　　　　性别：　　　年龄：　　　　床号：

| 术前诊断： |
| 拟手术/有创操作名称： |
| 麻醉方式：　　　　　　手术医师：　　　　　手术日期： |

手术医师签名：

护士签名：

患者/授权委托人/监护人签名：

时间：　年　月　日　时　分

第六节　手术安全核查制度

文件名称	手术安全核查制度	文件编号	YY－LC－××××
制定部门	×××	版本号	1.0
生效日期	20××－××－××	页数/总页数	×/××
修订日期	20××－××－××	有效期至	20××－××－××

1　**目的**:通过建立手术核对程序,保证为正确的患者,在正确的部位,实施正确的手术或有创操作,减少手术错误风险。

2　**范围**:全院手术/有创操作。

3　**定义**

　3.1　**手术安全核查**:指手术医师、麻醉医师(如有)及护士在麻醉实施前,手术开始前及患者离开手术室前,共同按照《手术/有创操作安全核查表》内容有序地进行确认程序。分为麻醉实施前核查、手术及有创操作开始前核查(Time－Out)和离室前核查(Sign－Out)三个步骤。

　3.2　**手术及有创操作**:通过诊断或治疗性切割、去除、修复、植入等方法,来查明或治疗人体疾病的各类手术及操作。手术分为手术室手术、手术室外手术及有创操作。

　　3.2.1　**手术室手术**:在手术室内进行的择期手术和急诊手术,以及在介入诊疗科进行的介入手术。

　　3.2.2　**手术室外手术**:在手术室以外进行的手术,包括急诊科、口腔科、耳鼻喉科、眼科等科室进行的手术。

　　3.2.3　**有创操作**:包括带创伤性的检查及治疗,如胸膜腔穿刺术、腹膜腔穿刺术、腰椎穿刺术、骨髓穿刺术、心包腔穿刺术、内镜检查与治疗(如胃镜、肠镜、支气管镜、膀胱镜等)、拔牙等。

　3.3　**麻醉实施前核查**:麻醉实施前应进行麻醉实施前核查,由手术医师、麻醉医师(如有)及护士参与,共同确认患者身份、手术方式、知情同意情况、手术部位与标识、麻醉安全检查等相关内容。

　3.4　**手术/有创操作开始前核查(Time－Out 作业)**:手术/有创操作开始前,应有一段短暂作业静止期(Time－Out)。由主刀医师主持发起,由主刀医师、麻醉医师(如有)和护士参与,共同确认患者身份、手术部位及手术方式等相关内容。手术室内、外各种手术/有创操作均需进行 Time－Out 作业。

　3.5　**离室前核查(Sign－Out)**:患者离开手术室前应进行离室前核查,由手术医师、麻醉医师(如有)和护士参与,共同确认患者身份、实际手术方式、术中用药、输血的核查,手术标本及清点手术用物等内容。

4　**权责**

　4.1　**麻醉医师**:负责发起麻醉实施前和离室前核查并宣读核查内容;宣读手术/有创操作开始前核查内容,执行《手术/有创操作安全核查表》内容。

　4.2　**手术医师**:主刀医师负责发起手术/有创操作开始前核查;执行《手术/有创操作安全核查表》内容;如无麻醉医师参与手术,由手术医师承担麻醉医师职责。

4.3 **护士**：执行《手术/有创操作安全核查表》内容。

4.4 **质量控制科**：负责监管制度的执行，并进行制度的修订与培训。

5 内容

5.1 **术前手术室护士和病区护士交接时共同完成术前查证**：患者的身份、诊断和拟进行的手术方式及部位，并确认已经获得该患者的病历信息、皮肤药物过敏试验结果、相关检验、病理及影像检查资料、患者的知情同意书及同意书与拟施行的手术/操作是否匹配、术前有关资料准备是否完善、摆放是否就绪、血制品是否备妥等记录在《手术患者转运交接记录单》上，签名并注明核查时间。

5.2 **需 Time – Out 的场所**：手术室、介入诊疗科、急诊科、内镜诊疗室、影像科、口腔科、耳鼻喉科、眼科、皮肤科、疼痛科、超声科及各临床科室病区等。

5.3 **手术室手术/有创操作安全核查的流程及内容**

5.3.1 手术/有创操作安全核查必须按照麻醉实施前核查、手术/有创操作开始前核查（Time – Out）和离室前核查（Sign – Out）三个步骤依次进行，每一步核查无误后方可进行下一步操作，不得提前填写表格，核查内容确认无误后，核查人员再分别签名。

5.3.2 麻醉实施前核查：由麻醉医师发起并宣读核查内容，由参与手术的医师、麻醉医师和护士核查确认。麻醉实施前核查确认内容：患者身份（姓名＋出生年月日）、手术方式、知情同意书、手术部位与标识、麻醉设备安全检查、皮肤是否完整、术野皮肤准备、静脉通道建立、患者过敏史、抗菌药物皮肤药物过敏试验结果、术前备血情况、仪器设备、假体与体内植入物准备、病历资料及是否需要相关影像资料等其他内容。

5.3.3 手术/有创操作开始前核查（Time – Out）：由主刀医师发起，麻醉医师宣读核查内容，由参与手术的手术医师、麻醉医师和护士核查确认。Time – Out 核查确认内容：患者身份（患者姓名＋出生年月日）、手术方式、手术部位与标识、预计手术时间、预计失血量、手术关注点、麻醉关注点、物品灭菌合格、仪器设备、术前术中特殊用药、预防性抗菌药物使用、是否需要相关影像资料及其他相关事项。

5.3.4 离室前核查（Sign – Out）：由麻醉医师发起并宣读核查内容，由参与手术的手术医师、麻醉医师和护士共同核查确认。离室前核查确认内容：患者身份（姓名＋出生年月日）、实际手术/有创操作方式与记录、清点手术用物、确认手术标本、检查皮肤完整性、动静脉通路、引流管，需要处理的设备问题及确认患者去向等内容。

5.4 **手术室外手术/有创操作安全核查的流程及内容**

5.4.1 手术/有创操作开始前核查（Time – Out）：手术室外手术/有创操作前需执行 Time – Out 作业，由主刀或操作医师发起并宣读核查内容，由参与手术的手术医师、麻醉医师和护士核查。Time – Out 核查确认内容：患者身份（姓名、出生年月日）、手术部位、手术方式、仪器设备准备等情况，具体见《手术室外手术/有创操作安全核查表》，核查确认无误后分别签名。

5.4.2 离室前核查（Sign – Out）：由主刀或操作医师发起并宣读核查内容，由参与手术及操作医师、麻醉医师和护士共同核查患者身份（姓名＋出生年月日）、实际手术/有创操作方式、清点手术用物，需要处理的设备问题及确认患者去向等内容。核查确认无误后分别签名。

5.5 **《手术/有创操作安全核查表》应归入病历中保管**

6 流程

6.1 手术室手术/有创操作核查流程

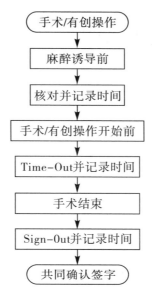

手术/有创操作

麻醉诱导前

核对并记录时间

手术/有创操作开始前

Time-Out并记录时间

手术结束

Sign-Out并记录时间

共同确认签字

6.2 手术室外手术/有创操作核查流程

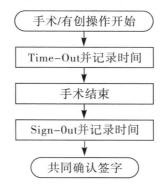

手术/有创操作开始

Time-Out并记录时间

手术结束

Sign-Out并记录时间

共同确认签字

7 相关文件

7.1 《国际联合委员会(JCI)医院评审标准》(第六版)

7.2 《三级综合医院评审标准实施细则》(2011年版)

7.3 《手术安全核查制度》(卫办医政发41号)

8 使用表单

8.1 《手术室手术/有创操作安全核查表》

8.2 《手术室外手术/有创操作安全核查表》

8.3 《手术室外需 Time – Out 手术目录》

8.4 《手术室外需 Time – Out 有创操作目录》

批准人：   签署日期：

审核人：   发布日期：

附件1

手术室手术/有创操作安全核查表

文件编号:BL－BD－ZK－×××   版本号:1.0

科室:　　　　　　　姓名:　　　　　出生年月日:

病案号/门诊号:　　　　性别:　　　　年龄:　　　　床号:

术前诊断:
拟手术/有创操作名称:
麻醉方式:　　　　　　　　手术医师:　　　　　　　手术日期:

麻醉实施前	手术/有创操作开始前 （Time－Out）	离开手术室前 （Sign－Out）
患者姓名、出生年月日、病案号、性别正确: 　　　　　□是　□否 手术方式确认:　□是　□否 手术部位与标示正确: 　　　　　□是　□否 手术知情同意:　□是　□否 麻醉知情同意:　□是　□否 麻醉方式确认:　□是　□否 麻醉设备安全检查完成: 　　　　　□是　□否 皮肤是否完整:　□是　□否 术野皮肤准备正确: 　　　　　□是　□否 静脉通道建立完成: 　　　　　□是　□否 患者是否有过敏史: 　　　　　□有　□无 抗菌药物皮肤药物过敏试验 结果:　　　□有　□无 术前备血:　　□有　□无 病历资料齐全:　□是　□否	患者姓名、出生年月日、病案号、性别正确: 　　　　　□是　□否 手术方式确认:　□是　□否 手术部位与标示正确: 　　　　　□是　□否 手术、麻醉风险预警: 手术医师陈述: 　　　　□预计手术时间 　　　　□预计失血量 　　　　□手术关注点 　　　　□其他 麻醉医师陈述: 　　　　□麻醉关注点 　　　　□其他 手术护士陈述: 　　□术前术中特殊用药情况 　　□物品灭菌合格 　　□其他 是否需要相关影像资料: 　　　　　□是　□否 各类仪器设备准备就绪: 　　　　　□是　□否 体内植入物是否准备就绪: 　　　　　□是　□否	患者姓名、出生年月日、病案号、性别正确: 　　　　　□是　□否 实际手术方式确认: 　　　　　□是　□否 手术用药、输血的核查: 手术用物清点正确: 　　　　　□是　□否 手术标本确认:　□是　□否 设备问题:　　□无　□有 设备名称:＿＿＿＿＿＿ 皮肤是否完整:　□是　□否 各种管路: 　　　　□周围静脉通路 　　　　□中心静脉通路 　　　　□动脉通路 　　　　□气管插管 　　　　□伤口引流 　　　　□胃管 　　　　□尿管 其他:＿＿＿＿＿＿ 患者去向: 　　　　□恢复室

续表

麻醉实施前	手术/有创操作开始前 （Time – Out）	离开手术室前 （Sign – Out）
影像学资料：　　□有　□无 仪器设备准备就绪： 　　　　　　　是□　否□ □假体_____□不适用 □体内植入物　□不适用 植入物名称： 其他：_____	患者是否有药物过敏： 　　　　　　□是　□否 其他：_____	□ICU 病房 □病房 □离院 其他：_____
手术医师签名：_____ 麻醉医师签名：_____ 护士签名：_____ 时间：__年__月__日__ 时__分	手术医师签名：_____ 麻醉医师签名：_____ 护士签名：_____ 时间：__年__月__日__ 时__分	手术医师签名：_____ 麻醉医师签名：_____ 护士签名：_____ 时间：__年__月__日__ 时__分

附件2

手术室外手术/有创操作安全核查表

文件编号:BL－BD－ZK－×××　版本号:1.0

科室:　　　　　　　　　姓名:　　　　　　出生年月日:

病案号/门诊号:　　　　　性别:　　　　年龄:　　　　　床号:

术前诊断	
拟手术/有创操作名称:	
麻醉方式:　　　　　　　　手术医师:　　　　　　手术日期:	
手术/有创操作场所:□急诊科　　□内镜诊疗室　　□影像科　　□口腔科　　□超声科 　　　　　　　　　　□眼科　　　□耳鼻喉科　　□皮肤科　　□疼痛科　　□其他＿＿＿＿	
手术/有创操作 前评估	呼吸:　次/分　脉搏:　次/分　血压:　/mmHg
	循环系统疾病:□无　□高血压 □心肌梗死 □心脏瓣膜病 □心律失常
	呼吸系统疾病:□无　□慢性阻塞性肺疾病　□哮喘　□肺结核　□肺炎
	禁食:□是　　　□否　　□不适用
	药物、食物过敏史:□否　　□有＿＿＿＿＿＿＿
	异常检查及检验结果:□无　　□有＿＿＿＿＿＿
	是否有特殊用药史(如高血压药、抗凝药、骨质疏松药、抗癌药等) □否 □是,特别需要注意即可,不影响此次治疗。 □是,需要评估,暂停实施此次治疗。
	医师签名:＿＿＿＿＿＿＿＿＿＿护士签名:＿＿＿＿＿＿＿ 时间:＿＿＿＿＿年＿＿月＿＿＿日＿＿＿时＿＿＿分
手术及有创操作 开始前核查 (Time－Out)	手术或操作前团队成员暂停作业,核对下列内容: □患者身份确认(姓名＋出生年月日)　　□患者体位正确 □手术及有创操作名称　　　　　　　　　□手术部位已标记并清晰可见 □相关书面文档(实验室、影像学资料、知情同意书、病历和体格检查等)在病历中 □假体＿＿＿＿＿＿＿＿＿＿＿＿　　□不适用 □体内植入物＿＿＿＿＿＿＿＿＿　　　□不适用 □术前预防性抗菌药物已经使用　□不适用
	医师签名:＿＿＿＿＿＿护士签名:＿＿＿＿麻醉医师签名:＿＿＿＿＿ 时间:＿＿＿＿＿年＿＿＿月＿＿＿日＿＿＿时＿＿＿分

续表

离室前核查 （Sign – Out）	患者姓名、出生年月日正确： □是　　□否 实际手术方式确认：　　　　 □是　　□否 手术用药、输血的核查：　　 □是　　□否 手术用物清点正确：　　　　 □是　　□否 设备问题：□无　　　　□有　设备名称＿＿＿＿＿＿＿＿＿＿ 患者去向：□恢复室　　□病房　　□ICU 病房　　□离院 其他：＿＿＿＿＿＿＿＿＿
	医师签名：＿＿＿＿＿＿＿　护士签名：＿＿＿＿＿＿　麻醉医师签名：＿＿＿＿＿ 时间：＿＿＿＿年＿＿＿＿月＿＿＿＿日＿＿＿＿时＿＿＿＿分

附件3

手术室外需 Time-Out 手术目录

文件编号:BD-ZK-×××　　版本号:1.0

科室	手术目录
急诊科	关节脱位手法复位术、腱鞘囊肿切除术等
耳鼻喉科	鼻甲封闭术、鼓膜穿刺术、耳肿块切除术、鼻窦活检术,气管切开术、耳脓肿切开引流术、鼻填塞术、鼻后部填塞止血术、鼻腔活检术、扁桃体周围脓肿切开引流术、耳鼻缝合术、耳道异物取出术及鼻异物取出术等
泌尿外科	嵌顿包茎松解术、包皮环切术、阴茎外伤清创术、阴囊成形术、阴茎囊肿切除术、阴囊坏死扩创术、阴囊脓肿引流术、阴囊肿物切除术、尿道外口整形术、尿道旁腺囊肿摘除术、尿道良性肿物切除术、阴茎赘生物电灼术、耻骨上膀胱穿刺造瘘术及尿道狭窄扩张术等
口腔科	口内脓肿切开引流术、牙开窗助萌术、牙外伤结扎固定术、口腔活检术、各种牙拔除术、拔牙创面骚刮术、牙槽骨修整术、牙槽嵴增高术、颌骨隆突修整术、上颌结节成形术、阻生智齿龈瓣整形术、牙槽突骨折结扎固定术、牙齿萌出囊肿袋成形术、根端囊肿摘除术、根尖切除术、根尖骚刮术、牙龈翻瓣术、牙龈再生术、牙龈切除术、牙周骨成形手术、牙冠延长术、龈瘤切除术、牙周植骨术、牙截根术、牙分根术、半牙切除术、引导牙周组织再生术、牙周组织瓣移植术、口腔颌面部小肿物切除术、舌系带成形术、上颌窦低提升术、骨劈开术、骨挤压术及体表异物取出术等
皮肤科	皮肤肿物切除术等
眼科	眼睑肿物切除术、眼睑结膜裂伤缝合术、睑裂缝合术、睑腺炎切除术、睑板腺囊肿切除术、角膜深层异物取出术及前房穿刺术等
妇产科	子宫输卵管通液术、宫内节育器放置术、宫内节育器取出术、刮宫术、人工流产术、子宫内水囊引产术、小阴唇手法分离术、经皮盆腔囊肿穿刺术及引流术、宫颈息肉切除术、外阴脓肿切开引流术、外阴良性肿物切除术、前庭大腺囊肿造口术、外阴活检术及后穹窿穿刺术、清宫术、会阴裂痕缝合术、水囊引产术、利凡诺羊膜腔内注射术、宫颈裂痕缝合术、阴道内血肿切开缝合术、宫腔填塞术等
骨科	内固定物取出术、外固定架拆除术、骨折及脱位手法复位术及骨牵引术等
心胸外科	胸膜腔闭式引流术、胸壁扩创缝合术等
神经外科	头部包块切除术、头皮肿物切除术及头皮撕裂伤清创整复术等
消化内科	经皮肝穿胆道引流术等
其他	清创缝合术、浅表肿块切除术、体表脓肿切开术、拔甲术、甲沟炎根治术、气管切开术、肿物活检术等

附件 4

手术室外需 Time－Out 有创操作目录

文件编号:BD－ZK－×××　版本号:1.0

项目	名称
一般操作	动脉及深静脉穿刺置管术、心输出量测定、有创血压监测、食管 pH 值监测、中心静脉测压、胸膜活检术、气管插管术、淋巴结穿刺(活检)术、关节腔穿刺术、神经阻滞术、有创呼吸机辅助呼吸、尿动力学检查、骨髓穿刺术、骨髓活检术、胸膜腔穿刺术、腹膜腔穿刺术、腰椎穿刺术、心包腔穿刺术、三腔两囊压迫止血术、甲状腺细针穿刺术、脉冲激光治疗、皮损内注射及液氮冷冻治疗等
内镜诊疗操作	胃镜、肠镜、支气管镜、喉镜、膀胱镜、阴道镜等检查及内镜下各种治疗
超声及 CT 引导下操作	超声及 CT 引导下做穿刺活检术(如肺组织穿刺术、肾组织穿刺术、肝组织穿刺术)及造影术等

第七节　患者跌倒防范管理制度

文件名称	患者跌倒防范管理制度	文件编号	YY－LC－×××
制定部门	×××	版本号	1.0
生效日期	20××－××－××	页数/总页数	×/××
修订日期	20××－××－××	有效期至	20××－××－××

1　**目的**:准确评估患者跌倒风险,落实预防措施,降低跌倒所致伤害的风险,确保患者安全。

2　**范围**:所有院内的住院和门(急)诊患者。

3　**定义**:跌倒是指患者在医疗机构任何场所,未预见性地倒于地面或倒于比初始位置更低的地方,可伴或不伴有外伤。所有无帮助及有帮助的跌倒均应包括在内,无论其是由生理因素(如晕厥)还是环境因素(如地板较滑)造成的。若患者是从一张较低的床上滚落至地面也应视其为跌倒并上报。

4　**权责**

4.1　**全体员工**:协助保持医院环境安全,防止跌倒的发生;遇有高风险患者做好防跌倒宣传,对跌倒患者进行正确处置和上报。

4.2　**护士**:准确及时评估患者跌倒风险,落实预防措施,做好再评估与健康宣教。

4.3　**药学部**:对易跌倒药品进行界定和警示。

4.4　**后勤保障人员**:保持地面干燥,拖地或地面潮湿时及时放置警示标识,通道无障碍物;定期对医院设备、设施进行检查和维修,对环境安全等进行巡视,消除安全隐患。

4.5　**科室**:进行全员培训、考核,对存在的问题及时改进,以确保制度执行到位。对发生跌倒事件的原因进行分析与改进。

4.6　**护理部**:对跌倒风险评估准确率、预防措施落实情况等进行监管。

4.7　**护理质量管理委员会**:讨论制定和不断完善制度,对发生跌倒事件的原因进行分析,包括对采取的预防措施所导致的预期或未预期的后果进行分析,提出改进意见,并报医院质量与安全管理委员会。

5　**内容**

5.1　所有来本院就诊的住院患者、门(急)诊患者均需进行跌倒风险的评估。

5.2　经评估具有跌倒风险的患者、情境、场所,应实施相应的干预措施,以降低跌倒风险。对患者实施的干预措施应做好记录。

5.3　**跌倒高危因素**

5.3.1　年龄(包括≥65周岁的老年患者,或≤5岁的儿童及>28周的孕妇)。

5.3.2　最近1年有跌倒史。

5.3.3　饮酒。

5.3.4　步态不稳、平衡障碍或肢体功能障碍。

5.3.5　意识障碍、视力障碍、活动障碍。

5.3.6　定向力障碍、精神状态改变、躁动不安。

5.3.7　体质虚弱者。

5.3.8　眩晕、体位性低血压。

5.3.9　使用过影响意识或活动的药物,包括散瞳剂、降压利尿剂、麻醉止痛药、缓泻剂、镇静安眠药及降血糖药等。

5.3.10　病情需要陪护但无家人或其他人员陪护。

5.4　门(急)诊患者

5.4.1　门(急)诊跌倒的高危场所及情境。

5.4.1.1　门诊:骨科、泌尿外科、神经外科、心血管内科、肾病血液科、内分泌科、神经内科、肿瘤老年病科、眼科、康复医学科、产科及儿科。

5.4.1.2　超声室、内镜诊疗室、门诊手术室及血液净化室。

5.4.1.3　急诊科。

5.4.1.4　卫生间、楼梯。

5.4.1.5　救护车、轮椅、推车、检查床间转移,或者在狭窄的检查台上改变姿势。

5.4.2　门(急)诊患者的风险评估:门(急)诊患者由预检分诊护士进行跌倒风险评估,根据《门(急)诊患者跌倒危险因子评估表》进行跌倒风险评估,勾选一项即为高风险跌倒患者,评估结果记录在门诊病历中。

5.4.3　门(急)诊患者跌倒预防性干预措施。

5.4.3.1　在其外衣左胸前部位粘贴"小心跌倒"标识以作提醒。

5.4.3.2　通过发放健康宣教单、口头宣教、墙报等方式,对患者及陪伴者进行预防跌倒风险的宣教。

5.4.3.3　保持通道无障碍、地面防湿滑及适宜的照明等。

5.4.3.4　在易跌倒区域(楼梯、卫生间、斜坡、湿滑地面等处)设置醒目的警示标识。

5.4.3.5　为患者提供轮椅、平车等辅助设施并做好防护措施。

5.4.3.6　陪伴者全程陪同,医务人员协助。

5.4.4　门(急)诊患者跌倒处理及上报流程参照6.1执行。

5.5　住院患者

5.5.1　住院患者跌倒风险评估。

5.5.1.1　住院成人患者:根据《Morse跌倒风险评估量表及记录》进行跌倒风险评估,0~24分为零风险,每周评估一次(周二白班)并记录;25~44分为低风险,每周评估两次(周二、周五白班)并记录;≥45分为高风险,每日评估一次(白班)并记录。

5.5.1.2　住院患儿:≤14岁的患儿根据《儿童跌倒(HDFS)评估量表及记录》进行跌倒风险评估,总分≥12分为高风险,每日评估一次(白班)并记录;<12分为低风险,每周评估一次(周二白班)并记录。

5.5.1.3　住院新生儿为本院高度跌倒风险患者。

5.5.1.4　新入院或转入患者本班内完成首次风险评估。

5.5.2　住院患者跌倒风险再评估。

5.5.2.1　患者病情及治疗发生变化时,如特殊检查后、手术后、产后及血透治疗后,使用或调整镇静剂、利尿剂、降压药、缓泻剂、降血糖药后,以及出现意识、活动、自我照顾等能力改变等应对患者进行再评估。

5.5.2.2　发生跌倒事件后。

5.5.2.3　患者面临新的治疗环境,如转科等,应对患者进行再评估。

5.5.3 住院患者跌倒预防性干预措施。

5.5.3.1 零风险患者执行一般护理措施。

5.5.3.1.1 及时对患者进行评估。

5.5.3.1.2 介绍病区环境。

5.5.3.1.3 保持地面清洁干燥。

5.5.3.1.4 保持通道、卫生间无障碍。

5.5.3.1.5 指导患者选择合适的鞋。

5.5.3.1.6 指导患者改变体位时,应遵循"平躺 30 秒、坐起 30 秒、站立 30 秒,再行走"的原则。

5.5.3.2 低风险患者执行标准防跌倒护理措施。

5.5.3.2.1 保持病区地面清洁干燥,拖地或地面潮湿时及时放置"小心地滑"警示标识,告知患者卫生间防滑措施及应急呼叫铃的使用方法,鼓励患者使用卫生间扶手。

5.5.3.2.2 提供足够的照明,夜晚开地灯,及时清除病房、床旁、通道及卫生间障碍。

5.5.3.2.3 教会患者及家属使用床头灯及呼叫器,放于可及之处。

5.5.3.2.4 病床高度合适,将日常物品放于患者易取之处。

5.5.3.2.5 专人陪护,患者活动时需有人陪伴,指导患者渐进坐起渐进下床。

5.5.3.2.6 穿舒适的衣裤及防滑鞋,为患者提供步态技巧指导。

5.5.3.2.7 应用平车、轮椅时使用护栏及安全带。

5.5.3.2.8 锁定病床、轮椅、担架车和坐便椅。

5.5.3.2.9 向患者和家属提供跌倒预防宣教,记录宣教情况。

5.5.3.3 高风险患者执行高风险防跌倒护理措施。

5.5.3.3.1 执行标准防跌倒护理措施。

5.5.3.3.2 签署《住院患者预防跌倒告知书》。

5.5.3.3.3 在床头、腕带上做明显标记。

5.5.3.3.4 尽量将患者安置距离护士站较近的病房,加强对患者夜间巡视。

5.5.3.3.5 通知医师患者的高危情况并进行有针对性的治疗。

5.5.3.3.6 将两侧床栏全部抬起,在患者下床活动需要协助时要呼叫求助。

5.5.3.3.7 如患者神志障碍,必要时限制患者活动,适当约束,家属参与照护。

5.5.3.3.8 加强营养,定期协助患者排尿、排便。

5.5.4 住院患者跌倒处理及上报流程参照 6.2 执行。

5.6 跌倒伤害程度分级

5.6.1 伤害程度 0 级:无伤害。

5.6.2 伤害程度 1 级:不需或只需稍微治疗与观察的伤害程度。如擦伤、挫伤、不需要缝合的皮肤小的撕裂伤等。

5.6.3 伤害程度 2 级:需要冰敷、包扎、缝合或夹板固定等医疗处理、护理处置或病情观察的伤害程度。如扭伤、大或深的撕裂伤等。

5.6.4 伤害程度 3 级:需要医疗处置及会诊的伤害程度。如骨折、意识丧失、精神或身体状态改变等。此伤害程度会严重影响患者治疗过程及造成住院天数延长。

6 流程

6.1 门(急)诊患者跌倒处理及上报流程

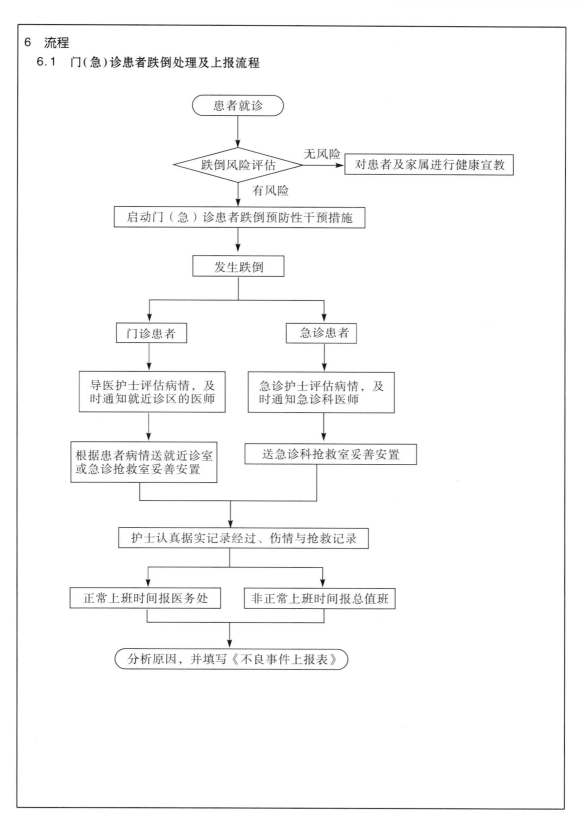

6.2 住院患者跌倒处理及上报流程

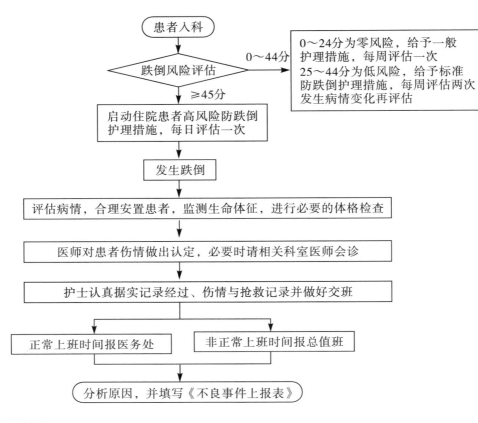

7 相关文件

7.1 《国际联合委员会（JCI）医院评审标准》（第六版）

7.2 《三级综合医院评审标准实施细则》（2011 年版）

7.3 《Morse 跌倒风险评估量表》

7.4 《Humpty Dumpty 儿童跌倒风险评估量表》

7.5 《护理敏感质量指标实用手册》（2016 年版）

8 使用表单

8.1 《门（急）诊患者跌倒危险因子评估表》

8.2 《Morse 跌倒风险评估量表及记录》

8.3 《儿童跌倒（HDFS）评估量表及记录》

8.4 《住院患者预防跌倒告知书》

8.5 《住院儿童安全告知书》

8.6 《新生儿科住院告知书》

8.7 《母婴同室病区新生儿安全告知书》

批准人：   签署日期：

审核人：   发布日期：

附件1

门(急)诊患者跌倒危险因子评估表

文件编号:BL－BD－HL－×××　版本号:1.0

陪伴者:□无　□家属　□保姆　□其他

评估项目	勾选
年龄≥65周岁,或≤5周岁及>28周的孕妇	□
主诉:头晕、眩晕	□
步态不稳	□
特殊药物:24小时内使用药物,如镇静安眠、利尿剂、降压药、降血糖药、麻醉止痛剂、缓泻剂及散瞳剂等药物	□
评估者签名:＿＿＿＿＿＿　时间:＿＿＿＿年＿＿月＿＿日＿＿时＿＿分	

　　注:勾选一项即为高风险跌倒患者,评估结果记录在门诊病历中

附件2

Morse 跌倒风险评估量表及记录

文件编号:BL－BD－HL－×××　　版本号:1.0

科别:　　　　　　　　姓名:　　　　　　　　出生年月日:

病案号:　　　　　　　性别:　　　　　　　　年龄:　　　　　床号:

变量		分值	评估时间及得分(_____年)						
			_月_日	_月_日	_月_日	_月_日	_月_日	_月_日	_月_日
近3个月有无跌倒	无	0							
	有	25							
多于一个疾病诊断	无	0							
	有	15							
使用行走辅助用具	不需要、卧床休息、需要护士照顾	0							
	拐杖、手杖、助步器	15							
	依扶家具行走	30							
静脉输液中、置管、使用药物治疗	无	0							
	有	20							
步态	正常、卧床、不能活动、轮椅代步	0							
	双下肢虚弱乏力、年龄≥65岁、>28周的孕妇、体位性低血压	10							
	残疾,功能障碍、失调、不平衡	20							
认知状态	认知正常	0							
	高估自己能力/忘记自己受限制	15							
合计得分									
干预措施	一般护理措施								
	标准防跌倒护理措施								
	高风险防跌倒护理措施								

续表

预防效果	未发生跌倒							
	发生跌倒							
	跌倒伤害严重程度							
评估者签名								

注:1. Morse 评估结果。0～24 分为零风险,25～44 分为低风险,≥45 分为高风险

2. 评估频率

(1)新入院或转入患者本班内完成首次风险评估,若遇急症手术等特殊情况,术后及时完成评估

(2)高风险患者每日评估一次(白班)并记录;低风险患者每周评估两次(周二、周五白班)并记录;零风险患者每周评估一次(周二白班)并记录

(3)有以下情况需要再次评估。①患者病情及治疗发生变化时,如特殊检查后、手术后、产后及血透治疗后,使用或调整镇静剂、利尿剂、降压药、泻药、降血糖药后,以及出现意识、活动、自我照顾等能力改变情况,应对患者进行再次评估。②发生跌倒事件后。③患者面临新的治疗环境,如转科等,应对患者进行再次评估。

3. 干预措施

(1)零风险患者执行一般护理措施。①及时对患者进行评估。②介绍病区环境。③保持地面清洁干燥。④保持通道、卫生间无障碍。⑤指导患者选择适当的鞋子。⑥指导患者改变体位时,应遵循"平躺 30 秒、坐起 30 秒、站立 30 秒,再行走"的原则

(2)低风险患者执行标准防跌倒护理措施。①保持病区地面清洁干燥,拖地或地面潮湿时及时放置"小心地滑"警示标识,告知患者卫生间防滑措施及应急呼叫铃的使用,鼓励患者使用卫生间扶手。②提供足够的照明,夜晚开地灯,及时清除病房、床旁、通道及卫生间障碍。③教会患者及家属使用床头灯、呼叫器,放于患者可及之处。④病床高度合适,将日常物品放于患者易取处。⑤专人陪护,患者活动时有人陪伴,指导患者渐进坐起渐进下床。⑥穿舒适的衣裤及防滑鞋,为患者提供步态技巧指导。⑦应用平车、轮椅时使用护栏及安全带。⑧锁定病床、轮椅、担架车和坐便椅。⑨向患者及家属提供跌倒预防宣教,记录宣教情况

(3)高风险患者执行高风险防跌倒护理措施。①执行标准防跌倒护理措施。②签署《住院患者预防跌倒告知书》。③在床头、腕带上做明显标记。④尽量将患者安置距离护士站较近的病房,加强对患者夜间巡视。⑤通知医师患者的高危情况并进行有针对性的治疗。⑥将两侧床栏全部抬起,在患者下床活动需要协助时要呼叫求助。⑦如患者有神志障碍,必要时限制患者活动,适当约束,家属参与照护。⑧加强营养,定期协助患者排尿、排便

4. 跌倒伤害严重程度

(1)伤害程度 0 级:无伤害

(2)伤害程度 1 级:不需或只需稍微治疗与观察的伤害程度,如擦伤、挫伤、不需要缝合的皮肤小的撕裂伤等

(3)伤害程度 2 级:需要冰敷、包扎、缝合或夹板固定等医疗处理、护理处置,或病情观察的伤害程度,如扭伤、大或深的撕裂伤等

(4)伤害程度 3 级:需要医疗处置及会诊的伤害程度,如骨折、意识丧失、精神或身体状态改变等。此伤害程度会严重影响患者治疗过程及造成住院天数延长

5. 说明

(1)在评估栏及采用相应的护理措施栏里以"√"表示,患者发生跌倒后,在跌倒伤害严重程度栏内填写相应的级别

(2)本表使用范围是年龄大于 14 岁的患者

附件3

儿童跌倒(HDFS)评估量表及记录

文件编号:BL－BD－HL－×××　版本号:1.0

科别:　　　　　　姓名:　　　　　　出生年月日:

病案号:　　　　　性别:　　　　　　年龄:　　　　床号:

变量		分值	评估时间及得分(_____年)						
			_月_日_时_分	_月_日_时_分	_月_日_时_分	_月_日_时_分	_月_日_时_分	_月_日_时_分	_月_日_时_分
年龄	>6月,<3岁	4							
	≥3岁,<7岁	3							
	≥7岁,<13岁	2							
	≤6月,≥13岁	1							
性别	男	2							
	女	1							
诊断	神经病学诊断	4							
	含氧量的变化(呼吸诊断、脱水、贫血、厌食、晕厥、头晕等)	3							
	心理、行为障碍	2							
	其他诊断	1							
环境	有跌倒史或有婴儿安置在成人床	4							
	使用辅助装置或在婴儿床内的婴儿或三人房	3							
	患儿安置在床上	2							
	门诊患儿	1							
手术麻醉	在24小时内	3							
	在24小时外至48小时内	2							
	超过48小时或没有	1							

续表

变量		分值	评估时间及得分(_____年)						
			_月_日_时_分	_月_日_时_分	_月_日_时_分	_月_日_时_分	_月_日_时_分	_月_日_时_分	_月_日_时_分
药物因素	同时使用以下某几种药物:镇静剂、安眠药、巴比妥类药物、吩噻嗪类、抗抑郁药、泻药、利尿剂、麻醉剂	3							
	上面列出的任一种	2							
	其他药物或没有	1							
合计得分									
干预措施	标准防跌倒护理措施								
	高风险防跌倒护理措施								
预防效果	未发生跌倒								
	发生跌倒								
	跌倒伤害严重程度								
评估者签名									

注:1.HDFS 评估结果:新生儿为高度跌倒风险患者,评分 <12 分为低风险,≥12 分为高风险,属于低风险患儿也应当使用安全措施

2.评估频率

(1)新入院或转入患儿本班内完成首次风险评估。如遇急症手术等特殊情况,术后及时完成评估

(2)高风险患儿每日评估一次(白班)并记录,低风险患儿每周评估一次(周二白班)并记录

(3)有下列情况需要再次评估:①患儿病情及治疗发生变化时,如特殊检查后、手术后,使用或调整镇静剂、利尿剂、降压药、泻药、降血糖药后,以及出现意识、活动、自我照顾等能力改变情况,应对患儿进行再次评估。②发生跌倒事件后。③患儿面临新的治疗环境,如转科等,应对患儿进行再次评估

3.干预措施

(1)低风险患儿执行标准防跌倒护理措施:①保持病区地面清洁干燥,拖地或地面潮湿时及时放置"小心地滑"警示标识,告知卫生间防滑措施及应急呼叫铃的使用,鼓励患儿使用卫生间扶手。②提供足够的照明,夜晚开地灯,及时清除病房、床旁、通道及卫生间障碍。③教会患儿及家属使用床头灯及呼叫器,放于可及之处。④病床高度合适,将日常物品放于患儿易取处。⑤专人照护,患儿活动时有人陪伴。⑥穿舒适的衣裤及防滑鞋。⑦应用平车、轮椅时使用护栏及安全带。⑧锁定病床、轮椅、担架车和坐便椅。⑨评估患儿排便、排尿需求,必要时提供帮助。⑩向患儿和家属提供跌倒预防宣教,记录宣教情况

(2)高风险患儿执行高风险防跌倒护理措施:①执行标准防跌倒护理措施。②签署《住院儿童安全告知书》。③在床头、腕带上做明显标记。④尽量将患儿安置距离护士站较近病房,加强对患儿夜间巡视。⑤通知医师患儿的高危情况并进行有针对性的治疗。⑥将两侧床栏全部抬起,患儿下床活动时家属或监护人照护。⑦必要时限制患儿活动,适当约束,家属或监护人参与照护。⑧如家属或监护人

要离开,要求家属必须通知护士,护士负责照护,直到家属或监护人回来。⑨对遵医行为依从性差者,做好护理记录,严格交接班

4.跌倒伤害严重程度

(1)伤害程度0级:无伤害

(2)伤害程度1级:不需或只需稍微治疗与观察的伤害程度,如擦伤、挫伤、不需要缝合的皮肤小的撕裂伤等

(3)伤害程度2级:需要冰敷、包扎、缝合或夹板固定等医疗处理、护理处置,或病情观察的伤害程度,如扭伤、大或深的撕裂伤等

(4)伤害程度3级:需要医疗处置及会诊的伤害程度,如骨折、意识丧失、精神或身体状态改变等。此伤害程度会严重影响患者治疗过程及造成住院天数延长

5.说明

(1)在评估栏及采用相应的护理措施栏里以"√"表示,患者发生跌倒后,在跌倒伤害严重程度栏内填写相应的级别

(2)本表使用范围是小于或等于14岁的患儿,新生儿防跌倒护理措施记录在护理记录单上

附件4

住院患者预防跌倒告知书

文件编号:BL－BD－HL－×××　版本号:1.0

科别:　　　　　　姓名:　　　　　　出生年月日:

病案号:　　　　　性别:　　　　　　年龄:　　　　床号:

尊敬的患者、患者家属或患者的法定监护人、授权委托人:

您好！首先欢迎您入住本院,感谢您对我院的信任和支持。

跌倒是指住院患者在医疗机构任何场所,未预见性地倒于地面或倒于比初始位置更低的地方,可伴或不伴有外伤。所有无帮助及有帮助的跌倒均应包括在内,无论其是由生理原因(如晕厥)或是环境原因(如地板较滑)造成的。如患者是从一张较低的床上滚落至地面上也应视其为跌倒并上报。据统计,65岁以上老年人,跌倒发生率约为20.5%,其中37%为反复跌倒。每年有20%的住院老年患者发生跌倒,其中5%～10%的跌倒造成脑部损伤、软组织损伤、骨折及脱臼等。

根据住院期间的疾病程度、用药情况及身体状况等,我们依据《Morse跌倒风险评估量表及记录》进行了评估,患者属于跌倒高风险人群,特给予告知。希望患者及家属注意:

1.患者应穿舒适衣裤,注意尺码合适,并穿防滑鞋。

2.湿式拖地后应避免不必要的走动;地面潮湿时应告知医务人员,以免不慎跌倒。

3.请您尽量将私人物品放置在固定位置,保持走道通畅;尽量保持病室的明亮。

4.学会床边传呼铃的使用,请您将传呼铃、眼镜等放在随手易取之处。

5.上厕所时需有家属陪同,不要锁门,如在卫生间内出现头晕、乏力等异常情况,及时按卫生间的应急铃求助。

6.睡觉时、患者躁动不安时请使用床护栏,若需下床首先将床护栏放下,切勿翻越,离床活动时应有人陪护或呼叫护士。

7.陪护人员如更换应做好相互交接,当患者有需求而无家属在旁协助时,及时寻求帮助,必要时呼叫医务人员。

8.如您有头晕、服用镇静安眠药物,请在病床上休息,如需下床请由陪同者扶下床。

9.如您在行走时出现头晕、双眼发黑、下肢无力、步态不稳和不能移动时,立即原地坐(蹲)下或靠墙,呼叫他人帮助。

10.改变体位时遵守"三部曲",即平躺30秒、坐起30秒、站立30秒,再行走,避免突然改变体位引起眩晕等不适而至跌倒。

以上情况充分告知患者及家属,并请家属陪护患者,我们也将采取相关措施,并希望得到您的配合,谢谢!

医务人员陈述:

我已经告知患者发生跌倒的危害,并告知患者预防跌倒的措施。

护士签名:　　　　签名时间:＿＿＿年＿＿＿月＿＿＿日＿＿＿时＿＿＿分　签名地点:＿＿＿＿＿＿＿

续表

患者、患者家属或患者的法定监护人、授权委托人意见：

医务人员已将以上情况向我充分讲明,我愿意积极配合医院治疗,落实相关防范措施。

患者签名：　　　　　签名时间：＿＿年＿＿月＿＿日＿＿时＿＿分　签名地点：＿＿＿＿＿＿

监护人或授权委托人签名：　　　　　　　　　与患者关系：

签名时间：＿＿年＿＿月＿＿日＿＿时＿＿分　签名地点：＿＿＿＿＿＿

注:一式两份,一份附病历中,一份交于患方

附件5

住院儿童安全告知书

文件编号:BL－BD－HL－×××　版本号:1.0

科别:　　　　　　姓名:　　　　　　出生年月日:

病案号:　　　　　性别:　　　　　　年龄:　　　　床号:

尊敬的患儿、患儿法定监护人、授权委托人:

您好! 感谢您选择让我们为您的孩子服务,为了您的孩子早日康复,并确保您的孩子在住院期间的安全,请您认真阅读下列内容并认真执行。

1. 请您24小时陪护您的孩子,照顾孩子的生活,管理和保护好孩子及财产,避免孩子走失、跌伤等意外的发生。

2. 气温变化,请您及时给孩子添减衣物,防止感冒。

3. 请给孩子营造安静、温馨的环境,避免在游戏时进食,防止因情绪激动使食物误入气管,并小心喂食,注意食物的温度。

4. 孩子须在陪护者的视线范围内,若需离开,请另请他人协助,如照顾者上厕所、泡奶粉或转身拿尿布等。

5. 请安全使用儿童推车,系上安全带,防止碰撞;学步儿童需注意在适当范围做好安全保护。

6. 当孩子接受静脉输液治疗时,请注意输液管路的长度,防止滑脱或绊倒他人。请不要让孩子摇晃输液架,防止输液杆脱出误伤孩子及他人。

7. 请勿让孩子进入开水间,切勿玩热水龙头,妥善放置暖水瓶等高温物品,防止孩子烫伤。

8. 请将床两边的护栏随时拉上,避免孩子在床上跳跃玩耍,防止孩子坠床。

9. 请选择安全的玩具,避免在孩子可及的区域放置利器等危险物品,防止割伤、误食等意外发生。

10. 请不要让孩子在走廊、过道等拥挤或不安全的区域玩耍、奔跑,以免受到碰撞或跌倒。

11. 请不要让孩子攀登、踩踏危险的地方,避免孩子在窗户边沿站立、攀爬,防止孩子坠窗或跌伤。

12. 请不要让孩子玩耍电铃开关及电源插座,以免发生触电等危险。

13. 发现地面有水渍或地面湿滑,请立即告诉护士或保洁员,避免孩子在有水渍处行走,以防跌倒。

14. 当孩子服用某些药物感到头晕或身体虚弱时,下床时由家属搀扶,家属需穿尺码合适的衣服和鞋子,以防在抱起或搀扶孩子时发生跌倒。

15. 请为孩子穿上尺码合适的衣裤及防滑鞋,切勿赤脚行走。

16. 住院期间,我们会主动提供帮助,一旦孩子有任何不适或您需要帮助,请及时通知我们。

续表

医务人员陈述:
我已经告知患儿及患儿法定监护人、授权委托人保障患儿安全的措施。	
护士签名:　　　　　　签名时间:____年____月____日____时____分　签名地点:_____	
患儿的法定监护人、授权委托人意见:	
医务人员已将以上情况向我充分讲明,我愿意积极配合医院治疗,落实相关防范措施。	
监护人或授权委托人签名:　　　　　　　　　　　与患儿关系:	
签名时间:_____年____月____日____时____分　签名地点:_____	

注:一式两份,一份附病历中,一份交于患方

附件6

新生儿科住院告知书

文件编号:BL－BD－HL－×××　版本号:1.0

科别：　　　　　　　姓名：　　　　　　　出生年月日：

病案号：　　　　　　性别：　　　　　　　年龄：　　　　床号：

尊敬的患儿法定监护人、授权委托人：

您好！感谢您对我们的信任,选择了本院。为了保障新生儿住院期间的安全,我们针对新生儿护理安全风险及住院相关事项对您进行告知,希望得到您的配合!

1. 您凭医师开具的新生儿住院证,在"住院处"办理住院手续。

2. 患儿入院后护士为您介绍病区环境及规章制度。

3. 您应向医务人员详尽如实地提供患儿健康状况,包括患儿孕周、出生后 Apgar 评分、所患疾病、诊疗经过、用药等。

4. 新生儿病区无陪护病房,无需家属陪伴,生活护理由护士完成。

5. 新生儿办理入院手续后,患儿家属未经值班医师许可,请不要离开病区,以便值班医师询问病史,留下监护人身份证号码、联系电话、家庭详细地址,并保持通讯畅通。

6. 请家属不要进入新生儿室,以免造成交叉感染。

7. 每周探视两次。周二、周五上午 10:00～12:00,由主管医师或值班医师解答病情。危重患儿根据病情增加探视次数。非探视时间,谢绝探视及电话咨询。

8. 住院期间,患儿如需外出做检查,请您在接到主管医师通知后带缴费凭证、监护人身份证及时来院。由责任护士把患儿放在婴儿床内转送,由主管医师和(或)护士陪同护送,并且勿让患儿离开您的视线。在移动婴儿床时,应握紧床栏,乘电梯转运,将婴儿床制动。患儿家属穿着尺码合适的衣服和鞋子,禁止穿拖鞋,以防患儿跌倒。

9. 为保证患儿的各项治疗、检查顺利进行,若住院患儿家长接到催款通知,请您及时交足医疗费用。

10. 住院患儿家属接到孩子的出院通知,由患儿监护人带缴费凭证、身份证、患儿衣被来办理出院手续。办理完出院手续后,并于当日接您的孩子离开病房。请您正确抱起新生儿:新生儿颈部置于您左肘内侧,您左手托住新生儿背部,右手呈环抱式托住新生儿臀部。有高血压、高血糖等疾病或肢体残疾,使用镇静镇痛药及安眠药等易致跌倒药物时,请勿抱起新生儿,以防新生儿跌倒。

11. 患儿住院期间饮食由护士根据医嘱喂养。母婴分离时,请产妇自行保持泌乳工作,需每隔 2～3 小时挤母乳一次,挤母乳前应清洗双手;母乳收集好后,应存放于母乳收集袋或瓶内,贴上标签。注明患儿姓名、出生年月日、挤母乳日期和时间等,根据医嘱及时送到新生儿科。

12. 请您根据当地医保政策给新生儿办理医疗保险。

13. 请您保持接待区安静整洁,不要乱扔杂物,不要随地吐痰,禁止吸烟。谢谢合作!

续表

医务人员陈述：
我已经告知患儿法定监护人、授权委托人保障患儿安全的措施。 　　护士签名：　　　　签名时间：＿＿＿年＿＿＿月＿＿＿日＿＿＿时＿＿＿分　签名地点：＿＿＿＿＿＿
患儿的法定监护人、授权委托人意见：
医务人员已将以上情况向我充分讲明，我愿意积极配合医院治疗，落实相关防范措施。 　　监护人或授权委托人签名：　　　　　　　　　　与患儿关系： 　　签名时间：＿＿＿＿＿＿年＿＿＿月＿＿＿日＿＿＿时＿＿＿分　签名地点：＿＿＿＿＿＿

　　注：一式两份，一份附病历中，一份交于患方

附件7

母婴同室病区新生儿安全告知书

文件编号:BL－BD－HL－×××　版本号:1.0

科别:	姓名:	出生年月日:	
病案号:	性别:	年龄:	床号:

尊敬的患儿法定监护人、授权委托人:

　　您好！感谢您对我们的信任,选择了本院。为了保障新生儿住院期间的安全,我们针对新生儿安全风险对您进行相关护理安全告知,希望得到您的配合。

　　1.住院期间,不能将新生儿抱出病房。如果新生儿需做检查,必须由护士在家属的陪同下放在婴儿床内进行转送。

　　2.在移动婴儿床时,应抓紧婴儿床栏,妥善固定。家属在抱起新生儿时请勿穿拖鞋。新生儿除哺乳外,只可睡在婴儿床内,防止发生意外。与新生儿密切接触者使用镇静、镇痛及安眠剂等易致跌倒药物时,请您在有护士监护的情况下方可抱起新生儿。

　　3.乘电梯转运时,注意电梯与地面平坦。

　　4.不要让您的新生儿无人照看,如果您需要离开您的新生儿,而暂时无人照看时,您可以把新生儿交给责任护士。

　　5.除母乳外,禁止给新生儿吃任何食物或饮料,除非有医学指征。如母亲独自留在新生儿身边无其他家属时,请在需要进行哺乳、护理或抱起新生儿时通知护士请求帮助。

　　6.为防止新生儿感染,在接触新生儿前请洗手,禁止有传染性疾病的人探视,每次探视人数不能超过两人,请勿让14岁以下的儿童探视。

　　7.请您正确抱起新生儿:新生儿颈部置于您左肘内侧,您左手托住新生儿背部,右手呈环抱式托住新生儿臀部。

　　8.与新生儿密切接触者有高血压、高血糖及精神障碍等疾病或肢体残疾时,请勿独自抱起新生儿。

　　9.发现地面有水渍或地面潮湿时,请立即告诉护士,我们将及时处理。

　　10.如果您在病房内看见形迹可疑的人,请立即告知医务人员。

医务人员陈述:

我已经告知患儿法定监护人、授权委托人保障患儿安全的措施。

护士签名:　　　　签名时间:＿＿年＿＿月＿＿日＿＿时＿＿分　签名地点:＿＿＿＿＿＿

续表

患儿的法定监护人、授权委托人意见: 　　医务人员已将以上情况向我充分讲明,我愿意积极配合医院治疗,落实相关防范措施。 　　监护人或授权委托人签名: 　　　　　　　　　　与患儿关系: 　　签名时间:＿＿年＿＿月＿＿日＿＿时＿＿分　签名地点:＿＿＿＿＿＿

　　注:一式两份,一份附病历中,一份交于患方

第八节　医疗服务范围管理制度

文件名称	医疗服务范围管理制度	文件编号	YY－LC－×××
制定部门	×××	版本号	1.0
生效日期	20××－××－××	页数/总页数	×/××
修订日期	20××－××－××	有效期至	20××－××－××

1 **目的**:促进学科发展,防止科室超范围收治患者或推诿患者而拒收、拒治,为患者提供优质、安全的医疗服务,保持良好的医疗工作秩序。

2 **范围**:各临床科室及医技科室。

3 **定义**:医疗服务范围是指各临床科室根据本学科特点及医院、科室的实际情况确定的能够为患者提供的医疗服务内容。

4 **权责**

4.1 **医疗质量与安全管理委员会**:对本院医疗服务范围进行监管,对申请增加的医疗服务范围进行审核。

4.2 **医务处**:每两年对医疗服务范围进行复核,每年对各科室开展的医疗服务范围进行督导检查,对超范围收治的科室下发整改通知书。

4.3 **质量控制科**:定期对各科室开展医疗服务质量进行督导检查,并通过质量简报的形式将服务质量信息公示。

4.4 **医务人员**:根据本科室医疗服务范围为患者提供优质、安全的医疗服务,不得超范围收治或推诿患者而拒收、拒治。

5 **内容**

5.1 根据省卫生健康委员会核发的《医疗机构执业许可证》,本院的诊疗服务范围如下。

5.1.1 现可提供的诊疗服务内容:预防保健科;全科医疗科;呼吸内科专业、消化内科专业;神经内科专业、心血管内科专业、血液内科专业、肾病学专业、内分泌专业、老年病专业;普通外科专业、神经外科专业、骨科专业、泌尿外科专业、胸外科专业、心脏大血管外科专业;妇科专业、产科专业、计划生育专业、优生学专业;围产期保健专业、更年期保健专业;儿科;儿童生长发育专业;眼科;耳鼻咽喉科;口腔科;皮肤科;医疗美容科、美容外科、美容牙科、美容皮肤科、美容中医科;肠道传染病专业;肿瘤科;急诊医学科;康复医学科;麻醉科;疼痛科;医学检验科、临床体液、血液专业、临床微生物学专业、临床化学检验专业、临床免疫、血清学专业;病理科;医学影像科、X线诊断专业、CT诊断专业、磁共振成像诊断专业、超声诊断专业、心电诊断专业、脑电及脑血流图诊断专业、介入放射学专业;中医科;重症医学科;健康体检科;精神科(临床心理专业)(门诊);营养科。

5.1.2 暂不能提供的诊疗服务内容:传染科;小儿外科;精神科住院部。

5.2 **服务时间**

5.2.1 门诊工作时间:周一至周日8:00—12:00　14:00—18:00。

5.2.2 急诊工作时间:7日×24小时。

5.2.3　住院部工作时间:7 日×24 小时。

5.3　医疗服务范围界定标准由各科室拟定初稿,医务处根据各科室专业划分和医院实际运作情况制定,经医疗质量与安全管理委员会及院长办公会审议批准后执行。医务处每两年对该范围目录进行一次复核,复核时科室可提出调整服务范围的申请,医务处根据实际情况进行调整,并报医疗质量与安全管理委员会审议。特殊情况下经主管院领导、院长同意,可对科室的医疗服务范围进行临时调整,临时调整情况需在下一次医疗质量与安全管理委员会会议中进行通报。

5.4　各科室应严格按照医疗服务范围为患者提供诊疗服务,医务处、质量控制科应对各科室执行情况进行督查,发现超范围诊疗或推诿患者的情况经医务处核实后予以通报,并责成限期整改。

5.5　各科室对服务范围中明确规定的病种不得推诿,合并多科室情况的以本次就诊最主要的疾病为判断依据,存在争议的,急诊患者由急诊科主任判定收治科室,非急诊患者由医务处主任判定收治科室。

5.6　如遇疑难、危重、复杂病历时,可提请医务处协调配合,进行全院多学科会诊。

5.7　符合重症医学科转入标准的患者,应及时请重症医学科医师会诊,转入重症医学科治疗,如果患者拒绝转入重症医学科,可在原科室进行治疗,必要时请重症医学科会诊,主管医师应告知患者拒绝转入重症医学科治疗的医疗风险,并取得患者拒绝转入重症医学科治疗的签名。

5.8　各临床、医技科室医疗服务范围:具体见《各临床医技科室医疗服务范围》。

6　流程:无。

7　相关文件:无。

8　使用表单:无。

批准人:　　　　　　　　　　　　签署日期:

审核人:　　　　　　　　　　　　发布日期:

第九节　部门服务计划管理制度

文件名称	部门服务计划管理制度	文件编号	YY－LC－××
制定部门	×××	版本号	1.0
生效日期	20××－××－××	页数/总页数	×/××
修订日期	20××－××－××	有效期至	20××－××－××

1　**目的**:符合医院使命和患者需求,明确各科室为患者及其他部门提供服务的范围,规范各科室部门服务计划的制订及修订流程。

2　**范围**:各临床及医技科室。

3　**定义**

  3.1　**部门服务计划**:各科室为满足患者及其他部门服务需求,根据科室现有服务、已规划好的服务及人员、设备等资源配备情况制订的服务计划。

  3.2　**医疗服务范围**:指各临床科室根据本学科特点及医院、科室的实际情况确定的能够为患者提供的医疗服务。

  3.3　根据省卫生健康委员会核发的《医疗机构执业许可证》,本院的诊疗服务范围如下。

    3.3.1　现可提供的诊疗服务内容:预防保健科;全科医疗科;呼吸内科专业、消化内科专业、神经内科专业、心血管内科专业、血液内科专业、肾病学专业、内分泌专业、老年病专业;普通外科专业、神经外科专业、骨科专业、泌尿外科专业、胸外科专业、心脏大血管外科专业;妇科专业、产科专业、计划生育专业、优生学专业、围产期保健专业、更年期保健专业;儿科;儿童生长发育专业;眼科;耳鼻咽喉科;口腔科;皮肤科;医疗美容科、美容外科、美容牙科、美容皮肤科、美容中医科;肠道传染病专业;肿瘤科;急诊医学科;康复医学科;麻醉科;疼痛科;医学检验科、临床体液、血液专业、临床微生物学专业、临床化学检验专业、临床免疫、血清学专业;病理科;医学影像科、X线诊断专业、CT诊断专业、磁共振成像诊断专业、超声诊断专业、心电诊断专业、脑电及脑血流图诊断专业、介入放射学专业;中医科;重症医学科;健康体检科;精神科(临床心理专业)(门诊);营养科。

    3.3.2　暂不能提供的诊疗服务内容:传染科;小儿外科;精神科住院部。

4　**权责**

  4.1　**医疗质量与安全管理委员会**:审议各科室制订的部门服务计划。

  4.2　**医务处**:根据医院发展及目标起草部门服务计划总体模板,审核各科室制订的部门服务计划。

  4.3　**科室主任**:应制订符合科室实际的服务计划,合理配置科室人员,明确部门服务目标及质量改进计划。

  4.4　**医务人员**:根据本科室医疗服务范围为患者提供优质、安全的医疗服务,不得超范围收治或推诿患者而拒收、拒治。

5　**内容**

  5.1　部门服务计划包括服务范围、人员配备、员工资格、部门内,以及与其他部门之间的交流与合作、部门目标与医疗质量改进计划。

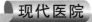

5.1.1　服务范围:包括部门工作范围、医疗服务范围目录、服务时间等内容。

5.1.2　人员配备:指科室的人员结构,包括人员的数量和类型、调节人员配备的方法。

5.1.3　员工资格:指科室提供诊疗服务的人员所需要的资质,包括学历、资格及员工在继续教育方面的需求、应提供的继续教育内容和必须具备的工作能力。

5.1.4　部门内及与其他部门之间的交流与合作:指在提供诊疗服务时,需整合和协调科室内、科室间资源,包括科室内的信息交流及与其他科室之间的合作;若遇疑难、危重、复杂病例时,可提请医务处协调配合,进行全院多学科会诊。

5.1.5　部门目标与医疗质量改进计划:指对当前提供的诊疗服务项目进行质量控制及改进,包括部门目标、医疗质量改进计划等。

5.2　部门服务计划的制订和修改

5.2.1　部门服务计划需经科室讨论确定后交医务处审核,医务处递交医疗质量与安全管理委员会审批执行。

5.2.2　部门服务计划每年进行一次系统的回顾与修订,特殊情况根据需要进行修订。

5.3　部门负责人和科室人员应按照科室服务计划内容提供服务。

5.4　各科室应严格按照医疗服务范围为患者提供诊疗服务,医务处应对各科室执行情况进行督查,发现超范围诊疗或推诿患者的情况经医务处核实后予以通报,并责成限期整改。

6　流程:无。

7　相关文件

《医疗服务范围管理制度》

8　使用表单:无。

批准人:　　　　　　　　　　签署日期:

审核人:　　　　　　　　　　发布日期:

第十节 重症医学科转入、转出制度

文件名称	重症医学科转入、转出制度	文件编号	YY－LC－×× ×
制定部门	×× ×	版本号	1.0
生效日期	20××－××－××	页数/总页数	×/××
修订日期	20××－××－××	有效期至	20××－××－××

1 **目的**：对重症医学科患者的转入、转出行为进行规范,加强管理,确保医疗安全。

2 **范围**：重症医学科及全院各临床科室医务人员。

3 **定义**：重症医学科指能够及时为危及生命或具有潜在高危因素的患者提供系统地、规范地医学监护和救治技术的场所。

4 **权责**

4.1 **临床科室**：根据《重症医学科患者转入、转出制度》的要求合理进行转科,保证患者得到合理有效的治疗。

4.2 **重症医学科**：负责重症医学科患者转入、转出的评估和落实,确保医疗安全。

4.3 **医务处**：负责组织重症医学科及相关专科医师制定及修订此制度;协调患者转入、转出;组织员工培训。

4.4 **急诊与重症医学管理委员会**：负责对制度的执行情况进行监管。

5 **内容**

5.1 **转入原则**

5.1.1 按照病情的优先顺序。

5.1.1.1 优先一级：最危重的患者,指在重症医学科以外,无法对患者提供必需的监测和治疗。这些监测和治疗包括但不限于有创血压监测、有创呼吸支持治疗、持续心肺替代治疗(ECMO)、连续肾脏替代治疗(CRRT)等。还包括无高危观察室的科室评估需转入重症医学科的患者等。

5.1.1.2 优先二级：病情复杂,合并两个及以上器官功能障碍,需严密监测及随时调整治疗方案的患者;外科手术后评估需入住重症医学科的患者;急诊评估后需入住重症医学科者;各科室高危观察室的患者经治疗后效果不佳,需入住重症医学科者。

5.1.1.3 优先三级：病因未明,但经专科治疗后效果不佳且疾病持续进展的患者;无高危观察室科室的患者出现水、电解质紊乱和酸碱平衡失调,有潜在心肺功能衰竭、恶性心律失常、神经系统并发症,但尚未达到上述一、二级收住标准者;晚期(非恶性)心肺疾病者。

5.1.1.4 优先四级：病情尚稳定,但伴随基础疾病,一定条件下可能转为危重疾病,且康复的可能性减少,但能从重症医学科监护治疗中得到益处,如恶性肿瘤合并感染者。

5.1.2 按照患者场所,优先顺序为手术室、急诊科、病区。

5.1.3 按照联系的时间顺序：在病情严重程度同等原则下,根据联系的时间顺序,先联系者优先。

5.1.4 情况有冲突时,正常上班时间由医务处、其他时间由总值班负责协调解决。

5.2 转入标准

5.2.1 一级收住标准。

5.2.1.1 呼吸衰竭(包括各种疾病伴呼吸衰竭)有下列情况之一者:低氧血症需吸入气中的氧浓度分数 >50% 以维持动脉氧分压 >60 mmHg;急性呼吸衰竭伴动脉血二氧化碳分压 >50 mmHg;无高危观察室的科室慢性呼吸衰竭患者伴有动脉血二氧化碳分压大于 70 mmHg,并且合并神志改变者;有高危观察室科室呼吸衰竭患者行无创呼吸机支持治疗 24 小时后复查指标无好转者;Ⅲ~Ⅳ度急性喉梗阻者。

5.2.1.2 休克(包括低血容量性、心源性、感染性休克)有下列情况之一者:收缩压 <80 mmHg 伴组织低灌注(如尿量 <17 mL/h,pH <7.3),并伴神志淡漠;循环不稳定,需要主动脉内球囊反搏术、ECMO 等治疗者;无高危观察室的科室需大量液体复苏,需用血管活性药物和(或)需有创血流动力学监测的休克患者;有高危观察室的科室经大量液体复苏及血管活性药物等治疗 3 小时后评估疗效不佳的休克患者;感染性休克经强力抗感染治疗 48 小时感染未得到控制,疗效不佳者。

5.2.1.3 严重电解质紊乱及酸碱平衡失调有下列情况之一者:血清钠离子 <120 mmol/L 或 >160 mmol/L,血清钾离子 <2 mmol/L 或 >6.5 mmol/L,血清钙离子小于 1.75 mmol/L 或 >3.5 mmol/L 等电解质紊乱并伴有神经、精神症状、严重心律失常、呼吸衰竭等并发症者,专科治疗效果不佳者;血浆渗透压 <240 mmol/L 或 >340 mmol/L,并伴有精神、神经系统异常者;糖尿病酮症酸中毒或高渗高血糖综合征经专科治疗 24 小时疗效不佳者,或合并呼吸衰竭、心力衰竭、肺部感染等并发症者。

5.2.1.4 并发多器官功能不全综合征的患者;心肺复苏术后需进一步高级生命支持的患者。

5.2.1.5 心血管疾病有下列情况之一者:心源性休克或心源性晕厥,需要 ECMO 支持治疗者;心源性疾病需行气管插管辅助通气者;爆发性心肌炎或重症心肌炎。

5.2.1.6 高血压危象、甲状腺危象、垂体危象、肾上腺危象,嗜铬细胞瘤合并神志改变、心律失常,高热体温大于 39 ℃ 或体温小于 30 ℃,休克等症状之一者。

5.2.1.7 消化道出血伴有下列情况之一者:血红蛋白下降 <70 g/L,红细胞比容 <25%;收缩压 <80 mmHg;心率 >130 次/分;需用三腔二囊管。上述情况经专科治疗 24 小时后评价症状无好转、指标进行性恶化或并发其他器官功能不全者。

5.2.1.8 肝衰竭:在中期肝衰竭基础上,病情进一步加重,出现下列情况之一者:有难治性并发症,如肝肾综合征、上消化道大出血、严重感染、难以纠正的电解质紊乱等;出现 Ⅲ 度以上肝性脑病;有严重出血倾向(注射部位瘀斑等),PTA≤20%。

5.2.1.9 重度有机磷中毒:除毒蕈碱样症状及烟碱样症状外,出现肺水肿、呼吸衰竭、昏迷、脑水肿等重要器官功能不全的临床表现,全血胆碱酯酶活力在正常值 30% 以下。

5.2.1.10 肾脏血液系统疾病有下列情况之一者:尿毒症患者出现严重并发症,如脑病、心包炎、癫痫发作等;肾活检术中或术后大量出血导致血压不稳定,收缩压 <80 mmHg,需要密切监测生命体征、液体及药物复苏者;急性溶血、溶血危象、再生障碍性贫血危象、血红蛋白低于 60 g/L,伴周围循环衰竭或急性肾衰竭的患者;中性粒细胞缺乏伴有脓毒血症、感染性休克者;血小板低于 10×10^9/L,伴口腔血疱、皮肤黏膜出血明显,随时有重要脏器大出血倾向的患者。

5.2.1.11 神经系统疾病有下列情况之一者:重症肌无力、吉兰–巴雷综合征等疾病累及呼吸肌,需要有创呼吸机支持者;大面积脑梗死、感染、中毒、代谢性脑病等疾病,出现心力衰竭、肺部感染、肝肾功能不全等并发症,需要有创血压监测、呼吸机支持等治疗者。

5.2.1.12 外伤具备下列情况之一者:需气道保护或呼吸机支持者;生命体征不平稳,随时可能出现心肺等脏器功能衰竭且不能耐受手术治疗者;需有创血流动力学监测;外伤、多发骨折等有活动性出血和(或)休克者,经专科积极治疗 3 小时后,评估疗效不佳或不能手术者;脂肪栓塞综合征、气性坏疽者。

5.2.1.13 重症急性胰腺炎不能手术或并发两个以上脏器功能损害者。

5.2.1.14 急性化脓性胆管炎梗阻不能手术解除者。

5.2.1.15 严重腹腔内感染,腹腔间隔室综合征,腹压 >20 mmHg 者。

5.2.1.16 术后有下列情况之一者:体外循环术后;四级大手术后(尤其是胸部或上腹部手术);术前肺功能中度至重度通气功能障碍者;术后合并呼吸衰竭、心力衰竭、严重肺部感染等并发症者。

5.2.1.17 药物过量或中毒有下列情况之一者:出现神志改变,格拉斯哥昏迷指数评分 <8 分者;需要呼吸机支持治疗者;出现恶性心律失常者。

5.2.1.18 妇产疾病有下列情况者:妊娠期高血压疾病产后发生子痫抽搐、合并 HELLP 综合征、围产期心肌病、DIC、多器官功能衰竭之一者;产后出血、并发失血性休克、心肝肾等重要器官功能不全、凝血功能障碍之一者;产后发生羊水栓塞、合并心肺功能衰竭、休克、凝血功能障碍、急性肾衰竭之一者;妊娠合并急性胰腺炎终止妊娠后并发休克,水、电解质紊乱,酸碱平衡失调达到 5.2.1.3 标准者;妊娠合并急性阑尾炎术后并发急性腹膜炎或感染性休克者;宫腔镜术后发生 TURP、空气栓塞且难以纠正者。

5.2.1.19 儿科及新生儿科。

5.2.1.19.1 已行气管插管的患儿及心肺复苏术后的患儿。

5.2.1.19.2 急性进行性上、下气道疾病,可能进展为呼吸衰竭和(或)完全性气道梗阻的疾病,如Ⅲ度以上喉梗阻。

5.2.1.19.3 呼吸系统疾病有下列情况之一者:重症肺炎合并心、肝、肾功能不全、中毒性脑病、中毒性肠麻痹、血管升压素异常分泌综合征、DIC 等并发症者;哮喘危重状态;呼吸衰竭血气分析提示 P_{O_2} <50 mmHg,P_{CO_2} >60 mmHg 者。

5.2.1.19.4 休克、急性消化道出血收缩压 <80 mmHg、心率 >130 次/分并于高危观察室积极治疗 8 小时症状疗效不佳者。

5.2.1.19.5 心律失常经治疗疗效不佳或血流动力学不稳定者。

5.2.1.19.6 神经系统:对治疗无反应或需持续静脉注射抗惊厥药物者,儿童脑炎伴神志改变或出现颅内压升高者。

5.2.1.19.7 血液系统有下列情况之一者:血小板 $<20 \times 10^9$/L 及凝血功能异常者;伴血流动力学异常(收缩压小于 80 mmHg)或呼吸障碍的严重贫血(血红蛋白小于 30 g/L)者;血红蛋白 <50 g/L 或 24 小时内血红蛋白下降一半的新生儿。

5.2.1.19.8 电解质紊乱及酸碱平衡失调:血清 Na^+ <110 mmol/L 或 >160 mmol/L,血清 K^+ <2.5 mmol/L或 >6 mmol/L,血清 Ca^{2+} <1.1 mmol/L,血清 Mg^{2+} <0.66 mmol/L;酸中毒,pH <7.2;低血糖,血糖 <2.2 mmol/L;上述各情况经治疗 12 小时症状无好转者;出现精神、神经系统异常者;合并呼吸衰竭、心力衰竭、肺部感染等并发症者。

5.2.1.19.9　新生儿溶血症需要换血者。

5.2.2　二级收住标准。

　　5.2.2.1　术后有下列情况之一者:麻醉时间超过 6 小时,术中情况不稳定,伴慢性器官(心、肺、肝、肾、脑等)疾病者。

　　5.2.2.2　呼吸衰竭(包括各种疾病伴呼吸衰竭):未达到一级收住标准,需无创通气支持者(无高危观察室科室患者)。

　　5.2.2.3　休克(低血容量、心源性、感染性休克)有下列情况之一者:低血容量性,需大量液体复苏;心源性,需低剂量血管活性药维持;其他,但尚未达到一级收住标准者。

　　5.2.2.4　神经系统疾病有下列情况之一者:脑外伤,格拉斯哥昏迷指数评分 8~12 分;神志变化;需颅内压监测;需亚低温治疗者。

　　5.2.2.5　药物过量或中毒:出现神志改变,格拉斯哥昏迷指数评分 >8 分;出现脏器功能损害者。

　　5.2.2.6　多发复合伤失血大于 800 mL 或术中大量失血超过 1000 mL,需要进行密切监测和维持治疗者。

　　5.2.2.7　重度贫血的功能性子宫出血,血红蛋白小于 60 g/L 且血细胞比容小于 25%,经专科治疗 24 小时无改善者。

5.2.3　三级收住标准。

　　5.2.3.1　高风险患者行纤维支气管镜诊疗术者。

　　5.2.3.2　晚期(非恶性)心肺疾病者。

　　5.2.3.3　无高危观察室的科室患者出现水、电解质紊乱和酸碱平衡失调,有潜在心肺功能衰竭、恶性心律失常、神经系统并发症但尚未达到上述一、二级收住标准者。

　　5.2.3.4　恶性肿瘤(非晚期)伴严重感染或器官功能衰竭者。

5.2.4　四级收住标准。

　　5.2.4.1　住院期间出现其他科室严重并发症需专科治疗,但相关科室无床者。

　　5.2.4.2　病情尚稳定,但伴随基础疾病,一定条件下可能转为危重疾病,且康复的可能性减少,但能从重症医学科监护治疗中得到益处,如恶性肿瘤合并感染者。

5.3　转入流程

5.3.1　转入程序。

　　5.3.1.1　会诊:患者有转入重症医学科指征时,各病区医师通知重症医学科医师并开出会诊单。重症医学科医师会诊,确认有收住指征,并记录在会诊单中。

　　5.3.1.2　沟通。

　　　　5.3.1.2.1　重症医学科医师与患者、患者家属或授权委托人就病情及转入重症医学科治疗的相关事宜进行沟通,并签署《转科治疗知情同意书》,告知有关转入重症医学科治疗的事宜,转入重症医学科后签署《入重症医学科知情同意书》。

　　　　5.3.1.2.2　符合转入重症医学科条件,但患者、患者家属或授权委托人拒绝转入重症医学科治疗时,签《拒绝或放弃医学治疗告知书》,并在病程中记录。

　　5.3.1.3　转运:重症医学科医师通知重症医学科护士,安排床位。转出科室护士与重症医学科护士电话联系,通知相关准备工作。重症医学科尽快完成准备工作,护士通知转出科室,及时收入患者。转出科室医师及护士等护送患者至重症医学科,并行交接班,具体参照《交接管理制度》执行。

5.3.2 急诊科医师根据重症医学科转入指征,与患者、患者家属或授权委托人及重症医学科医务人员沟通后可直接将患者转运至重症医学科。

5.3.3 术后患者。

5.3.3.1 择期手术:部分大手术患者需收入重症医学科时,由手术医师在手术前向重症医学科预约床位;如有可能,还应和重症医学科医师讨论术后照护的相关事宜。

5.3.3.2 急诊手术:急诊手术患者术后如需转入重症医学科时,麻醉科医师和手术医师应及时通知重症医学科医师,以确保患者术后能够直接从手术室转入重症医学科;转入时由麻醉科医师和手术医师与重症医学科医师床边交接。

5.3.4 病历文书。

5.3.4.1 转入重症医学科的患者由转出科室医师书写转出记录,转出记录应包括患者转入重症医学科指征。

5.3.4.2 重症医学科医师书写转入记录,转入记录应包括患者转入重症医学科诊疗计划。

5.4 转出标准

5.4.1 血流动力学基本稳定:停用血管活性药物至少24小时以上,血压达到平稳状态。

5.4.2 已脱离呼吸机,并拔出气管插管24小时以上,呼吸稳定,可自行咳痰或气管切开处吸痰。

5.4.3 病情稳定已无需使用特殊监护仪器。

5.4.4 休克及内环境紊乱得到纠正,感染的并发症已控制,各脏器功能已好转恢复。

5.4.5 患者病情恶化,重症监护治疗不再有效,需转出重症医学科入住相应科室行姑息性治疗。

5.4.6 无治愈希望,家属要求自动出院。

5.4.7 病情稳定,需要专科进一步处理。

5.5 转出流程

5.5.1 转出程序。

5.5.1.1 评估:重症医学科医师每日评估患者的病情,确定患者是否符合转出重症医学科标准,患者达到转出标准时,告知二线医师或科室主任取得同意。

5.5.1.2 会诊:转科前重症医学科主管医师邀请专科医师会诊,取得转科同意,必要时重症医学科科室主任与专科科室主任协商。

5.5.1.3 沟通:由重症医学科主管医师与患者、患者家属或授权委托人谈话,交代患者转出的相关事宜,并在病程中记录。

5.5.1.4 转运:重症医学科医师开具转科医嘱,护士执行转科医嘱。由重症医学科护士转送患者并行床边交接。

5.5.2 转出重症医学科患者的病历中记录患者转出标准,及时交接纸质及电子病历。

5.5.3 临床科室优先收治符合重症医学科转出标准的患者。

5.6 人员培训

5.6.1 新入职的医务人员必须接受《重症医学科转入转出制度》的培训。

5.6.2 当《重症医学科转入转出制度》修订时,医务处组织全院医务人员培训。

6 流程

6.1 转入重症医学科流程

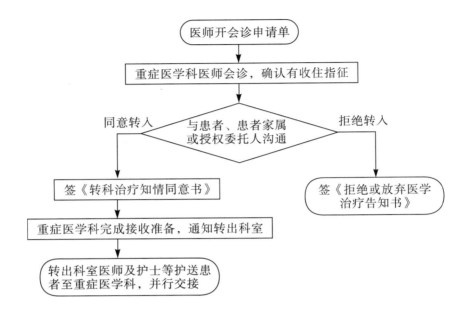

6.2 转出重症医学科流程

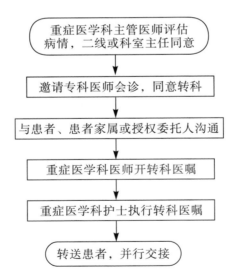

7 相关文件

7.1 《国际联合委员会(JCI)医院评审标准》(第六版)

7.2 《三级综合医院评审标准实施细则》(2011 年版)

7.3 《交接管理制度》

8 使用表单

《入重症医学科知情同意书》

批准人：　　　　　　　　签署日期：

审核人：　　　　　　　　发布日期：

附件

入重症医学科知情同意书

文件编号:BL – BD – ZK – ××× 版本号:1.0

科别: 姓名: 出生年月日:
病案号: 性别: 年龄: 床号:

尊敬的患者:

　　您好！目前患者病情危重,需进入重症医学科进行抢救或密切监护。重症医学科是高投入的诊疗区,使用24小时心电监护仪等贵重监护仪器,护士专人看护,所需费用较高。医师将根据患者病情确定最佳治疗方案,合理选择用药及检查项目。为保证救治工作的顺利进行,请及时交纳有关费用。

患者病情:

目前诊断:

主管医师: 拟进入重症医学科日期:

预期效果:

有创操作的潜在风险和对策:

　　因治疗病情需要,可能随时需进行一些有创操作或治疗,有创操作或治疗可能发生下列风险,有些不常见的风险可能没有在此列出,具体的操作方式根据不同患者的情况略有所不同,医师告诉患者及家属可与医师讨论有关患者操作的具体内容,如果患者有特殊的问题可与医师讨论。

　　一、任何麻醉都存在风险及任何所用药物都可能产生不良反应,包括轻度的恶心、皮疹等症状到严重的过敏性休克,甚至危及生命。

　　二、有创操作可能发生的风险和医师采取的对策如下。

　　1.气管插管及机械通气治疗可能引起的意外与并发症:①刺激迷走神经引起呼吸停止、心脏停搏;②口腔局部损伤和牙齿脱落;③咽部感染、喉头水肿及声带损伤;④气管软骨脱位;⑤误吸、肺部感染和肺不张;⑥黏液栓、痰栓等引起急性气道阻塞;⑦误入食道;⑧插管失败;⑨呼吸机诱发的肺损伤,相关性肺部感染;⑩呼吸机依赖;⑪循环功能障碍;⑫呼吸功能衰竭继续加重;⑬患者需要约束治疗;⑭皮下气肿、纵隔气肿;⑮气管食管瘘等。

　　2.纤维支气管镜检查及治疗可能引起的意外与并发症:①麻醉意外;②喉头水肿,痉挛,窒息;③咯血;④肺部感染扩散;⑤支气管痉挛,呼吸停止;⑥气胸;⑦加重缺氧;⑧严重心律失常,心脏停搏;⑨血压升高、脑血管意外;⑩气管插管意外脱出等。

续表

　　3.动脉穿刺置管及有创动脉压监测可能引起的意外与并发症:①麻醉意外;②出血,局部血肿;③感染;④血栓形成;⑤神经损伤;⑥动脉供血区缺血致局部坏死;⑦操作失败等。

　　4.持续镇静镇痛治疗可能引起的意外与并发症:①呼吸循环抑制;②恶心呕吐;③镇痛不全;④苏醒延迟;⑤谵妄等。

　　5.心外按压和电除颤可能引起的意外与并发症:①肋骨骨折;②气胸、血胸、软组织损伤;③电灼伤;④心肌损伤;⑤除颤无效等。

　　6.为保证各项治疗护理的顺利进行,防止患者因躁动而导致的坠床、拔管及其他意外的发生,医务人员会对患者采取保护性的约束措施,如约束四肢等。针对上述情况将采取的防范措施是及时调整治疗方案,积极采取应对措施。

　　入重症医学科注意事项:积极治疗。

　　入重症医学科是否使用高值医用耗材：□否　　□是　　高值耗材名称：
　　可替代的方案：□否　　□其他
　　治疗成功的可能性：□高　　□中　　□低
　　不进行治疗可能产生的结果：□危及患者生命　　□加重病情　　□引起各种严重并发症
　　　　　　　　　　　　　　　　□无法确定诊断　　□其他

　　若出现上述意外,作为主管医师,我们将以高度的责任心,严格遵守操作规范,密切观察病情,及时处理、抢救,力争将风险降到最低限度。若治疗中情况有特殊变化时,我们将及时与家属取得联系,并积极组织实施抢救和处置,请患者和家属理解。

医师陈述:

　　我已经将患者目前病情,进入重症医学科治疗的目的、意义、重要性,以及将要进行的有创操作方式、此次有创操作和有创操作后可能发生的并发症和风险与可能存在的其他治疗方法告知患者及患者家属,或患者的法定监护人、授权委托人,并且将患者不进入重症医学科治疗可能发生的风险及不良后果告知了患者及患者家属,或患者的法定监护人、授权委托人,并且解答了患者关于此次有创操作的相关问题。

　　主管医师签名：　　　　　　　签名时间：　年　　月　　日　　时　　分　签名地点：

　　上级医师签名：　　　　　　　签名时间：　年　　月　　日　　时　　分　签名地点：

患者或患者的授权委托人、法定监护人知情选择：

　　医师已经告知我病情、入住重症医学科的花费及可能采取的一些抢救措施。抢救措施为有创性的,并将要进行的有创操作方式及有创操作后可能发生的并发症和风险与可能存在的其他治疗方式告知我,并且解答了我关于此次有创操作的相关问题。我同意在有创操作中医师可以根据我的病情对预定的有创操作方式做出调整。我理解我的有创操作需多位医师共同进行。我并未得到有创操作百分之百成功的许诺。我授权医师对手术切除的病变器官、组织或标本进行处置,包括病理学检查、细胞学检查和医疗废物处理等。

　　□我同意入住重症医学科,并愿意承担治疗费用及治疗风险。
　　□我不同意入住重症医学科,并愿意承担因拒绝入住重症医学科而发生的一切后果。

续表

患者签名：	签名时间： 年 月 日 时 分 签名地点：
患者授权委托人或监护人签名：	与患者关系：
	签名时间： 年 月 日 时 分 签名地点：

注:如果患者或患者的法定监护人、授权委托人拒绝签名,请医师在此栏说明

第十一节 患者评估制度

文件名称	患者评估制度	文件编号	YY－LC－×× ×
制定部门	×××	版本号	1.0
生效日期	20××－××－××	页数/总页数	×/××
修订日期	20××－××－××	有效期至	20××－××－××

1 **目的**:让患者得到全面、客观、科学、及时的评估,为制订适宜的诊疗计划提供科学依据,保障医疗质量和安全。

2 **范围**:全院医务人员、患者及陪护人员。

3 **定义**:患者评估是指通过病史询问、体格检查、辅助检查等手段,对患者的身体、心理、社会、经济条件、疾病严重程度等做出综合评价,以指导患者的下一步诊断和治疗。

4 **权责**

  4.1 **医务人员**:具备资质的医务人员根据专业规范与标准,对患者的病情进行初次评估及再评估。

  4.2 **医务处、质量控制科、门诊部、护理部**:负责实施检查、评价和监管患者评估工作。

5 **内容**

  5.1 **评估范围**

    5.1.1 门诊患者初始评估及再评估。

    5.1.2 急诊患者初始评估及再评估。

    5.1.3 住院患者初始评估及再评估。

    5.1.4 手术评估。

    5.1.5 麻醉及镇静评估。

    5.1.6 营养评估。

    5.1.7 功能评估。

    5.1.8 疼痛评估。

    5.1.9 心理评估。

    5.1.10 社会经济评估。

    5.1.11 特殊人群评估。

    5.1.12 临终患者评估。

    5.1.13 出院评估。

  5.2 **评估内容**

    5.2.1 门诊患者的评估。

      5.2.1.1 门诊患者的初始评估。

        5.2.1.1.1 门诊初始评估是指患者就某一疾病初次就诊时的评估,由门诊护士及接诊医师共同完成。

        5.2.1.1.2 门诊护士评估。

          5.2.1.1.2.1 成人患者:测量患者的体温、脉搏、呼吸、血压、身高、体重,筛查发热史、营养、疼痛、功能、社会交往、来院方式、心理状况、跌倒风险等。

5.2.1.1.2.2　儿童患者:测量患者的体温、脉搏、呼吸、血压(3岁以上患儿根据病情测量血压)、身高、体重,筛查发热史、疼痛、营养、来院方式、跌倒风险等。

5.2.1.1.3　接诊医师评估。

5.2.1.1.3.1　患者病史:现病史、既往史、个人史、旅游史等,应注意详细评估患者过敏史、心理状况和疼痛部位、持续时间、频率及处置,并记录在病历中。

5.2.1.1.3.2　体格检查:重点记录患者的阳性体征及有助于鉴别诊断的阴性体征。

5.2.1.1.3.3　辅助检查。

5.2.1.1.3.4　初步诊断。

5.2.1.1.3.5　诊疗方案及计划。

5.2.1.1.3.6　将上述评估结果记录于门诊病历中。

5.2.1.2　门诊患者的再评估。

5.2.1.2.1　门诊患者再评估是指患者再次就诊时的评估,医疗评估按初诊时制订的诊疗方案进行再评估。

5.2.1.2.2　再评估内容:评估时间、主要病情变化(症状、体征改变)、用药记录(药名、剂量、用法、频次、用药天数等)、辅助检查结果及分析、诊断修正,评估结果记录于门诊病历中,根据评估结果制订下一阶段诊疗方案、随诊计划等。

5.2.1.2.3　患者入院前或门诊手术前进行的初步医疗评估不得超过30日。对于不超过30日的评估,自评估以来患者身体状况的任何重大变化都要记录在患者入院时,或接受门诊手术前的记录中。如评估超过30日,则必须进行重新评估,更新患者病史及身体检查。

5.2.2　急诊患者的评估:要根据患者的需求和具体情况来决定,评估过程尽可能简单、快捷、有效,避免因书写评估或其他记录而延误患者的抢救和治疗。根据急诊患者预检分诊标准来决定其评估的优先级,以保证对患者的及时抢救和治疗。

5.2.2.1　初始评估。

5.2.2.1.1　护理评估。

5.2.2.1.1.1　预检分诊:急诊患者就诊时,预检分诊护士按照《急诊预检分诊制度》对患者进行病情评估分级,按照"四级三区"合理分诊。要求预检分诊护士在5分钟内对患者进行预检,判断病情危重程度并确定相应首诊科室,安排患者至相应区域就诊或直接进入抢救室。

5.2.2.1.1.2　评估时限。

5.2.2.1.1.2.1　Ⅰ级患者:进入抢救室(红区)立即进行评估并记录。

5.2.2.1.1.2.2　Ⅱ级患者:进入抢救室(红区)在10分钟内进行评估并记录。

5.2.2.1.1.2.3　Ⅲ级患者:在30分钟内进入相应诊室(黄区)进行评估并记录。

5.2.2.1.1.2.4　Ⅳ级患者:在1小时内进入相应诊室(绿区)进行评估并记录。

5.2.2.1.2　医疗评估:由急诊接诊医师完成,评估内容包括主诉、生命体征、体格检查和重要器官功能检查,重要既往史包括高血压、心脏病、糖尿病等慢性疾病史,重要的手术史和外伤史,用药过敏史等。对于急诊抢救患者的评估记录,在抢救结束后6小时内完成。

5.2.2.2　再评估。

5.2.2.2.1　护理评估:急诊护士至少每小时对进入急诊红区和黄区的危重患者神志、体温、脉搏、呼吸、血压、血氧饱和度及其他重要症状与体征进行再评估,并记录在急诊护理记录单中。转运前、离院前进行再评估并记录。

5.2.2.2.2　医疗评估:急诊医师对患者的特殊检查、特殊治疗、特殊用药、患者病情变化,根据需要随时评估并记录、签名。患者转运前、离院前进行再评估。记录在相应的病历中。

5.2.2.3　急诊留观患者的评估:参照住院患者评估(5.2.3)执行。

5.2.2.3.1　护理初始评估:当班完成,按《留观护理评估单》内容进行评估并记录。

5.2.2.3.2　医疗初始评估:患者留观后 8 小时内完成,评估内容以留观记录、留观首次病程形式记录于病历中。

5.2.2.3.3　再评估:护理及医疗再评估同住院患者再评估执行。

5.2.3　住院患者的评估。

5.2.3.1　初始评估。

5.2.3.1.1　护理评估。

5.2.3.1.1.1　内容:患者的生理、社会、经济、心理状况、疼痛、营养、跌倒风险、压力性损伤风险、导管滑脱风险、自理能力、健康教育需求及接受健康教育的能力、出院计划、特殊人群初筛等。

5.2.3.1.1.2　时限:当班完成记录。急诊手术患者术后 2 小时内完成,特殊情况不超过 24 小时完成。

5.2.3.1.1.3　记录:评估内容记录在相关入院护理评估单中。

5.2.3.1.1.4　要求:患者被确定为疼痛、营养、心理、跌倒等高风险、活动能力障碍及特殊人群时,护士应及时报告医师,医师进一步评估。

5.2.3.1.2　医疗评估。

5.2.3.1.2.1　内容:包括病史(主诉、现病史、既往史、个人史、婚育史、家族史、过敏史),患者的生理、社会、经济、心理状况、疼痛、营养、功能筛查、院外用药情况、体格检查、辅助检查、诊断等。

5.2.3.1.2.2　时限:在患者入院后 24 小时内完成。

5.2.3.1.2.3　记录:以入院记录、首次病程记录的形式将评估内容记录于病历中,根据评估情况结合实验室检查,确定患者的医疗需求,制订诊疗计划。

5.2.3.2　再评估。

5.2.3.2.1　护理评估。

5.2.3.2.1.1　频率:依据分级护理要求进行评估,每日至少一次,病情变化时随时评估。对于医嘱要求的评估项目,严格参照医嘱的项目和频率进行评估记录。自理能力、跌倒、压力性损伤、疼痛、营养评估及导管滑脱风险等的评估频率按规定执行。

5.2.3.2.1.2　内容:患者生命体征、疼痛、神志、病情变化、护理措施与成效、健康教育措施与成效、用药后反应等。

5.2.3.2.1.3　记录:按各种护理评估单要求进行记录,护理记录单重点记录评估有变化及必要的内容。

5.2.3.2.2　医疗评估。

5.2.3.2.2.1 频率:每日至少评估一次,病情变化时随时评估;每30日按要求记录一次阶段小结;离院前进行再次评估。

5.2.3.2.2.2 内容:患者的症状及体征的变化、患者各项辅助检查结果的判断与分析、判断治疗决策是否恰当、治疗方案对患者是否合适、治疗效果是否满意、患者对治疗的反应如何、诊断是否需要修正、患者疼痛是否得到控制或改善、病情发展变化情况、患者的下一步诊疗安排、与患者及家属谈话的背景和具体内容、患者及家属对医疗服务的满意度、患者是否符合出院标准、患者康复情况、出院计划等。

5.2.3.2.2.3 记录:评估结果记录在病程记录及出院记录中。

5.2.4 手术评估。

5.2.4.1 门诊手术:患者病史、体格检查、心理和精神及文化需求、辅助检查等,确定诊断,明确是否具有手术指征。评估结果记录于门诊病历等相关文书中。

5.2.4.2 急诊手术。

5.2.4.2.1 住院患者:必须完成急诊手术术前小结后方可进入手术室。

5.2.4.2.2 评估原则:病危、病重需要紧急手术抢救的患者,术前评估要尽量简单、可靠、有效;在抢救过程中,要随时与参加抢救的医务人员进行口头沟通,不得因为书写评估或其他记录而延误患者的治疗和抢救。

5.2.4.3 住院择期手术。

5.2.4.3.1 术前评估:由手术医师、护士、麻醉医师进行术前评估。通过手术评估了解患者术前诊断、手术适应证、手术方式、注意事项、手术风险、麻醉方式、术后注意事项、患者准备情况、心理和精神及文化需求、出院需求等。

5.2.4.3.2 术中评估。

5.2.4.3.2.1 手术医师:术中应与手术团队密切观察、评估患者的病情。如发现手术探查或快速病理结果与术前诊断不符合,需改变手术方案或涉及其他专科的疾病,应该立即向本科室上级医师汇报;必要时请相关专业术中会诊,向患者家属说明情况征得其同意,重新签署知情同意书后继续手术。术中如发生严重意外时,如术中患者死亡、术中大出血、严重的副损伤等,手术者在积极处理的同时,立即向科室主任和医务处汇报。

5.2.4.3.2.2 麻醉医师:按照《麻醉科工作管理制度》执行。

5.2.4.3.3 术后评估:参见《围手术期管理制度》。

5.2.5 麻醉评估:按照《麻醉科工作管理制度》执行。

5.2.6 镇静评估:按照《操作时镇静管理制度》执行。

5.2.7 营养评估:按照《营养评估与治疗制度》执行。

5.2.8 功能评估:按照《康复功能评估与干预管理制度》执行。

5.2.9 疼痛评估:按照《疼痛评估及干预制度》执行。

5.2.10 心理评估:按照《心理评估及干预制度》执行。

5.2.11 社会经济评估。

5.2.11.1 范围:门(急)诊、住院患者。

5.2.11.2 内容:采用患者接受且保密的方式,了解其民族、国籍、职业、文化程度、婚姻状况、宗教信仰、医疗费用来源、家庭经济来源及社会支持等。

5.2.11.3 记录:门(急)诊患者记录于《门诊患者评估单》《急诊患者评估单》,住院患者记录于《入院护理评估单》。

5.2.12 特殊人群评估:特殊人群包括儿童、青少年、年老体弱者、终末患者或临终期患者,具有剧烈疼痛或慢性疼痛的患者,临产妇女、终止妊娠妇女、情绪或精神紊乱的患者,疑似药物和(或)酒精依赖的患者,遭受虐待和疏忽行为的受害患者,感染性或传染性疾病患者,接受化疗或放疗患者,免疫系统受到破坏的患者。对其进行评估时,要结合法律法规,依据相关专业标准,给予个性化评估,使他们能够受到公平的治疗。评估结果记录在《特殊人群评估记录单》。

5.2.12.1 儿童(年龄≤14岁):对儿童发育、生长状况进行评估(身高、体重、粗动作、精细动作、语言以及社会性),询问儿童预防接种记录、参与治疗程度、日常活动需求、监护人,以及家属对病情的看法、入学状况、是否有被虐待或忽视的现象。

5.2.12.2 青少年(14岁＜年龄＜18岁):了解青少年心理健康、情绪情感、学习等方面的问题。

5.2.12.3 年老体弱者:对于年龄≥65岁的患者,询问患者生活照顾者、患者目前主要家庭成员、有无心理负担、活动能力,以及大小便情况。

5.2.12.4 终末期患者及临终期患者:询问原发疾病名称、诊断时间、诊断手段、目前对患者产生重大影响的主要症状、患者病情对其本人及家属造成的心理影响,以及患者及家属对死亡前的抢救态度。

5.2.12.5 具有剧烈疼痛或慢性疼痛的患者:按照《疼痛评估及干预制度》执行。

5.2.12.6 临产妇女:评估孕妇的个性特征、既往史、怀孕史、高危因素、对分娩知识的认知程度及心理需求。

5.2.12.7 终止妊娠妇女:了解患者生育史,所采取的避孕措施,本次妊娠经过及诊疗过程,有无妊娠合并症;患者对终止妊娠的知识了解程度、有无心理压力等。

5.2.12.8 情绪或精神紊乱的患者:询问患者身体健康、服用药物情况、家庭支持情况,有无心理压力。

5.2.12.9 疑似药物和(或)酒精依赖的患者:询问药物及酒精依赖持续时间、药物名称、使用剂量、使用频率、使用方式,是否进行过正规的戒断治疗及有无心理压力。

5.2.12.10 虐待和疏忽行为受害患者:询问或判断受虐待、疏忽的原因及来源,患者对虐待、歧视的反应,根据需要请心理科医师会诊、上报公安机关,寻求帮助。

5.2.12.11 感染性或传染性疾病患者:有无疫区居住史、诊断时间、诊疗经过等,目前对患者产生重大影响的主要症状、患者病情对其本人及家属造成的心理影响。

5.2.12.12 正在接受化疗或放疗的患者:目前对患者产生重大影响的主要症状、治疗对其本人及家属造成的心理影响。

5.2.12.13 免疫系统受到破坏的患者:询问患者有无慢性疾病史,长期应用抗生素、激素等药物;是否存在破坏免疫系统的不良因素(缺乏睡眠、运动,长期吸烟、饮酒,心理压力大)。

5.2.13 临终患者评估:临终患者除常规评估内容外,应给予个体化评估,具体按照《临终关怀制度》执行。

5.2.14 出院评估。

5.2.14.1 患者入院后,首诊医师和责任护士在评估患者需求的基础上,对有特殊出院需求的患者应尽早制订相应的出院计划。医师一般应在 8 小时内完成出院计划,因抢救急危症患者,未能及时完成出院计划,应当在抢救结束后 6 小时内完成出院计划,并加以注明。护士当班完成《入院护理评估单》中的出院计划。

5.2.14.2 住院期间根据患者病情变化,医务人员要及时修改出院计划,并记录在病程记录中。

5.2.14.3 健康教育:患者出院前 24 小时内由主管医师或值班医师、责任护士根据健康宣教评估要求,进行出院健康指导。

5.2.14.4 评估记录:由医师完成出院评估及指导,记录在出院记录中,一份附在病历中,副本一份交给患者。

5.3 **评估人员的资质**:应是在本院注册的执业医师、护士、康复师、营养师及药师。不具备上述资质的人员可以在有资质人员的监督下进行患者评估,其书写的医疗文件必须由有资质人员的审核和签名。

5.4 **评估资料的应用**

5.4.1 评估有效期。

5.4.1.1 患者就诊前如果在院外进行了初始医疗评估,初始医疗评估在就诊前 30 日内视为有效。

5.4.1.2 如果院外进行的医疗评估时间超过 30 日,必须重新进行评估。

5.4.1.3 患者就诊前 30 日内进行的医疗评估,自上次评估完成至本次就诊,患者情况的任何有意义的变化都应在就诊时被记录。

5.4.2 患者评估资料的分析及整合。

5.4.2.1 院外资料应用:医院允许对患者的外院临床资料进行评估。

5.4.2.2 综合诊疗计划:医疗、护理初始评估完成后,主管医师、责任护士及参与评估的其他相关人员,应一起对患者的评估结果进行分析和整合,以确定患者的医疗和护理方面的需求,并优先考虑患者的紧急需求,制订医疗护理综合诊疗计划。

5.4.2.3 如果患者需求不明确或在满足患者需求遇到困难时,应及时请示科室主任、护士长;若仍无法满足,可进行全科讨论分析以满足患者的需求。

5.4.2.4 如果科室内无法满足患者需求时,可邀请其他科室会诊满足患者需求。评估、再评估及进行评估结果分析时要充分尊重患者及家属的权利,并由患方共同参与,告知评估结果及任何确定的诊断,告知医疗护理计划,并参与决定需求的优先级。

5.5 **记录及保存**:评估必须在规定时间内完成并记录,按照《病历(案)管理制度》保存。

6 **流程**:无。

7 **相关文件**

7.1 《国际联合委员会(JCI)医院评审标准》(第六版)

7.2 《急诊预检分诊制度》

7.3 《病历书写基本规范》

7.4 《围手术期管理制度》

7.5 《麻醉科工作管理制度》

7.6 《操作时镇静管理制度》

7.7 《营养评估与治疗制度》

7.8 《康复功能评估与干预管理制度》

7.9 《疼痛评估及干预制度》

7.10 《心理评估及干预制度》

7.11 《临终关怀管理制度》

8 使用表单

8.1 《门诊患者评估单》

8.2 《入院护理评估单》

8.3 《特殊人群护理评估单》

8.4 《产科患者入院护理评估单》

8.5 《儿童患者入院护理评估单》

8.6 《新生儿入院护理评估单》

批准人： 签署日期：

审核人： 发布日期：

附件1

门诊患者评估单

文件编号:BL – BD – HL – ×××   版本号:1.0

尊敬的患者:

您好!为全面收集信息,更好地为您服务,请协助完成以下内容的填写,回答内容均予保密,感谢您的配合!

姓名:_____出生年月日:_____年龄:____性别:□男 □女 民族:□汉族 □其他_____

来院方式:□步行 □轮椅 □扶持 □平车 □抱入 □其他_____

病史信息获取对象:□本人 □家属(与患者的关系:) 电话:_____

生命体征:体温_____℃ 脉搏_____次/分 呼吸_____次/分 血压_____mmHg

宗教信仰:□无 □有(□佛教 □道教 □基督教 □伊斯兰教 □天主教 □其他_____)

经济状况:□医保 □新农合 □商业保险 □职业病 □自费 □其他_____

功能需求:□无 □有 ★医师处理意见:□康复医学科就诊 □其他_____

心理需求:□无 □有 ★医师处理意见:_____

营养需求:身高_____cm 体重_____kg BMI_____kg/㎡

★营养风险:□无 □有 营养评分_____分

★医师处理意见:□营养指导和干预 □营养科就诊 □其他_____

跌倒风险筛查:□无 □有

干预措施:□粘贴跌倒高危标识 □跌倒预防健康教育 □提供助步器或轮椅 □使用平车运送
　　　　　□其他_____

疼痛评估:□无 □有____ 分 □数字评分法 □面部表情量表法 □FLACC 评估量表
□行为疼痛量表 □老年痴呆症疼痛评估量表

教育需求:教育对象:□患者 □家属 学习能力:□无 □有 学习意愿:□高 □低

学习需求:□无 □有

教育内容:□疼痛宣教 　　□营养宣教 　　□其他_____

护士签名:　　　　　　　　评估时间:　　年　月　日　时　分

医生签名:　　　　　　　　评估时间:　　年　月　日　时　分

注:带"★"的内容由医师填写

附件 2

入院护理评估单

文件编号:BL-BD-HL-×××　版本号:1.0

科别:　　　　　　　姓名:　　　　　　　出生年月日:

病案号:　　　　　　性别:　　　　　　　年龄:　　　　　床号:

基本资料	入院诊断:　　　　　　　　　就诊方式:□门诊 □急诊 □外院转诊 □转科 入院方式:□步行 □扶杖 □轮椅 □平车 □救护车 文化程度:□文盲 □学龄前 □小学 □初中 □高中 □中专或大专 □本科及以上 国籍:　　　民族:　　　职业:　　　婚姻状况:□未婚 □已婚 □离异 宗教信仰:□无 □有(□佛教 □道教 □基督教 □伊斯兰教 □天主教 □其他　　) 资料来源:□患者 □家属 □以往病历 □其他_____
护理体检	生命体征:　体温__℃ 脉搏(心率)____次/分 呼吸____次/分 血压_____mmHg 意识:□清醒 □嗜睡 □昏睡 □谵妄 □意识模糊 □浅昏迷 □中昏迷 □深昏迷 语言沟通:□普通话 □方言 □外语 □失语 □言语困难 □手语 □书写 □不能评估 视觉:□正常 □近视 □远视 □老视 □弱视 □失明 □不能评估 □其他_____ 听觉:□正常 □弱听(□左 □右) □失聪(□左 □右) □耳鸣 □助听 □不能评估 　　　□其他_____ 四肢活动:□正常 □全瘫 □截瘫 □偏瘫 □共济失调 □不能评估 □其他_____ 吞咽:□正常 □困难 □其他_____　　义齿:□无 □有 皮肤状态:□正常 □水肿 □皮疹 □黄染 □瘀斑 □出血点 □溃疡 □其他_____ 皮肤完整性:□无受损 　　　　□受损_____ □破溃 部位:　　　　　　　　大小: 　　　　□压力性损伤(①深部组织损伤 ②1期 ③2期 ④3期 ⑤4期 ⑥不明确 　　　　　　分期) 　　　　　　部位:　　　　　大小:　　　　　分期: 　　　　　　部位:　　　　　大小:　　　　　分期: 　　　　　　部位:　　　　　大小:　　　　　分期: 　　　　　　部位:　　　　　大小:　　　　　分期: 　　　　□其他_____
生活状态	食欲:□正常 □增加 □下降 □亢进 □厌食 □其他_____ 睡眠:□正常 □入睡困难 □易醒 □失眠 □多梦 □其他_____ 排尿:□正常 □尿潴留 □失禁 □尿频 □尿急 □尿痛 □血尿 □无尿 □少尿 □多尿 　　　□排尿困难 □留置导尿管 □尿管更换日期_____ □膀胱造瘘 □其他_____ 排便:□正常 □便秘_____ 日/次 最后一次排便时间_____ □腹泻____次/日 　　　□失禁 □便血 □造口 部位:　　　　　□其他_____ 饮酒史:□无 □偶尔 □有____年____mL/d □已戒酒____年

续表

生活状态	吸烟史:□无 □有____年____支/日 □已戒烟____年 辅助护理:□无 □家政 □家庭护理 □坐轮椅进餐 □其他_____ 生活状况:□独居 □与配偶生活 □与父母或儿女生活 □需协助 □使用辅具
社会心理	医疗费用支付:□医保 □合疗 □商保 □自费 □其他_____ 心理反应:□正常 □情绪低落 □焦虑 □紧张 □精神病史 □自杀行为 患者住院时希望家属及朋友:□常探视 □少探视 家庭支持:□充分 □不充分 特殊隐私需求:□无 □有(□揭露住院查询 □病情对本人揭露)
认知评估	对疾病的认识:□认识 □不理解 □部分理解 □完全不理解 □其他_____ 对疾病知识学习欲望:□无 □有
疼痛筛查	□数字评分法(NRS)结合面部表情量表法(Wong－Banker) 评分: 分 □FLACC评估量表 评分: 分 □行为疼痛量表(BPS) 评分: 分 □老年痴呆患者疼痛评估量表(PAINAD) 评分: 分 通知医师:□是 □否
营养筛查	身高: cm 体重: kg BMI: kg/m² BMI<18.5 □是 □否 患者在过去的3个月体重是否下降: □是 □否 患者在过去1周内摄食是否减少: □是 □否 患者是否有严重疾病(如ICU治疗): □是 □否 前白蛋白<0.2 g/L或者白蛋白<30 g/L(不能测量身高体重,计算出BMI的患者,需填此项): □是 □否 (以上内容只要有一项答是,请通知医师) 通知医师:□是 □否
跌倒风险评估	评分: 分 □零风险 □低风险 □高风险 跌倒风险评估依据《Morse跌倒风险评估量表及记录》
压力性损伤风险评估	评分: 分 □无压力性损伤风险 □低危 □中危 □高危 □极高危 压力性损伤风险评估依据《压力性损伤风险评估量表及记录》

导管风险评估	评分: 分
	□无导管
	□有导管□低危导管:□导尿管 □普通胃管 □输液管 □吸氧管 □其他_____
	    □中危导管:□三腔二囊管 □鼻胆管 □鼻肠管及空肠营养管 □T型管 □造瘘管
	    □腹腔引流管 □骨髓腔冲洗引流管 □感染伤口冲洗引流管□双套管 □肾盂造口管 □PICC □CVC □其他_____
	    □高危导管:□口腔或鼻腔气管插管 □气管切开套管 □胸腔引流管
	    □胸骨后心包及纵隔引流管 □动脉留置管路 □动脉测压管
	    □漂浮导管

续表

导管风险评估	□主动脉球囊反搏导管 □CVC(应用血管活性药物) □脑室引流管 □颅内血肿腔/瘤腔引流管 □吻合口以下的胃管/胰管 □前列腺及尿道术后的导尿管 □透析管路 □其他_____ 导管风险评估依据《非计划拔管风险评估量表及记录》
康复功能筛查	进食完全自理:□是 □否　　穿衣完全自理:□是 □否 如厕完全自理:□是 □否　　平地行走完全自理:□是 □否 通知医师:□是 □否
出院计划	出院后去处:□当地医院 □社区医院 □养老院 □回家 □其他_____ 出院后特殊教育:□无 □家属或陪护照护教育 □鼻饲护理 □家庭氧疗 □造口护理 　　　　　　　□胰岛素笔注射 □使用助行器上下楼梯 □患者个人卫生防护教育 　　　　　　　□其他_____ 出院时交通工具:□救护车 □私家车 □公交车 □其他_____
特殊人群初筛	是否为特殊人群:□是 □否 □青春期人群 □年老及体弱者 □长期疼痛人群 □终止妊娠妇女 □情绪或精神紊乱的患者 □疑似药物和(或)酒精依赖的患者 □吸毒人群 □传染性疾病患者 □接受化疗、放疗人群 □免疫受抑制人群 □受歧视、虐待人群

护士签名:　　　　　　　　　年　　　月　　　日　　　时　　　分

医师签名:　　　　　　　　　年　　　月　　　日　　　时　　　分

附件3

特殊人群护理评估单

文件编号:BL－BD－HL－×××　　版本号:1.0

科别:　　　　　　姓名:　　　　　　出生年月日:

病案号:　　　　　性别:　　　　　　年龄:　　　　床号:

青春期人群	家庭关系:□与父母同住 □与(外)祖父母同住 □寄居亲戚家 父母间关系:□和睦 □离婚 □不融洽 与家庭成员关系:□融洽 □疏远 生长发育:□提早 □适龄 □落后 性格:□快乐 □愤怒 □悲哀 □沮丧 □孤独 □无助 处理措施:□汇报医师 □心理护理 □生活护理 □其他_____
年老及体弱者	患者生活照顾:□自己 □家人 □保姆 □敬老院工作人员 患者目前的主要家庭成员:□配偶 □子女 □孙子女 □其他_____ 心理负担:□无 □轻 □重 □很重 □其他_____ 活动能力:□无活动能力 □可以活动肢体小关节 □下床时需他人帮助 □自主下床 　　　　　□可以移动肢体 □可以翻身 □可以在病房内活动但需帮助 □其他_____ 饮食:□不能进食 □进流食 □进半流食 □正常饮食 大便:□正常 □便秘 □失禁 □其他_____ 小便:□正常 □排尿困难 □失禁 □导尿 □其他_____ 吞咽功能:□正常 □吞咽困难 □假牙 □其他_____ 处理措施:□提醒医师关注 □心理护理 □生活护理 □防跌倒措施 □其他_____
长期疼痛人群	引起疼痛的原因:□恶性肿瘤 □泌尿系结石 □胆道结石 □血管性疾病 □神经性疾病 　　　　　　　□运动系统疾病 □慢性肠梗阻 □其他_____ 疼痛对患者的影响:□影响工作 □影响生活感到苦恼 □严重影响生活感到非常痛苦 患者1周内使用过的止痛药:□吗啡 □哌替啶 □布桂嗪 □曲马多 □其他_____ 对止痛治疗的反应:□无效 □有效 □非常有效 患者对止痛药成瘾可能性:□无 □有 □不确切 患者夜间睡眠:□正常 □偶尔失眠 □经常失眠 □严重失眠 处理措施:□提醒医师关注 □心理护理 □对症治疗 □疼痛培训 □其他_____
终止妊娠妇女	终止妊娠原因: 早孕反应:□无 □有 阴道出血:□无 □有 家属是否知晓终止妊娠:□知道 □不知道 家属态度:□关心 □不关心 计划终止妊娠方式:□药物 □人工流产 □钳刮术 □引产 □其他_____ 处理措施:□汇报医师 □心理护理 □其他_____

续表

情绪或精神紊乱的患者	存在下列情况之一,说明情绪紊乱的可能 主要症状:□忧虑 □紧张 □行为固执 □变得过分敏感、战战兢兢 □行为怪异 □对环境变化适应能力差 □害羞的人消极避世 □大方友善的人变得极端外向和过度社会化 □安静的人变得聒噪 □生活有序的人变得邋邋遢遢 □提心吊胆 □其他_____ 处理措施:□汇报医师 □心理护理 □生活护理 □其他_____
疑似药物和(或)酒精依赖的患者	情绪:□低迷 □亢奋 酒精依赖:　　年　　　mL/d 经常醉酒:□无 □有 酒精中毒性疾病:□无 □有_____ 药物和(或)酒精依赖的原因:□职业需要 □嗜酒成瘾 □心理创伤或压力 滥用药物名称:_____ 处理措施:□汇报医师 □其他_____
吸毒人群	吸毒持续时间:　　　　毒品名称:　　　　　使用剂量: 吸毒频率:□偶尔吸毒 □经常吸毒 是否进行过正规戒毒治疗:□否 □是 效果_____ 复吸现象:□无 □有 □不清楚 抗 HIV:□阴性 □阳性 □未查或不清楚 HBsAg:□阴性 □阳性 □未查或不清楚 吸毒给患者造成的心理压力:□无 □有 处理措施:□汇报医师 □其他_____
传染性疾病患者	传染病种类: 甲类:□鼠疫 □霍乱 乙类:□病毒性肝炎 □甲流(H1N1、禽流感) □麻疹 □乙脑 □痢疾 □结核 □伤寒 □流脑 □猩红热 □梅毒 □脊髓灰质炎 □新生儿破伤风 □其他_____ 丙类:□普通流感 □流行性腮腺炎 □手足口病 □水痘 □除痢疾伤寒外的感染性腹泻 □其他_____ 接触史:□无 □有 传播途径:□呼吸道传播 □消化道传播 □接触传播 □虫媒传播 □血液传播
接受化疗放疗人群	给药途径:□中心静脉 □外周静脉 □肌内注射 □口服 □其他_____ 放疗部位:照射剂量_____Gy 不良反应:□食欲缺乏 □恶心 □呕吐 □腹痛 □口腔溃疡 □皮疹 □疲劳 □脱发 □局部损伤 情绪:□乐观 □沮丧 □害怕 □孤独 □无助 □绝望 血常规:WBC_____×10^9/L　中性粒细胞百分比_____% 重要脏器损伤:□肝脏 □心脏 □肾脏 处理措施:□汇报医师 □心理护理 □生活护理 □其他_____

续表

免疫受抑制人群	免疫受抑制的原因:□糖皮质激素 □细胞毒性药物 □重症感染 □肿瘤 □大手术 □免疫缺陷病 □营养不良 并发症:□感染 □呼吸道 □消化道 □泌尿道 □皮肤 □肿瘤 □其他_____ 实验室检查:WBC _____×10^9/L □中性粒细胞百分比_____% 　　　　　　ALT_____单位/L BUN_____mmol/L 处理措施:□汇报医师 □心理护理 □生活护理 □其他_____
□ 受歧视 虐待 人群	受歧视、虐待的原因:□生理缺陷或畸形 □智力低下 □家庭背景 □种族 □贫困 □其他_____ 歧视、虐待来自:□社会 □家庭 □其他_____ 患者对歧视、虐待的反应:□抗争 □愤怒 □沉默 □容忍 □其他_____ 处理措施:□汇报医师 □心理护理 □生活护理 □其他_____

提供资料者:　　　　　　　　　　　　　与患者关系:

护士签名:　　　　评估时间:　　年　　　月　　　日　　　时　　　分

通知医师时间:　　　　　　　年　　　月　　　日　　　时　　　分

医师签名:　　　　时间:　　年　　　月　　　日　　　时　　　分

附件4

产科患者入院护理评估单

文件编号：BL‑BD‑HL‑×××　版本号：1.0

科别：　　　　　姓名：　　　　　出生年月日：

病案号：　　　　性别：　　　　年龄：　　　　床号：

基本资料	入院诊断：　　　　　　　　　就诊方式：□门诊 □急诊 □外院转诊 □转科 入院方式：□步行 □扶杖 □轮椅 □平车 □救护车 文化程度：□文盲 □学龄前 □小学 □初中 □高中 □中专或大专 □本科及以上 国籍：　　　民族：　　　职业：　　　婚姻状况：□未婚 □已婚 □离异 宗教信仰：□无 □有（□佛教 □道教 □基督教 □伊斯兰教 □天主教 □其他_____） 资料来源：□患者 □家属 □以往病历 □其他_____
护理体检	生命体征：体温____℃ 脉搏（心率）____次/分 呼吸____次/分 血压____mmHg 意识：□清醒 □嗜睡 □昏睡 □谵妄 □意识模糊 □浅昏迷 □中昏迷 □深昏迷 语言沟通：□普通话 □方言 □外语 □失语 □言语困难 □手语 □书写 □不能评估 视觉：□正常 □近视 □远视 □老视 □弱视 □失明 □不能评估 □其他_____ 听觉：□正常 □弱听（□左 □右） □失聪（□左 □右） □耳鸣 □助听 □不能评估 　　　□其他_____ 四肢活动：□正常 □全瘫 □截瘫 □偏瘫 □共济失调 □不能评估 □其他_____ 吞咽：□正常 □困难 □其他_____　　　义齿：□无 □有 皮肤状态：□正常 □水肿 □皮疹 □黄染 □瘀斑 □出血点 □溃疡 □其他_____ 皮肤完整性：□无受损 　　　　　　□受损：□破溃　部位：　　　　　　大小： 　　　　　　□压力性损伤：（① 深部组织损伤 ②1期 ③2期 ④3期 ⑤4期 ⑥ 不明 　　　　　　确分期） 　　　　　　　　部位：　　　　大小：　　　　分期： 　　　　　　　　部位：　　　　大小：　　　　分期： 　　　　　　　　部位：　　　　大小：　　　　分期： 　　　　　　　　部位：　　　　大小：　　　　分期： 　　　　　　□其他_____
专科评估	住院方式：□保胎 □待产 □流产或引产 □其他_____ 既往分娩方式：□无 □顺产 □剖宫产 □阴道助产 孕产史：孕____产____ 末次月经：　年　月　日 预产期：　年　月　日 胎方位：　　　胎心率：　　次/分 胎动：　　次/小时 □单胎 □双胎 □多胎 胎膜：□未破 □已破（时间_____） 羊水性状：□清 □浑浊 阴道流血或恶露：□无 □有（□少许 □月经量 □多于月经量）

续表

专科评估	乳房发育:□正常 □异常
	母乳喂养知识:□掌握 □部分掌握 □未掌握 □其他_____
	孕期体重:□增加_____kg □减少_____kg
	流产/引产/保胎患者和(或)家属的精神考量:□无 □紧张 □痛苦 □忧虑 □内疚
生活状态	食欲:□正常 □增加 □下降 □亢进 □厌食 □其他_____
	睡眠:□正常 □入睡困难 □易醒 □失眠 □多梦 □其他_____
	排尿:□正常 □尿潴留 □失禁 □尿频 □尿急 □尿痛 □血尿 □无尿 □少尿 □多尿 □排尿困难 □留置导尿管 □尿管更换日期_____ □膀胱造瘘 □其他_____
	排便:□正常 □便秘_____日/次 最后一次排便时间:_____ □腹泻_____次/日 □失禁 □便血 □造口 部位_____ □其他_____
	饮酒史:□无 □偶尔 □有_____年_____mL/d □已戒酒_____年
	吸烟史:□无 □有_____年_____支/日 □已戒烟_____年
	辅助护理:□无 □家政 □家庭护理 □坐轮椅进餐 □其他_____
	生活状况:□独居 □与配偶生活 □与父母或儿女生活 □需协助 □使用辅具
社会心理	医疗费用支付:□医保 □合疗 □商保 □自费 □其他_____
	心理反应:□正常 □情绪低落 □焦虑 □紧张 □精神病史 □自杀行为
	患者住院时希望家属及朋友:□常探视 □少探视 家庭支持:□充分 □不充分
	特殊隐私需求:□无 □有(□揭露住院查询 □病情对本人揭露)
认知评估	对疾病的认识:□认识 □不理解 □部分理解 □完全不理解 □其他_____
	对疾病知识学习欲望:□无 □有
疼痛筛查	□数字评分法(NRS)结合面部表情量表法(Wong – Banker) 评分:____分
	□行为疼痛量表(BPS) 评分:____分
	通知医师:□是 □否
营养筛查	孕前体重:____kg 孕前BMI:____kg/m² 孕期增重:____kg 现身高:____cm 现体重:____kg
	BMI<18.5 □是 □否 患者在过去的3个月体重是否下降 □是 □否
	患者在过去1周内是否摄食减少:□是 □否
	患者是否有严重疾病(如ICU治疗):□是 □否
	前白蛋白<0.2 g/L 或者白蛋白<30 g/L(不能测量身高体重,计算出BMI的患者需填此项):□是 □否
	孕妇增重与标准是否不相符:□是 □否(以上内容只要有一项答是,请通知医师)
	通知医师:□是 □否
跌倒风险评估	评分:____分 □零风险 □低风险 □高风险
	跌倒风险评估依据《Morse跌倒风险评估量表及记录》
压力性损伤风险评估	评分:____分 □无压力性损伤风险 □低危 □中危 □高危 □极高危
	压力性损伤风险评估依据《压力性损伤风险评估量表及记录》

续表

导管风险评估	评分：　　　　　分 □无导管 □有导管□低危导管:□导尿管 □普通胃管 □输液管 □吸氧管 □其他_____ 　　　　　　□中危导管:□三腔二囊管 □鼻胆管 □鼻肠管及空肠营养管 □T 型管 □造瘘 　　　　　　　　管□腹腔引流管 □骨髓腔冲洗引流管 □感染伤口冲洗引流管 □ 　　　　　　　　双套管 □肾盂造口管 □PICC □CVC □其他_____ 　　　　　　□高危导管:□口腔或鼻腔气管插管 □气管切开套管 □胸腔引流管 □胸骨后 　　　　　　　　心包及纵隔引流管 □动脉留置管路 □动脉测压管 □漂浮导管 　　　　　　　　□主动脉球囊反搏导管 □CVC(应用血管活性药物) □脑室引流 　　　　　　　　管 □颅内血肿腔及瘤腔引流管 □吻合口以下的胃管及胰管 □前 　　　　　　　　列腺及尿道术后的导尿管 □透析管路 □其他_____ 导管风险评估依据《非计划拔管风险评估量表及记录》
康复功能筛查	进食完全自理:□是 □否 穿衣完全自理:□是 □否　　　如厕完全自理:□是 □否 平地行走完全自理:□是 □否　　　通知医师:□是 □否
出院计划	出院后去处:□当地医院 □月子中心 □社区医院 □回家 □其他_____ 出院后特殊教育:□无 □家属或陪护照护教育 □鼻饲护理 □家庭氧疗 □造口护理 　　　　　　　□胰岛素笔注射 □使用助行器上下楼梯 □患者个人卫生防护教育 　　　　　　　□其他_____ 出院时交通工具:□救护车 □私家车 □公交车 □其他_____
特殊人群初筛	是否为特殊人群:□否 □是(□青春期人群 □年老及体弱者 □长期疼痛人群 □终止妊 娠妇女 □情绪或精神紊乱的患者 □疑似药物和/或酒精依赖的患者 □吸毒人群 □传染性疾病患者 □接受化疗、放疗人群 □免疫受抑制 人群 □受歧视、虐待人群)

护士签名:　　　　　　　　　　　　　　年　　　月　　　日　　　时　　　分

医师签名:　　　　　　　　　　　　　　年　　　月　　　日　　　时　　　分

附件5

儿童患者入院护理评估单

文件编号:BL-BD-HL-×××　版本号:1.0

科别:　　　　　　姓名:　　　　　　出生年月日:

病案号:　　　　　性别:　　　　　年龄:　　　　床号:

基本资料	入院诊断: 入院方式:□急诊 □门诊 □转诊 □转科　民族:□汉族 □少数民族 宗教信仰:□无 □有 抚养人:□父母 □(外)祖父母 □福利院 □其他＿＿＿＿　联系人电话＿＿＿＿ 紧急情况下联系人:姓名＿＿＿＿　电话＿＿＿＿ 家庭成员是否参与儿童照护:□无 □有　主要照顾者＿＿＿＿ 是否被忽视或虐待现象:□否 □是　家庭成员关系:□和谐 □一般 □不和谐 监护人文化程度:父＿＿＿＿　母＿＿＿＿　其他＿＿＿＿ 监护人情绪反应:□正常 □淡漠 □沉默 □抑郁 □悲伤 □紧张 □害怕 □焦虑 □恐惧 　　　　　　　□愤怒 □其他＿＿＿＿ 监护人语言沟通:□普通话 □方言 □其他＿＿＿＿ 监护人表达与理解:□好 □一般 □差 监护人对疾病认识:□认识 □部分认识 □不了解 监护人学习意愿:□强烈 □接受 □漠视需要 □没有兴趣 □拒绝
护理体检	生命体征:体温＿＿℃　脉搏(心率)＿＿ 次/分　呼吸＿＿ 次/分　血压＿＿mmHg 意识:□清楚 □嗜睡 □谵妄 □昏迷 □其他＿＿＿＿　囟门:□已闭 □未闭 牙齿:□无齿 □乳齿 □恒齿 □蛀牙 口腔黏膜:□完整 □破损 □兔唇 □腭裂 □其他＿＿＿＿ 毛发:□正常 □枯黄 □稀少 □枕秃 □其他＿＿＿＿　四肢:□正常 □杵状指(趾) 皮肤:颜色:□正常 □苍白 □潮红 □黄染 □发绀 □其他＿＿＿＿　部位＿＿＿＿ 　　弹性:□正常 □脱水 □水肿 部位＿＿＿＿　　温度:□正常 □湿热 □湿冷 　　完整性:□无受损 　　　　　□受损:□皮疹 □出血点 □脓疱 □溃疡 □红臀 　　　　　□破溃　部位＿＿＿＿　　大小＿＿＿＿ 　　　　　□压力性损伤(①深部组织损伤 ②1 期 ③2 期 ④3 期 ⑤4 期 　　　　　　⑥不明确分期 　　　　　　部位:＿＿＿＿　　大小:＿＿＿＿　　分期:＿＿＿＿ 　　　　　□其他＿＿＿＿ 口唇:□正常 □发绀　四肢活动:□正常 □偏瘫 □功能障碍 □其他＿＿＿＿ 咳嗽:□无 □有　痰:□无痰 □白色黏液痰 □白色泡沫痰 □粉红色泡沫痰 　　　　　□痰中带血 胸廓:□正常 □桶状胸 □鸡胸 □串珠肋 □畸形　腹部:□柔软 □紧张 □膨隆 □蛙腹

续表

生活 状态	饮食:□母乳喂养 □人工喂养 □混合喂养 □普食 □治疗饮食 □其他_____ 饮食习惯:进餐次数____次/日　　按时添加辅食:□否 □是 睡眠:睡眠时间____时/日 睡眠状态:□正常 □日夜颠倒 □夜哭 □易惊醒 □其他_____ 排尿:□正常 □尿频 □尿急 □尿痛 □血尿 □无尿 □少尿 □多尿 □排尿困难 　　　□尿潴留 □失禁 □留置导尿 □膀胱造瘘 □其他_____ 排便:□正常 □便秘 □腹泻 □失禁 □便血 □造口 部位_____ □其他_____
29日~ 12月	体重:　　　kg 精细运动:□握拳 □用手摸东西 □抓住拨浪鼓 □到达目的地 □其他_____ 粗大运动:□俯卧位时能抬头 □自主翻身 □不在帮助下坐下 □自己站起来 　　　　　□其他_____ 语言:□可以说"爸爸、妈妈" □自主发声,蹦出音节 □发出叫声或大笑 □其他_____ 社会:□对妈妈更加有反应 □模仿动作,对人脸凝视、微笑 □喜欢被握、玩、挠痒和推挤 　　　□在镜子面前对自己微笑 □其他_____ 情感:□冷、湿、饿的时候有不同的哭法 □其他_____
1~3岁	体重:　　　kg 粗大运动:□独自站立 □独自行走 □能够骑脚踏车 □可以一只脚站立 　　　　　□其他_____ 精细运动:□能够用匙 □能叠2~3块积木 □能够画圆圈和直线 □能握杯喝水 　　　　　□其他_____ 语言:□会说单词 □使用3~4词句子 □开始唱简单歌曲 □其他_____ 社会:□自己穿衣服 □知道洗手 □其他_____ 情感:□总体是高兴的,当其他人干扰儿童活动时会感到生气 □表现很多情感,笑、尖叫、 　　　发脾气、哭闹 □其他_____
4~5岁	体重:　　　kg 粗大运动:□可以跳到可达目标位置 □自由抬起一只脚 □其他_____ 精细运动:□可以画"＋" □可以画更长的直线 □能够分三部分写出"人" 　　　　　□其他_____ 语言:□词汇量增加,有1500~2000,有强烈的语言兴趣,被词和声音吸引 □具有不知足 　　　的好奇,不停地讲,问无数问题 □其他_____ 社会:□想和别人玩 □喜欢模仿成人活动,具有好的想象力 □其他_____ 情感:□总体是高兴的,当其他人干扰儿童活动时会感到生气 □表现很多情感,笑、尖叫、 　　　发脾气、哭闹 □其他_____
6~14岁	体重:　　　kg 身高:　　　cm 认知:□学会阅读 □学会简单数学计算(加、减、乘、除) □开始意识到选择 □其他_____ 社会:□容易交朋友 □开始区分性别 □识别家庭外的大人,如老师、邻居 □其他_____ 入学状况:□幼儿园 □小学 □中学 □辍学　　是否配合治疗:□否 □是 是否青春期:□否 □是(如勾选"是",需继续评估《特殊人群护理评估单》)

续表

跌倒风险评估	评分：　　　分　□低风险　□高风险 跌倒风险评估依据《儿童跌倒（HDFS）评估量表及记录》
压力性损伤风险评估	评分：　　　分　□无压力性损伤风险　□低危　□中危　□高危　□极高危 压力性损伤风险评估依据《儿童压力性损伤风险评估量表及记录》
导管风险评估	评分：　　　分 □无导管 □有导管:□低危导管:□导尿管　□普通胃管　□输液管　□吸氧管　□其他_____ 　　　　　□中危导管:□三腔二囊管　□鼻胆管　□鼻肠管/空肠营养管　□T型管　□造瘘 　　　　　管□腹腔引流管　□骨髓腔冲洗引流管　□感染伤口冲洗引流管 　　　　　□双套管　□肾盂造口管　□PICC　□CVC　□其他_____ 　　　　　□高危导管:□口腔或鼻腔气管插管　□气管切开套管　□胸腔引流管　□胸骨 　　　　　后心包及纵隔引流管　□动脉留置管路　□动脉测压管　□漂浮导 　　　　　管　□主动脉球囊反搏导管　□CVC(应用血管活性药物)　□脑室 　　　　　引流管□颅内血肿腔/瘤腔引流管　□吻合口以下的胃管/胰管 　　　　　□尿道术后的导尿管　□透析管路　□其他_____ 导管风险评估依据《非计划拔管风险评估量表及记录》
疼痛筛查	□数字评分法(NRS)结合面部表情量表法(Wong-Banker)　评分：　　　分 □FLACC评估量表　评分：　　　分　□行为疼痛量表(BPS)　评分：　　　分 通知医师:□是　□否
营养筛查	1岁以内患儿体重增长过缓:□是　□否 患儿在过去3个月内体重是否下降:□是　□否 患儿近期是否发生摄食减少或严重呕吐、腹泻:□是　□否 患儿是否有高风险疾病:□是　□否 (以上内容只要有一项答是,请通知医师) 通知医师:□是　□否
康复功能筛查	进食完全自理:□是　□否　　穿衣完全自理:□是　□否　　如厕完全自理:□是　□否 平地行走完全自理:□是　□否 通知医师:□是　□否
出院计划	出院后去处:□回家　□当地医院　□社区医院　□儿童福利院　□其他_____ 出院后照料者:□父母　□(外)祖父母　□福利院　□其他_____ 出院时交通工具:□救护车　□需要协助　□不需要协助　□其他_____
资料来源	□父母　□(外)祖父母　□福利院　□知情者　□各种资料　□其他_____

护士签名：　　　　　　　　　　年　　　月　　　日　　　时　　　分

医师签名：　　　　　　　　　　年　　　月　　　日　　　时　　　分

附件6

新生儿入院护理评估单

文件编号:BL－BD－HL－×××　版本号:1.0

科别:　　　　　　姓名:　　　　　　出生年月日:

病案号:　　　　　性别:　　　　　年龄:　　　　床号:

基本资料	入院诊断: 就诊方式:□门诊 □急诊 □外院转诊 □转科 通知医师:　年　月　日　时　分　医师姓名: 资料来源:□家属 □以往病历 □其他_____　　联系人:　　　　联系电话:
护理体检	生产方式:□顺产 □剖宫产 第____胎____产 □双胎 □多胎 　　　　　□足月 □早产____周 □过期____周 头围____cm 身长____cm 喂养方式:□母乳 □配方奶 □混合喂养 □未开奶 □其他_____ 生命体征:体温____℃ 脉搏(心率)____次/分 呼吸____次/分 意识:□清楚 □嗜睡 □激惹 □迟钝 □其他_____ 面色:□正常 □潮红 □灰暗 □苍白 □黄染 □发绀 其他_____ 哭声:□正常 □尖叫 □微弱 □呻吟 □其他_____ 口腔黏膜:□正常 □破溃 □鹅口疮 □其他_____ 吸吮:□无 □存在 □弱 □其他_____ 呼吸:□正常 □稍促 □困难 □不规则 □费力 □其他_____ 消化系统:□正常 □胎粪 □腹胀 □腹泻 □呕吐 □便秘 □便血 脐带:□未落 □已落 脐周:□干燥 □红肿 □其他_____ 四肢活动:□正常 □抽搐 其他_____ 肌张力:□正常 □高 □低 反射活动:拥抱:□无 □存在　　觅食:□无 □存在　　吸吮:□无 □存在 　　　　　吞咽:□无 □存在　　捏持:□无 □存在 皮肤情况:□正常 □潮红 □干燥 □苍白 □发绀 □黄染(□轻 □中 □重) 　　　　　□水肿 □皮疹 □出血点 □破溃 部位_____ 大小_____
生活状态	食欲:□正常 □增加 □下降 □未开奶 □其他_____ 睡眠:□正常 □易醒 □其他_____ 排尿:□正常 □少 □未排 □其他_____ 排便:□正常 □便秘 □腹泻 □便血 □未排 □其他_____
疼痛筛查	评分:　　　　分 疼痛评估依据《新生儿疼痛评估表(NIPS)》 通知医师:□是 □否

续表

营养 筛查	是否早产儿或出生低体重:□是 □否 是否出现体重下降、无增加:□是 □否 是否不能经口喂养:□是 □否 是否患有高风险疾病:□是 □否 (以上内容只要有一项答是,请通知医师) 通知医师:□是 □否
导管风 险评估	评分:　　　　分 □无导管 □有导管:□低危导管:□导尿管 □普通胃管 □输液管 □吸氧管 □其他_____ 　　　　　　□中危导管:□三腔二囊管 □鼻胆管 □鼻肠管及空肠营养管 □T 型管 □造 　　　　　　瘘管 □腹腔引流管 □骨髓腔冲洗引流管 □感染伤口冲洗引流 　　　　　　管 □双套管 □肾盂造口管 □PICC □CVC □其他_____ 　　　　　　□高危导管:□口腔或鼻腔气管插管 □气管切开套管 □胸腔引流管 □胸骨 　　　　　　后心包/纵隔引流管 □动脉留置管路 □动脉测压管 □漂浮导管 　　　　　　□主动脉球囊反搏导管 □CVC(应用血管活性药物) □脑室引流 　　　　　　管 □颅内血肿腔及瘤腔引流管 □吻合口以下的胃管及胰管 　　　　　　□尿道术后的导尿管 □透析管路 □其他_____ 导管风险评估依据《非计划拔管风险评估量表及记录》
认知 评估	家属对疾病认识:□认识 □部分认识 □不认识 家属对健康教育的需求:□无 □有
出院 计划	出院后去处:□当地医院 □社区医院 □福利院 □回家 □其他_____ 出院后特殊教育:□家属或陪护照护教育 □脐部护理 □新生儿抚触 出院时交通工具:□救护车 □私家车 □其他_____

护士签名:　　　　　　　　　　　　年　　　月　　　日　　　时　　　分

医师签名:　　　　　　　　　　　　年　　　月　　　日　　　时　　　分

第十二节 ××××年度实验室质量与安全计划

文件名称	××××年度实验室质量与安全计划	文件编号	YY－LC－×××
制定部门	×××	版本号	1.0
生效日期	20××－××－××	页数/总页数	×/××
修订日期	20××－××－××	有效期至	20××－××－××

1 目的:规范、高效、有序地开展实验室工作,保障医疗质量和安全。

2 范围:适用于实验室的质量与安全管理。

3 定义:医学实验室是指以诊断、预防、治疗人体疾病或评估人体健康提供信息为目的,对取自人体的标本进行生物学、微生物学、免疫学、化学、血液免疫学、血液学、生物物理学、细胞学等检验的实验室。

4 权责

4.1 **实验室员工**:依照实验室质量与安全计划,认真执行质量控制程序,接受本岗位相关的各级培训,正确使用实验设备,做好防护,保证实验室工作质量与安全。

4.2 **实验室质量与安全管理小组**:负责制订质量与安全计划、定期检查计划执行情况,并完成质量与安全评估报告。

4.3 **实验室负责人**:负责审核计划、指导和监督计划执行情况。

4.4 **临床实验管理委员会**:负责审核、督导年度实验室质量与安全计划,每季度向医疗质量与安全管理委员会汇报计划执行情况。

4.5 **医疗质量与安全管理委员会**:负责审议年度实验室质量与安全计划,每季度向医院质量与安全管理委员会汇报计划执行情况。

4.6 **医院质量与安全管理委员会**:负责批准年度实验室质量与安全计划。

5 内容

5.1 **质量与安全管理**

5.1.1 质量与安全管理小组负责质量与安全计划的制订与持续改进工作,在实验室负责人的指导下落实质量与安全计划;制订《实验室内部质量控制程序》《实验室安全管理制度》,体现全面质量与安全管理持续改进;有适宜的实验室信息系统(LIS)进行实验数据管理,存在问题有分析、处理及改进措施,并有记录。

5.1.2 每月召开一次科室质量与安全工作会议,并有持续改进记录;每季度将质量与安全计划落实情况向临床实验管理委员会进行汇报;每年召开总结会议,将全年的质量与安全工作进行评价分析。

5.1.3 实验室人力编制依照法律法规要求执行,制订实验室人员培训计划,员工参与质量与安全管理持续改进,掌握质量控制要求、程序与方法;所有上岗员工应具有相关专业技术资格证书,特殊岗位,如基因扩增检测、艾滋病检测等应具有专业人员培训合格证。

5.1.4 新员工岗前培训,内容包括相关法律法规、科室环境、实验室日常工作规范、有害物质管理、消防知识、医院感染控制知识、职业防护与职业暴露处理流程、实验室设备管理、各项应急预案与处理程序等。

5.1.5 实验室人员继续教育计划,以安全流程和实践为重点,包含日常操作、质量控制、设备管理,定期举办消防、医院感染控制知识,有害物质管理、不良事件管理等培训与应急预案演练,接受有关新流程和实践的继续教育和培训。

5.2 质量规范

5.2.1 检验项目开展符合行业标准,有项目清单;检验项目有标准作业指导书,各专业组人员均知晓并执行;提供24小时服务,满足临床工作需要;工作人员有相关操作培训;对本院尚未开展或条件不具备的部分项目有规范的外送机制,并签订委托合同或协议。

5.2.2 建立规范的急诊工作制度,开展适合本院急诊工作的服务项目,急诊检验结果回报时间:血、尿、粪常规和血气分析≤30分钟,凝血功能、生化、免疫项目≤120分钟(急诊抢救绿色通道患者结果回报时间≤60分钟),具体内容参照《检验结果预期报告制度》。

5.2.3 有室内质量控制制度及失控处理程序;参加国家卫生健康委员会,或××省临床检验中心组织的室间质量评价活动,并有持续改进记录。

5.2.4 对科室试剂、设备、床旁检测项目进行管理,具备国家许可相关文件资料、设备操作规程、有定期校准和保养记录;按流程及时处理不合格的设备与试剂,确保质量安全。

5.2.5 标本采集、运送、签收、检测、报告、保存、处理等严格按实验室标本管理的相关制度和流程执行;对检查结果报告实行归组管理,有报告管理与签发制度;为临床提供咨询服务(如检验前准备、检验方法、检验结果解释等),收集临床各科室的意见与建议;每季度向医院感染控制科提供细菌耐药性监测数据。

5.2.6 实验室根据检测项目的标本量、检测方法及行业标准设置检验结果报告预期时间,具体时间参照《检验结果预期报告制度》。

5.2.7 实验室危急值报告、处置按照《危急值管理制度》执行。

5.3 安全维护

5.3.1 实验室工作人员要严守工作岗位,若请假由实验室负责人安排人员代替岗位,应保证通信畅通,以便出现各种突发事件时能及时联系到员工。

5.3.2 实验室布局与流程合理、符合医院感染控制的要求,有生物安全管理相关制度,执行科室《生物安全管理制度》,严格执行个人防护措施,有效降低职业暴露的发生。

5.3.3 工作人员在工作区域必须穿着工作服,在特殊区域(微生物室、分子诊断室)进行高致病性病原微生物操作时,应在生物安全柜内操作并按照相应防护等级的要求进行防护。实验室应配备防护用品(如隔离衣、外科口罩、N95口罩、手套、帽子、鞋套等)。

5.3.4 实验室要制定意外事故的应急预案并进行相关演练。

5.3.4.1 实验室内部消防设备配置须合理、标识醒目、有紧急通道,每年至少进行一次科室消防安全演练。

5.3.4.2 实验室对危险化学品按《实验室危险化学品管理程序》执行,对危害物质按《实验室危害物质管理制度》执行,配有危险化学品专用储存柜与应急处理箱,每年至少进行一次危险化学品泄漏及暴露处理流程演练。

5.3.4.3 实验室需配备两路配电与不间断电源系统,配合总务科每年至少进行一次停电演练。

5.3.4.4 实验室设有生物安全柜、个人防护用具,如洗眼器及喷淋装置等;制订个人防护用品使用与职业暴露处理流程,每年对每位员工至少考核一次。

5.3.4.5 实验室仪器设备管理按照《仪器设备使用管理程序》执行,特殊大型设备经应用厂家培训考核合格后方可操作,操作压力容器者须持有压力容器操作上岗证。

5.4 发生质量与安全事件时,按照《医疗安全(不良)事件管理制度》执行。

5.5 **生物安全管理:**实验室的实验活动严格遵守有关国家标准和实验室技术规范、操作规程,按照《检验科医院感染管理制度》执行。

5.6 实验室外包及外检项目考核要求依照《委托实验室管理程序》执行,选择符合国家、省、市法律法规设置与符合医院需求的实验室,每月对其质量进行考核;考核项目依照合约执行,不符合要求时应立即予以纠正,每月汇总考核结果反馈给合同管理部门。

5.7 **质量监测指标**:缩短门诊患者采血等候时间。现况值:采血等候时间超过 15 分钟的人数比例为 65% 。目标值:采血等候时间超过 15 分钟的人数比例≤20% 。

6 **流程**:无。

7 **相关文件**

7.1 《国际联合委员会(JCI)医院评审标准》(第六版)

7.2 《实验室内部质量控制程序》

7.3 《实验室安全管理制度》

7.4 《检验结果预期报告制度》

7.5 《实验室危险化学品管理程序》

7.6 《检验科医院感染管理制度》

7.7 《实验室危害物质管理制度》

7.8 《实验室仪器设备使用管理程序》

7.9 《委托实验室管理程序》

7.10 《危急值管理制度》

7.11 《医疗安全(不良)事件管理制度》

8 **使用表单**:无。

批准人: 签署日期:

审核人: 发布日期:

第十三节 ××××年度放射质量与安全计划

文件名称	××××年度放射质量与安全计划	文件编号	YY－LC－×××
制定部门	×××	版本号	1.0
生效日期	20××－××－××	页数/总页数	×/××
修订日期	20××－××－××	有效期至	20××－××－××

1 **目的**:规范和指导医院放射诊疗工作,保障放射诊疗工作的质量与安全,保障患者及放射诊疗工作人员的安全。

2 **范围**:放射诊疗科室,包括影像科、介入诊疗科、手术室。

3 **定义**:放射安全是指医院向患者提供放射相关服务时,不发生与辐射相关的伤害,确保患者及放射诊疗工作人员的安全。

4 **权责**

4.1 **放射诊疗科室员工**:依照放射质量与安全计划,认真执行放射诊疗工作质量控制程序,接受本岗位必需的各级部门的放射安全培训,正确使用放射诊疗设备,做好防护,保证放射诊疗工作安全。

4.2 **放射诊疗科室**:在年度放射质量与安全计划的指导下完成各项放射诊疗工作,完善工作流程,并持续改进。

4.3 **放射防护安全管理委员会**:负责制订年度放射质量与安全计划,指导放射诊疗科室正确执行《放射诊疗质量控制制度》和《放射安全管理制度》。

4.4 **医疗质量与安全管理委员会**:负责审议年度放射质量与安全计划。

4.5 **医院质量与安全管理委员会**:负责批准年度放射质量与安全计划。

5 **内容**

5.1 **质量计划**

5.1.1 放射诊疗服务提倡以患者为中心的服务理念,强化质量及安全意识,提升患者满意度,保障患者安全。

5.1.2 在放射防护安全管理委员会的领导下,实行统一管理,分工明确,职责分明。定期开展质量与安全的培训工作,规范医学影像新技术与新业务的准入管理,完善工作流程。

5.1.3 新入职放射诊疗工作人员需进行岗前培训,培训内容包括法律法规、辐射防护、日常工作规范、设备管理、应急预案、医院感染控制知识、消防安全知识等。

5.1.4 放射诊疗工作人员必须持有《辐射工作人员培训合格证》。

5.1.5 从事放射诊疗工作的人员,需熟悉放射设备,包括放射剂量学特性在内的各种性能,保证合理应用影像检查设备,追求最佳诊断质量的同时,保障患者与工作人员的放射防护与安全。

5.1.6 设备管理。

5.1.6.1 科室设备管理接受设备供应科的管理及指导。

5.1.6.2 根据仪器设备的标准操作规程正确使用设备,其中包括日常检查、校准、保养和维护。

5.1.6.3 科室指定专人对大中型设备进行保养、维护并记录。

5.1.6.4 医疗设备的检查、测试、校准和维护需做记录。

5.2 质量控制

5.2.1 放射诊疗科室应提供高清晰度及层次丰富的图像,有助于提高诊断准确率,使技术水准不断改进及提高。

5.2.2 报告书写及审核应符合规范要求,严格控制诊断报告质量,避免漏诊、误诊,提高诊断准确率,使诊断水平不断提高。

5.2.3 每日早交班评价图像及诊断质量,每月抽查图像及诊断报告,针对检查中发现的问题进行讨论、分析,找出问题的原因,提出整改措施并持续改进。

5.2.4 影像图像质量合格率≥95%,大型医用设备CT、MRI检查阳性率≥60%。

5.2.5 普通X线检查完成后1小时内出报告;常规CT检查完成后24小时内出报告;MRI、CTA、CTV等检查完成后48小时内出报告。

5.2.6 根据《危急值报告制度》进行危急值报告并记录。

5.2.7 急诊放射检查24小时开放,急、危重患者普通X线检查完成后30分钟出报告,CT、MRI检查完成后1小时出报告。提供24小时床旁急诊普通X线检查服务。

5.2.8 数据和记录:保障所有影像诊断信息安全,数据的查阅、修改、打印、拷贝等应设置权限;做好数据备份。

5.2.9 年度优先级质量监控指标:胸部CT检查人群低剂量检查执行率,目标值≥90%。

5.3 安全计划与控制

5.3.1 医院以《电离辐射防护与辐射源安全基本标准》为依据,进行患者个人接受辐射剂量风险的管理。

　5.3.1.1 每日统计患者放射检查剂量,单次放射检查剂量超过50 mSv或年辐射剂量累计超过50 mSv,认定为高风险患者,电话通知申请检查医师。

　5.3.1.2 针对高风险个案进行统计分析。

5.3.2 放射诊疗工作场所及放射诊疗设备性能检测,每年度进行一次检测。放射防护用品检查和测试,每季度进行一次检测。

5.3.3 接受放射诊疗患者的防护与安全。

　5.3.3.1 对放射检查的患者遵循外照射防护三原则:即在不影响诊断的前提下尽量缩短照射时间、增大照射距离、对非受检部位采用适当的屏蔽。

　5.3.3.2 在放射诊疗区域张贴辐射危害警示标识,检查室门口有放射工作指示灯。

　5.3.3.3 在放射诊疗过程中对受检者的射线敏感部位进行保护;孕妇一般不宜做放射性检查,尽量避免对胎儿的照射;对儿童进行放射检查时,应进行辐射危害告知,并签署《辐射危害告知书》。

　5.3.3.4 操作人员在放射检查前应关闭检查室门窗,非受检者和操作人员不得进入检查室,确实因病情需要,必须陪同受检者,应穿戴防护用品进行防护。

　5.3.3.5 关注患者放射诊疗过程中的意外风险,对于危重患者,必须有临床医师陪同。

5.3.4 放射工作人员的防护与安全。

　5.3.4.1 对工作人员接受的辐射剂量进行监控并加强健康管理:放射工作人员上岗时须正确佩戴个人剂量仪,每季度进行一次检测;放射工作人员职业健康体检每年进行一次。辐射剂量检测结果及健康体检结果第一时间告知本人并签名确认。若个人剂量超标或体检不合格,应脱离辐射场所,查明原因、体检合格后方可上岗。

　5.3.4.2 所有放射工作人员要接受安全防护的入职前培训,以及关于新设备成像技术的培训。

　5.3.4.3 定期组织放射工作人员接受专业技术及放射防护知识的培训。

5.3.5 各工作区域应配备急救设备及急救药品;医务人员应具有应对紧急情况的处理能力。

5.3.6 若发生不良事件,按照《医疗安全(不良)事件管理制度》执行。

5.4 医院感染控制

5.4.1 进行有创操作必须严格遵守"无菌操作"原则。

5.4.2 若使用一次性引流管等,使用后按照医疗废物进行统一处理。

5.4.3 特殊感染患者检查时,应按照《特殊感染患者影像检查制度》执行。

5.4.4 每日定时进行室内空气消毒,具体参照《医院环境物表清洁消毒制度》执行。

5.4.5 医用铅衣的清洁消毒按照《铅防护用品管理制度》执行。

5.5 应急预案

5.5.1 设备故障时按照《设备故障应急预案》执行。

5.5.2 网络故障时按照《信息系统应急预案》执行。

5.5.3 发生对比剂毒副反应时按照《碘对比剂毒副反应处理预案》执行。

5.5.4 消防安全事故按照《内部火灾应急预案》执行。

5.5.5 发生停电时按照《停电应急处理预案》执行。

5.5.6 发生停水时按照《停水应急处理预案》执行。

5.5.7 危重患者抢救按照《危重患者抢救应急预案》执行。

6 流程:无。

7 相关文件

7.1 《国际联合委员会(JCI)医院评审标准》(第六版)

7.2 《中华人民共和国放射性污染防治法》(中华人民共和国主席令第 6 号)

7.3 《放射性同位素与射线装置安全和防护条例》(中华人民共和国国务院令第 449 号)

7.4 《放射诊疗管理规定》(国家卫生和计划生育委员会令第 8 号,2016 年)

7.5 《放射工作人员健康管理制度》(中华人民共和国卫生部令第 55 号)

7.6 《放射工作人员职业健康管理办法》(中华人民共和国卫生部第 55 号)

7.7 《电离辐射防护与辐射源安全基本标准》

7.8 《医疗安全(不良)事件管理制度》

7.9 《特殊感染患者影像检查制度》

7.10 《医院环境物表清洁消毒制度》

7.11 《铅防护用品管理制度》

8 使用表单

《辐射危害告知书》

批准人: 签署日期:

审核人: 发布日期:

附件

辐射危害告知书

文件编号:BL – BD – ZK – ×××　版本号:1.0

科别:　　　　　姓名:　　　　　出生年月日:

病案号:　　　　性别:　　　　　年龄:　　　　床号:

尊敬的患者: 　　您好! 这是一份《辐射危害告知书》。合理使用 X 线照射利于疾病诊断,但 X 线照射会产生潜在危害。医师会用通俗易懂的方式告知检查相关事宜。请您仔细阅读,提出与检查有关的任何疑问,决定是否同意进行该检查。
患者病情:
临床诊断: **拟行检查名称:** **检查者:**　　　　　　　　　　**拟执行检查日期:**　年　月　日　时　分 **检查目的:**□ 进一步明确诊断　　□ 其他
检查须知: 　　1. 正确合理使用 X 线照射,有利于疾病诊断,接受过量不必要照射有害健康,为了您的健康,请不要随意向医师提出 X 线检查的要求。 　　2. 孕妇原则上禁止 X 线检查,如果您是孕妇或准备受孕的妇女,在做 X 线检查前,请告知工作人员。 　　3. X 线检查时只允许一名患者进入机房,无关人员不得在机房内停留。若病情需要,其他人员陪检时,陪检者亦应采取适当屏蔽防护措施。 　　4. 要权衡利弊,在没有其他更好的检查方法时,才用 X 线检查。 　　5. 机房外面工作指示灯亮,说明 X 线机正在工作,请勿开门进入,应远离机房。 　　6. 检查前,您有权要求工作人员对非检查部位的敏感器官和组织进行屏蔽防护。
检查潜在意外、风险及并发症: 　　医学是一门经验科学,还有许多未被认识的领域。任何检查都存在风险,有些是医务人员和现代医学知识无法预见和防范的医疗意外,有些是能够预见但却无法完全避免和防范的并发症。本次检查中、检查后可能出现的意外和风险包括但不限于:①检查可能出现的风险和意外。产生有害的躯体效应和遗传效应。②敏感器官或组织的辐射相关损伤。包括甲状腺、胸腺、性腺、淋巴组织、骨髓及胚胎组织等。 　　针对上述情况将采取的防范措施: 　　1. 检查前认真评估患者,选择合适的检查方式。 　　2. 检查中仔细、规范操作,密切观察生命体征,备齐各种急救设备,及时处理检查中可能出现的各种情况。 　　3. 必要时请相关科室会诊协助治疗。

续表

检查中是否使用高值医用耗材：□否　　　□是　　　高值耗材名称＿＿＿＿＿＿ 可替代方案：□无　　　□非放射学检查 成功的可能性：□高　　　□中　　　□低 不进行检查可能产生的结果：□无法确定诊断　　　　□其他＿＿＿＿ 一旦发生上述风险和意外，我们将密切观察患者病情并及时处理。	

医师陈述：
　　我已经告知患者将要进行的检查方式、检查内容及检查的风险，并且解答了患者关于此项检查的相关问题。
谈话医师签名：　　　　　　　　　　日期：　年　月　日　时　分　签名地点：

患者或患者的授权委托人、法定监护人知情选择：
　　医师已经告知我将要进行的检查可能发生的风险和并发症，并且解答了我关于此项检查的相关问题；我同意进行此项检查，并对此项检查的局限性予以理解。我并未得到检查百分之百成功的许诺。
　　□ 我同意进行该检查，并愿意承担检查风险。
　　□ 我不同意接受该检查，并愿意承担因拒绝实施检查而发生的一切后果。
患者签名：　　　　　　　　　　　　日期：　年　月　日　时　分　签名地点：
授权委托人或监护人签名：　　与患者关系：　　日期：　年　月　日　时　分　签名地点：

　　注：如果患者或患者的授权委托人或监护人拒绝签名，请医师在此栏说明

第十四节　临床用血管理制度

文件名称	临床用血管理制度	文件编号	YY－LC－××
制定部门	×××	版本号	1.0
生效日期	20××－××－××	页数/总页数	×/××
修订日期	20××－××－××	有效期至	20××－××－××

1　**目的**:规范临床用血管理,推进临床科学、合理、安全有效地用血,保障医疗安全。

2　**范围**:临床各科室、输血科。

3　**定义**:临床用血管理是指从血液预订、入库、开具临床输血申请单,到输血相容性检测及血液输注全过程的质量管理。

4　**权责**

　4.1　**临床用血管理委员会**

　　4.1.1　贯彻临床用血相关法律法规和技术规范,指导临床合理用血。

　　4.1.2　每季度监测、分析和评估临床用血情况,开展临床用血质量评价工作。

　　4.1.3　调查、分析临床用血不良事件,提出处理和改进措施。

　4.2　**医务处**

　　4.2.1　负责临床用血管理工作,按照制度和流程落实监督、检查。

　　4.2.2　每季度对临床科室及医师合理用血评价进行公示,负责医师个人用血权限的认定。

　　4.2.3　负责临床大量用血和紧急抢救配合型输血的审批、备案。

　4.3　**护理部**:指导临床护士执行输血流程和查对制度,以及对输血不良反应的监测。

　4.4　**质量控制科**:督导临床用血的质量管理。

　4.5　**输血科**

　　4.5.1　制订临床用血储备计划,负责血液的入库、储存、发放,保证血液质量。

　　4.5.2　进行输血相容性检测,结果准确无误,保证用血安全。

　　4.5.3　对临床科室及医师进行合理用血评价,指导临床合理用血。

　　4.5.4　对医务人员进行临床用血知识培训。

　4.6　**临床科室**

　　4.6.1　医师。

　　　4.6.1.1　对患者进行输血前评估,签署《输注血液及血液制剂治疗知情同意书》,开具《临床输血申请单》,并对患者进行输血前检测。完成输血病程记录及输注效果评价。

　　　4.6.1.2　负责对输血不良反应的处置,填报《输血不良反应回报单》。

　　4.6.2　护士。

　　　4.6.2.1　负责采集患者血样,送检血样及《临床输血申请单》。

　　　4.6.2.2　负责取血、输血及输血过程的监护,监测输血不良反应,及时报告医师。

　　　4.6.2.3　完成输血护理记录,并负责将血袋送回输血科。

5　**内容**

　5.1　**临床用血知识培训**

　　5.1.1　培训内容:临床用血相关法律法规、技术规范,以及临床科学、合理用血知识培训。

5.1.2 临床医师:由医务处组织安排,输血科承担培训任务,每年进行 1～2 次,每次 2～4 学时培训。

5.1.3 临床护士:由护理部组织安排,输血科承担培训任务,每年进行 1 次,每次 2 学时培训。

5.1.4 输血科人员:由输血科安排,培训输血专业理论及技能,每月进行 1 次,每次 1 学时培训。

5.1.5 新入职医务人员必须进行岗前培训,培训时间 2～3 学时。

5.2 血液管理

5.2.1 医院临床用血必须是经签署供血协议的省血液中心提供的血液,其他途径来源的血液不得用于临床,输血科储存血液仅供本院患者输用。

5.2.2 输血科根据临床用血需求做好血液储备,保证安全储血量。血源不足时积极协调临床用血,保障临床救治用血和正常医疗秩序。

5.3 血液的入库核对、储存与发放

5.3.1 输血科技师负责血液的入库核对、储存与发放,并做好所有记录,相关资料保存十年。

5.3.2 血液入库前要认真核对验收。核对内容包括运输条件、物理外观、血袋封闭及包装是否合格,标签内容是否清楚、齐全等,不符合要求的血液不得入库。

5.3.3 血液按照不同血型、品种分别储存于血库专用冰箱不同层内或不同专用冰箱内,并有明显的标识。

5.3.4 保证储血设施正常运行,并有 24 小时温度监测记录。全血、红细胞成分储藏温度在 2～6 ℃,血小板在 20～24 ℃,血浆成分在 −20 ℃以下。

5.3.5 储血冰箱严禁存放其他物品,每周消毒一次,冰箱内空气细菌培养每月监测一次。

5.4 输血申请

5.4.1 医师在给患者行输血治疗前,应根据患者病情和实验室检测指标进行输血指征综合评估,制订输血治疗方案。输血治疗前医师应向患者或其家属说明输血目的、选择的血液品种,输同种异体血的不良反应和输血传播疾病的可能性,征得患者或其家属同意,并签署《输注血液及血液制剂治疗知情同意书》。无自主意识患者且无家属签名的紧急输血,应报医务处或总值班(夜间或节假日)批准后实施,并记录于病历中。

5.4.2 实行输血治疗的患者,必须进行血型、肝功能、输血传染病指标(乙肝五项、丙肝抗体、HIV 抗体、梅毒抗体)检测,并在病历中记录检测结果。

5.4.3 医师逐项填写《临床输血申请单》,并根据下列规定履行审批手续。

5.4.3.1 同一患者一天申请备血量少于 800 mL 的,由具有中级以上专业技术职务任职资格的医师提出申请,上级医师核准签发后,方可备血。

5.4.3.2 同一患者一天申请备血量在 800～1600 mL 的,由具有中级以上专业技术职务任职资格的医师提出申请,经上级医师审核,科室主任核准签发后,方可备血。

5.4.3.3 同一患者一天申请备血量达到或超过 1600 mL 的,由具有中级以上专业技术职务任职资格的医师提出申请,科室主任核准签发,请输血科会诊,医务处审核批准后,方可备血。

5.4.3.4 以上规定不适用于急救用血,急救用血事后应当按照以上要求补办手续。

5.4.4 常规输血或择期手术备血,《临床输血申请单》及患者血样于预定输血日期前 1～2 日送交输血科备血。

5.4.5 对于 Rh(D)阴性和其他稀有血型的患者,应采用同型输血或配合型输血。

5.5　患者血样采集和送检

5.5.1　确定输血后,护士持《临床输血申请单》和贴好标签的试管,当面核对患者姓名、出生年月日、性别、病案号、床号、血型和诊断,采集血样。

5.5.2　护士将《临床输血申请单》与患者血样送交输血科,双方进行逐项核对并签名确认。

5.6　输血相容性检测

5.6.1　患者输血相容性检测的血样必须是输血前3日之内,患者输血24小时后,若需要再次输注红细胞成分,应重新采集血样进行输血相容性检测。

5.6.2　输血相容性检测包括ABO血型鉴定(正反定型)和Rh(D)血型鉴定、不规则抗体筛查、交叉配血试验。

5.6.3　输血科要逐项核对输血申请单、患者和供血者血样信息,复查患者和供血者ABO血型,常规检查患者Rh(D)血型及不规则抗体筛查,正确无误时将两者血样进行交叉配血试验。交叉配血试验采用盐水介质法和凝聚胺法,如果患者抗体筛查试验结果为阳性,应加做微柱凝胶法交叉配血试验。

5.6.4　凡输注全血、浓缩红细胞、悬浮红细胞、洗涤红细胞、冰冻红细胞等成分的患者,应进行输血相容性检测;输注血浆、单采血小板、冷沉淀因子等成分应采取ABO血型同型输注。

5.6.5　交叉配血试验由两人互相核对,执行"双人、双配、双签"。

5.7　发放血液

5.7.1　交叉配血试验合格后,输血科通知用血科室取血。由护士携带专用取血箱及取血单前来取血。发血与取血双方共同核对下列信息:患者姓名、出生年月日、性别、病案号、床号、血型、交叉配血试验结果,以及血袋条形码、血型、血液品种、容量、血液成分的采血日期、制备日期、有效日期及时间,并检查血液成分的外观等,准确无误时,双方共同签名后方可发出。

5.7.2　凡血袋有下列情况之一的,一律不得发出。

　5.7.2.1　标签破损、字迹不清。

　5.7.2.2　血袋有破损、漏血。

　5.7.2.3　血液中有明显凝块。

　5.7.2.4　血浆呈乳糜状、暗灰色。

　5.7.2.5　血浆中有明显气泡、絮状物或粗大颗粒。

　5.7.2.6　未摇动时血浆层与红细胞的界面不清或交界面上出现溶血。

　5.7.2.7　红细胞层呈紫红色。

　5.7.2.8　过期或其他需查证的情况。

5.7.3　手术备血根据预定输血日期和时间发血,正常情况下常规用血应在预定输血时间内发出血液;急诊用血必须在30分钟内发出第一袋血液。

5.7.4　手术备血申请单及标本需在手术前1~2日送至输血科,输血科接收标本后立即进行输血相容性检测,确保接到用血通知后30分钟内发出血液。

5.7.5　取血通知发出后用血科室应在2小时内取血,通常一次只发放1袋血液,其他已配血液应在输血科保存。急诊抢救患者应按需取血,不得一次取回数袋存放科室备用。

5.7.6　血液发出后,患者和供血者的血样保存于2~6℃专用标本冰箱内,保存至少7日。

5.7.7　红细胞成分若在输血前30分钟内因病情变化需要退回,应及时与输血科沟通,经输血科确认后按程序退回;其他血液制剂发出后不得退回。

5.8 输血

5.8.1 血液取回后,红细胞应在 30 分钟内输注,血浆与冷沉淀应尽快输注,血小板应立即输注。

5.8.2 一般情况血液不需加温。下列情况可对血液进行加温处理:大剂量输血;快速输血;新生儿与婴幼儿换血治疗;严重冷凝集患者输血。

5.8.3 血液内不得加入其他药物,如需稀释只能用静脉注射生理盐水。

5.8.4 输血前由两名医务人员核对交叉配血记录单及血袋标签等各项内容,检查血袋有无破损、渗漏,血液颜色是否正常。准确无误后方可输血。

5.8.5 输注前将血袋内的成分轻轻混匀,避免剧烈震荡。执行《密闭式静脉输血操作流程》,采用专用输血器进行输注。输血前后使用静脉注射生理盐水冲洗输血管道,连续输注不同供血者的血液时,两袋血液之间使用静脉注射生理盐水冲洗输血管道。

5.8.6 开始滴速调节每分钟小于 20 滴,严密观察 10 ~ 15 分钟,无不良反应后根据病情、年龄和血液成分调节滴速。一般情况,2 单位红细胞应在 4 小时内输完;血浆及冷沉淀应以较快速度输注,但每分钟不超过 10 mL;单采血小板应以最快且患者可耐受的速度输注。所有血液制剂的输注速度应依据患者病情酌情调节且应密切观察患者的生命体征变化。

5.8.7 输血完毕,护士完成输血护理记录,并将《交叉配血记录单》与《临床用血发血单》保存于病历中。

5.9 输血监护

5.9.1 护士应在输血前,输血开始后 15 分钟,以后每 1 小时,输血结束时及输血结束后 4 小时进行 1 次观察。监测体温、脉搏、血压、呼吸频率。

5.9.2 患者若出现异常情况应立即减慢或停止输血,用静脉注射生理盐水维持静脉通路,立即报告值班医师及时抢救、检查和治疗,并查找原因,做好记录。

5.9.3 怀疑发生溶血性输血反应时,应立即通知输血科。输血科根据既定流程调查发生输血不良反应的原因,出具检测报告单并反馈临床科室。

5.10 输血病程记录

5.10.1 输血病程记录需在输血结束后 2 小时内完成,急诊抢救患者的输血病程记录可在输血结束后 6 小时内完成,要求完整详细,需记录输血开始时间及结束时间、输血原因、输注成分、血型和数量,输注过程的观察情况,输血护士及有无输血不良反应等内容。

5.10.2 不同输血方式的选择与记录。

5.10.3 输血治疗后应在 48 小时内进行输注效果评价的描述。

5.10.4 手术输血患者的手术记录、麻醉记录、护理记录、术后记录中,出血量与输血量要完全一致;输血量与发血量要一致。

5.10.5 输血病历首页上的输血品种、数量应与《临床用血发血单》的记录相符。

5.10.6 如果发生输血不良反应,医师填写《输血不良反应回报单》,一式两份送交输血科,由输血医师审核并提出意见。一份返还临床科室留存于病历中,一份保存于输血科,输血科每月统计上报医务处和质量控制科室。

5.11 血袋回收

5.11.1 护士在输血结束 4 小时内将血袋置于血袋回收盒并送回输血科,交接双方做好记录。

5.11.2 输血科人员接收血袋后进行核对登记,将血袋置于 2 ~ 8 ℃专用冰箱保存至少 24 小时后,按照医疗废物进行处理。

5.12 **血液退回及报废**

5.12.1 临床科室在取血时,或输血科在血液接收及存储过程中发现血液存在质量问题,经输血科质控员检查,由输血科主任核实后,输血科人员填写《用血单位要求退血信息反馈表》,血液退回省血液中心。

5.12.2 若出现下列情况,血液必须予以报废并按医疗废物处理。

5.12.2.1 输血科保存到期未使用的血液。

5.12.2.2 临床科室取回,因保存不当,出现质量问题的血液。

5.12.2.3 临床科室取回,因操作不当或患者病情需要,未输注完毕的血液。

5.12.2.4 临床科室取回,超出30分钟退回时效,未输注的红细胞成分。

5.12.2.5 临床科室取回,未输注的血浆,单采血小板,冷沉淀因子成分。

5.12.3 由输血科质控员检查并填报《血液报废申请单》,并与执行护士双方签名确认。经科室主任核实签名,交医务处审核批准,留档保存。报废血液置于 2～8 ℃专用冰箱,按照医疗废物进行处理。

6 **流程:**临床用血流程。

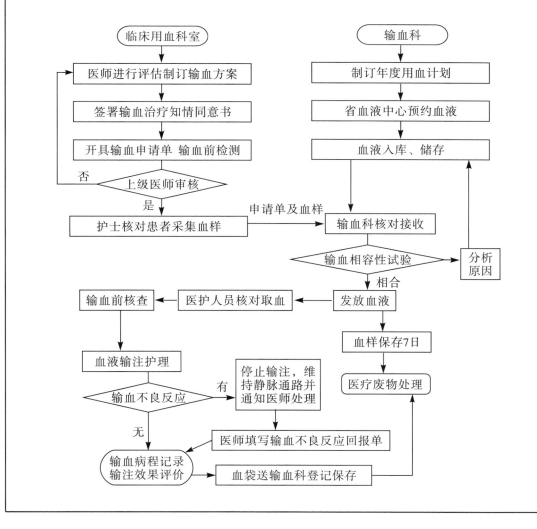

7 相关文件

7.1 《中华人民共和国献血法》(中华人民共和国主席令第 93 号)

7.2 《医疗机构临床用血管理办法》(中华人民共和国卫生部令第 85 号)

7.3 《静脉治疗护理技术操作规范》(中华人民共和国卫生行业标准 WS/T 433 – 2013)

7.4 《The Clinical Use of Blood》World Health Organization Blood Transfusion Safety GENEVA

7.5 《临床输血技术规范》

7.6 《中华输血学》(人民卫生出版社 [2017])

8 使用表单

8.1 《输注血液及血液制剂治疗知情同意书》

8.2 《临床输血申请单》

8.3 《交叉配血记录单》

8.4 《临床用血发血单》

8.5 《输血不良反应回报单》

8.6 《大量用血审批单》

8.7 《输血护理记录单》

8.8 《血液报废申请单》

批准人:　　　　　　　　　签署日期:

审核人:　　　　　　　　　发布日期:

附件1

输注血液及血液制剂治疗知情同意书

文件编号:BL – BD – ZK – ××× 版本号:1.0

科别: 姓名: 出生年月日:

病案号: 性别: 年龄: 床号:

尊敬的患者:

您好！这是一份关于_____治疗的输注血液及血液制剂治疗知情同意书。输注血液及血液制剂是保证临床有效治疗得以顺利进行的重要措施之一,也是抢救急、危、重症患者生命的必要手段。此次输注血液及血液制剂治疗是医师根据患者病情、现有医疗技术及实际情况选择的,医师认为最适合患者的输注血液及血液制剂治疗方案,医师会用通俗易懂的方式告知该输注血液及血液制剂治疗相关事宜。请您仔细阅读,提出与本次输注血液及血液制剂治疗有关的任何疑问,决定是否同意进行输注血液及血液制剂治疗。

患者病情:

临床诊断: 输血史: 妊娠史: 孕 产

ABO 血型: Rh(D)血型: 输血方式:

输血前检查:

乙肝表面抗原: 乙肝 e 抗体: 人类免疫缺陷病毒抗原抗体:

乙肝表面抗体: 乙肝核心抗体: 梅毒螺旋体抗体:

乙肝 e 抗原: 丙肝抗体: 谷丙转氨酶:

输血成分:□悬浮红细胞 □冰冻血浆 □血小板 □冷沉淀 □其他_____

预期效果:□输血治疗有效 □症状缓解 □输血治疗效果不佳 □其他_____

申请医师: **拟输血日期:**

输注血液及血液制剂治疗潜在的意外、风险和并发症:

医院提供的输注血液及血液制剂虽经过采供血机构按国家标准进行严格检测,但受到当前科技水平的限制,现有的检验手段不能完全解决病毒感染的窗口期和潜伏期问题。因此,输入经过检测正常的血液成分,仍有可能发生经输血感染传染性疾病;同时,可能发生输血不良反应。本次输注血液及血液制剂治疗中、输注血液及血液制剂治疗后可能出现的意外和风险包括但不限于:

1.输注血液及血液制剂治疗过程中可能出现的意外和风险:①过敏反应;严重时可引起休克;②非溶血性发热反应;③溶血性输血反应;④感染肝炎(乙肝、丙肝等);⑤感染艾滋病、梅毒;⑥感染疟疾;⑦巨细胞病毒或 Epstin – Barr 病毒感染;⑧输血相关性急性肺损伤;⑨细菌污染性输血反应;⑩其他输血不良反应及潜在血源感染。

续表

2.输注血液及血液制剂治疗后可能出现的意外和并发症:①输血传播病毒感染:肝炎病毒、人类免疫缺陷病毒、巨细胞病毒或 Epstin – Barr 病毒感染等;②输血传播细菌感染;③感染疟疾、巴贝西虫病等寄生虫感染;④过敏反应;⑤溶血性输血反应;⑥非溶血性发热反应;⑦输血相关性急性肺损伤;⑧输血后紫癜;⑨输血相关循环超负荷;⑩铁超负荷;⑪输血相关呼吸困难;⑫输血相关性低血压;⑬肺血管微栓塞;⑭空气栓塞;⑮大量输血相关并发症,如凝血功能障碍、枸橼酸中毒、电解质及酸碱平衡失调、低体温等;⑯输血相关移植物抗宿主病;⑰其他输血不良反应及潜在血源感染。

3.其他难以预料的并发症和风险。

4.患者自身存在高危因素:患者如果有妊娠史、输血史、心脏病、呼吸系统疾病、肝肾功能不全、自身免疫性疾病、肿瘤放化疗期等,以上这些风险可能会加大,或治疗中、治疗后出现相关病情加重或意外,甚至死亡。

针对上述情况将采取的防范措施:

1.输注血液及血液制剂治疗前,医师根据患者病情评估输血指征,选择最合适的血液成分及数量,完善输血治疗前相关检查和准备工作,由双人核对患者身份及血袋信息。

2.输注血液及血液制剂治疗中,护士严格按照标准操作进行,密切观察患者生命体征,按要求进行输血护理记录。发现有输血不良反应,立即减慢或停止输血,使用静脉注射生理盐水建立静脉通路,并向值班医师报告,进行处理及抢救。

3.其他相关防范措施。

输注血液及血液制剂治疗后注意事项:

1.输血后当日注意适当休息,避免剧烈运动。

2.24 小时内针眼不要被水浸湿,注意穿刺部位的清洁卫生,防止感染。

3.如有发热、皮肤皮疹、瘙痒、心慌、呼吸困难等不适,请及时向医务人员反映,以便得到尽快处理。

输注血液及血液制剂过程中是否使用高值医用耗材:□否　　　□是 高值耗材名称_____
可替代的方案:□药物治疗　　□无　　　□其他_____
输注血液及血液制剂治疗成功的可能性:□高　　　□中　　　□低
不进行输注血液及血液制剂治疗可能产生的结果:
　□加重病情　　□危及患者生命　　□引起各种严重并发症　　□其他_____
若出现上述意外,我们将以高度的责任心,严格遵守临床用血规范,密切观察病情,及时处理、抢救,力争将风险降到最低限度,请患者和家属理解。

医师陈述:

我已经告知患者、患者的授权委托人及法定监护人有关输注血液及血液制剂治疗的原因、必要性,以及输注血液、血液制剂治疗可能存在的风险和输血不良反应,并解答了关于此次输注血液及血液制剂治疗的相关问题。

医师签名:　　　签名时间:　年　月　日　时　分　签名地点:

续表

患者、患者的授权委托人或法定监护人知情选择： 　　我的医师已经向我详细告知有关输注血液及血液制剂治疗的原因、必要性，以及输血治疗可能存在的风险和输血不良反应。我理解受医学科学技术条件的限制，在输血过程中上述风险是难以完全避免的。 　　□我"同意"实施必要的输注血液及血液制剂治疗，并自主自愿承担可能出现的风险。若在输注血液及血液制剂治疗期间发生意外紧急情况，我同意接受医院的必要处置。 　　□我"不同意"实施该输注血液及血液制剂治疗，并愿意承担因拒绝实施输注血液及血液制剂治疗而发生的一切后果。 患者签名：　　　　　　　　　　　　　签名时间：　年　月　日　时　分　签名地点： 患者授权委托人或监护人签名：　　与患者关系：　　签名时间：　年　月　日　时　分　签名地点：

　　注：如果患者、患者的授权委托人或监护人拒绝签名，请医师在此说明

附件 2

临床输血申请单

文件编号：BL－BD－ZK－×××　版本号：1.0

科别：　　　　　　姓名：　　　　　　出生年月日：

病案号：　　　　　性别：　　　　　年龄：　　　　　床号：

预定输血日期：	
申请类型：　　　　　　　　　　输血史：	
输血治疗同意书：	
ABO 血型：　　Rh（D）血型：　　输血方式：	申请单号：
输血目的：　　　　　　　　临床诊断：	
输血指征：　　　　　　　　备注：	

输血前检验项目检测结果

传染病检测　结果	参考范围　　单位	血常规检测　结果	参考范围　　单位
HBsAg：	阴性：<0.05	RBC：	
HBsAb：	阴性：<10	PLT：	
HBeAg：	阴性：<1	HGB：	
HBeAb：	阴性：>1	HCT：	
HCV：	阴性：<1		
HIV_Ag／Ab：	阴性：<1		
Syphilis：	阴性：<1		
ALT：	0—40U／L		

预定输血成分和血量

申请血液成分	申请数量	单位

申请医师签名：　　　　　　　上级医师签名：
科室主任签名：　　　　　　　申请时间：
采集血标本者：　　　　　　　采集血标本时间：
送申请单／血标本者：　接收申请单／血标本者：　接收时间：年　月　日　时　分

续表

受血者姓名：	受血者姓名：	受血者姓名：	受血者姓名：
住院号：	住院号：	住院号：	住院号：
科室床号：	科室床号：	科室床号：	科室床号：
标本采集者：	标本采集者：	标本采集者：	标本采集者：
标本号：	标本号：	标本号：	标本号：

注:1.请临床医师逐项规范填写输血申请单,输血后随病历保存

2.手术备血与稀有血型的申请单及血标本,请提前 1 日送交输血科

3.如有特殊要求,提前与输血科室联系,并在备注栏内说明,请勿在申请单上他处填写,以保持申请单整洁

4.请采集血标本的护士,将采血条码粘贴到红色采血管上,抽血完成后在输血系统中做采样确认及标本送出操作,并将标本及时送检

附件3

交叉配血记录单

文件编号:BL－BD－ZK－×××　版本号:1.0

科别：	姓名：	出生年月日：	年龄：　岁
病案号：	性别：	临床诊断：	床号：
类型：	申请医师：	申请品种：	
输血史：	妊娠史：孕　产		

初检血型 ABO：　Rh(D)：　　　　　　复检血型 ABO：　Rh(D)：

抗体筛查结果：　　　　　　　　　　不规则抗体筛选结果：

献血码	血型	产品名称	血量	单位	配血方法	配血结果

配血者：　　　　复核者：　　　　配血日期：

注:本实验仅对此标本负责;该信息经过××省 CA 数字签名认证

附件4

临床用血发血单

文件编号:BL – BD – ZK – ××× 版本号:1.0

科别:	姓名:	出生年月日:	年龄: 岁
病案号:	性别:	临床诊断:	床号:
类型:	申请医师:	申请品种:	
输血史:	妊娠史: 孕 产		

初检血型 ABO: Rh(D):	复检血型 ABO: Rh(D):
抗体筛查结果:	不规则抗体筛选结果:

献血码	血型	产品名称	血量	单位	配血方法	配血结果

发血者:	复核者:
配血日期:	发血日期:
取血者:	取血日期: 年 月 日 时 分

注:本实验仅对此标本负责;该信息经过××省CA数字签名认证

附件5

输血不良反应回报单

文件编号:BL－BD－ZK－×××　版本号:1.0

科别:　　　　　姓名:　　　　　出生年月日:

病案号:　　　　性别:　　　　　年龄:　　岁　　　床号:

输血史:　　　　　　　　　　　临床诊断:

ABO 血型:　　　Rh(D)血型:　　　输血日期:

输血成分

献血码　　　血液产品名称　　　　血型　　　　血量　　　　单位

输血不良反应:　　　　　输注剂量_____毫升后发生反应

输血不良反应症状描述:

输血不良反应处理措施:

填报医师:　　　　　填报日期:　　年　月　日　时　分

输血科意见及建议:

输血科医师签名:　　　　日期:　　年　月　日　时　分

　　注:医师填写一式两份,一份留存病历,一份送交输血科

附件6

大量用血审批单

文件编号:BL – BD – ZK – ×××　版本号:1.0

科别:　　　　　　姓名:	出生年月日:
病案号:　　　　　性别:	年龄:　　岁　　　　　床号:
用血申请日期:	预定输血日期:
输血目的:	临床诊断:
既往输血史:	既往输血不良反应史:
ABO 血型:　　　Rh(D)血型:	HGB:　g/L　　HCT:　%
申请医师签名:	科室主任签名:
血液成分和用量	
输血科会诊意见	
输血科医师签名:　　　　　　　　　　　　　年　　月　　日　　时　　分	
医务处意见	
签名:　　　　　　　　　　　　　　　　　　年　　月　　日　　时　　分	

附件7

输血护理记录单

ABO 血型：
Rh(D)血型：

文件编号：BL – BD – HL – ×××　版本号：1.0

科别：　　姓名：　　出生年月日：　　病案号：　　性别：　　年龄：　　床号：

输血前核对内容

血袋编码　有效期　血型　血液成分　规格　输血前核对时间　查对者　复核者

输血时核对内容（输血开始时间：　　　查对者：　　　复核者：　　　　　）

确认身份：　体温：　℃　脉搏：　次/分　呼吸：　次/分　血压：　　mmHg

0.9%氯化钠注射液冲管：

输血中观察记录

日期　　时间　血袋编号　血液成分　滴速　体温　脉搏　　呼吸　　血压　不良反应　记录者
（℃）（次/分）（次/分）（mmHg）

输血结束时观察记录：（输血结束时间：　　　查对者：　　　复核者：　　　）

体温：　℃　脉搏：　次/分　呼吸：　次/分　血压：　mmHg　0.9%氯化钠注射液冲管：

输血结束4小时后观察记录：

时间：　体温：　℃　脉搏：　次/分　呼吸：　次/分　血压：　mmHg　不良反应　　记录者

有无输血不良反应：	不良反应：	不良反应发生时间：	不良反应登记人：
临床处置过程：			不良反应登记时间：

注：如发生输血不良反应，请医师仔细填写不良反应回报单并送交输血科

输血记录单打印人签名：

附件8

血液报废申请单

文件编号:BD－SX－×××　版本号:1.0

申请报废科室		申请日期	
血袋编号		采血日期	
血液成分		血液来源	
血型	___ 型　Rh(D)___	规格/数量	___ 单位 ___ 袋
申请医师		执行护士/技师	
报废原因	□ 凝块　　　　□ 标签模糊不清　　□ 热合不严 □ 黄疸　　　　□ 纤维蛋白析出　　□ 患者转院 □ 溶血　　　　□ 输血器渗漏　　　□ 输血反应 □ 严重脂血　　□ 细菌污染　　　　□ 血液过期 □ 血浆融化后保存超过 24 小时　　□ 患者因病情所需未全部输注 □ 血液制剂离开输血科未使用　　　□ 其他_____		

输血科意见:

签名:
日期:

医务处意见:

签名:
日期:

报废血液交医疗废物处理部门　　　是□　　否□　　　交付者:

第十五节　血液制剂管理制度

文件名称	血液制剂管理制度	文件编号	YY－LC－××
制定部门	×××	版本号	1.0
生效日期	20××－××－××	页数/总页数	×/××
修订日期	20××－××－××	有效期至	20××－××－××

1　**目的**:规范血液制剂的预订、入库、储存和使用行为,确保产品质量的一致性,使其符合使用目的所要求的各项标准,提高医院血液制剂使用的安全性和合理性。

2　**范围**:适用于输血科、各临床科室。

3　**定义**:血液制剂是将一定量符合要求的献血者的血液或血液成分与一定量的保养液混合在一起形成的均一制品。

4　**权责**

　4.1　**医务处**:负责监管血液制剂的质量,审核输血科提交的血液报废申请。

　4.2　**输血科**

　　4.2.1　掌握血液制剂供求信息,及时调整血液制剂的库存数量,保证临床供应。

　　4.2.2　认真执行《临床输血技术规范》要求的血液核对验收、入库、储存标准,并严格实行冷链运送,保证血液质量。

　4.3　**输血科技师**:负责血液制剂的核对验收,检查血液制剂的质量、外观,做好接收入库、储存、检测及发放工作。

　4.4　**临床医师**:严格掌握输血适应证,根据患者病情和实验室检测指标,对输血指征进行综合评估,制订输血治疗方案。

　4.5　**临床护士**:负责血液制剂的领取、输注和输注过程的观察护理。

　4.6　**血液运送人员**:严格执行血液制剂全程冷链运输规定。

5　内容

　5.1　**血液制剂种类**

　　5.1.1　红细胞成分血:包括悬浮红细胞、洗涤红细胞、浓缩红细胞、冰冻解冻去甘油红细胞、少白细胞悬浮红细胞。

　　5.1.2　血浆:包括新鲜冰冻血浆、冰冻血浆、病毒灭活新鲜冰冻血浆、病毒灭活冰冻血浆。

　　5.1.3　单采少白细胞血小板。

　　5.1.4　其他制剂:冷沉淀凝血因子、全血。

　5.2　**血液制剂的核对验收**

　　5.2.1　验收内容。

　　　5.2.1.1　专用运送车冷链运输。

　　　5.2.1.2　血袋包装完好整洁、标签清晰。

　　　5.2.1.3　标签内容齐全:供血机构名称及其许可证号,血袋条形码、血型、血液品种、容量,血液成分的采血日期、制备日期、有效日期及时间,储存条件。

　　5.2.2　不符合上述标准的血液制剂不得接收入库。

5.2.3 交接双方在中心血站的《血液出库单》上签名确认。

5.2.4 血液制剂通过输血管理信息系统入库。

5.3 血液制剂的储存

5.3.1 按 A、B、O、AB 血型将红细胞置于血库专用冰箱的不同层,储存温度 2~6 ℃,保存期 35 日(洗涤红细胞与冰冻解冻去甘油红细胞 24 小时内输注)。

5.3.2 按 A、B、O、AB 血型将血浆、冷沉淀凝血因子置于专用低温冰箱的不同层,储存温度 20 ℃以下,保存期一年(冰冻血浆四年)。

5.3.3 单采少白细胞血小板置于血小板保存箱轻振荡,储存温度 20~24 ℃,保存期 5 日。

5.3.4 储血冰箱应有明显的血型标识,每个血型的血液制剂有即时数量记录。

5.3.5 储血冰箱具备 24 小时温度自动控制记录和报警装置,能够发出报警信号及报警短信提示。当冰箱发出报警时,要立即检查原因,及时解决问题并记录。

5.4 储血冰箱内严禁存放其他物品,每周消毒一次;冰箱内空气培养每月一次,无霉菌生长或细菌生长菌落 <8CFU(10 分钟 9 cm 平皿)为合格。

5.5 **血液制剂的运输:**应采取相应的安全措施,如避免振荡并将血液制剂置于专用保温箱中进行运输。

5.6 血液制剂的使用

5.6.1 临床医师确定给予患者进行输血治疗后,签署《输血治疗知情同意书》,开具《临床输血申请单》,并对患者进行输血传染病指标检测。

5.6.2 护士采集患者交叉配血血样,将《临床输血申请单》与血样一同送往输血科,交接双方核对、签名。

5.6.3 输血科对血样进行输血相容性检测,交叉配血合格后发放血液制剂。

5.6.4 护士取回血液制剂,输注前认真检查血液制剂的质量,执行输血操作规程并密切观察患者反应,若出现输血不良反应,及时报告医师予以处理。

5.6.5 如果患者发生输血不良反应,医师应进行妥善处理,并填报《输血不良反应回报单》送交输血科。

5.6.6 若发现血液制剂存在质量问题,不得发放和输注,输血科按照程序将其退回××市中心血站。

5.6.7 到达有效期的血液制剂不得发放,应按照程序进行报废,并按照医疗废物进行处理。每月统计报废的血液制剂上报医务处。

5.6.8 输血科做好血液制剂出入库、核对及领发的登记,有关资料需保存十年。

5.7 血液制剂的监管

5.7.1 本院使用的血液制剂,必须由签署供血协议的××市中心血站直接供应,并且仅供本院临床患者输用。

5.7.2 输血科根据临床用血需求,及时预订相应的血液制剂,保证血液制剂库存数量。与××市中心血站建立血液库存动态预警机制,保障临床用血需求和正常的医疗秩序。

5.7.3 输血科应对输血不良反应进行监测和报告,每月统计上报医务处和质量控制科。

6 流程:无。

7 相关文件

7.1 《中华人民共和国献血法》(中华人民共和国主席令第 93 号)

7.2 《医疗机构临床用血管理办法》(中华人民共和国卫生部令第 85 号)

7.3 《临床输血技术规范》(卫医发 184 号)

7.4 《全血及成分血质量要求》(GB18469 – 2012)

8 **使用表单:** 无。

批准人:　　　　　　　　签署日期:

审核人:　　　　　　　　发布日期:

第十六节 器官捐献制度

文件名称	器官捐献制度	文件编号	YY－LC－×× ×
制定部门	× × ×	版本号	1.0
生效日期	20×× －× × －× ×	页数/总页数	× /× ×
修订日期	20×× －× × －× ×	有效期至	20×× －× × －× ×

1 **目的**：尊重和支持患者及家属捐献人体器官或组织的选择，为其提供帮助，促使捐献过程顺利进行。

2 **范围**：适用于来院就诊的有意向自愿捐献的患者及家属。

3 **定义**

  3.1 **人体器官捐献**：自然人在生前或死亡后，遵循"自愿无偿"原则，通过严格的法定程序和科学的医疗处置，贡献出体内部分或全部器官，用于拯救他人生命或恢复他人健康的公益性行为。

  3.2 **协调员**：为推进人体器官捐献工作，由中国红十字会人体器官捐献管理办公室培训认证的，为人体器官捐献服务的专业人员。

4 **权责**

  4.1 **捐献者的主管医师**：负责发现潜在的人体器官捐献者并进行初步评估；负责告知患者与其家属病情及进行人体器官捐献知识的宣传，如果患者及家属有捐献意愿，报告医务处；负责捐献前对捐献者进行必要的医疗干预。

  4.2 **医务处**：当患者及家属有意愿捐献器官时，负责与××省红十字会及协调员进行联系；提供潜在捐献者的基本资料；协助协调员与潜在捐献者及家属共同探讨器官捐献事宜及患者的转运。

  4.3 **协调员**：负责与潜在捐献者及家属进行沟通，讲解器官捐献的基本常识、重要意义及相关政策；负责与潜在捐献者及家属探讨器官捐献事宜，获得捐献知情同意等法律文件；负责患者的转运。

  4.4 **医学伦理委员会**：对人体器官捐献进行伦理讨论，提供伦理咨询；监管与捐献相关的法律文件是否完善，捐献过程是否符合知情同意原则。

5 **内容**

  5.1 **发现潜在捐献者**：主管医师确认患者处于需要机械通气和（或）循环支持的严重神经损伤，以及其他器官衰竭状态，无法避免发生心脏死亡；经评估预计患者在撤除心肺支持治疗后60分钟内死亡；或者患者符合脑死亡标准。可视其为潜在捐献者。

  5.2 **评估器官捐献的可行性**：主管医师发现潜在器官捐献者后，应进行会诊讨论，确定患者预后不良，目前的医疗手段无法使其避免死亡；如果符合捐献标准，应在得到家属对器官捐献的知情同意之前，由主管医师进行初步评估。

  5.3 **对潜在捐献者进行评估**：使用美国器官资源共享网络（UNOS）评估标准和（或）美国威斯康星大学标准（UW）评分系统进行评估。如果在评估过程中必须进行某些检查，主管医师应该告知患者家属，并将交谈内容和家属的知情同意进行详细记录。

    5.3.1 器官捐献的适应证。

5.3.1.1　捐献者身份明确。

5.3.1.2　年龄不超过 65 周岁。

5.3.1.3　无人类免疫缺陷病毒（HIV）感染。

5.3.1.4　无药物滥用、无静脉注射毒品、无同性恋或双性恋等高危活动史。

5.3.1.5　无恶性肿瘤病史。

5.3.1.6　无活动性、未经治疗的全身性细菌、病毒、或真菌感染。

5.3.1.7　血流动力学和氧合状态相对稳定。

5.3.1.8　捐献器官功能正常。

5.3.2　器官捐献的禁忌证。

5.3.2.1　相关捐献器官的慢性疾病。

5.3.2.2　严重的细菌、真菌和病毒的全身感染，尤其是多重耐药菌引起的全身性感染。

5.3.2.3　颅外恶性肿瘤。

5.3.2.4　HIV 感染。

5.3.2.5　HCV 感染。

5.3.2.6　血行播散型肺结核。

5.3.2.7　严重高血压。

5.3.2.8　严重 DIC。

5.3.2.9　镰状细胞贫血或其他血红蛋白病。

5.3.2.10　最近有静脉注射毒品。

5.4　**上报××省红十字会**：主管医师确定潜在捐献者符合相关条件，并且在家属提出终止治疗后，立即将潜在捐献者的相关信息上报医务处，由医务处负责上报××省红十字会及联系器官捐献协调员。

5.5　**劝捐工作**

5.5.1　主管医师应该向所有可能适合捐献的患者及家属提出捐献的问题，详细解释器官捐献的意义和具体实施过程。

5.5.2　在患者及家属同意进行器官捐献后，由器官捐献协调员和患者及家属深入讨论器官捐献的所有问题。

5.5.3　如果患者家属反对已知的潜在捐献者的捐献意愿，应该尊重患者家属的选择。

5.5.4　获得知情同意：在患者及家属充分理解并同意进行器官捐献后，器官捐献协调员与家属签署正式的知情同意书。

5.5.5　记录：主管医师在病程记录中详细记录与患者和（或）家属的讨论过程及知情同意结果，包括家属在决定撤除心肺支持治疗之前患者提出捐献意愿，或患者清醒时提出的捐献意愿。

5.6　**器官捐献者管理**：在知情同意书签署之后，主管医师协助器官捐献协调员对捐献者进行综合评估及医疗干预；本院不提供器官摘除的场所，由医务处协助器官捐献协调员将患者转运至具有器官移植资质的医院。

5.7　**上报备案**：医务处将患者的器官捐献资料上报医学伦理委员会备案。医学伦理委员会负责监管器官捐献过程，确定知情同意等法律程序是否完备，同时上报××省红十字会。

6 **流程:**器官捐献流程。

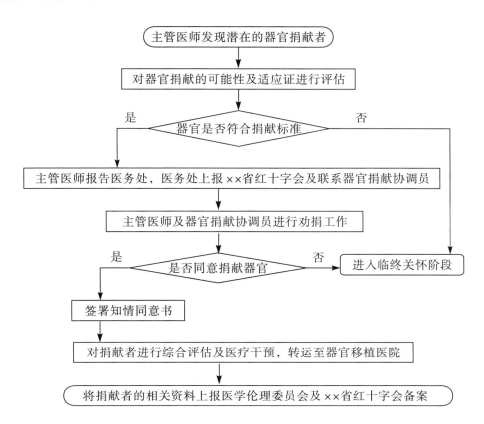

7 **相关文件**

7.1 《人体器官移植条例》(中华人民共和国国务院令第491号)

7.2 《国际联合委员会(JCI)医院评审标准》(第六版)

7.3 《中国公民逝世后器官捐献工作流程》

7.4 《中国心脏死亡器官捐献指南》(第2版)

7.5 《中国公民逝世后捐献供器官功能评估和维护专家共识》(2016年版)

7.6 《国际DCD分类Maastricht标准》

8 **使用表单:**无。

批准人:　　　　　　　　　　　签署日期:

审核人:　　　　　　　　　　　发布日期:

第十七节　操作时镇静管理制度

文件名称	操作时镇静管理制度	文件编号	YY－LC－××
制定部门	×××	版本号	1.0
生效日期	20××－××－××	页数/总页数	×/××
修订日期	20××－××－××	有效期至	20××－××－××

1 **目的:**通过制定统一规范的操作时镇静的医疗服务程序,保证操作时镇静的正确实施,使操作时镇静的管理实现标准化,从而确保患者的医疗安全。

2 **范围:**任何需要实施操作时镇静的场所(包括手术室、内镜诊疗室、儿科、超声科、影像科)。

3 **定义**

  3.1 **操作时镇静:**通过药物作用使患者的紧张情绪、恐惧心理得到改善或消除,达到精神放松、生命体征平稳,有利于配合诊疗的方法。

  3.2 **轻度镇静:**指一种药物引导下产生的安静状态,患者对口头指令反应正常。尽管认知功能和协调性可能减低,通气和心血管功能一般不受影响。

  3.3 **中度镇静:**指一种药物引导下产生的意识抑制,患者对单独的口头指令能够做出有目的的反应,对轻度触觉刺激有反应。自主通气充分,不需要采取干预手段维持通气通畅,心血管功能正常。

  3.4 **深度镇静:**指一种药物引导下产生的意识抑制,患者不易被唤醒,可对反复的刺激或疼痛刺激做出有意识的主观反应。自主通气能力可能减弱,需要帮助维持气道开放。心血管功能正常。

  3.5 **全身麻醉:**指药物引导下的一种意识丧失状态,该状态下患者不能被唤醒,甚至对疼痛刺激没有反应。患者自主通气功能通常减弱,通常需要外界帮助维持呼吸道开放,而且由于自主通气功能受到抑制或药物引导下的神经肌肉功能受到抑制,患者需要正压通气。心血管功能可能减弱。

4 **权责**

  4.1 **医务处:**负责制定制度和流程,对开展操作时镇静的医务人员进行培训、考核、实施督导,确保操作时镇静的医疗安全。

  4.2 **医师:**具有镇静治疗(Procedure Related Sedation,下称PRS)资格的执业医师负责对患者进行镇静前评估,制订镇静方案,实施镇静操作,使用镇静药物,观察使用效果,评估镇静深度,防范及处理并发症,组织抢救,对患者的转归和镇静后治疗做出决策。

  4.3 **护士:**具有PRS资格的注册护士负责镇静及恢复过程中患者的监护、观察,及时、正确的记录生命体征与治疗经过,执行医嘱,在医师的指导下参与镇静相关并发症的处理和抢救,掌握拮抗剂的使用,具有基本生命支持技术,掌握镇静后出室标准的评定方法。

5 **内容**

  5.1 **总则**

    5.1.1　本制度不适用于下列情况。

      5.1.1.1　抗焦虑或镇痛药物治疗,以缓解焦虑或疼痛,如术前或术后使用止痛药控制疼痛。

5.1.1.2 在疾病治疗过程中,因病情需要而使用镇静药物治疗的情况。

5.1.1.3 全身麻醉。

5.1.2 人员资格要求。

5.1.2.1 符合下列条件的医师具有 PRS 资格。

5.1.2.1.1 具有高级生命支持(ACLS)证书。

5.1.2.1.2 参加医院举办的,由麻醉科实施的操作时镇静培训并通过考核,经医务处认证、授权的医师。培训内容应包括患者评估、气道管理、镇静镇痛药物的使用、并发症处理等。具有 PRS 资格的医师须精通:①相关技术和各种镇静方法;②镇静药物的药理和逆转剂的使用;③监测要求;④对并发症的应对措施。

5.1.2.2 符合下列条件的护士具有 PRS 资格。

5.1.2.2.1 具有基础生命支持(BLS)证书。

5.1.2.2.2 参加医院举办的,由麻醉科实施的操作时镇静培训并通过考核,经护理部认证、授权的护理人员。培训内容应包括患者评估、气道管理、镇静镇痛药物的使用、并发症处理等。具有 PRS 资格的护士须精通:①监测要求;②对并发症的应对措施;③逆转剂的使用;④恢复标准。

5.1.2.3 公告存档:具有 PRS 资格的医师和护士名单,信息科在院内 OA 系统及时公告授权信息,人力资源部将授权结果归档至员工信息档案。

5.1.3 实施镇静治疗场所应配备相应的监护及急救设备。

5.1.3.1 监护仪(包括血压、脉搏、心电图、经皮脉搏血氧饱和度)。

5.1.3.2 吸引器、面罩、简易呼吸球囊、口咽通气道、喉镜、气管导管等气道管理设备。

5.1.3.3 除颤仪。

5.1.3.4 急救药物及拮抗剂。

5.1.3.5 静脉注射设备。

5.1.3.6 其他:氧气、听诊器等。

5.1.3.7 若为儿童实施镇静治疗时需有符合儿童镇静治疗所需的专用设备,如呼吸器、监护仪等。

5.2 操作规范

5.2.1 镇静前患者评估。了解患者相关药物过敏史,进行体格检查,对生命体征、疼痛、呼吸循环功能、气道等进行风险和适宜性评估,并进行 ASA(American Society of Anesthesiologists,美国麻醉医师协会)分级,如患者的 ASA 分级 ≥3 级或患者需要进行中度和深度镇静,则须请麻醉科医师会诊,并负责操作时镇静的具体实施。

5.2.2 镇静前准备。

5.2.2.1 实施镇静治疗前,医师需向患者本人或代理人介绍诊疗方案、风险、预后、防范措施及其他可选择的诊疗方式等,患方应该充分了解镇静治疗的风险、不良反应、可替代方案、注意事项等,并参与选择镇静治疗方案,签署《操作时镇静知情同意书》。

5.2.2.2 参照 ASA 禁食指南建议,成年患者在进行镇静治疗前油炸、脂肪、肉类食物禁食 8 小时以上;淀粉等固体食物禁食 6 小时;牛奶等液体乳制品禁食 6 小时;婴儿配方奶粉禁食 6 小时;母乳禁食 4 小时;清饮料(如清水、糖水、无渣果汁、碳酸饮料、清茶及不加奶的黑咖啡,不包括含酒精类饮品)禁饮 2 小时,以达到胃排空的目的。如果因紧急或其他因素不能使胃排空而又需镇静治疗时,在治疗方案选择上必须考虑误吸的因素,并确定镇静的目标水平,考虑镇静治疗能否推迟、能否通过气管插管进行气道保护等。

5.2.2.3 建立有效的静脉通道,开启供氧设备。

5.2.3 镇静治疗的实施:医师根据患者具体情况制订镇静治疗方案。详见《镇静治疗中镇静与镇痛药物的使用方案》(见附件1)。

5.2.4 监测。

5.2.4.1 由护士对患者进行持续监测。

5.2.4.2 对所有操作时镇静的患者,给药前及镇静治疗阶段应全程持续监测其心率、经皮脉搏血氧饱和度、心电监护,定时测量血压、呼吸、意识,监测记录频率为每5分钟1次;镇静恢复阶段每10分钟1次,有特殊意外情况可按需增加监测记录频率。

5.2.4.3 给药前、吸氧前须记录经皮脉搏血氧饱和度数据,以便术后对比。镇静期间应常规吸氧。

5.2.5 监测记录:患者的监测情况应及时、准确、真实、规范地记录在《操作时镇静评估与记录单》上。

5.2.5.1 记录所有用药、静脉输血输液和血液制剂等的用量。

5.2.5.2 记录镇静过程中关键操作、并发症和其相应的处理过程。

5.2.5.3 记录参与诊疗操作的人员。

5.2.6 镇静后恢复:诊疗操作结束后,患者需在医师或护士监测下恢复,可就地观察,有条件的科室可设立专门的观察室进行镇静后恢复,恢复情况需记录在《操作时镇静恢复记录单》上,患者必须被监测至少30分钟。

5.2.6.1 必须由具有PRS资格的医师负责患者的恢复和出室。

5.2.6.2 镇静后恢复的观察室应配备与镇静治疗要求一致的监测仪器和急救设备。

5.2.6.3 如果使用拮抗剂(纳洛酮),需监测足够的时间(至少30分钟),确保不会逆转。

5.3 镇静治疗后出室标准和流程

5.3.1 镇静治疗后观察患者病情,进行Aldrete评分,≥9分即符合出室标准。

5.3.2 出室流程。

5.3.2.1 当患者状况达到出室标准时,监测护士通知主管医师。

5.3.2.2 主管医师进一步确认并签名。

5.3.2.3 护士告知患者镇静治疗后的注意事项。

5.3.2.4 出室时需对患者进行跌倒评估,执行《患者跌倒防范管理制度》。

5.3.2.5 在《操作时镇静恢复记录单》记录患者出室日期、时间,患者出室时病情,跌倒评估情况等,以及其他专科所要求的内容。

5.3.2.6 对发生特殊情况或不符合出室标准的患者,应报告科室主任或医务处,安排转入病区或ICU继续观察处理,并由医师在病历中记录。

5.3.3 离院流程。

5.3.3.1 实施镇静的医务人员确认患者能安全离院,记录并签名确认。

5.3.3.2 护士告知患者镇静治疗后的注意事项,交代患者术后24小时内不得驾驶机动车和高空作业,在离院后第1小时内随时都有其可靠的人实施帮助。儿童患者须在成年家属护送下才能离院。给患者留联系方式,以便有任何不适时及时联系。

5.3.3.3 离院时需对患者进行跌倒评估。

5.3.3.4 在《操作时镇静恢复记录单》记录患者离院日期、时间、去向,以及患者离院时病情或其他专科所要求的内容。

5.4 儿童的操作时镇静

5.4.1 儿童的操作时镇静,由儿科医师开具检查医嘱,儿科医师或麻醉医师评估,如符合镇静指征,同家属签署《操作时镇静知情同意书》,开具用药医嘱,儿科护士将患儿及药物一同带入检查室。检查前,由临床医师或麻醉医师再评估及按用药方案给药,检查中须连续监测并由护士记录,检查完毕在原地或恢复室进行恢复,恢复达出室标准后由护士护送回病房。

5.4.2 患儿在护送转运过程中,须具有 PRS 资质的医务人员全程陪同。

5.5 老年患者在操作时镇静治疗时应考虑其特殊性

5.5.1 镇静前评估应特别注意其有无高血压、糖尿病、冠心病等慢性疾病;同时还应特别注意患者的气道评估,若没有牙齿的老年患者,可能会影响面罩通气的效果。

5.5.2 老年患者对镇静药物的敏感性增强,所以在镇静治疗过程中,药物的使用剂量应该适当减少,避免药物过量引起毒性反应。

5.5.3 针对老年人生命体征变化大,对药物的耐受性差,药物代谢慢等特点,应考虑适当延长复苏时间,确保患者安全。

5.6 医务处负责组织操作时镇静人员的培训,监管全院操作时镇静治疗,包括建立、实施、改进制度和流程,每季度对医院操作时镇静治疗开展情况进行检查。

5.7 注意事项

5.7.1 镇静、镇痛药物联合使用时应慎重。

5.7.2 镇静、镇痛药物的静脉应用应从小剂量开始,逐渐达到预设的镇静效果。

5.7.3 即使是轻度镇静,通过任何途径使用丙泊酚的患者都应按深度镇静执行。

5.7.4 若科室没有具备 PRS 资格的医务人员,可请麻醉科协助。

6 流程

6.1 住院患者手术室外操作时镇静麻醉前访视流程

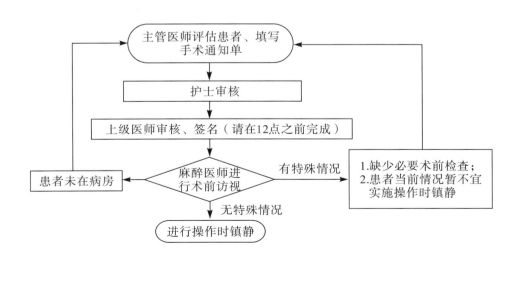

6.2 门诊患者操作时镇静麻醉前访视流程

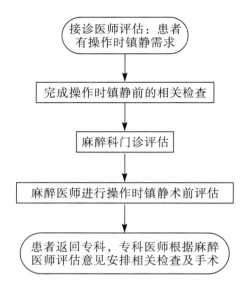

接诊医师评估：患者有操作时镇静需求

↓

完成操作时镇静前的相关检查

↓

麻醉科门诊评估

↓

麻醉医师进行操作时镇静术前评估

↓

患者返回专科，专科医师根据麻醉医师评估意见安排相关检查及手术

7 相关文件

《患者跌倒防范管理制度》

8 使用表单

8.1 《镇静治疗中镇静与镇痛药物的使用方案》

8.2 《操作时镇静知情同意书》

8.3 《操作时镇静评估与记录单》

8.4 《操作时镇静后恢复记录单》

批准人：   签署日期：

审核人：   发布日期：

附件1

镇静治疗中镇静与镇痛药物的使用方案

文件编号:BD - SM - ××× 版本号:1.0

镇痛药物				
药名	剂量	起效时间	持续时间	备注
芬太尼	起始 0.5 ~ 2 μg/kg 维持 1 μg·kg^{-1}·h^{-1}	1 min	1 h	适用于血流动力学不稳定的患者
哌替啶	起始 1 ~ 2 mg/kg	10 min	2 h	肌内注射
吗啡	起始 0.1 mg/kg,每隔 2 ~ 4 h 可静脉追加 20 ~ 50 μg/kg	2 ~ 5 min	4 ~ 6 h	可导致低血压组胺释放
镇静药物				
药名	剂量	起效时间	持续时间	备注
咪达唑仑	起始 0.02 ~ 0.1 mg/kg 维持 0.05 mg·kg^{-1}·h^{-1}	1 min	1 ~ 2 h	有顺行性遗忘
丙泊酚	起始 0.5 ~ 2 mg/kg 维持 1.5 ~ 4.5 mg·kg^{-1}·h^{-1}	1 min	5 ~ 10 min	降低血压,抑制呼吸,注射时会痛
拮抗药				
药名	剂量	起效时间	持续时间	备注
纳洛酮	起始 0.1 ~ 0.2 mg,可隔 3 ~ 5 min 重复给药	1 ~ 2 min	60 min	阿片类受体拮抗剂
儿童用药				
药名	剂量	起效时间	持续时间	备注
咪达唑仑	起始 0.02 ~ 0.1 mg/kg 维持 0.05 mg·kg^{-1}·h^{-1}	1 min	1 ~ 2 h	有顺行性遗忘

附件2

操作时镇静知情同意书

文件编号:BL－BD－ZK－×××　版本号:1.0

科室:　　　　　　　　姓名:　　　　出生年月日:
病案号/门诊号:　　　　性别:　　　年龄:　　　　床号:

尊敬的患者:

您好！此次镇静方案是医师根据患者病情、现有医疗技术及实际情况选择的最适合患者的方案,医师会用通俗易懂的方式告知该镇静相关事宜。请您仔细阅读,提出与本次镇静有关的任何疑问,决定是否同意进行此次镇静。

患者病情:

术前诊断:
拟采取的镇静深度:□轻度镇静　　□中度镇静　　□深度镇静
镇静实施者:　　　　　　　　　　　　　拟行操作时镇静日期:　　年　月　日

操作时镇静的性质和益处:

1.操作时镇静是给予镇静剂或解离剂来诱导患者意识状态改变,目的是改善或消除患者在诊疗操作中的紧张情绪、恐惧心理,使患者精神放松,有利于配合诊疗。

2.操作时镇静可缓解或消除操作时患者的疼痛和应激反应,同时保持心肺功能正常,保证患者的术中安全,使诊疗操作顺利进行。

操作时镇静可能出现的风险或并发症:

1.患者因个体差异等特殊情况,对镇静、镇痛药物或相关药物发生过敏、中毒等不良反应,导致休克、呼吸停止、心脏停搏、脑死亡和严重多脏器功能损伤等。

2.呼吸抑制、肺部感染、严重心律失常等导致心肺功能障碍,心肺衰竭。

3.因镇静、镇痛加重已有疾病或诱发隐匿性疾病,如哮喘、心脑血管意外等。

4.因患者诊疗需要,可能加深镇静、镇痛程度。

5.全身麻醉和抢救气管插管时发生插管困难、插管失败、牙齿脱落,唇、舌、喉、气管等损伤、喉水肿、声嘶、全麻后苏醒延迟。必要时,须进行紧急气管切开术。

6.其他难以预料的并发症和风险。

恢复期可能出现的相关问题:

镇静后恢复期间,患者可能发生不同程度的疼痛、高血压(或低血压)、恶心、呕吐、心律不齐、颤抖等症状;极少部分会发生呼吸困难、发绀、意识不清、严重电解质异常等情况。

续表

操作时镇静中出现意外情况的处理:

镇静前:认真评估患者,选择合适的治疗方案,完善辅助检查和处理,并提供个体化治疗。

镇静时:规范用药,密切监测生命体征,备齐急救设备,及时处理出现的各种情况。必要时请相关科室会诊协助治疗。

恢复期:密切观察患者的生命体征,对出现的问题及时处理。

可替代的方案:□中度镇静　　　　□深度镇静　　□其他＿＿＿＿＿＿

成功的可能性:□高　　　　□中　　　□低

不进行操作时镇静可能产生的结果:□患者得不到适当镇静,检查和(或)治疗期间产生痛苦及不良反应

　　　　　　　　　　　　　　　　　□无法完成检查或操作　　□其他＿＿＿＿＿＿

若出现上述意外,作为麻醉医师,我们将以高度的责任心,严格遵守手术操作规范,密切观察病情,及时处理、抢救,力争将风险降到最低。若术中情况有特殊变化,我们将及时与家属取得联系,并积极组织实施抢救和处置,请患者和家属理解。

医师陈述:

我已经告知患者将要进行的镇静方式及可能发生的并发症和风险,可能存在的其他镇静方法等相关事项,并且解答了患者关于此次镇静的相关问题。

医师签名:　　　　　　　　　　　　签名时间:　　年　月　日　时　分　签名地点:

患者或患者的授权委托人、法定监护人知情选择:

医师已经告知我将要进行的镇静方式,此次镇静及镇静后可能发生的并发症和风险等相关事项,我经过慎重考虑,已充分理解本知情同意书的内容。我同意在镇静中医师可以根据我的病情对预定的镇静方式做出调整。

我理解镇静治疗需要多位医师共同进行。我并未得到镇静百分之百成功的许诺。

　　□我同意操作时镇静,并愿意承担风险。

　　□我不同意操作时镇静,并愿意承担因拒绝实施操作时镇静而发生的一切后果。

患者签名:　　　　　　　　　　　　签名时间:　　年　月　日　时　分　签名地点:

患者授权委托人或监护人签名:　　　　　　与患者关系:

　　　　　　　　　　　　　　　签名时间:　　年　月　日　时　分　签名地点:

注:如果患者或患者的授权委托人、监护人拒绝签名,请医师在此栏说明

附件3

操作时镇静评估与记录单

文件编号:BL－BD－ZK－×××　版本号:1.0

科室:　　　　　　　　姓名:　　　　　出生年月日:

病案号/门诊号:　　　　性别:　　　　年龄:　　　　床号:

入院诊断:	
拟操作名称:　　　　　　操作医师:	
操作场所:	
镇静深度:□轻度镇静　□中度镇静　□深度镇静	

镇静前评估	病史评估:
	困难气道评估(□容易 □中等 □困难 □已插管) 过敏史(□有□无)
	有无下列疾病史(□有□无):□高血压 □糖尿病□心脏病□呼吸道疾病 其他＿＿＿＿＿＿＿＿
	体格检查:体重　Kg　血压　mmHg　脉搏　次/分　呼吸音:□清 □异常 其他＿＿＿＿＿＿＿＿
	总体评估:□ASA 急症□ Ⅰ □ Ⅱ □ Ⅲ □ Ⅳ □ Ⅴ □ Ⅵ
	评估结果:□实施 □不实施　　理由＿＿＿＿＿＿＿＿＿＿＿
	镇静方案:＿＿＿＿＿＿＿＿＿＿＿＿＿＿＿＿＿＿＿
	医师签名:＿＿＿＿＿ 时间:＿＿＿＿年＿＿月＿＿日＿＿时＿＿分
镇静前再评估	禁食情况:□是 □否
	意识:□清醒 □模糊 □昏迷 □镇静 Mallampati 分级:□ Ⅰ □ Ⅱ □ Ⅲ □Ⅳ
	再评估镇静:□实施镇痛 □不实施镇痛
	医师签名:＿＿＿＿＿ 时间:＿＿＿＿年＿＿月＿＿日＿＿时＿＿分

操作时镇静记录:

步骤	时间	血压 (mmHg)	心率 (次/分)	呼吸 (次/分)	吸氧 (L/分)	指脉氧饱 和度(%)	病情与处理记录 (使用药物及剂量,输液输血量)

医师签名:＿＿＿＿＿ 护士签名:＿＿＿＿＿ 时间:＿＿＿＿年＿＿月＿＿日＿＿时＿＿分

　　注:若有麻醉医师参与操作时镇静,请麻醉医师在此处签名

附件 4

操作时镇静恢复记录单

文件编号:BL - BD - ZK - ×××　版本号:1.0

科室:　　　　　　　　　姓名:　　　　　　出生年月日:

病案号/门诊号:　　　　　性别:　　　　　　年龄:　　　　　床号:

入院诊断:　　　　　　　　　　　　　　　　操作名称:

术后恢复室记录:

步骤	时间	血压 mmHg	心率 次/分	呼吸 次/分	Aldrete 评分	指脉氧饱 和度 %	病情与处理记录 (使用药物及剂量,输液输血量)

指标	内容	评分
意识	清醒	2分
	可唤醒	1分
	不能唤醒	0分
呼吸	呼吸正常能有效咳嗽	2分
	呼吸浅或困难	1分
	无自主呼吸	0分
活动度	四肢能活动	2分
	两个肢体能活动	1分
	四肢均不能活动	0分
循环	基础血压 ≤ ±20 mmHg	2分
	基础血压 ±(21~49) mmHg	1分
	基础血压 ≥ ±50 mmHg	0分
血氧饱和度	吸空气≥92%	2分
	吸氧气≥92%	1分
	吸氧气 <92%	0分

Aldrete 评≥9 分方可离开恢复室

离室评估:

出室评分:＿＿＿＿＿＿＿＿分　　　　　出室去向:　□离院回家　□病房　□ICU

疼痛评分(NRS):＿＿＿＿＿＿＿＿分

跌倒评分:＿＿＿分(评分≥25 分)者应进行健康教育并提供合适的辅具,在成年家属的陪同下

离室

术后专科情况及注意事项:

联系方式:_____

术后 24 小时内不得驾驶机动车和高空作业。在出院后第 1 小时随时都有其可靠的人实施帮助。儿童患者需在成年家属的陪同下才能离院

护士交接:_____ 接_____   时间:___年___月___日___时___分
医师签名:_____护士签名:_____   时间:___年___月___日___时___分

第十八节 医疗安全（不良）事件管理制度

文件名称	医疗安全(不良)事件管理制度	文件编号	YY – LC – ×××
制定部门	×××	版本号	1.0
生效日期	20×× – ×× – ××	页数/总页数	×/××
修订日期	20×× – ×× – ××	有效期至	20×× – ×× – ××

1　**目的**:鼓励医院工作人员主动报告不良事件(包括警讯事件和临界差错)信息,医院利用不良事件上报系统进行研究、分析及持续质量改进。对重大不良事件进行根本原因(RCA)分析,并能够做出预防事件再次发生的适当措施。

2　**范围**:全院员工。

3　**定义**

　3.1　**不良事件**:指在医院内发生的非预期的(未预料到的)、不利的或有潜在危险的事件。分为警讯事件、不良后果事件、未造成后果事件和临界差错事件四类。

　　3.1.1　警讯事件(Ⅰ级事件):涉及死亡、严重身体伤害(丧失四肢或功能)或心理伤害的意外事件。

　　　3.1.1.1　意外死亡,包括但不限于:与患者病情的自然发展或基本状况无关的死亡(如因术后感染或医院获得性肺栓塞而死亡);足月婴儿的死亡;自杀。

　　　3.1.1.2　与患者病情的自然发展或基本状况无关的主要功能永久丧失。

　　　3.1.1.3　手术部位错误、操作错误和患者错误。

　　　3.1.1.4　因输注血液或血液制剂,或移植受污染的器官、组织而造成感染慢性疾病或不可治愈性疾病。

　　　3.1.1.5　婴儿被绑架、被盗或抱错。

　　　3.1.1.6　强奸、职场暴力,如在医院现场攻击(导致死亡或功能永久丧失)或谋杀(蓄意杀害)患者、工作人员、医学学员、探访者或供应商。

　　3.1.2　不良后果事件(Ⅱ级事件):在疾病医疗过程中因诊疗活动而非疾病本身造成的患者机体与功能损害的事件。

　　3.1.3　未造成后果事件(Ⅲ级事件):虽然发生了错误事实,但未给患者机体与功能造成任何损害,或有轻微后果而不需任何处理可完全康复的事件。

　　3.1.4　临界差错事件(Ⅳ级事件):任何发现的缺陷或错误,未形成事实,未造成危害,但其再发生很有可能带来严重不良后果的事件。

　3.2　**根本原因分析(RCA)**:是一种找出造成系统执行偏差的最根本原因的流程,并为系统出现的过错与责任制订预防、改进措施的管理学方法。

　3.3　**严重度评估分级(SAC)**:依据损害严重程度与事件发生的频率而呈现的事件风险级别评估。

4　**权责**

　4.1　**全院员工**:发生和(或)发现不良事件应立即处理并报告科室负责人,同时登录院内不良事件上报系统进行上报。

　4.2　**科室负责人**:及时处理本科室发生的不良事件,将事件损害降到最低,督导科室人员主动上报各类不良事件,对本科室易发生的不良事件进行分析、整改,并积极配合 RCA 小组对本科室发生的警讯事件,以及严重度评估分级为 1 级(即 SAC 1 级)不良事件完成 RCA 案例分析。

4.3 职能科室:处理分管领域内的不良事件,对该领域内不良事件的责任科室提出改进措施并追踪改善效果,分析整改上报医务处,将警讯事件及 SAC 1 级事件上报分管院领导;按照国家规定向上级部门报告领域内不良事件。

4.4 医务处:接收、汇总各职能科室不良事件分析结果,对全院不良事件进行分析、整理,将结果汇报至医院质量与安全管理委员会;组织相关人员对警讯事件及 SAC 1 级事件进行根本原因分析,并在 45 日内完成 RCA 报告,追踪措施的落实情况及整改成效。

4.5 分管院领导:针对警讯事件及 SAC 1 级事件上报院长,并主持分管领域进行 RCA 分析。

4.6 院长:对警讯事件及 SAC 1 级事件作出指示,并对 RCA 进度进行追踪。

4.7 医院质量与安全管理委员会:审核医院年度、季度不良事件分析报告及 RCA 报告。

5 内容

5.1 根据不良事件类型分为下列 11 类,全院人员遇到下列情况需要进行报告。

5.1.1 医疗不良事件。

5.1.1.1 手术事件:在手术前、手术中、手术后发生的异常事件,包括术前诊断与术后诊断(如疾病部位、性质、病理)存在明显不符合。

5.1.1.2 麻醉镇静相关事件:与麻醉过程相关的异常事件,麻醉和中度、深度镇静过程中的不良事件和不良事件趋势。

5.1.1.3 诊疗相关及诊疗记录事件:包括违反医疗核心制度、误诊、漏诊、治疗不及时、涂改诊疗记录、违规出具证明、记录丢失等。

5.1.1.4 医技检查事件:包括检查部位错误、患者错误、标本错误、报告错误等。

5.1.2 护理不良事件。

5.1.2.1 管路事件:包括静脉管路、导尿管、气管插管、胃管等各种管路的滑脱,或意外拔管、管道错接、阻塞、未开启等异常事件。

5.1.2.2 跌倒事件:因意外跌落地面或其他平面。

5.1.2.3 压力性损伤事件:由于局部组织长期受压,发生持续缺血、缺氧、营养不良而致组织溃烂坏死。

5.1.2.4 其他护理不良事件:各种护理缺陷及其他护理相关不良事件。

5.1.3 用血不良事件。

5.1.3.1 输血不良反应:包括可疑或确定的溶血性、细菌污染性等严重的输血不良反应。

5.1.3.2 输血相关事件:因医嘱开具、备血、储存、传送不当等引起的输血相关事件,输血错误等。

5.1.4 药品不良事件。

5.1.4.1 药品不良反应:指合格药品在正常用法、用量的情况下,出现与用药目的无关或意外的有关反应,包括药品已知或未知作用引起的副作用、毒性反应、后遗效应、过敏反应、输液反应、继发反应、特异性遗传素质等。

5.1.4.2 给药差错事件:指药品使用过程中的任何一个阶段发生的错误,包括处方、药品配发、给药途径和用药监测的各阶段,以及使用错误的药品品种、使用配伍禁忌,使用假药或劣质药品,用药剂量、给药途径、给药对象错误及其他所有原因导致的用药差错,并对患者造成了伤害和(或)医疗纠纷。

5.1.5 院内感染不良事件:院内发生感染暴发等。

5.1.6 职业暴露事件:包括针刺伤、利器伤、接触暴露等。

5.1.7 医疗设备、医疗器械、植入物不良事件:医疗设备、医疗器械及植入物故障影响患者的诊治,并导致严重不良后果或引起医疗纠纷,包括设备故障、有异物、过期、包装破损等。

5.1.8 公共意外事件:食物中毒、危险物品泄漏事件、火灾及医用气体事故、压力容器事故、电梯事故,停电、停水事故,且导致明显不良后果或引起纠纷。

5.1.9 治安事件:患者和工作人员遭到袭击;患者和医院财产被盗及被损坏;医务人员、患者、患者家属及探访者等之间产生矛盾导致损伤等。

5.1.10 人体受试者研究相关不良事件:临床药物试验,新技术、新项目研究等与人体受试者研究相关的不良事件。

5.1.11 其他不良事件:其他未归类的事件。

5.2 报告时限

5.2.1 警讯事件在正常上班时间立即通知分管职能科室负责人和医务处主任,非正常上班时间立即通知总值班,由总值班通知分管职能科室负责人和医务处主任,职能科室负责人和医务处主任汇报给分管院领导,分管院领导上报院长,上报人应于24小时内登录医院不良事件上报系统,按规定填写上报。

5.2.2 不良后果事件、未造成后果事件和临界差错事件,在48小时内登录医院不良事件上报系统,按规定填写上报。

5.3 上报权限

5.3.1 员工凭用户名和密码登录不良事件上报系统进行上报。

5.3.2 医学学员发生或发现相关事件后,凭专用用户名和密码登录不良事件上报系统进行上报。

5.3.3 外包等其他人员发生或发现相关事件报告本院任一员工,由该员工负责不良事件上报。

5.4 报告程序

5.4.1 报告流程详见《医疗安全(不良)事件报告及处理流程》。

5.4.2 报上级部门:各职能科室领域内不良事件要按照国家规定向上级部门报告。

5.5 报告部门归属及资料分析

5.5.1 医务处:负责医疗医技相关不良事件汇总分析。

5.5.2 护理部:负责护理相关不良事件汇总分析。

5.5.3 设备供应科:负责医疗设备、医疗器械、植入物等相关的不良事件汇总分析。

5.5.4 总务科:负责总务管理范围内的不良事件汇总分析。

5.5.5 保卫科:负责治安事件、公共事故、伤医暴力事件、失窃等管理范围内的不良事件汇总分析。

5.5.6 输血科:负责输血不良反应、输血相关事件汇总分析。

5.5.7 感染控制科:负责医院感染、传染病暴发、职业暴露等事件汇总分析。

5.5.8 药学部:负责用药错误事件汇总分析。

5.5.9 临床药学室:负责药品不良反应事件汇总分析。

5.5.10 科研科:负责人体受试者研究相关事件汇总分析。

5.5.11 教学科、研究生与继续教育管理科:负责医学学员发生不良事件汇总分析。

5.6 不良事件的分级与处理

5.6.1 根据事件影响结果分为极重度影响、重度影响、中度影响、轻度影响、无影响5类,对患者、员工、访客、服务、财务、环境等影响的判断结果参见下表。

分类	极重度	重度	中度	轻度	无
患者	1.非疾病因素死亡 2.非疾病因素导致永久性功能丧失 3.院内自杀或严重暴力事件 4.手术部位错误或手术患者错误 5.器械及物品遗留患者体内须手术取出 6.严重输血反应 7.产妇死亡或因生产导致严重后遗症 8.新生儿遗失或抱错婴儿	1.因医疗意外致毁容 2.智力障碍患者走失	1.因医疗意外造成患者住院时间延长 2.非计划性再手术	1.非疾病因素导致患者额外医疗 2.再评估或诊断 3.额外的医疗处置	患者虽发生医疗意外,但是未造成任何伤害,也无需额外处置
员工	1.因意外导致员工死亡 2.员工自杀 3.因意外导致三名以上员工住院	1.因意外导致员工永久性伤害 2.因以外导致两名员工住院 3.因意外导致三名以上员工停止工作	1.因意外导致员工额外医疗 2.因意外导致两名员工停止工作	仅需紧急处理,无其他后遗症	未造成任何伤害
探访者	1.探访者死亡 2.因意外导致三名以上探访者住院	探访者住院	因意外导致探访者额外医疗,无需住院	仅需评估,无需额外医疗处理	不需要任何处理
服务	服务作业完全终止	主要服务终止,手术室停止手术,门诊停诊	部分服务不完全	服务效率低	服务无影响
财务	财务损失超过50万元	财务损失10万~50万元	财务损失1万~10万元	财务损失1万元以下	无财务损失
环境	1.火警需撤离 2.有毒性物质外泄,导致中毒事件	1.火警需外部支援 2.有毒性物质外泄,但未发生中毒事件	1.火警初期即已控制 2.非毒性物质外泄,需其他单位协助	非毒性物质外泄,不需其他单位协助	无影响

5.6.2 不良事件严重度评估分级(SAC)表

频率	结果				
	极重度	重度	中度	轻度	无伤害
数周	1	1	2	3	3
1 年数次	1	1	2	3	4
1~2 年 1 次	1	2	2	3	4
2~5 年 1 次	1	2	3	4	4
5 年以上	2	3	3	4	4

5.6.3 职能科室接收到事件后进行 SAC 分级并处理。

    5.6.3.1 警讯事件及 SAC 1 级事件:主管职能科室接收到事件后立即报告分管院领导,分管院领导立即报告院长,由医务处组织在 45 日内完成 RCA 分析,并采取改进措施。RCA 分析的基本步骤如下。

        5.6.3.1.1 成立一个跨部门的 RCA 小组,包括相关的临床一线工作人员,挑选成员时,遵循"利益回避"原则,小组成员必须熟悉 RCA 运用方法。RCA 小组的组成、规模、复杂程度取决于事件的严重程度。

        5.6.3.1.2 资料收集:RCA 小组成员通过访谈、现场调查、资料分析等方式对事件过程进行还原,并列出时间序列表或流程图。

        5.6.3.1.3 RCA 小组成员进行讨论并找出事件的近端原因和根本原因,针对根本原因制订改善计划、落实改善措施,形成 RCA 报告。

    5.6.3.2 SAC 2 级事件:分管职能科室接收到事件后 72 小时内进行调查并提出改进措施,将结果报至医务处。

    5.6.3.3 SAC 3 级和 SAC 4 级事件:分管职能部门每季度进行分析,将分析结果及整改措施报医务处。

5.6.4 医务处收集职能部门不良事件报表,形成全院季度、年度不良事件分析报告,将不良事件分析报告及 RCA 报告上报至医院质量与安全管理委员会。

5.7 管理要求

5.7.1 调查配合:发生不良事件的部门必须保存相关证据,医院所有单位及人员都必须配合小组调查并提供必要的协助。

5.7.2 不良事件管理人员及其他知情人员对上报的信息要严格保密。

5.7.3 不良事件调查不以惩罚为目的,而是以采取补救措施作为首要任务;医院鼓励不良事件上报,1、2 级事件给予每例 80 元奖励,3、4 级事件给予每例 30 元奖励。

6 **流程**:医疗安全(不良)事件报告及处理流程。

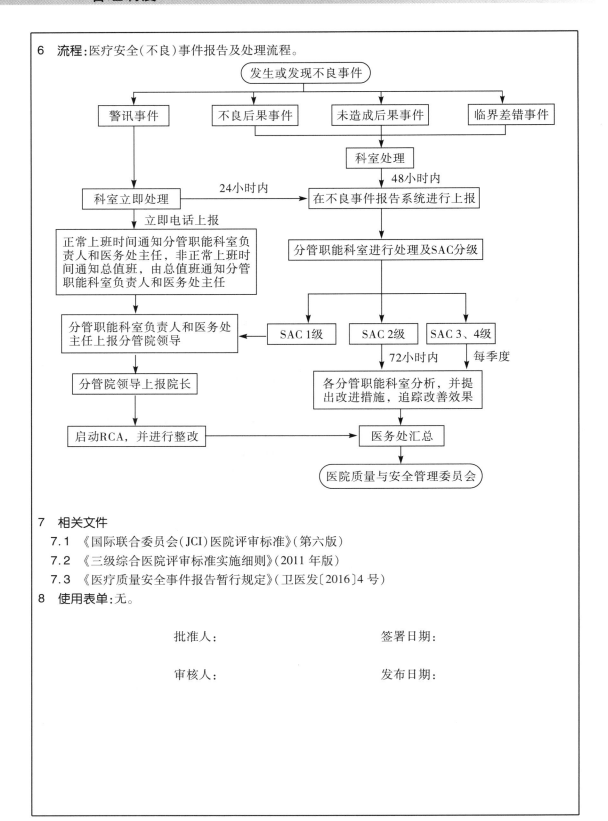

7 **相关文件**

7.1 《国际联合委员会(JCI)医院评审标准》(第六版)

7.2 《三级综合医院评审标准实施细则》(2011年版)

7.3 《医疗质量安全事件报告暂行规定》(卫医发〔2016〕4号)

8 **使用表单**:无。

批准人: 签署日期:

审核人: 发布日期:

第十九节 营养评估与治疗制度

文件名称	营养评估与治疗制度	文件编号	YY－LC－×××
制定部门	×××	版本号	1.0
生效日期	20××－××－××	页数/总页数	×/××
修订日期	20××－××－××	有效期至	20××－××－××

1 **目的**:规范患者营养风险的发现、处理及营养诊疗行为,保证患者的营养需求获得及时合理的干预处理。
2 **范围**:涉及患者营养评估及营养治疗工作的医务人员。
3 **定义**
  3.1 **营养风险筛查、评估**:由医务人员实施,用以确定患者营养风险并决定是否需要为患者制订或实施营养支持计划的快速、简便的方法。
  3.2 **营养评价**:由营养专业人员对患者的营养代谢、机体功能等方面进行的全面检查和评价,用于制订营养支持计划,并考虑适应证和可能的副作用。
  3.3 **营养干预**:由临床医师制订并实施的对评估为营养低风险患者的营养问题进行改进的措施。
  3.4 **营养治疗**:由营养医师制订并实施的对评估为营养高风险患者进行的,包括经口、胃肠道或肠外途径的全面营养支持,以起到代谢调理的作用。
4 **权责**
  4.1 **护士**:负责营养风险初筛、复筛和营养宣教,对患者的治疗饮食进行检查和指导。
  4.2 **医师**:负责营养风险初次评估和再评估,实施营养干预、营养监测和营养宣教。
  4.3 **营养医师**:负责营养门诊、会诊、查房、营养评价、治疗、监测,以及有关营养方面的知识培训。
5 **内容**
  5.1 **营养风险筛查、评估和再评估**
    5.1.1 门(急)诊成人患者(年龄>18周岁):分诊护士对患者量身高、称体重并计算体重指数(BMI)。若BMI<18.5,门诊医师需根据《门诊成人营养风险评估表》(见附件1)进行营养风险评估,根据结果给予指导和干预,或请患者前往营养科就诊;若28>BMI≥24,门诊医师应给予患者营养饮食宣教,嘱其均衡膳食、保持健康体重;若BMI≥28,门诊医师则需建议患者前往营养科就诊,由营养师为患者做营养测量、分析评价和减重指导。
    5.1.2 门诊儿童和青少年患者(年龄≤18周岁):分诊护士对患者量身高或身长、称体重,5岁以上的患者还需计算BMI,儿科门诊医师应用《门诊儿童及青少年营养评估工具》(见附件2)进行营养评估,根据不同性别、年龄选取不同的曲线图工具,5岁以下(含5岁)患儿根据身高和体重数据,5岁以上患者根据BMI数值绘制测量值图点与曲线图进行比对,低于－2曲线提示营养低下,医师给予营养指导或干预;低于－3曲线提示严重营养问题,建议前往营养科就诊。
    5.1.3 住院患者:入院后,护士在《入院护理评估单》中根据患者不同年龄对其进行营养风险筛查。任意一项答"是"时,报告医师,由医师24小时内进行营养风险评估;全部答"否"时,每两周复筛一次(见附件3)。医师根据患者年龄选用不同的营养风险评估工具,对患者进行营养风险评估。

5.1.3.1　成人选用 NRS2002 评估工具进行营养评估(见附件4)。

5.1.3.2　儿童及青少年选用 STRONGkid 评估工具进行营养评估(见附件5)。

5.1.3.3　新生儿选用新生儿营养风险评估工具进行营养评估(见附件6)。

5.1.3.4　评估结果判断、处置原则和再评估时机。

评估工具	得分	风险级别	得分	风险级别	得分	风险级别
NRS2002(成人)	0～2	暂无	3～5	低	6～7	高
STRONGkid(儿童及青少年)	0	暂无	1～3	低	4～5	高
新生儿营养风险评估	0～3	暂无	4～7	低	8～15	高
处置原则	无需干预,护士宣教		医师宣教、营养干预、监测		营养医师会诊、评价、治疗、监测	
重复筛查、评估	护士每两周复筛		医师每周再评估		营养医师每周和结束治疗前评估	
	遇病情变化、手术前后等特殊情况及患者出院前医师应进行再评估					

5.1.3.5　对于成人住院患者,如 28 > BMI ≥24,医师应给予患者营养饮食宣教,嘱其均衡膳食、保持健康体重;如 BMI ≥28,医师则需请营养科会诊,由营养师为患者做营养测量、分析评价和减重指导。

5.1.4　妊娠期患者:医师需用孕前体重计算 BMI,依据《孕期体重评估工具》(见附件8)判断孕期体重增长情况。若孕妇体重增长与标准不相符,医师需要进行营养干预。出现下列情况时,门诊孕妇需营养科就诊,住院患者需营养科会诊。

5.1.4.1　孕 24～37 周的孕妇,每周增重与标准不符,正负差别多于 0.5 kg。

5.1.4.2　孕 37 周后的孕妇,孕期增重与增长标准不符,正负差别多于 3 kg。

5.2　营养干预和治疗

5.2.1　主管医师和营养医师共同综合患者病情、进出量和饮食偏好,为其制订个性化的营养治疗计划。

5.2.2　主管医师根据患者的病情或营养治疗计划开具饮食医嘱和(或)营养治疗医嘱,特殊疾病(如糖尿病患者)等应明确告知患者每日总能量的要求。

5.2.2.1　应结合患者民族、宗教及个人的饮食偏好给予营养宣教及饮食指导。

5.2.2.2　需要由营养食堂配送饮食的患者,由主管医师下达治疗饮食医嘱至营养科及营养食堂,营养医师根据患者的病情、饮食习惯、文化背景、营养治疗原则等制订食谱,并由营养食堂配餐员及时送至患者床边。

5.2.2.3　如果患者及家属要求自备治疗饮食,主管医师应书面告知其饮食原则、饮食量及饮食禁忌,并告知其应注意饮食卫生,不吃隔餐食物,防止摄入腐坏食物;护士应对其自备的治疗饮食进行检查,确认其是否符合要求并做出指导;医务人员应观察患者进食后的情况,如有不适做相应处置。

5.2.3 营养治疗效果监测与记录:患者的摄入情况、对营养治疗的反应情况(有无胃肠道不适、体重变化等)、伤口愈合情况、生化及营养不良监测指标相关实验室检查结果等。

5.2.3.1 观察已实施的营养治疗计划是否恰当,是否维持或需要改变。

5.2.3.2 若有问题,应及时与营养医师联系,根据病情变化及时调整营养治疗方案。

5.2.3.3 主管医师、营养医师按时查房,监测患者对营养治疗的反应、耐受性及治疗效果并记录在病历中(见附件4-8)。

5.2.3.3.1 对危重、腹泻、呕吐、新开肠内营养治疗2日内的患者,营养医师应每日查房。

5.2.3.3.2 对长期管饲患者,糖尿病、肾病等实施治疗饮食的患者,若无特殊情况,营养医师应每周查房一次;若病情有变化,则应及时调整营养治疗方案并告知主管医师记录在病历中。

5.2.4 营养科监督营养食堂对治疗饮食的准备、储存和分发,确保为患者提供正确的饮食,并定期为制作治疗饮食的厨师和配餐员进行培训。

5.2.5 重点患者的营养干预和治疗管理:确定危重症医学科重症监护室患者、普外科胃肠道术后患者、肿瘤科术后或放化疗患者、内分泌科糖尿病患者、肾病科肾病患者为重点患者,上述科室为重点科室。

5.2.5.1 对此类患者,医务人员应重点关注其营养问题,严格落实营养筛查、评估、干预和治疗、效果评价制度和流程。实施治疗膳食医嘱的患者严格落实饮食营养宣教,住院期间尽量在医院营养餐厅就餐,合理饮食,配合临床治疗。若存在下列情形,需请营养科医师进行会诊。

5.2.5.1.1 使用肠外营养治疗时。

5.2.5.1.2 糖尿病肾病Ⅳ期以上的患者。

5.2.5.1.3 肾功能不全达到中度以上的患者。

5.2.5.1.4 其他由临床医师判定需要营养医师协助诊治的情况。

5.2.5.2 营养医师每周对上述重点科室进行查房、随访,监督落实营养风险筛查、评估、干预和治疗,关注重点患者的营养需求,主动参与服务,及时协助临床医师发现并改善患者的营养问题。

5.3 患者及家属的宣教

5.3.1 主管医师、护士应对患者进行营养宣教和饮食指导,在评估中体现对患者和家属的宣教要求,并签名确认。

5.3.2 根据患者的爱好和需求可给予书面指导(个性化食谱、饮食注意事项、患者饮食限量)和(或)口头宣教,让患者和家属理解和接受宣教的内容,对于不能立即解释的问题,指导其可能解决的途径,或留下联系方式确认后进行电话回复。

6　**流程**:住院患者营养评估与治疗流程。

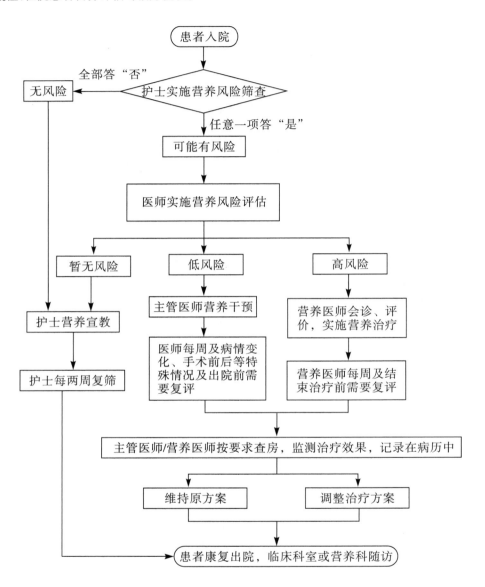

7　**相关文件**

7.1　《临床诊疗指南临床营养科分册》

7.2　《临床操作技术规范临床营养科分册》

7.3　《临床操作技术规范肠外肠内营养学分册》

7.4　《中国儿科肠内肠外营养支持临床营养指南》

7.5　《中国临床营养杂志》(2017 年 2 期)

8 使用表单

8.1 《门诊成人患者营养风险评估表》

8.2 《门诊儿童及青少年营养评估工具》

8.3 《住院患者营养风险筛查表》

8.4 《成人住院患者营养风险评估及监测记录单》

8.5 《儿童及青少年住院患者营养风险评估及监测记录单》

8.6 《新生儿住院患者营养风险评估及监测记录单》

8.7 《成人住院患者营养状况评价及监测记录单》

8.8 《孕期体重评估工具》

批准人：　　　　　　　　　　签署日期：

审核人：　　　　　　　　　　发布日期：

附件 1

门诊成人患者营养风险评估表

文件编号:BL – BD – ZK – ×××   版本号:1.0

患者资料:			
科别:	姓名:	出生年月日:	门诊号:
性别:	年龄:		
身高(cm):	体重(kg):		体质指数 BMI(kg/m^2):
诊断:			

孕妇资料:	孕前体重(kg):	孕前 BMI(kg/m^2):	现体重(kg):	孕期增重(kg):

营养评分:

□0 分:正常营养状态。

□1 分:3 个月内体重丢失 >5% ,最近 1 周摄食减少 25% ~ 50% ,白蛋白 25 ~ 30 g/L,前白蛋白 0.16 ~ 0.20 g/L。

□2 分:2 个月内体重丢失 >5% ,最近 1 周摄食减少 50% ~ 75% ,白蛋白 20.0 ~ 24.9 g/L,前白蛋白 0.10 ~ 0.16 g/L。

□3 分:1 个月内体重丢失 >5% ,3 个月内体重丢失 >15% ,BMI <18.5 且一般情况差,最近 1 周摄食减少 75% ~ 100% ,白蛋白 <20 g/L,前白蛋白 <0.08 g/L。

疾病评分:

□0 分:营养需要量无需增加的疾病(与正常人的需要量相同)。

□1 分:骨盆骨折、慢性疾病(如肝硬化、慢性阻塞性肺疾病等)、长期血液透析、糖尿病有并发症者、恶性肿瘤等。

□2 分:患者需要卧床,如腹部大手术、中风(进食障碍)、重症肺炎、血液系统肿瘤、轻度烧伤等。

□3 分:颅脑损伤(用激素治疗)、严重皮肤病用激素治疗、骨髓抑制、重症监护患者(APACHE > 10 分),中、重度烧伤、长期腹透等。

年龄评分:□1 分:年龄≥70 岁   □0 分:年龄 <70 岁

营养风险评分:_____ 分   营养风险:□无(0 – 2 分) □低(3 – 5 分) □高(6 – 7 分)

处置标准:□无风险(无需干预)   □低风险(医师给予营养指导或干预)   □高风险(前往营养科)

评估医师签名: 时间: 年   月   日   时   分

附件2

门诊儿童及青少年营养评估工具

文件编号:BD－YY－×××　版本号:1.0

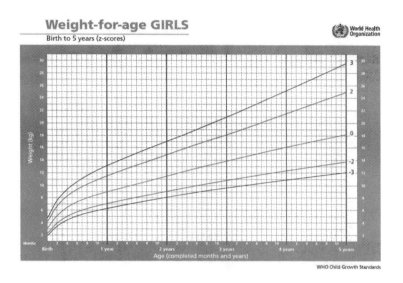

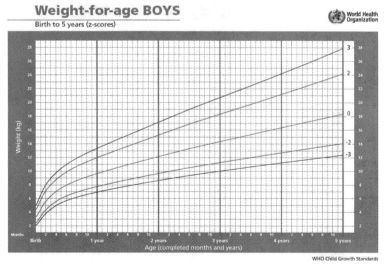

0～5岁年龄别体重曲线图

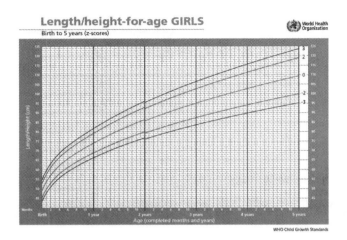

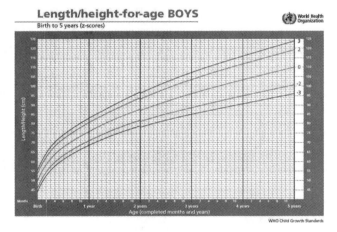

0～5 岁年龄别身高曲线图

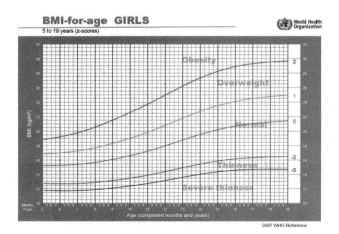

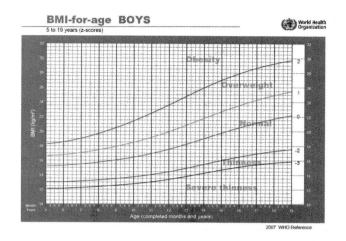

5～19 岁 BMI – for – age 曲线图

注:根据不同性别、年龄选取不同的曲线图工具,5 岁以下(含 5 岁)的患儿根据身高、体重数据,5 岁以上患者根据 BMI 数据,绘制测量值图点与曲线图比对,低于 –2 曲线提示营养低下,需要医师给予指导或干预;低于 –3 曲线提示严重营养问题,建议前往营养科就诊

附件3

住院患者营养风险筛查表

文件编号:BL－BD－ZK－×××　版本号:1.0

患者资料:

科别:　　　姓名:　　　出生年月日:　　　病案号:　　　性别:　　　年龄:　　　床号:

身高/长(cm):　　　体重(kg):　　　体质指数 BMI(kg/m²)(大于5岁填写):

白蛋白(g/L):　　　前白蛋白(mg/L):　　　临床诊断:

孕妇附加资料:　孕前体重(kg):　孕前 BMI(kg/m²):　现体重(kg):　孕期增重(kg):

新生儿附加资料:　　　出生胎龄(周):　　　出生体重(kg):

成人(年龄>18岁)筛查项目(在□内打"√")	__年__月__日__时__分	__年__月__日__时__分	__年__月__日__时__分
患者的 BMI 值是否小于18.5(孕妇用孕前体重计算)	□是 □否	□是 □否	□是 □否
患者在过去3个月体重是否下降	□是 □否	□是 □否	□是 □否
患者在过去1周内摄食是否减少	□是 □否	□是 □否	□是 □否
患者是否有严重疾病(如ICU治疗)	□是 □否	□是 □否	□是 □否
患者是否有前白蛋白<0.2 g/L 或者白蛋白<30 g/L（不能测量身高、体重,计算出 BMI 的患者需填此项。）	□是 □否	□是 □否	□是 □否
判断孕妇增重与标准是否不相符(孕妇需填写此项)	□是 □否	□是 □否	□是 □否

注:严重疾病,如骨盆骨折、慢性疾病(肝硬化、慢性阻塞性肺疾病等)、长期血液透析、糖尿病有并发症者、恶性肿瘤、腹部大手术、中风(进食障碍)、重症肺炎、血液系统肿瘤、轻度烧伤、颅脑损伤(用激素治疗)、严重皮肤病用激素治疗、骨髓抑制、重症监护患者,中、重度烧伤,长期腹透

续表

儿童及青少年(28日<年龄≤18岁)筛查项目(在□内打"√")	__年__月__日__时__分	__年__月__日__时__分	__年__月__日__时__分
1岁以内患儿体重增长是否过缓	□是 □否	□是 □否	□是 □否
患者在过去3个月体重是否下降	□是 □否	□是 □否	□是 □否
患者近期摄食是否减少或严重呕吐、腹泻	□是 □否	□是 □否	□是 □否
患者是否有高风险疾病	□是 □否	□是 □否	□是 □否

注:高风险疾病,如神经性厌食、烧伤、支气管肺发育不良(最大不超过2岁)、乳糜泻、囊性纤维化、未成熟儿或早产儿(纠正年龄小于6月)、慢性心脏疾病、获得性免疫缺陷综合征、炎症性肠病、肿瘤、慢性肝脏疾病、慢性肾脏疾病、胰腺炎、短肠综合征、肌肉疾病、代谢性疾病、外伤、心理障碍及精神发育落后、择期大手术、慢性腹泻、消化道畸形、多种食物过敏及不耐受、吞咽困难等。

新生儿(年龄≤28日)筛查项目(在□内打"√")	__年__月__日__时__分	__年__月__日__时__分	__年__月__日__时__分
是否早产儿或出生低体重	□是 □否	□是 □否	□是 □否
是否出现体重下降/无增加	□是 □否	□是 □否	□是 □否
是否不能经口喂养	□是 □否	□是 □否	□是 □否
是否患有高风险疾病	□是 □否	□是 □否	□是 □否

注:高风险疾病,如支气管肺发育不良、急需手术的疾病或外伤、先天性心脏病、糖代谢紊乱(低糖血症、高胰岛素血症)、呼吸窘迫综合征、低钾血症及低钙血症、脑损伤、颅内出血、脑室周围白质软化、缺氧缺血性脑病、高胆红素血症、重度感染(肺炎、败血症)、牛乳蛋白过敏、胃食管反流、反复腹泻、胃肠穿孔、坏死性小肠结肠炎、消化道先天性畸形等

处置:任意一项答"是",进一步进行营养评估。全部答"否",则每两周进行复筛

第一次筛查护士签名: 　　医师确认签名: 　　时间: 　年　月　日　时　分
第二次筛查护士签名: 　　医师确认签名: 　　时间: 　年　月　日　时　分
第三次筛查护士签名: 　　医师确认签名: 　　时间: 　年　月　日　时　分

附件4

成人住院患者营养风险评估及监测记录单

文件编号:BL－BD－ZK－×××　版本号:1.0

科别：ㅤ姓名：ㅤ出生年月日：ㅤ病案号：ㅤ性别：ㅤ年龄：ㅤ床号：
临床诊断：
人体测量:身高__ cm　体重__ kg　BMI __ kg/m² 孕妇:孕前体重__ kg　BMI ____ kg/m²
食欲:(□不进食 □差 □佳)　咀嚼/吞咽困难:(□有 □否)　伤口愈合情况:(□有 □否)
胃肠情况:□恶心　□呕吐　□腹泻　□便秘　□胃溃疡/出血　其他_____
□食物过敏_____　□民族、宗教及个人特殊饮食偏好_____

首次营养风险评估	营养评分： □0 分:正常营养状态。 □1 分:3 个月内体重丢失 >5%,最近 1 周摄食减少 25% ~ 50%,白蛋白 25 ~ 30 g/L,前白蛋白 0.16 ~ 0.20 g/L。 □2 分:2 个月内体重丢失 >5%,最近 1 周摄食减少 50% ~ 75%,白蛋白 20.0 ~ 24.9 g/L,前白蛋白 0.10 ~ 0.16 g/L。 □3 分:1 个月内体重丢失 >5%,3 个月内体重丢失 > 15%,BMI < 18.5 且一般情况差,最近 1 周摄食减少 75% ~ 100%,白蛋白 < 20 g/L,前白蛋白 <0.08 g/L。
	疾病评分： □0 分:营养需要量无需增加的疾病(与正常人的需要量相同)。 □1 分:骨盆骨折、慢性疾病(如肝硬化、慢性阻塞性肺病等)、长期血液透析、糖尿病有并发症者、恶性肿瘤等。 □2 分:患者需要卧床,如腹部大手术、中风(进食障碍)、重症肺炎、血液系统肿瘤、轻度烧伤等。 □3 分:颅脑损伤(用激素治疗)、严重皮肤病用激素治疗、骨髓抑制、重症监护患者,中、重度烧伤、长期腹透等。
	年龄评分:□1 分(年龄≥70 岁)　□0 分(年龄 <70 岁)
	首次营养风险评分:_____分,营养风险:□无 □低 □高;□每周再次进行营养评估

开始营养治疗:□是 □否;供给最终目标:能量_____ Kcal/d;蛋白质_____ g/d
营养评估医师:ㅤ时间:ㅤ年　月　日　时　分

续表

			口服饮食		肠内营养(EN)				肠外营养(PN)				效果评价			
日期	时间	营养支持方式	膳食医嘱	摄入情况	制剂类型	全日用量(mL)	能量(Kcal)	蛋白质(g)	支持途径	液体量(mL)	能量(Kcal)	蛋白质(g)	支持途径	体重(Kg)	白蛋白(g/L)	营养复评得分	医师签名

注:此表供主管医师进行营养评估和营养监测使用,需打印存入病历。适用范围:患者年龄>18岁

风险评分	0~2分无风险	3~5分低风险	6~7分高风险
处置原则	护士营养宣教	医师营养宣教、营养干预、监测	营养医师会诊、评价、治疗、监测
复筛和复评	护士每两周复筛	医师每周及特殊情况复评	营养医师每周及结束治疗前复评

营养支持方式:①口服饮食;②口服饮食和肠内营养补充剂;③肠内营养治疗;④肠外营养治疗;⑤肠内合并肠外治疗;⑥营养宣教

口服饮食摄入情况:①禁水、禁食;②极差(约1/4平时饮食量或能量建议量);③差(约1/2平时饮食量或能量建议量);④可接受(约3/4平时饮食量或能量建议量);⑤很好(接近平时饮食量或能量建议量);⑥过量(超过平时饮食量或能量建议量)

肠内营养制剂类型:①普通型匀浆膳;②纤维型匀浆膳;③整蛋白型;④高蛋白型;⑤低蛋白型;⑥低脂型;⑦支链氨基酸;⑧短肽型;⑨其他疾病专用型;⑩其他

肠内营养支持途径:①口服;②经胃管饲;③经十二指肠管饲;④经空肠管饲

肠外营养支持途径:①周围静脉;②中心静脉;③周围中心静脉置管;④其他途径

附件 5

儿童/青少年住院患者营养风险评估及监测记录单

文件编号:BL－BD－ZK－×××　　版本号:1.0

科别:　　姓名:　　出生年月日:　　病案号:　　性别:　　年龄:　　床号:
临床诊断:
人体测量:身高_____ cm　体重_____ kg　BM:_____ kg/m² (大于 5 岁需填此项)
食欲:(□差 □正常 □好)　咀嚼/吞咽困难:(□有 □否)　伤口愈合情况:(□有 □否)
胃肠情况:□恶心　□呕吐　□腹泻　□便秘　□胃溃疡/出血　其他_____
□食物过敏:_____　　□民族、宗教及个人特殊饮食偏好:_____

首次营养风险评估	主观临床评价	□1 分:有	皮下脂肪和(或)肌肉的减少和(或)瘦削的脸
		□0 分:无	
	高风险疾病	□2 分:有	神经性厌食、烧伤、支气管肺发育不良(最大不超过 2 岁)、乳糜泻、囊性纤维化、未成熟儿或早产儿(纠正年龄小于 6 月)、慢性心脏疾病、获得性免疫缺陷综合征、炎症性肠病、肿瘤、慢性肝脏疾病、慢性肾脏疾病、胰腺炎、短肠综合征、肌肉疾病、代谢性疾病、外伤、心理障碍/精神发育落后、择期大手术、慢性腹泻、消化道畸形、多种食物过敏/不耐受、吞咽困难
		□0 分:无	
	营养的摄取与丢失	□1 分:有	最近几日大便≥5 次/日(除外母乳性腹泻)或呕吐 >3 次/日、入院前几日主动摄食减少、饮食上入院前已有进行营养干预的建议、因为疼痛缺乏足够的摄食
		□0 分:无	
	体重减轻/体重增长过缓	□1 分:有	在近几周或几月内是否存在体重减轻或 1 岁内儿童存在体重增长过缓
		□0 分:无	
	首次营养风险评分:____分,营养风险:□无 □低 □高;□每周再次进行营养评估		
开始营养治疗:□是 □否;营养供给最终目标量:能量_____ Kcal/d;蛋白质____ g/d。			
营养评估医师:　　时间:　　年　月　日　时　分			

续表

营养评估和监测记录																	
日期	时间	营养支持方式	口服饮食含乳类		肠内营养(EN)					肠外营养(PN)				效果评价		营养复评得分	医师签名
			膳食医嘱	摄入情况	制剂类型	全日用量(mL)	能量(Kcal)	蛋白质(g)	支持途径	液体量(mL)	能量(Kcal)	蛋白质(g)	支持途径	体重(Kg)	白蛋白(g/L)		

注:此表供主管医师和营养医师进行营养评估和营养监测使用,需打印存入病历。适用范围是28 日<患者年龄≤18 岁

风险评分	0 分无风险	1~3 分低风险	4~5 分高风险
处置原则	护士营养宣教	医师营养宣教、营养干预、监测	营养医师会诊、评价、治疗、监测
复筛和复评	护士每两周复筛	医师每周及特殊情况复评	营养医师每周及结束治疗前复评

营养支持方式:①口服饮食含乳类;②口服饮食和肠内营养补充剂;③肠内营养治疗;④肠外营养治疗;⑤肠内合并肠外治疗;⑥营养宣教

口服饮食摄入情况:①禁食水/不进食;②极差(约1/4 平时饮食量或能量建议量);③差(约1/2 平时饮食量或能量建议量);④可接受(约3/4 平时饮食量或能量建议量);⑤很好(接近平时饮食量或能量建议量);⑥过量(超过平时饮食量或能量建议量)

肠内营养制剂类型:①普通型匀浆膳;②纤维型匀浆膳;③整蛋白型;④高蛋白型;⑤低蛋白型;⑥低脂型;⑦支链氨基酸;⑧短肽型;⑨婴儿短肽;⑩儿童短肽;⑪其他疾病专用型;⑫儿童要素配方;⑬儿童其他疾病专用型;⑭其他

肠内营养支持途径:①口服;②经胃管饲;③经十二指肠管饲;④经空肠管饲

肠外营养支持途径:①周围静脉;②中心静脉;③周围中心静脉置管;④其他途径

附件6

新生儿住院患者营养风险评估及监测记录单

文件编号:BL – BD – ZK – ×××　　版本号:1.0

科别:　　姓名:　　出生年月日:　　病案号:　　性别:　　年龄:　　床号:

临床诊断:

身长:__ cm　体重:__ kg　纠正胎龄:__周　出生身长:__ cm　出生体重:__ kg　出生胎龄:__周

喂养方式:□全肠外 □肠内肠外 □全肠内管饲 □经口　伤口愈合情况:□有　□否

胃肠情况:□呕吐　□腹泻　□便秘　□胃溃疡/出血　□胃肠减压　□过敏史_____　□其他____

特殊情况:□呼吸机治疗(□有创 □无创) □部分换血 □窒息复苏后 □长期光疗

首次营养风险评估	出生情况	□4分:出生体重 <1000 g,或22周≤胎龄 <28周 □3分:小于胎龄儿即出生体重 <P10^th,或28周≤胎龄 <32周 □2分:1000 g≤出生体重 <1500 g,或32周≤胎龄 <37周 □1分:1500 g≤出生体重 <2500 g,或大于胎龄儿即出生体重 >P90^th
	体重变化	□4分:体重减少 >15% □3分:体重减少 >10% □2分:第2周:体重增长 <10 g/(kg·d)或第1周末至第2周末:体重下降或无增加
	营养摄入方式	□3分:完全肠外营养 □2分:部分肠外营养 □1分:管饲
	疾病状态	□4分:坏死性小肠结肠炎、先天性畸形(消化道、气道或其他) □3分:反复腹泻伴脱水、胃肠穿孔 □2分:重度感染(肺炎、败血症、中枢神经系统感染)、休克、窒息复苏、胃食管反流、胃肠减压、呼吸机治疗、牛乳蛋白过敏 □1分:支气管肺发育不良、急需手术的疾病,或外伤、其他先天性疾病、糖代谢紊乱(低糖血症、高胰岛素血症)、遗传代谢性疾病、呼吸窘迫综合征、低钾血症、低钙血症、脑损伤、颅内出血、脑室周围白质软化、缺氧缺血性脑病、高胆红素血症、肝性脑病、长期光疗
	首次营养风险评分:　　分,营养风险:□暂无 □低 □高;□每周再次进行营养评估	

开始营养治疗:□是 □否;营养供给最终目标量:能量_____ Kcal/d;蛋白质____ g/d。

营养评估医师:　　　　时间:　　年　　月　　日　　时　　分

续表

营养评估和监测记录															
日期	时间	营养支持方式	经口喂养		肠内营养(EN)					肠外营养(PN)				效果评价		营养复评得分	医师签名
			乳类	摄入量(mL/d)	乳类	全日用量(mL)	能量(Kcal)	蛋白质(g)	支持途径	液体量(mL)	能量(Kcal)	蛋白质(g)	支持途径	体重(kg)	白蛋白(g/L)		
															·	

注:此表供主管医师和营养医师进行营养评估和营养监测使用,需打印存入病历。适用范围:患者年龄≤28 d。评估工具需配合使用2013Fenton早产儿生长曲线图(见背面附图)判定小于胎龄儿(出生体重<P10th)和大于胎龄儿(出生体重>P90th)

风险评分	0~3分为无风险	4~7分为低风险	8~15分为高风险
处置原则	护士营养宣教,监测体重及出入量	医师营养宣教并决定是否干预并监测	营养医师会诊、评价、治疗、监测
复筛和复评	护士每两周复筛	医师每周及特殊情况复评	营养医师每周及结束治疗前复评

营养支持方式:①经口喂养;②肠内营养;③肠外营养;④肠内合并肠外;⑤营养宣教

乳类:①母乳;②配方奶;③早产儿配方奶;④特殊配方奶

肠内营养支持途径:①经胃管饲;②经十二指肠管饲;③经空肠管饲;④经口

肠外营养支持途径:①周围静脉;②中心静脉;③周围中心静脉置管;④脐动静脉置管;⑤其他途径

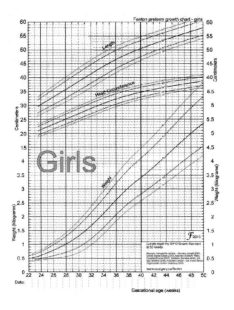

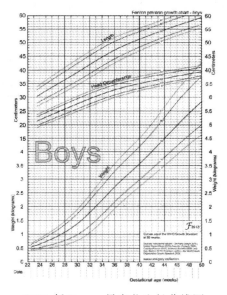

2013 版 Fenton 早产儿生长曲线图

附件 7

成人住院患者营养状况评价及监测记录单

文件编号:BL－BD－ZK－×××　版本号:1.0

科别:　　　姓名:　　　出生年月日:　　　病案号:　　　性别:　　　年龄:　　　床号:
临床诊断:
食欲:(□不进食　□差　□佳)　咀嚼/吞咽困难:(□有　□否)　伤口愈合情况:(□有　□否)
胃肠情况:□恶心　□呕吐　□腹泻　□便秘　□胃溃疡/出血　其他_____
□食物过敏_____　□民族、宗教及个人特殊饮食偏好_____

人体测量及评价	项目	测量值	评价	参考值
	身高(cm)	——		
	体重(kg)		□瘦弱　□正常　□超重	身高(cm)～105
	体质指数(kg/m²)		□瘦弱　□正常　□超重	18.5～23.9
	肱三头肌皮褶厚度(mm)		□偏低　□正常　□偏高	男8.3,女15.3
	上臂围(cm)		□偏低　□正常　□偏高	男27.4,女25.8

实验室检查	项目	测量值	项目	测量值
	血红蛋白(g/L)		血糖(mmol/L)	
	总蛋白(g/L)		总胆固醇(mmol/L)	
	白蛋白(g/L)		甘油三酯(mmol/L)	
	前白蛋白(mg/L)		肌酐(umol/L)	
	谷丙转氨酶(Unit/L)		尿素(mmol/L)	
	谷草转氨酶(Unit/L)			

营养评价	参数	数值	正常	轻度营养不良	中度营养不良	重度营养不良
	体质指数		18.5～23.9	17.0～18.4	16.0～16.9	<16
	体重占标准体重的%		>90	80～90	60～79	<60
	肱三头肌皮褶厚度占正常值的%		>90	80～90	60～79	<60
	上臂围占正常值的%		>90	80～90	60～79	<60
	白蛋白(g/L)		>30	30～25	24.9～20	<20
	前白蛋白(mg/L)		>200	160～200	100～160	<80
	转铁蛋白(g/L)		2.0～4.0	1.5～2.0	1.0～1.5	<1.0
	营养不良:(□营养良好　□轻度营养不良　□中度营养不良　□重度营养不良)					

开始营养治疗:(□是　□否);供给最终目标:能量_____ kcal/d;蛋白质_____ g/d
营养医师:　　　时间:　　　年　　月　　日　　时　　分

续表

			口服饮食		肠内营养(EN)				肠外营养(PN)				效果评价			
日期	时间	营养支持方式	膳食医嘱	摄入情况	制剂类型	全日用量(mL)	能量(Kcal)	蛋白质(g)	支持途径	液体量(mL)	能量(Kcal)	蛋白质(g)	支持途径	体重(kg)	白蛋白(g/L)	营养复评得分	医师签名

注:此表供营养医师进行营养评价和营养监测使用,需打印存入病历。适用范围是患者年龄 > 18 岁

营养支持方式:①口服饮食;②口服饮食和肠内营养补充剂;③肠内营养治疗;④肠外营养治疗;⑤肠内合并肠外治疗;⑥营养宣教

口服饮食摄入情况:①禁水、禁食;②极差(约1/4平时饮食量或能量建议量);③差(约1/2平时饮食量或能量建议量);④可接受(约3/4平时饮食量或能量建议量);⑤很好(接近平时饮食量或能量建议量);⑥过量(超过平时饮食量或能量建议量)

肠内营养制剂类型:①普通型匀浆膳;②纤维型匀浆膳;③整蛋白型;④高蛋白型;⑤低蛋白型;⑥低脂型;⑦支链氨基酸;⑧短肽型;⑨其他疾病专用型;⑩其他

肠内营养支持途径:①口服;②经胃管饲;③经十二指肠管饲;④经空肠管饲

肠外营养支持途径:①周围静脉;②中心静脉;③周围中心静脉置管;④其他途径

附件8

孕期体重评估工具

文件编号:BD-YY-×××　版本号:1.0

孕前 BMI	单胎妊娠孕期体重增重	孕期体重适宜增重	双胎妊娠(暂定)孕期体重增重	孕期体重适宜增重
低体重<18.5	12.5~18.0 kg	0.31~0.45 kg/孕周		
正常18.5~23.9	11.5~16.0 kg	0.29~0.40 kg/孕周	17~25 kg	0.43~0.63 kg/孕周
超重24.0~27.9	7.0~11.5 kg	0.18~0.29 kg/孕周	14~23 kg	0.35~0.58 kg/孕周
肥胖≥28	5~9 kg	0.13~0.23 kg/孕周	11~19 kg	0.28~0.48 kg/孕周

　　注:工具使用要求为孕妇体重增长与标准不相符的,医师需要营养干预,有下列情况者需营养科制订营养支持计划。①孕24~37周的孕妇,每周增重与标准不符,正负差别多于0.5 kg;②孕37周后的孕妇,孕期增重与增长标准不符,正负差别多于3 kg

第二十节　疼痛评估及干预制度

文件名称	疼痛评估及干预制度	文件编号	YY－LC－×××
制定部门	×××	版本号	1.0
生效日期	20××－××－××	页数/总页数	×/××
修订日期	20××－××－××	有效期至	20××－××－××

1　**目的**:规范医务人员对患者疼痛的管理,确保患者的疼痛能得到及时的评估及处理,提升患者的生活质量。

2　**范围**:所有到本院就诊的门诊、急诊及住院患者。

3　**定义**:无。

3.1　**疼痛**:实际或潜在的组织损伤所引起的不愉快感觉和情感体验,疼痛已成为第五大生命体征。

3.1.1　**急性疼痛**:近期产生且持续时间较短暂的疼痛。急性疼痛常与手术创伤、组织损伤或某些疾病状态有关。急性疼痛是影响患者康复的一个重要因素。同时也是许多疾病的一个主诉。

3.1.2　**慢性疼痛**:通常是指疼痛持续 1 个月,超过急性疾病一般的进展,或者超过受伤愈合的合理时间或引起持续疼痛的慢性病理过程。

3.1.3　**癌痛**:指肿瘤压迫、侵犯有关组织神经所产生的疼痛,为癌症的临床常见症状。

3.1.4　**分娩痛**:指在分娩过程中从开始到规律宫缩至胎儿娩出,胎盘娩出产生的疼痛。

3.2　**数字评分法**(Numerical rating scale):标尺上的尺度 0~10,数字越大表示疼痛的强度越大。0:无痛,1~3:轻度疼痛,4~6:中度疼痛,7~10:重度疼痛。

3.3　**Wong－Baker 面部表情图**:从微笑、悲伤至哭泣,无年龄、文化背景限制,使患者易于理解、易于操作。患者只需指出自己疼痛状态类似的表情。最左边的表示无痛,最右边的表示剧烈痛。

3.4　**行为学(包括生理学)评估**:根据疼痛相关行为学表现或对患者照顾者提供疼痛相关行为的叙述进行评估。

4　**权责**

4.1　**护士**:对患者疼痛进行筛查评估并记录,按要求报告医师及时处理。

4.2　**医师**:根据疼痛评估结果制订镇痛方案,减轻患者疼痛,若处理有困难联系疼痛科医师协助处理。

4.3　**疼痛科医师**:患者若出现疼痛评分≥7 分(数字评分法)且临床专科医师处理无效时,或有除痛需求时,疼痛科医师可参与处理。

4.4　**麻醉医师**:负责术后急性疼痛患者的评估、处理。

4.5　**护理部、质量控制科**:负责对全院各科室疼痛评估、处置进行检查,监督和指导。

5　**内容**

5.1　**疼痛筛查与评估**

5.1.1　疼痛评估是疼痛管理的重要环节,根据患者情况选择合适的疼痛评估工具。门(急)诊患者由护士进行疼痛筛查,评估并记录在《门(急)诊患者评估单》上。住院患者由护士筛查、评估,记录在疼痛评估记录单上,记录内容包括疼痛评分、疼痛部位、性质、频率、处理方法等。若疼痛评分≥4分,护士应及时报告医师,医师根据疼痛评估结果制订镇痛方案。若疼痛评分≥7分,在排除本专科相关疾病后,可转诊疼痛科门诊或请疼痛科医师会诊协助处理。

5.1.2 在考虑患者的个人、文化和宗教信仰的前提下,就疼痛和症状管理与患者和家属进行沟通,并介绍相关知识。

5.1.3 疼痛评估工具的选择。

5.1.3.1 能配合完成疼痛评估的成年患者及8岁到14岁的患儿使用自评工具(见附件1):主要采用数字评分法结合 Wong-Baker 面部表情图进行评估。

5.1.3.2 FLACC 量表(见附件2):适用于儿童(出生后28日至7岁)患儿。疼痛的程度可以通过患者的面部表情、腿的姿势、活动度、哭闹和可安慰性等情况综合评估。

5.1.3.3 新生儿疼痛评估表(NIPS)(见附件3):适用于0~28日患儿。疼痛的程度可以通过患儿的面部表情、哭闹、呼吸形态、手臂、腿和觉醒状态等情况综合评估。

5.1.3.4 行为疼痛量表(BPS)(见附件4):适用于重症监护患者的疼痛观察及昏迷等意识障碍患者。疼痛的程度可以通过面部表情、上肢运动、通气依从性(插管)、发声(非插管)等情况综合评估。

5.1.3.5 对有认知缺陷的成人按疼痛程度选择疼痛评估工具(见附件5)评估。

5.1.3.5.1 具有数字评估能力的早期认知缺陷患者,使用数字评估法结合 Wong-Baker 面部表情图进行评估。

5.1.3.5.2 中晚期认知缺陷患者,使用老年痴呆患者疼痛评估量表(PAINAD),疼痛的程度可以通过面部表情、身体语言、可安抚程度等情况综合评估。

5.2 筛查与评估的时限及频度

5.2.1 门(急)诊患者:疼痛筛查应在就诊时完成并记录。

5.2.2 新入院患者:护士在当班内进行首次疼痛筛查、评估。若遇急症手术等特殊情况,术后6小时内完成评估。

5.2.3 疼痛再评估。

5.2.3.1 疼痛评分0~3分时,护士每日评估一次并记录疼痛评分。

5.2.3.2 疼痛评分4~6分时,护士每班评估一次,直至疼痛评分≤3分。

5.2.3.3 疼痛评分≥7分时,每4小时评估一次,直至疼痛评分≤6分。

5.2.3.4 对于进行疼痛治疗的患者,护士在疼痛治疗方案实施后要再次评估(应用针剂后30分钟、口服用药或外用药后60分钟)。

5.2.3.5 再次评估时,需在疼痛评估记录单记录患者对疼痛治疗的效果及是否有相关并发症等。特殊情况遵医嘱执行疼痛评估。

5.2.4 对手术后镇痛患者,特别是使用镇痛泵患者,按照《急性疼痛诊断治疗规范》评估。

5.2.5 对于癌痛患者,按照《癌症疼痛诊断治疗规范》评估。

5.2.6 对于分娩痛患者,按照《分娩镇痛诊断治疗规范》评估。

5.3 疼痛处理原则

5.3.1 充分认识患者拥有适当的疼痛评估及处理的权利。

5.3.2 关于疼痛治疗的计划及其相关的活动,都能让患者有适当的了解。

5.3.3 根据不同患者的需求,给予个别化的处理。

5.3.4 与患者共同合作达到疼痛缓解的目标。

5.3.5 监测患者在疼痛处理的成效。

5.4 **疼痛控制目标**:疼痛评分≤3分;24小时内爆发疼痛次数≤3次;24小时需要疼痛治疗药物≤3次。

5.5 **疼痛处理**

5.5.1 除新生儿外的患者疼痛处理:对疼痛评分0~3分的患者,为轻度疼痛,无需干预,但应每日再评估一次;疼痛评分4~6分的患者,为中度疼痛,护士应及时报告医师,由医师决定处理措施;疼痛评分≥4分时,护士每班评估疼痛,直至疼痛评分≤3分;疼痛评分≥7分时,为重度疼痛,每4小时评估一次,直至疼痛评分≤6分。报告医师给予干预治疗,也可酌情请疼痛科医师会诊协助治疗。

5.5.2 新生儿疼痛评估及处理:使用NIPS量表进行疼痛评分,评分0~2分为无痛或轻度疼痛,无需处理,并于1日后再评估;评分3~4分为中度疼痛,可采用裹紧、袋鼠式护理、母乳喂养等非药物性方法,以减轻患儿疼痛,每4小时再评估一次,直至评分达0~2分;评分5~8分为重度疼痛,报告医师,由医师决定是否给予干预措施,并于半小时后再评估,必要时可请疼痛科医师会诊。

5.6 **疼痛治疗**:采取综合措施:以药物为主,非药物疗法为辅。药物主要包括对乙酰氨基酚、非甾体抗炎药和阿片类药。非药物疗法有外科疗法、神经阻滞疗法、神经调节及毁损等。

5.6.1 选择合适的给药途径:首选口服给药。芬太尼透皮贴剂是可选的给药途径之一。口服和皮肤用药后疼痛无明显改善者,可以肌内注射或静脉注射。全身用药产生难以控制的不良反应时,可以请疼痛科医师会诊。

5.6.2 适当的镇痛药物和剂量:根据疼痛的类型、强度等制订个体化的药物治疗方案。

5.6.3 制订适当的给药间期:根据药物不同的药代动力学特点制订合适的给药间期,提高镇痛效果,减少不良反应。

5.6.4 及时调整药物剂量:镇痛治疗后应及时观察生命体征,根据疼痛评分及时调整药量。

5.6.5 及时处理不良反应:阿片类药物可致便秘、呕吐和呼吸抑制等,应进行相应的处理和治疗。

5.6.6 辅助治疗:依疼痛的不同病种和类型而定。非甾体类抗炎药物(NSAIDs)、糖皮质激素、三环类抗抑郁药物等,对不同疾患所致的疼痛有各自独特的效果。

5.6.7 对手术后患者的镇痛处理,特别是使用镇痛泵患者,按照《急性疼痛诊断治疗规范》处理。

5.6.8 对于慢性疼痛(疼痛持续大于1个月)患者,按照《慢性疼痛诊断治疗规范》处理。

5.6.9 对于癌痛患者,按照《癌症疼痛诊断治疗规范》处理。

5.6.10 对于分娩痛患者,按照《分娩镇痛诊断治疗规范》处理。

5.7 **医务人员接受疼痛管理方面的培训**

5.7.1 疼痛的定义、分类。

5.7.2 疼痛评估及记录。

5.7.3 止痛药药理学知识。

5.7.4 多模式镇痛(如药物镇痛措施和非药物镇痛措施)的原则和方法。

5.7.5 成瘾、耐药、生理性依赖的区别。

5.7.6 疼痛治疗相关并发症的诊断。

5.8 对患者及家属的教育

5.8.1 有效控制疼痛:当疼痛是治疗或检查的预计结果时,应告知患者及家属出现疼痛的可能性及可用于疼痛的选择,如是否使用镇痛泵等。

5.8.2 医务人员均有责任对患者及家属就疼痛有关的问题进行宣教,告知出现疼痛时报告疼痛及治疗疼痛的必要性、疼痛的病因及预后、预防和控制的方法、疼痛和病情的关系、疼痛治疗相关风险和费用情况等内容。

5.8.3 出院指导:对于出院时仍有疼痛的患者,要向患者及家属进行疼痛的病因、预防及自我控制方法、休息、饮食、止痛药的使用方法和注意事项等宣教,并告知复诊随访的时间和指征。

6 流程:无。

7 相关制度

7.1 《国际联合委员会(JCI)医院评审标准》(第六版)

7.2 《急性疼痛诊断治疗规范》

7.3 《慢性疼痛诊断治疗规范》

7.4 《癌症疼痛痛诊断治疗规范》

7.5 《分娩镇痛诊断治疗规范》

8 使用表单

8.1 《数字评分结合 Wong – Baker 面部表情量表》

8.2 《FLACC 评估量表》

8.3 《新生儿疼痛评估表(NIPS)》

8.4 《重症患者行为疼痛评估量表(BPS)》

8.5 《老年痴呆患者疼痛评估量表(PAINAD)》

批准人:　　　　　　　　　　　签署日期:

审核人:　　　　　　　　　　　发布日期:

附件 1

数字评分结合 Wong – Baker 面部表情量表

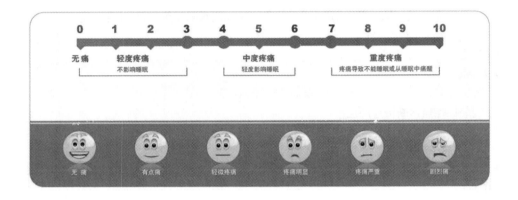

注:配合完成疼痛评估的患者及 8 ~ 14 岁的患儿,推荐使用数字评分法结合 Wong—Baker 面部表情图评估

附件 2

FLACC 评估量表

文件编号:BD - ZK - ×××　版本号:1.0

项目	分值		
	0	1	2
face(脸)	微笑无特殊表情	偶尔出现痛苦表情,皱眉,不愿交流	经常或持续出现下颚颤抖或紧咬下颚
leg(腿)	放松或保持平常的姿势	不安、紧张,维持于不舒服的姿势	踢腿或腿部拖动
activity (活动度)	安静躺着,正常体位或轻松活动	扭动,翻来覆去,紧张	身体痉挛,成弓形,僵硬
cry(哭闹)	不哭(清醒或睡眠中)	呻吟,啜泣,偶尔诉痛	一直哭泣、尖叫、经常诉痛
consolability (可安慰性)	满足、放松	偶尔抚摸拥抱和言语可以被安慰	难于被安慰

　　注:对儿童(28 日至 7 岁)患者使用 FLACC 量表评估,疼痛的程度可以通过患者的面部表情,腿的姿势,活动度,哭闹和可安慰性等情况综合评估

附件3

新生儿疼痛评估量表(NIPS)

文件编号:BD – ZK – ×××　版本号:1.0

项目	分值		
	0	1	2
面部表情	肌肉放松:面部表情平静,中性表情	皱眉头:面部肌肉紧张,眉头和下巴都有皱纹	
哭闹	安静、不哭	呜咽:间断的、轻微的哭泣	大哭:大声尖叫、声音不断,响亮的、刺耳的、持续的
呼吸形态	放松:孩子平常的状态	呼吸状态改变:不规则、比平常快、噎住、屏气	
手臂	放松或受限:没有肌肉的僵直,偶尔手臂随机的运动	屈曲、伸展:紧张、手臂伸直、很快的伸展或屈曲	
腿	放松或受限:没有肌肉的僵直,偶尔腿部随机的运动	屈曲、伸展:紧张、腿伸直、很快的伸展或屈曲	
觉醒状态	入睡、觉醒:安静、平和	激惹:紧急、局促不安	

　注:新生儿患者,使用新生儿疼痛评估量表(NIPS),适用于0~28日患儿,疼痛的程度可以通过患儿的面部表情,哭闹,呼吸形态,手臂,腿和觉醒状态等情况综合评估

附件4

重症患者行为疼痛评估量表（BPS）

文件编号:BD－ZK－×××　　版本号:1.0

项目	分值			
	1	2	3	4
面部表情	放松	部分紧张	完全紧张	扭曲
上肢运动	无活动	部分弯曲	手指、上肢完全弯曲	完全回缩
通气依从性（插管）	完全耐受	呛咳、大部分时间耐受	对抗呼吸机	不能控制通气
发声（非插管）	无疼痛相关发声	呻吟≤3次/分,且每次持续时间≤3秒	呻吟>3次/分且每次持续时间>3秒	咆哮或使用"哦""唉呦"等言语抱怨,或屏住呼吸

　　注:对重症监护患者的疼痛观察工具使用行为疼痛量表(BPS)。适用于重症监护患者及昏迷患者的疼痛观察,疼痛的程度可以通过面部表情、上肢运动、通气依从性(插管)、发声(非插管)等情况综合评估

附件5

老年痴呆患者疼痛评估量表(PAINAD)

文件编号:BD－ZK－×××　版本号:1.0

项目	分值		
	0	1	2
呼吸	正常	偶尔呼吸困难,短时期的换气过度	呼吸困难兼发出吵闹声响,长时期的换气过,Cheyne－Strokes呼吸
负面声音表达	无异常发声	偶尔呻吟声,哼声,哭泣;低沉的声音,带有负面的语气	频繁或持续地、重复性的叫嚷,大声呻吟,哭泣
面部表情	微笑,无特殊表情	脸部肌肉紧张、皱眉;难过,恐惧	经常或一直皱眉,愁眉苦脸
身体语言	放松或保持正常的姿势	肌张力紧张,绷紧,紧张步伐,坐立不安	肌肉僵硬,紧握拳头,膝盖提起,拉扯或推开,推撞
可安抚程度	满足、放松的	通过谈话、分散注意力或触摸、安慰,可安抚患者	通过分散注意力或触摸、安慰,也可安抚患者

注:中晚期认知缺陷患者,使用老年痴呆患者疼痛评估量表(PAINAD),疼痛的程度可以通过面部表情、身体语言、可安抚程度等情况综合评估

第二十一节 康复功能评估与干预制度

文件名称	康复功能评估与干预制度	文件编号	YY－LC－×××
制定部门	×××	版本号	1.0
生效日期	20××－××－××	页数/总页数	×/××
修订日期	20××－××－××	有效期至	20××－××－××

1 **目的**:医务人员对门诊及住院患者的功能状况进行评估,制订出适合于患者功能康复的治疗方案。

2 **范围**:各科室医务人员。

3 **定义**:医务人员收集患者的病史和相关治疗,对患者运动、感觉、构音、言语、认知、吞咽及日常生活能力等进行全面的功能评定。为预防功能障碍、制订明确的康复目标和康复治疗计划,检验康复治疗效果等提供科学、客观的依据和指导。

4 **权责**

4.1 **护士**:完成康复评估筛查,将筛查阳性结果通知医师。

4.2 **医师**:对筛查阳性的患者进行康复评估,根据评估结果决定是否请康复医师会诊。

4.3 **康复医师**:对患者康复功能再评估,协助医师对需要康复治疗的患者及时提出具体的康复治疗计划,并根据病情允许情况展开康复治疗。

5 **内容**

5.1 **护士初筛**

5.1.1 门诊患者:护士在患者就诊时完成康复评估初筛(门诊患者评估表),有康复功能需求的,通知医师。

5.1.2 住院患者:护士在患者入院后本班完成康复评估初筛(入院护理评估单),有康复功能需求的,通知医师。

5.1.3 年龄≤5 岁的儿童,护士不进行初筛。

5.2 **医师评估**

5.2.1 门诊医师接到护士的初筛报告康复需求栏为"是"的(或者未接到初筛报告,但在接诊期间发现功能异常),建议患者请康复医学科进行会诊,并在病历中记录。

5.2.2 住院医师接到患者后需采用日常生活活动能力(ADL)量表进行评定。

5.2.2.1 对日常生活能力(ADL)量表≥40 分且<100 分的患者,主管医师应进行康复宣教。如果认为患者的病情可能引起肢体神经及运动功能障碍的,可以请康复医师会诊,并在病历中记录。

5.2.2.2 对日常生活能力(ADL)量表<40 分的患者,主管医师应请康复医师会诊,并在病历中记录。如果患者处于急、危、重状态或诊断不明确,不适宜康复治疗的,可暂不请康复医师会诊,待病情平稳、诊断明确后再请康复医师会诊。

5.2.3 对年龄≤5 岁的儿童、新生儿,医师通过对患儿语言、关节活动度、运动功能等生长发育情况充分评估后,认为其有可能引起功能障碍,同时排除不适合康复治疗的情况后,可请康复医师会诊并做记录。

5.2.4　康复医师提出会诊意见后,如患者拒绝治疗,主管医师应嘱患者或授权委托人签署《拒绝检查治疗知情同意书》。

5.2.5　出院时主管医师需再次进行 ADL 评定。

5.2.6　住院期间发生病情变化,或者住院超过 15 日的患者,主管医师需再次进行 ADL 评定。

5.3　康复医师再评估

5.3.1　康复医师接到会诊邀请后,在 24 小时内做出会诊安排,依据患者的病史和相关资料,对患者康复再评估并及时提出具体的康复治疗计划。如患者拒绝康复治疗,康复医师应在会诊单中记录清楚,并告知主管医师。

5.3.2　康复医师进行康复评估后认为患者临床病情目前不适宜立即开展康复治疗的,需要提出不适宜实施康复治疗的原因,并告知家属或患者本人,同时进行康复宣教,提出再次会诊时间,并将会诊意见记录在会诊单中。

6　流程:无。

7　相关文件

7.1　《国际联合委员会(JCI)医院评审标准》(第六版)

7.2　《三级综合医院评审标准实施细则》(2011 年版)

8　使用表单

8.1　《住院患者日常生活活动能力(ADL)量表》

8.2　《Barthel 氏指数使用指南》

批准人:　　　　　　　　　　　　签署日期:

审核人:　　　　　　　　　　　　发布日期:

附件1

住院患者日常生活活动能力(ADL)量表

文件编号:BL－BD－ZK－××× 版本号:1.0

姓名: 性别: 出生年月日: 年龄: 科别: 床号: 病案号:

项目	分值	评估内容	入院时评定分值(分)
进食		用适当的餐具将食物由容器送到口中,包括用筷子(勺子或叉子)取食物、对碗(碟)的把持、咀嚼、吞咽等过程	
	10	可独立进食	
	5	需部分帮助	
	0	需极大帮助或完全依赖他人,或留置胃管	
修饰		包括洗脸、刷牙、梳头、刮脸等	
	5	可自己独立完成	
	0	需他人帮助	
穿衣		包括穿(脱)衣服、系扣子、拉拉链、穿(脱)鞋袜、系鞋带等	
	10	可独立完成	
	5	需部分帮助	
	0	需极大帮助或完全依赖他人	
洗澡	5	能独立完成(不论是盆浴还是坐浴),不需他人协助	
	0	需他人协助	
如厕		包括去厕所、解开衣裤、擦净、整理衣裤、冲水等过程	
	10	可独立完成	
	5	需部分帮助	
	0	需极大帮助或完全依赖他人	
控制大便	10	可控制大便	
	5	偶尔失控,或需要他人提示	
	0	完全失控	
控制小便	10	可控制小便	
	5	偶尔失控,或需要他人提示	
	0	完全失控,或留置导尿管	
平地行走	15	可独立在平地上行走45 m	
	10	需部分帮助	

续表

平地 行走	5	需极大帮助	
	0	完全依赖他人	
上下 楼梯	10	可独立上下楼梯	
	5	需部分帮助	
	0	需极大帮助或完全依赖他人	
床椅 转移	15	可独立完成	
	10	需部分帮助	
	5	需极大帮助	
	0	完全依赖他人	
		总分	

评定人签名：　　　　　　　　评定日期：　　年　　月　　日　　时　　分

注:重度依赖:总分≤40分,全部需要他人照护。中度依赖:总分41~60分,大部分需要他人照护
较度依赖:总分61~99分,少部分需要他人照护。无需依赖:总分100分,无需他人照护

附件 2

Barthel 氏指数使用指南

说明	1. 指数应记录患者能做什么,而不是可能或应达到什么程度 2. 主要目的是确定由任何体力或智力帮助(较小的)所获得的自由程度,因此如需提供任何自动监督,则表明患者不能自理 3. 患者自理的程度应通过由护士、家属或本人所提供的最后信息和通过与患者交谈来确定 4. 应记录患者 24 小时内所完成的情况,虽周期较长,但为说明问题是需要的 5. 尽管无尿、粪失禁,昏迷者也应积分为 0 6. 中度指患者能提供所需力量的一半 7. 若患者无需任何人帮助,虽用辅助器也可划为自理类
尿	导尿患者划为尿失禁。如无需帮助能自行导尿,视为能控制
修饰	指个人卫生。如洁齿(包括固定假牙)、梳头、洗脸等
如厕	能去厕所或便桶处,无他人帮助能解衣或处理卫生
进食	能吃任何正常食物,但不能取饭、做饭
转移	(从床上到椅子上并返回): 完全依赖:需 2 人以上帮助,或用升降机,不能坐起 大帮助:需 2 个人帮助,1 个强壮者或动作娴熟的人帮助 小帮助:为保安全需 1 人搀扶或言语指导
步行能力	指在家中或病房周围活动,不是走远路 步行可用任何辅助器 如坐轮椅无需任何帮助并能拐弯 任何帮助都应由未经特殊训练者提供
穿衣	在无人知道的情况下,能穿好全部适合身体的衣服 检查患者能否系扣、开关拉锁、穿拖鞋
上楼梯	必须携带任何有效的辅助器才能上楼梯者,视为能独自进行
洗澡	无需指导能进出浴室并自理

第二十二节　心理评估及干预制度

文件名称	心理评估及干预制度	文件编号	YY – LC – ×××
制定部门	×××	版本号	1.0
生效日期	20×× – ×× – ××	页数/总页数	×/××
修订日期	20×× – ×× – ××	有效期至	20×× – ×× – ××

1　**目的**:确保对患者心理状况及时准确的评估,掌握患者的精神状态及相关风险,制订适合患者的诊疗方案,防范风险。

2　**范围**:各临床科室门诊及住院患者。

3　**定义**

　3.1　**心理评估**:指通过病史询问、与患者接触交谈、量表测查等方式手段对患者的心理状况做出评估,指导医师对患者的诊断、治疗和照护。

　3.2　**阳性患者**:指患者的心理状况存在情绪低落、焦虑、紧张、自伤行为、精神病病史中的一项或以上。

4　**权责**

　4.1　**门(急)诊护士**:通过对患者询问病史、接触交谈,对患者心理状况进行初筛,筛选阳性患者及时报告就诊医师。

　4.2　**病区护士**:通过对患者询问病史、接触交谈,对患者心理状况进行初筛,筛选阳性患者及时报告主管医师。

　4.3　**医师**:对心理状况筛选阳性的患者,结合《医院焦虑抑郁量表》(患者自评量表)进一步评估,判断是否请精神心理医师会诊;儿科患者由儿科医师综合评估后判断是否请精神心理医师会诊。

　4.4　**精神心理医师**:协助医师对有心理卫生情况的住院或门诊患者进行专业评估、诊断和治疗。

　4.5　**质量控制科、护理部**:负责对全院各科室心理评估进行检查、监督和指导。

5　**内容**

　5.1　**门(急)诊患者**:护士通过对患者询问病史、接触交谈,对患者心理状况进行初筛,筛选阳性患者及时报告就诊医师,由就诊医师在对患者进行原发疾病治疗的基础上,评估患者是否需要精神心理医师进一步诊治。

　5.2　**住院患者**

　　5.2.1　护士在患者入院后当班内完成初始心理评估,在《入院护理评估单》的"社会心理评估"一栏标记,筛选阳性者报告主管医师。

　　5.2.2　主管医师接到病房护士阳性报告后8小时内再次与患者及 HADS 家属交谈进行再评估,结合《医院焦虑抑郁量表》(hospital anxiety and depression scale, HADS)(见附件1),若 HADS 中焦虑总评分和(或)抑郁总评分大于10分者,或目前存在明显自伤或伤人倾向者,或存在其他明显风险的精神症状需请精神心理医师会诊,同时加强患者的护理安全,防范患者突发状况;若 HADS 评分小于10分,根据患者的症状表现,主管医师和病房护士对患者进行心理支持及心理护理。

5.2.3 儿科医师在接到病房护士阳性报告后 8 小时内再次与患者及家属交谈进行再评估,根据患者的症状表现,主管医师和病房护士对患者进行心理支持及心理护理,必要时请精神心理科医师会诊。

5.2.4 精神心理医师接到会诊邀请后在 24 小时内做出会诊处理,需对患者进行病史收集、精神检查,必要时进一步进行相关心理量表测查及相关辅助检查,做出临床判断,并予以相应处理。若发现患者存在超出本院诊疗范围能力(如患者需要专科住院及其他特殊治疗)的情况,建议患者进一步到精神专科医院诊治。

5.2.5 主管医师对心理评估初筛阳性的住院患者进行《医院焦虑抑郁量表》评估后,将评估结果及相应处理在病程上记录。

5.2.6 主管医师对心理评估初筛阳性的患者,住院期间至少每周评估一次《医院焦虑抑郁量表》,病情变化随时评估。

5.2.7 精神心理医师对《医院焦虑抑郁量表》评估阳性的住院患者,至少每周评估一次《汉密尔顿焦虑量表》及《汉密尔顿抑郁量表》,病情变化随时评估,将评估结果及相应处理记录在会诊单中。

6 **流程**:心理评估流程。

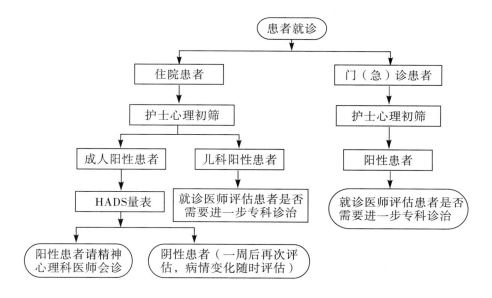

7 **相关文件**

《入院护理评估单》

8 **使用表单**

8.1 《医院焦虑抑郁量表》

8.2 《汉密尔顿焦虑量表》

8.3 《汉密尔顿抑郁量表》

批准人:　　　　　　　　　　　签署日期:

审核人:　　　　　　　　　　　发布日期:

附件 1

医院焦虑抑郁量表

文件编号:BL – BD – ZK – ×××　　版本号:1.0

科别:　　　　　　姓名:　　　　　　出生年月日:

病案号:　　　　　性别:　　　　　　年龄:　　　　　床号:

请您阅读下列各项,在其中最符合您上个月以来的情绪评分上划"√"。对这些问题的回答不要做过多的考虑,立即回答会比考虑后再回答更切实际。

问题	回答	评分
1.我感到紧张(或痛苦)(A)	几乎所有时间 大多数时间 有时 根本没有	3 2 1 0
2.我对以往感兴趣的事情还是有兴趣(D)	肯定一样 不像以前那样多 只有一点 基本上没有了	0 1 2 3
3.我感到有点害怕,感到好像有什么可怕的事要发生(A)	非常肯定和十分严重 是有,但并不太严重 有一点,但并不使我苦恼 根本没有	3 2 1 0
4.我能够哈哈大笑,并看到事物好的一面(D)	我经常这样 现在已经不大这样了 现在肯定是不太多了 根本没有	0 1 2 3
5.我的心中充满烦恼(A)	大多数时间 常常如此 时时,但并不经常 偶尔如此	3 2 1 0
6.我感到愉快(D)	根本没有 并不经常 有时 大多数	3 2 1 0

续表

7. 我能够安闲而轻松地坐着(A)	肯定 经常 并不经常 根本没有	0 1 2 3
8. 我对自己的仪容(打扮自己)失去兴趣(D)	肯定 并不像我应该做到的那样关心 我可能不是非常关心 我仍像以往一样关心	3 2 1 0
9. 我有点坐立不安,好像非要活动不可(A)	确实非常多 是不少 并不是很多 根本没有	3 2 1 0
10. 我对一切都是乐观地向前看(D)	差不多是这样做的 并不完全是这样做的 很少这样做 几乎不这样做	0 1 2 3
11. 我突然发现恐慌感(A)	很经常 时常 并非经常 根本没有	3 2 1 0
12. 我好像感到情绪在渐渐低落(D)	几乎所有时间 很经常 有时 根本没有	3 2 1 0
13. 我感到有点害怕,好像某个内脏器官变坏了(A)	根本没有 有时 很经常 非常经常	0 1 2 3
14. 能欣赏一本好书或一项好的广播、电视节目(D)	常常 有时 非常经常 很少	0 1 2 3

焦虑(A)总评分:＿＿＿＿＿＿＿(所有单号项目评分叠加值)

抑郁(D)总评分:＿＿＿＿＿＿＿(所有双号项目评分叠加值)

注:0~7分无抑郁及焦虑;8~10分可能或"临界"抑郁及焦虑;11~21分可能有明显抑郁及焦虑

附件2

汉密尔顿焦虑量表

文件编号:BL－BD－ZK－×××　版本号:1.0

科室:　　　　　　　姓名:　　　　　　出生年月日:

病案号/门诊号:　　　性别:　　　　　年龄:　　　　床号:

评定的五个等级:0—无症状　1—轻度　2—中度　3—重度　4—极重度

结果分析:受测者总分为_____

条目	症状表现	得分
1.焦虑心境	担心、担忧,感到有最坏的事将要发生,容易激惹	
2.紧张	紧张感、易疲劳、不能放松、情绪反应,易哭、颤抖、感到不安	
3.害怕	害怕黑暗、陌生人、独处、动物、乘车或旅行及人多的场合	
4.失眠	难以入睡、易醒、睡得不深、多梦、夜惊、醒后感疲倦	
5.认知功能	或称记忆、注意障碍,注意力不能集中,记忆力差	
6.抑郁心境	丧失兴趣、对以往爱好缺乏快感、抑郁、早醒、昼重夜轻	
7.躯体性焦虑	肌肉系统:肌肉酸痛、活动不灵活、肌肉抽动、肢体抽动、牙齿打颤、声音发抖	
8.躯体性焦虑	感觉系统:视物模糊、发冷发热、软弱无力感、浑身刺痛	
9.心血管系统	心动过速、心悸、胸痛、心管跳动感、昏倒感、心搏脱漏感	
10.呼吸系统症状	胸闷、窒息感、叹息、呼吸困难	
11.胃肠道症状	吞咽困难、嗳气、消化不良(进食后腹痛、腹胀、恶心、胃部饱感)、肠动感、肠鸣、腹泻、体重减轻、便秘	

续表

12.生殖泌尿神经系统症状	尿频、尿急、停经、性冷淡、早泄、阳痿	
13.自主神经系统症状	口干、潮红、苍白、易出汗、起鸡皮疙瘩、紧张性头痛、毛发竖起	
14.会谈时行为表现	①一般表现:紧张、不能松弛、忐忑不安,咬手指、紧紧握拳,面肌抽动、搓手顿足、手发抖、皱眉、表情僵硬、肌张力高,叹气样呼吸、面色苍白。②生理表现:吞咽、打呃、安静时心率快、呼吸快(20 次/分以上)、腱反射亢进、震颤、瞳孔放大、眼睑跳动、易出汗、眼球突出	

注:0~7 分,严重焦虑;7~14 分,肯定有明显焦虑;14~21 分,肯定有焦虑;21~29 分,可能有焦虑;29 分以上,没有焦虑

附件3

汉密尔顿抑郁量表

文件编号:BL－BD－ZK－×××　版本号:1.0

科室:　　　　　　　　　姓名:　　　　　　出生年月日:

病案号/门诊号:　　　　　性别:　　　　年龄:　　　　　床号:

HAMD 大部分项目采用 0~4 分的 5 级评分法:(O)无,(1)轻度,(2)中度,(3)重度,(4)很重。少数项目评分为 0~2 分的 3 级评分法:(O)无,(1)轻－中度,(2)重度。

1. 抑郁情绪	0	1	2	3	4	14. 性症状	0	1	2		
2. 有罪感	0	1	2	3	4	15. 疑病	0	1	2	3	4
3. 自杀	0	1	2	3	4	16. 体重减轻	0	1	2		
4. 入睡困难		0	1	2		17. 自知力	0	1	2		
5. 睡眠不深		0	1	2		18. 日夜变化 A 早	0	1	2		
6. 早醒		0	1	2		B 晚	0	1	2		
7. 工作和兴趣	0	1	2	3	4	19. 人格或现实解体	0	1	2	3	4
8. 迟缓	0	1	2	3	4	20. 偏执症状	0	1	2	3	4
9. 激越	0	1	2	3	4	21. 强迫症状	0	1	2		
10. 精神性焦虑	0	1	2	3	4	22. 能力减退感	0	1	2	3	4
11. 躯体性焦虑	0	1	2	3	4	23. 绝望感	0	1	2	3	4
12. 胃肠道症状		0	1	2		24. 自卑感	0	1	2	3	4
13. 全身症状		0	1	2		0 无 1 轻度 2 中度	3 重度 4 极重度				

结果分析:受测者总分为_____

注:0~8 分,正常;9~19 分,可能有抑郁;20~34 分,肯定有抑郁;35 分以上,严重抑郁

第二十三节　医疗服务连续规程

文件名称	医疗服务连续规程	文件编号	YY－LC－×××
制定部门	×××	版本号	1.0
生效日期	20××－××－××	页数/总页数	×/××
修订日期	20××－××－××	有效期至	20××－××－××

1　**目的**:为患者在就诊、住院、会诊、转诊、出院、随访等全过程提供服务,保证医疗、护理工作的正常运转,确保医疗质量,满足患者需求。

2　**范围**:全院医务人员。

3　**权责**

　3.1　**护士**:认真履行岗位职责,落实患者的医疗照顾服务的连续性。

　3.2　**医师**:认真履行岗位职责,负责患者的诊治和抢救。

　3.3　**护士长**:负责护理过程的管理和监督,制订护士培训计划,实施护士考核。

　3.4　**科室主任**:负责本科室医疗全过程服务质量的监控,制订科室内培训计划,实施考核。

　3.5　**医务处、护理部、门诊部**:负责制订医疗服务途径和连续性规程及改进工作。

4　**定义**:无。

5　**内容**

　5.1　**患者得到医疗服务的途径**

　　5.1.1　门(急)诊患者。

　　　5.1.1.1　从医务人员见到患者,或患者到达门(急)诊与医务人员接触时,医疗服务开始发生。全过程均需对患者进行评估与筛查,判断患者的需求是否与医院的宗旨及所提供的医疗资源相匹配,仅在医院能够提供必要服务和有适当门诊或住院场所时才接收患者。医院将所能提供的疾病诊治专科、检查、化验项目、患者就诊程序、工作时间、医院的宗旨、医疗服务范围,得到相关检查结果所需要的时间、得到医疗服务的途径公布于众。患者可以通过医院官网、电话、医院信息公示栏、电子显示屏、现场咨询等方式获取医院的服务范围等信息。

　　　5.1.1.2　门诊周一至周日开放,开放时间为8:00—12:00,14:00—18:00;急诊24小时接诊。本院采用预约挂号和当天挂号的形式为患者提供挂号服务。

　　　5.1.1.3　初诊患者须填写患者基本情况。就诊需求难以界定的初诊患者,导医台护士预检分诊询问患者基本需求后指引患者到挂号收费处挂号,接诊医师按《首诊负责制度》执行。

　　　5.1.1.4　复诊患者或已明确所患专科疾病的初诊患者,挂号后直接到专科医师所在楼层,楼层预检台护士接待患者进行预检评估,安排患者按次序等候就诊。

　　　5.1.1.5　危重患者、外伤患者、70岁以上老人及残疾人,应优先安排诊疗、检查、取药、治疗和缴费。

　　　5.1.1.6　门诊医师在诊疗患者时,按《患者评估制度》执行,应以体格检查、临床检验或影像诊断结果对患者进行评估和筛查,以帮助了解患者当前所需服务的类型,确定最适合患者需求的服务或病区。患者办理入院手续时,根据其病情安排先后顺序,依次满足患者对预防性、缓解性、治愈性和康复性服务的需求。

5.1.1.7 门诊医师遇有疑难疾病或三次未确诊者,应及时请示上级医师会诊,由上级医师提出会诊意见并记录在病历中。符合入院标准的患者收住院诊治,按《患者出入院管理制度》执行。

5.1.1.8 急诊患者需挂急诊号,急诊预检护士按照急诊预检分诊标准,分流患者到相应的区域就诊。对于有紧急需求的患者,应给予优先评估和治疗,按照患者需求的紧迫性为患者安排先后顺序,一旦确定患者有紧急需求,尽快对患者进行评估和治疗,具体参照《急诊预检分诊制度》。

5.1.2 住院患者。

5.1.2.1 医师针对病情建议患者入院治疗时,应告知患者及家属下列信息:入院初步诊断、治疗方案及预期治疗效果、预交款额及预期治疗费用等情况,并记录在门诊病历或住院证中。在患者得到充分的信息并决定后,医师开具住院证。医师对收入院的患者要确认医院的技术、设备、人员等条件能满足其医疗需求。

5.1.2.2 医师在决定患者住院、转科或转院之前,需对患者进行评估,可通过分类标准、身体检查、心理评估、实验室检查或影像学检查的结果进行评估。负责判断患者住院、转科或转院的医师,应按照相应的流程提供必需的化验检查结果。原则上在必需的化验检查结果出来之前,不得安排患者住院、转科或转院。

5.1.2.3 急诊患者急需入院治疗而住院部床位饱和时,急诊科可临时收治抢救、留观患者,参照《急诊留观制度》执行;必要时联系120急救中心转运患者至其他医院治疗。

5.1.2.4 重症医学科收治:医院制定《重症医学科转入转出制度》,并培训临床医务人员掌握、实施以上标准。需进入重症监护室的患者遵照《重症医学科转入转出制度》执行。

5.1.3 医院为老年人、残疾人、语言障碍者及不同文化背景,或其他存在障碍会影响其接受医疗服务的患者提供服务,消除或减少患者在寻求医疗服务中存在的障碍。具体参照《虚弱老人、儿童及残疾人服务规程》执行。

5.2 患者接受医疗服务的连续性

5.2.1 门诊医务人员负责做好就诊者诊疗及入院工作;急诊医务人员负责急诊患者的抢救、转运工作;病区医务人员做好患者的诊疗护理工作;患者在住院期间由一个专科转往另一个专科继续治疗,要求做好交接工作,确保患者诊疗的连续性和安全性。

5.2.2 在患者住院治疗的各个阶段,由一位主管医师负责患者的医疗,对患者住院期间的病情变化及转归情况进行及时沟通与交流,方式包括口头交接、书面记录等。规范执行医疗服务责任从一名负责人转交至另一名负责人的流程,并记录他们的参与情况或负责内容。

5.2.3 在病历中及时记录患者的病情变化及诊疗过程的最新进展,确保传达最新的信息。住院患者的病历应集中、统一保管在病区。医务人员按照《病案管理制度》妥善保管病历资料,防止病历信息的丢失或窃用。

5.2.4 患者病情需要转科治疗时,主管医师应将患者的转科情况及时进行小结并记录在病历中;书写转科记录,转科记录包括患者住院及转科的原因,症状、体征,以及重要的阳性发现、诊断,所接受的手术及其他操作、病情进展,药物及其他治疗情况,当前患者健康状况等。给接收科室作为参考依据,利于患者连续治疗。病历随患者转到接收科室。

5.2.5 医院各临床科室应根据患者的健康状况和继续接受医疗服务的需求,在符合出院或转科标准时,应尽早决定患者出院或转科的计划,合理安排患者出院、转科。

5.2.6 当治疗或处理有延迟时,应第一时间通知患者,告知患者需要等待或者治疗延迟的原因,并提供符合其临床需求的可用替代方案的相关信息,信息将记录在患者病历中。具体操作如下。

    5.2.6.1 患者符合住院标准但病区床位饱和,且患者不愿转院治疗时。

        5.2.6.1.1 门诊患者由门诊医师评估患者情况,病情稳定可在门诊进行相关检查或择期治疗的患者,安排患者到收住科室预约床位,办理预约登记手续及入院前准备工作,患者回家待床,有床位时及时联系患者办理入院。病情不稳定者,门诊医师向患者或家属做好解释说明工作,若患者同意可转急诊留观室等待床位。

        5.2.6.1.2 急诊患者由急诊医师做好解释说明工作,若患者同意急诊留观室待床,待床期间医师应每日评估其病情变化,给予进一步检查或治疗。病区有床位,患者仍符合住院收住标准则立即收住院。

        5.2.6.1.3 本院提供紧急联络电话给待床患者,患者有紧急状况时可随时与急诊科联络,由急诊科及时提供必要的协助。

    5.2.6.2 检查、治疗因故延迟,对患者疾病诊断或治疗可能出现延误时,应告知患者替代方案,填写《诊疗延迟告知书》,并归档病历。

5.2.7 主管医师决定患者可以出院时,及时完成出院小结,一份保存在患者病历中,一份给患者或家属。具体参照《患者出入院管理制度》执行。

5.2.8 护士提前做好出院准备,进行出院宣教,包括向患者和家属详细交代出院后饮食和营养、保健康复知识,生活注意事项,疼痛管理,安全有效的使用医疗技术,安全有效的服用药物等。

5.2.9 患者符合转院标准,医务处或总值班负责联系适合该患者治疗的接收医疗机构和医师,主管医师与接收医院的医师做好交接,确保接收机构能够满足患者继续治疗的需求,具体参照《转科转院制度》执行。

5.2.10 当患者需要转院或办理出院时,应对其交通需求进行评估,并根据患者的病情和需求提供合适的交通工具。

6 流程:无。

7 相关文件

7.1 《首诊负责制度》

7.2 《患者出入院管理制度》

7.3 《床位管理制度》

7.4 《急诊留观制度》

7.5 《重症医学科转入转出制度》

7.6 《病历(案)管理制度》

7.7 《转科转院制度》

7.8 《虚弱老人、儿童及残疾人服务规程》

8. 使用表单

8.1 《诊疗延迟告知书》

8.2 《住院床位预约单》

8.3 《跨病区住院知情同意书》

批准人: 签署日期:

审核人: 发布日期:

附件 1

诊疗延迟告知书

文件编号:BL – BD – ZK – ×××　版本号:1.0

科别:_____　姓名:_____　出生年月日:_____

病案号:_____　性别:_____　年龄:_____　床号:_____

尊敬的患者、患者家属或患者的法定监护人、授权委托人:

　　您好,根据患者疾病和诊疗的需要,有进行_____检查及治疗的指征。现本院因_____原因(检查仪器、设备故障或其他特殊原因),需延迟您的检查或治疗,给您带来不便,望您谅解;如您愿意继续等待,本院将及时通知您顺延检查或治疗,在此期间本院相关科室会尽量给您提供_____可替代方式延续您的诊治。

医务人员陈述:

　　我已经告知患者诊疗延迟的原因及其他可以替代的方案等问题,并且解答了患者关于此次诊疗措施的相关问题。

医务人员签名:_____　签名日期:___年 ___月___日___时___分 签名地点:_____

患者、患者家属或患者的法定监护人、授权委托人意见:

　　医务人员已告知我延迟该项检查或治疗的原因及其他可以替代的方案等问题,我已充分理解本告知书的内容。我_____(填写"同意"或"拒绝")继续等待检查或治疗。

患者签名:_____　签名日期:___年 ___月___日___时___分 签名地点:_____

患者授权委托人或监护人签名:_____　与患者关系:_____

　　　　　　　　签名日期:___年 ___月___日___时___分 签名地点:_____

附件2

住院床位预约单

文件编号：BD－HL－×××　版本号：1.0

尊敬的＿＿＿＿＿＿＿（先生/女士）：

我们已对您的住院预约信息进行了登记，请您仔细阅读下列相关内容。

1.请您回家等候我们的通知。等候住院期间，您若有事咨询，可以与床位调配中心联系，咨询电话：×××。

2.在等候住院期间，如果您的病情发生变化，请及时到医院急诊科或到您家附近的医院就诊，以免延误治疗。

3.您接到我们的入院通知后，请按要求（如：空腹等）在规定时间到本院床位调配中心办理入院手续。医院规定只有患者到院后方可办理住院手续。

4.患者在感冒期间、服用特殊药物（如华法林、阿司匹林等）期间、女性月经期间不能接受手术。因此，如您存在以上情况，在我们通知您入院时，请告知我们。

5.逾期未办理住院手续者，视为自动放弃，床位将不再保留。

6.办理入院手续时请携带：①身份证；②医保卡；③住院床位预约单；④住院证；⑤住院费用预交费用（可用银联卡）；⑥日常生活用品（除热水瓶）。

谢谢您的合作！

床位调配中心

请您核对信息后签名：

时间：　　年　　月　　日　　时　　分

附件 3

跨病区住院知情同意书

文件编号:BD－HL－×××　版本号:1.0

科室：　　　　　　　　　姓名：　　　　　　出生年月日：

病案号/门诊号：　　　　　性别：　　　　　年龄：　　　　　床号：

尊敬的患者、患者家属或患者的法定监护人、授权委托人：

您好！首先欢迎您入住本院,感谢您对本院的信任和支持。

医院为确保患者得到及时的治疗,根据医院相关规定,患者_____应收治到_____病区,但由于该病区暂时没有空床位,通过住院床位调配中心协调,患者及家属同意收治于_____病区。

以上情况已经充分告知患者及家属,并希望得到您的配合,谢谢!

医务人员陈述：

我已经告知患者住院床位安排情况。

医务人员签名：　　　签名时间：　年　　月　　日　　时　　分 签名地点：

患者、患者家属或患者的法定监护人、授权委托人意见：

医务人员已将以上情况向我充分讲明,我愿意积极配合医院。

□同意跨病区住院

□不同意跨病区住院

患者签名：　　　　签名时间　　年　　月　　日　　时　　分 签名地点：

监护人或授权委托人签名：　　　　　　　　与患者关系：

签名时间：　年　　月　　日　　时　　分 签名地点：

第二十四节　患者诊疗延迟处理制度

文件名称	患者诊疗延迟处理制度	文件编号	YY－LC－××
制定部门	×××	版本号	1.0
生效日期	20××－××－××	页数/总页数	×/××
修订日期	20××－××－××	有效期至	20××－××－××

1　**目的**:在可能导致患者诊疗过程中发生不可避免地等待或延迟情况时,必须充分将延迟或等待的原因告知相关人士,包括患者、患者家属、医师、护理人员或其他医务人员。

2　**范围**:适用于门诊及住院患者,但不适用于门诊或住院治疗中的短暂等候,如医师接诊过程中的等待延迟等。

3　**定义**:诊疗延迟是指因设备故障、系统故障不能及时保障医疗工作,或医务人员忙于救治急重症患者导致其他就医患者不能得到及时诊疗,以及处置、病情紧急医院服务范围不能满足患者需求或无床位的情况。

4　**权责**

4.1　**临床科室**:在延迟服务事件发生时按照本制度的要求及时、有效地处理,并签署《诊疗延迟告知书》,保障患者安全。

4.2　**检查科室**:发布设备故障信息,及时排除故障。

4.3　**信息科**:发布计算机故障信息,及时排除故障。

5　**内容**

5.1　**医疗设备故障**

5.1.1　当医疗设备故障短时间内无法修复时,应告知患者可以替代的方案,患者同意后更换相应检查并记录。

5.1.2　当医疗设备故障本院无同类检查、治疗可替代时,应建议患者到就近的医院检查或治疗,并记录在病历中,必要时由患者所在科室医师协助联系医院。

5.1.3　设备故障科应及时汇报主管部门,向临床科室发布故障信息。

5.2　计算机故障时立刻采取人工操作模式,并通知信息科人员加以维修,优先处理急迫性个案。

5.3　医师忙于处理其他急重症患者,医师因执行紧急手术、急救或照顾危急重症患者、会诊等延迟诊治,请告知患者,并寻求其他医师替代,如患者病情紧急及家属不愿等候,医院应协助患者进行转院。

5.4　医院服务范围不能满足紧急状况的患者需求导致的诊疗延迟,医师应立即告知患者及家属,在符合转运的条件下,转移到具备相应诊治能力的医疗机构。

5.5　凡因特殊情况治疗延迟的患者,主管医师应该及时告知患者或家属,包括延迟治疗的原因、预计延迟的时间、替代治疗方案、下一步治疗计划,与患者或家属沟通并记录在病历中。

5.6　如遇病情紧急的患者,专科无床位且无法调配时,可办理急诊留观待床并请专科会诊协助诊治,若仍无法满足患者的急诊需求,在保证患者转运安全的前提下,可联系"120"急救中心转运患者至其他医院进行治疗。

6 流程:无。

7 相关文件

《国际联合委员会(JCI)医院评审标准》(第六版)

8 使用表单

《诊疗延迟告知书》

批准人: 签署日期:

审核人: 发布日期:

附件

诊疗延迟告知书

文件编号:BL－BD－ZK－×××　版本号:1.0

科室:_____　姓名:_____　出生年月日:_____

病案号/门诊号:_____　性别:_____　年龄:_____　床号:_____

尊敬的患者、患者家属或患者的法定监护人、授权委托人:

　　您好,根据患者疾病和诊疗的需要,有进行_____检查或治疗的指征。现本院因_____原因(检查仪器、设备故障或其他特殊原因),需延迟您的检查或治疗,给您带来不便,望您谅解;如您愿意继续等待,本院将及时通知您顺延检查或治疗,在此期间本院相关科室会尽量给您提供_____可替代方式延续您的诊治。

医务人员陈述:

　　我已经告知患者诊疗延迟的原因、其他可以替代的方案等问题,并且解答了患者关于此次诊疗措施的相关问题。

医务人员签名:_____　签名日期:____年____月____日____时____分　签名地点:_____

患者、患者家属或患者的法定监护人、授权委托人意见:

　　医务人员已告知我延迟该项检查或治疗的原因及其他可以替代的方案等问题,我已充分理解本告知书的内容。我_____(填写"同意"或"拒绝")继续等待检查或治疗。

患者签名:_____　签名日期:____年____月____日____时____分　签名地点:_____

患者授权委托人或监护人签名:_____　　与患者关系:_____

　　　　　　　　签名日期:____年____月____日____时____分　签名地点:_____

第二十五节　心肺复苏培训制度

文件名称	心肺复苏培训制度	文件编号	YY - LC - × × ×
制定部门	× × ×	版本号	1.1
生效日期	20 × × - × × - × ×	页数/总页数	× / × ×
修订日期	20 × × - × × - × ×	有效期至	20 × × - × × - × ×

1　**目的**:确保医院员工均能掌握心肺复苏的基本技能,提高员工急救的基本能力,降低突发性呼吸停止、心脏停搏事件的风险。

2　**范围**:全院员工、志愿者、医学学员。

3　**定义**

　3.1　**心肺复苏**:指抢救的一项基本急救技能,帮助心脏停搏的患者迅速重建人工呼吸与循环,以保证心、肺、脑等重要脏器血氧供应的一系列急救技能。

　　3.1.1　基本心肺复苏(CPR):是抢救呼吸停止、心脏停搏患者的一项基本急救技能,主要是对心脏停搏患者进行快速有效的辨识和抢救。

　　3.1.2　基础生命支持(BLS):又称初步急救或现场急救,目的是在心脏停搏后,立即以徒手方法争分夺秒地进行复苏抢救,以使心脏停搏患者的心、脑及全身重要器官获得最低限度的紧急供氧。基础生命支持包括单人、双人、成年人、儿童(1~8岁)和婴儿。

　　3.1.3　高级生命支持(ACLS):又称二期复苏或高级生命维护,主要是在BLS的基础上应用器械和药物,建立和维持有效的通气和循环,识别及控制心律失常,直流电非同步除颤,建立有效的静脉通道及治疗原发疾病。小儿高级生命支持(PALS)是专门为小儿心肺复苏设计的。

4　**权责**

　4.1　**医务处**:制订培训计划,协调各职能部门对全院人员进行培训和考核。

　4.2　**人力资源部**:对培训计划进行备案。

5　**内容**

　5.1　**培训项目及对象**

　　5.1.1　基本心肺复苏(CPR):医院行政、后勤人员等。

　　5.1.2　基础生命支持(BLS):医院医务人员,包括医师、护士、医技人员及实习医师、规培生、研究生。

　　5.1.3　高级生命支持(ACLS):急诊科、重症医学科、麻醉科、心血管内科、呼吸内科、神经内科、消化内科、神经外科、心胸外科的医师和N2级及以上护士。

　　5.1.4　小儿高级生命支持(PALS):儿科、新生儿科的医师及护士。

　5.2　**培训时间**:CPR 4小时,BLS 8小时,ACLS和PALS 16小时。

　5.3　**培训周期**:基础生命支持、高级生命支持及儿科高级生命支持,每2年为1个培训周期。基本心肺复苏由院内定期组织进行培训。

　5.4　**科室培训合格率**:急诊科、重症医学科及麻醉科的ACLS应达到100%;所有参加BLS培训的科室的合格率应是100%。

5.5 **考核及认证**

5.5.1 参加培训的人员应认真学习、熟练操作,每次培训结束后要统一进行操作考核。

5.5.2 考核成绩分为合格和不合格,考核不合格者,需继续参加培训学习,直至合格。

5.5.3 操作考核合格者由 AHA 基地及医务处发放不同层级的合格证书,证书统一存入个人档案中,进行登记管理。

5.6 **培训标准**:参照 2018 年美国心脏协会(AHA)标准进行。

5.7 **特殊情况**

5.7.1 因身体健康原因不能参加培训者,需个人提出申请,科室主任、医务处主任批准同意后,报送人力资源部存档。

5.7.2 因外出进修、学习、支农、援藏、援外等原因,不能按照计划参加培训者,在返回医院后应及时联系医务处,进行心肺复苏的培训和考核。

6 **流程**:无。

7 **相关文件**

7.1 《国际联合委员会(JCI)医院评审标准》(第六版)

7.2 《AHA 心肺复苏与心血管急救指南》(2018 年版)

8 **使用表单**:无。

批准人: 签署日期:

审核人: 发布日期:

第二十六节　同质化服务管理制度

文件名称	同质化服务管理制度	文件编号	YY－LC－×× ×
制定部门	×××	版本号	1.0
生效日期	20××－××－××	页数/总页数	×/××
修订日期	20××－××－××	有效期至	20××－××－××

1 **目的**:医院为患者提供医疗服务时,保证全体医务人员按照医疗服务标准,对具有相同健康问题和医疗需求的患者提供相同质量的医疗服务。

2 **范围**:适用于医疗、护理工作的全过程。

3 **定义**:同质化服务指具有相同健康问题和医疗需求的患者有权在整个医院内接受相同的医疗服务。

4 **权责**

  4.1 **医务人员**:负责本科室的日常医疗服务工作,按照疾病诊疗指南、护理常规诊治患者。

  4.2 **医务处**:制定同质化服务管理的制度与程序,协调临床各科室间的医疗服务。

  4.3 **医疗质量与安全管理委员会**:负责医疗服务质量的改进工作,并对全院的医疗质量进行检查、监督及指导。

  4.4 **护理质量管理委员会**:负责护理服务质量的改进工作,并对全院的护理质量进行检查、监督、指导。

5 **内容**

  5.1 医疗服务过程中,对不同性别、民族、职业、社会地位、经济状况、宗教信仰的患者一视同仁,尤其多个科室为患者提供医疗服务时,要确保医务人员提供相同规范和标准的医疗服务。

  5.2 在患者来院后,医师要根据患者病情为其制订合理的个体化医疗服务,并根据患者的病情变化修改诊疗计划,完成医疗服务,制订出随访计划,并记录于病历中。

  5.3 对相同健康问题和服务需求的患者,医院提供相同的资源和同样资质的医师和护士来管理、照护患者,提供相同质量的医疗护理服务。服务的可及性及适宜性与患者的支付能力或支付来源无关。

  5.4 根据病情需要及严重程度决定医疗资源的调配,保证每一位患者随时都能从医务人员处获得及时、规范的治疗和护理。

  5.5 医院按照国家及地区的法律法规制定相关制度、疾病诊疗常规及各项操作技术规范、分级护理标准等,并对相关医务人员有计划地培训,以保证其遵照标准执行,确保每日、每班次(每周7日,每日24小时)对每位患者都能提供同质化的医疗护理服务。

  5.6 当发生费用不够或无法付费时,医院应坚持"先救治后付费"的原则,对患者进行全力抢救,以保证患者在第一时间得到有效的救治。

  5.7 留观患者与住院患者同样享有首诊医师负责的权利。急诊医师和护士应严密观察患者病情并及时治疗,按时认真详细地进行交接班工作,必要时应书面记录。急诊值班医师早、晚各查房一次,随时查看危重患者,及时修订诊疗计划,必要时请相关专业医师会诊。急诊科值班护士应主动巡视患者,按时进行诊疗护理并及时记录。

5.8 医院中每一位从事工作的医务人员均具有相应的注册资格,都要按照国家法律法规及医院制度提供的统一标准进行医疗、护理。对相关医务人员有计划地培训,以保证其遵照标准执行。

6 流程:无。

7 相关文件:无。

8 使用表单:无。

批准人: 　　　　　　　　 签署日期:

审核人: 　　　　　　　　 发布日期:

第二十七节 高风险患者和高风险服务管理制度

文件名称	高风险患者和高风险服务管理制度	文件编号	YY－LC－×× ×
制定部门	×× ×	版本号	1.0
生效日期	20× × －× × －× ×	页数/总页数	×/× ×
修订日期	20× × －× × －× ×	有效期至	20× × －× × －× ×

1 **目的**:界定院内高风险患者、明确高风险服务范围,制定出统一、规范的服务规程,降低医疗风险,为患者提供安全、优质的医疗服务。

2 **范围**:医院全体员工、受训学员及患者。

3 **定义**:

  3.1 **医务人员**:高风险患者:指实施诊疗具有较高风险,可能引发不良医疗后果的患者。包括因特殊情况或体质,进行诊疗操作可能引起不良后果的患者;将要接受风险本来较高的诊疗操作的患者。

  3.2 **高风险服务**:指诊疗过程中风险较高的服务项目,如手术、麻醉、操作时镇静、输血及血液制品、化疗、血液净化、各种有创检查或治疗、生命支持等。

4 **权责**

  4.1 **医务人员**:严格按照医院的相关制度和要求为患者提供规范合理的医疗服务。

  4.2 **医务处**:负责制定相关制度和要求,并对工作人员进行培训、实施质量控制,负责协调各科室间的医疗服务工作。

  4.3 **医疗质量与安全管理委员会**:负责对全院的高风险患者和高风险服务进行检查、监督、指导。

5 **内容**

  5.1 **高风险患者类型及服务**

    5.1.1 急诊患者:对急诊患者严格按照《急诊科工作制度》执行。

    5.1.2 昏迷患者:按照《昏迷患者管理制度》执行。

    5.1.3 依赖生命支持的患者:按照《生命支持患者服务制度》执行,充分地尊重患者及家属对病情的知情权及治疗的选择权等权利,尊重患者的生命尊严。

    5.1.4 传染病患者:按照《传染病预检分诊制度》执行。

    5.1.5 免疫抑制患者:按照《免疫抑制患者服务制度》执行。

    5.1.6 接受透析的患者:按照《血液净化患者服务制度》执行。

    5.1.7 需要使用约束具的患者:按照《保护性约束管理制度》执行。

    5.1.8 化疗患者:按照《化疗患者管理制度》执行。

    5.1.9 易受伤患者群体:指年老体弱患者、非独立的儿童,因虐待或疏忽而处境危险的患者等,按照《虚弱老人、儿童及残疾患者服务规程》执行。

    5.1.10 对存在自杀风险的患者,主管医师加强心理评估与疏导,根据需要安排精神科医师会诊,并及时与患者家属沟通;护士加强巡视。

  5.2 **高风险服务类型与管理**

    5.2.1 中度、深度镇静:按照《操作时镇静管理制度》执行。

5.2.2 麻醉和手术:按照《麻醉科工作制度》及《围手术期管理制度》执行。

5.2.3 血液透析:按照《血液净化患者服务制度》执行。

5.2.4 输血及血液制剂:按照《临床用血管理制度》执行。

5.2.5 高危药品(如化疗药物)的使用:按照《高警讯药品管理制度》执行。

5.2.6 有创诊疗操作:按各专业诊疗规范执行。

5.2.7 保护性约束服务:按照《保护性约束管理制度》执行。

6 **流程**:高风险患者服务流程。

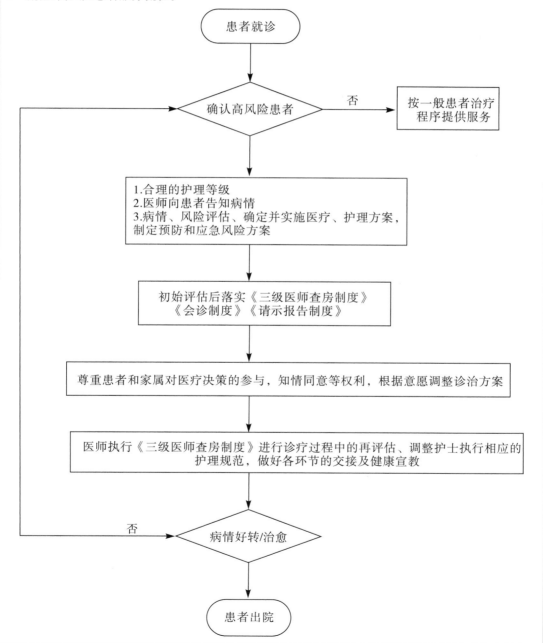

7 相关文件

7.1 《国际联合委员会(JCI)医院评审标准》(第六版)

7.2 《急诊科工作制度》

7.3 《急诊绿色通道管理制度》

7.4 《昏迷患者管理制度》

7.5 《生命支持患者服务制度》

7.6 《传染病预检分诊制度》

7.7 《免疫抑制患者管理制度》

7.8 《血液净化患者服务制度》

7.9 《保护性约束管理制度》

7.10 《化疗患者管理制度》

7.11 《虚弱老人、儿童及残疾患者服务规程》

7.12 《操作时镇静管理制度》

7.13 《麻醉科工作制度》

7.14 《围手术期管理制度》

7.15 《临床用血管理制度》

7.16 《高警讯药品管理制度》

7.17 《临床警示系统管理制度》

8 使用表单:无。

批准人: 签署日期:

审核人: 发布日期:

第二十八节 患者出入院管理制度

文件名称	患者出入院管理制度	文件编号	YY－LC－××××
制定部门	×××	版本号	1.0
生效日期	20××－××－××	页数/总页数	×/××
修订日期	20××－××－××	有效期至	20××－××－××

1 **目的**:明确规定患者出入院接待服务的过程,使患者及时、准确的办理出入院手续,保证医疗服务的连续性和安全性。

2 **范围**:办理出入院手续的相关部门。

3 **定义**

  3.1 **入院**:门(急)诊医师根据疾病的特点,在评估医院设施能满足患者诊疗需求的基础上,收患者入院治疗。

  3.2 **出院**:患者在医院接受诊断、治疗后结束住院,以及离开医院的情况。

  3.3 **自动出院**:患者的病情仍需住院观察或治疗,但患者及家属由于自身的各种原因签名主动放弃继续住院治疗。

4 **权责**

  4.1 **医师、护士**:严格按照岗位职责完成患者出入院的相关工作。

  4.2 **医务处、护理部、门诊部**:负责对出入院流程进行监控、管理和改善。

  4.3 **财务科**负责对出入院流程中的收费环节进行监控、管理和改善。

5 **内容**

  5.1 **总则**。

    5.1.1 根据医院医疗服务范围和设施来收治患者

    5.1.2 入院标准。

      5.1.2.1 急危重症或疑难病例,门诊无法治疗者。

      5.1.2.2 门诊诊断明确,但治疗或手术需要住院才能完成者。

      5.1.2.3 门诊诊断不明确需住院进一步检查、确定诊断治疗者。

      5.1.2.4 医师认为需要住院诊治者。

    5.1.3 取得医师资格证并注册在本院的医师,经医师资格审查授权小组授权后方有权开具住院证,住院证必须注明入院初步诊断,并向患者及家属告知下列内容:入院初步诊断、治疗方案及预期治疗效果、预交款额及预期治疗费用等,并记录在门诊病历或住院证中。

    5.1.4 入院需做的筛查和诊断性检查包括病史、体格检查、营养评估、疼痛评估、疾病相关的实验室检查及辅助检查等。

    5.1.5 医院关注老年人,有残疾、语言、不同文化背景或其他存在障碍会影响出入院及接受医疗服务的患者,参照《虚弱老人、儿童、残疾人管理规程》提供医疗服务。

    5.1.6 根据"急危重症优先"的原则,安排患者到合适的病区住院。在本专科病床已满的情况下,根据"专业相近"的原则安排至相应病区。

5.1.7 医院应根据患者入院时的病情及医疗服务需求,合理安排入院。首先保证急诊、手术预约患者入院。普通患者入院采取预约制,按照"先来后到"的原则安排入院。

5.2 一般患者入院

5.2.1 医师根据病史、体格检查和专科辅助检查,评估患者病情,确定符合住院标准,开具住院证。

5.2.2 患者入院前医师向患者及家属做好下列沟通工作。

　　5.2.2.1 入院指征。

　　5.2.2.2 诊疗计划。

　　5.2.2.3 估计的住院时间及住院费用。

　　5.2.2.4 治疗的预期效果。

　　5.2.3.5 其他有助于患者及家属做出住院决定的信息。

5.2.3 患者或其家属到收住科室办理住院手续。病区有床位,病区护士负责指导患者或家属办理入院手续;病区无床位,且患者同意等待床位,到床位调配中心办理预约登记手续及入院前准备工作,患者回家待床。有床位及时通知患者来院,患者到达医院后,方可办理住院手续。

5.2.4 患者按约定时间到住院处办理入院手续,缴纳预交款。

5.2.5 根据患者病情及需求选择合适的转运工具。病情较重或行动不便者,可选择轮椅、平车,由家属或医务人员护送患者入科,危重患者转运参照《交接管理制度》执行。

5.2.6 病区护士接待患者入院,并通知医师。

5.3 急诊患者入院

5.3.1 急诊科医师或专科医师会诊评估后,根据病情,开具住院证。

5.3.2 急诊患者入院,由急诊科医务人员与收住科室联系床位。病区无床位,告知患者及家属可急诊留观或转院,留观患者参照《急诊留观制度》办理留观手续,转院患者参照《转科转院制度》办理转院手续,急诊科医务人员做好相关记录。

5.3.3 病情危重患者(如休克、严重创伤、昏迷、急性心肌梗死、急性心力衰竭等),急诊医师通知相关科室会诊,会诊医师必须10分钟内到达急诊科参与会诊抢救,经治疗后病情平稳,会诊医师评估达到转运要求后,方可转运至病房。按《交接管理制度》执行。

5.3.4 急诊科护士评估患者,核对患者身份信息,确定转运工具和途中抢救物品,填写《转科患者交接记录单》。

5.3.5 病区护士接到通知后,做好患者接收准备,并通知医师准备接收患者,急诊科医护人员与病区医务人员做好交接班,双方在交接记录单上签名。

5.4 患者出院工作规程

5.4.1 患者入院后,尽快制订相应的入院时出院计划,鼓励患者一起参与。出院计划包括患者对支持性服务和连续性医疗服务的需求,预计住院的天数和患者出院标准,该标准具有个性、可衡量、具体化等特点。

5.4.2 主管医师每日评估患者病情,符合出院标准后及时安排患者出院。医师于出院当日10:30前开具出院医嘱。

5.4.3 出院参考标准:符合下列标准中的一条及以上者。

　　5.4.3.1 疾病得到控制,症状得到缓解。

　　5.4.3.2 检查结果在正常范围。

　　5.4.3.3 阳性体征消失。

　　5.4.3.4 生活能够自理。

5.4.3.5 术后伤口愈合。

5.4.3.6 不需输液治疗可回家择期随访拆线的。

5.4.3.7 限于本院条件不足,或病情需要,需转到其他医院治疗的。

5.4.3.8 患者及家属强烈要求出院的。

5.4.3.9 医师评估患者病情,认为可以出院的。

5.4.4 自动出院:不符合出院标准,患者及家属坚持要求出院的,主管医师应该尽量确定患者不遵守医疗建议而要求出院的原因,并做好解释说明工作,在出院前告知患者相关医疗风险,患者了解上述风险仍坚持出院的,签《自动出院或转院知情同意书》,下达自动出院医嘱。主管医师在 3 日内对自动出院患者进行电话随访。

5.4.5 患者离院前完成出院记录,一份存于病历归档,一份交给患者或家属。出院记录包括:入院原因、诊断及并发症,重要的体检和其他发现,诊断和治疗措施,重要的用药(包括所有的出院带药),患者出院时的情况及出院指导。具体参照《病历书写基本规范》执行。

5.4.6 主管医师及护士以简明易懂的方式,提供适合患者或家属需求的出院指导并记录,出院指导需包括返回医院进行随诊的时间、需要紧急医疗的情况等。

5.4.7 依据患者的病情和需要联系合适的交通工具。

5.4.8 患者出院后按照《出院患者随访制度》进行随访。

6 流程

6.1 一般患者住院流程

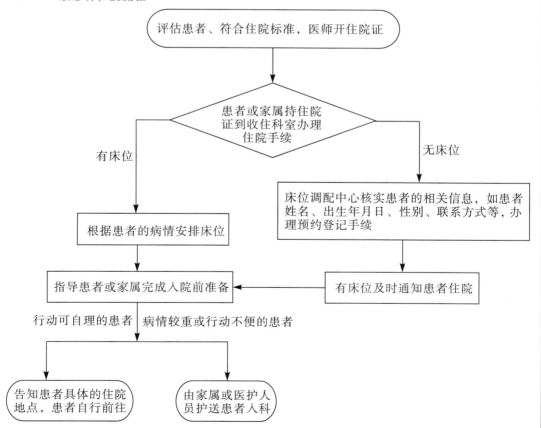

6.2 急诊患者入院流程

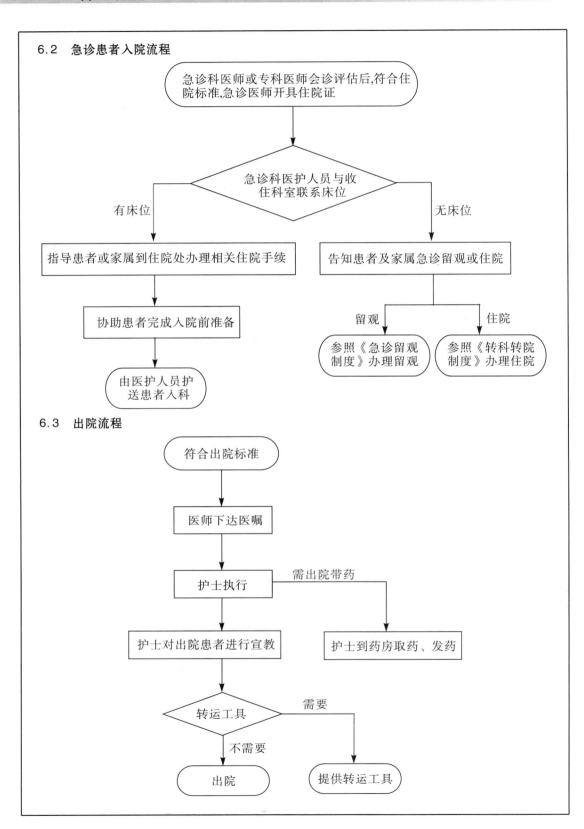

6.3 出院流程

7 相关文件

7.1 《急诊留观制度》

7.2 《转科转院制度》

7.3 《交接管理制度》

7.4 《出院患者随访制度》

7.5 《病历书写基本规范》

7.6 《虚弱老人、儿童、残疾人管理规程》

8 使用表单

8.1 《患者转科交接记录单》

8.2 《自动出院或转院知情同意书》

批准人： 签署日期：

审核人： 发布日期：

附件1

患者转科交接记录单

文件编号:BL－BD－HL－×××　版本号:1.0

科室:＿＿＿＿＿＿＿＿＿＿＿　姓名:＿＿＿＿＿＿　出生年月日:＿＿＿＿＿＿＿

病案号/门诊号:＿＿＿＿＿＿＿＿＿　性别:＿＿＿＿＿＿　年龄:＿＿＿＿＿＿　床号:＿＿＿＿

转交接科室	转出科室:		接收科室:	
	时间:		时间:	
	护士签名:		护士签名:	
situation（现况）	诊断:			
background（背景）	过敏:□无　□不详　□有＿＿＿＿＿＿＿＿			
	隔离:□无　□接触隔离　□其他隔离＿＿＿＿			
	药物:□无　□口服药　□静脉用药　□其他＿＿＿＿			
	备血及血液制剂:□无　□有＿＿＿＿＿＿＿＿			
	物品:□病历　□影像学资料＿＿＿张　□化验单＿＿＿张　□其他＿＿＿＿			
	转运工具:□不需要　□平车　□轮椅　□其他＿＿＿＿			
	其他:＿＿＿＿＿＿＿＿			
assessment（评估）	□身份确认		□身份确认	
	体温:　　℃		体温:　　℃	
	脉搏:　　次/分		脉搏:　　次/分	
	呼吸:　　次/分		呼吸:　　次/分	
	血压:　/　mmHg		血压:　/　mmHg	
	跌倒评分＿＿＿＿＿＿分		□确认	
	疼痛评分＿＿＿＿＿＿分			
	Braden 评分＿＿＿＿＿＿分			
	伤口:□无　□有＿＿＿＿＿＿＿			
	压力性损伤:□无　□有			
	部位:＿＿＿＿＿面积:＿＿＿＿＿分期:＿＿＿＿			
	部位:＿＿＿＿＿面积:＿＿＿＿＿分期:＿＿＿＿			
	静脉通道:□无　□有		□确认	
	□外周静脉＿＿＿＿根　□PICC　□CVC			
	□浅静脉留置针:时间＿＿＿部位＿＿＿型号＿＿＿			

续表

assessment（评估）	管道:□无 □有	□确认
	□气管插管 □气管切开管 □引流管_____根	
	□造瘘管 □导尿管	
	□胃管 □其他导管_____根	
	其他:_____	其他:_____
recommendation（建议）	□无	□无
	□有:_____	□有:_____

注:患者转科及急诊患者入院时适用于此表单

附件2

自动出院或转院知情同意书

文件编号:BL－BD－ZK－×××　　版本号:1.0

科室:＿＿＿＿＿＿＿＿＿＿　姓名:＿＿＿＿＿＿　出生年月日:＿＿＿＿＿＿＿＿

病案号/门诊号:＿＿＿＿＿＿＿＿　性别:＿＿＿＿＿　年龄:＿＿＿＿＿　床号:＿＿＿＿

尊敬的患者、患者家属或患者的法定监护人、授权委托人:

　　根据患者目前的疾病状况,医师认为患者应当继续留住本院接受治疗,但是患者现要求自动出院或转院,特此向患者、患者家属或患者的法定监护人、授权委托人告知患者出院或转院可能出现的风险及不良后果:

　　1.导致病情反复甚至加重,从而为以后的诊断和治疗增加困难,甚至使原有疾病无法治愈或者使患者丧失最佳治疗时机,也有可能促进或导致患者死亡。

　　2.出现各种感染或使原有的感染加重、伤口延迟愈合、疼痛等各种症状加重或症状持续时间延长,增加患者的痛苦,甚至可能导致不良后果。

　　3.患者有可能会出现某一个或者多个器官功能减退、部分功能或全部功能丧失,有可能诱发患者出现出血、休克、其他疾病和症状,甚至产生不良后果。

　　4.导致部分检查或治疗重复进行,有可能导致诊治费用增加。

　　5.增加患者其他不可预料的风险及不良后果。

　　6.其他:＿＿＿＿＿＿＿＿＿＿＿＿＿＿＿＿＿＿＿＿＿＿＿

医务人员陈述:

　　我已经将患者继续留住本院接受治疗的重要性和必要性,以及自动出院或转院所带来的风险及后果,向患者、患者家属或患者的法定监护人、授权委托人告知,并且解答了关于自动出院或者转院的相关问题。

医务人员签名:＿＿＿＿＿　签名日期:　年　月　日　时　分　签名地点:＿＿＿＿＿＿

患者、患者家属或患者的法定监护人、授权委托人意见:

　　我(或患者的监护人、授权委托人)已年满18周岁且具有完全民事行为能力,我拒绝医院的医疗诊治服务,并在违背医务人员意见的情况下离开该医院。医务人员已经向我解释了医疗诊治对我的疾病的重要性和必要性,并且已将自动出院或者转院可能出现的风险及后果向我作了详细的告知。我仍然坚持离开该医院。

　　我自愿承担自动出院或转院所带来的风险和不良后果。我自动出院或转院产生的不良后果与医院及医务人员无关。

患者签名:＿＿＿＿＿＿　签名日期:　年　月　日　时　分　签名地点:＿＿＿＿＿＿

患者授权委托人或监护人签名:＿＿＿＿＿　　　与患者关系:＿＿＿＿＿

　　　　　　　　　签名日期:　年　月　日　时　分

　　　　　　　　　　　　　　　　　　签名地点:＿＿＿＿＿＿

第二十九节 主管医师负责制度

文件名称	主管医师负责制度	文件编号	YY-LC-×× ×
制定部门	× × ×	版本号	1.0
生效日期	20× × -× × -× ×	页数/总页数	× /× ×
修订日期	20× × -× × -× ×	有效期至	20× × -× × -× ×

1 **目的**:规范主管医师负责制度,保证患者医疗服务的连续性和安全性。

2 **范围**:全院各级医师。

3 **定义**:由主管医师全面负责并实施患者的接诊、住院、诊疗操作(包括手术等)工作的医疗管理模式。

4 **权责**

4.1 **主管医师**:认真执行主管医师负责制度,确保患者医疗服务的连续性和安全性。

4.2 **临床科室主任**:严格落实主管医师负责制度,保障患者的医疗安全。

4.3 **医务处**:负责制度的制定和修订并对临床科室定期进行督导检查。

5 **内容**

5.1 落实科室主任负责制度,在《三级医师查房制度》指导意见的基础上进行;在保障医疗质量、合理检查、合理用药、合理治疗,控制医疗费用的不合理增长的情况下,逐步完善本制度。

5.2 在本院住院的患者都有一位医师担任该患者的主管医师,全面负责该患者的医疗工作;患者来院复诊或再次入院,一般仍由前次就诊或住院的主管医师诊治。

5.3 各主管医师必须在科室主任的领导下工作,若有重大、疑难疾病或需要全院会诊等,必须向科室主任汇报。

5.4 在诊疗工作中,若护士或其他专业人员发现患者病情有变化,对医嘱或治疗有疑问,与医院制度或其他医师的医嘱、治疗有冲突时,立即联系主管医师或值班医师。主管医师或值班医师根据情况的需要,逐级向二线医师、三线医师汇报,并在病程中及时记录相关内容。

5.5 主管医师负责经管患者医疗病历完成的完整性、正确性和及时性。

5.6 主管医师应向患者或其家属介绍诊疗(或手术)方案,患者病情变化时应随时向患者或家属介绍病情,并详细记录患者或家属的意见。

5.7 主管医师根据医疗权限,对患者施行各种手术和其他诊疗操作。

5.8 主管医师必须亲自参加经管患者的病例讨论、院内外会诊及各种重要治疗变更的知情同意谈话。

5.9 如有下列情况,经科室主任同意后,可更换主管医师,原主管医师及时完成交接班记录。

5.9.1 主管医师因故暂时离开医院,将患者委托给同科室的其他医师。

5.9.2 主管医师工作调整,将患者转诊给同科室的其他医师。

5.9.3 患者病情需要,进行转科或同科室间治疗更换主管医师。

6 **流程**:无。

7 相关文件

7.1 《国际联合委员会(JCI)医院评审标准》(第六版)

7.2 《三级医师查房制度》

8 使用表单:无。

批准人: 签署日期:

审核人: 发布日期:

第三十节 床位管理制度

文件名称	床位管理制度	文件编号	YY－LC－×××
制定部门	×××	版本号	1.0
生效日期	20××－××－××	页数/总页数	×/××
修订日期	20××－××－××	有效期至	20××－××－××

1 **目的**：协调全院床位的有效合理应用,确保患者及时收住院,提高医疗服务质量。

2 **范围**：全院。

3 **定义**：无。

4 **权责**

4.1 **急诊医师**：评估患者医疗需求,对符合住院标准的患者直接与相应病区联系,安排患者住院。

4.2 **门诊医师**：评估患者医疗需求,一般门诊患者,根据病情收住相应病区。对急需住院而病区无床位的患者,按急诊患者处理。

4.3 **床位调配中心**：负责工作时间内的非急诊患者的床位预约,在本专科无床位的情况下合理安排患者住院,具体参照《床位调配中心工作制度》。

4.4 **医务处、总值班**：当急诊患者收住入院存在争议时,工作时间由医务处协调,非工作时间由医院总值班与急诊科主任协商后决定收住科室。

5 **内容**

5.1 医院根据"急危重患者优先"的原则,安排患者到合适病区住院。在本专科病床已满的情况下,根据"专业相近"的原则,安排至相应病区。

5.2 重症医学科根据"优先转出"的原则,供急危重症患者的收住,如果仍不能满足需求,汇报医务处或医院总值班处进行协调。

5.3 医院应首先保证急诊、手术预约患者入院。一般患者入院采取预约制,按照"先来后到"的原则,由床位调配中心协调安排,具体安置顺序如下。

5.3.1 外科手术后需住重症医学科的患者送重症医学科。

5.3.2 急诊评估后需住重症医学科的患者送重症医学科。

5.3.3 病区危重症患者转重症医学科。

5.3.4 急诊患者住院。

5.3.5 重症医学科患者转病区。

5.3.6 手术预约患者住院。

5.3.7 一般患者择期住院。

5.4 当急诊患者收住入院的科室存在争议时,工作时间由医务处协调,非工作时间由医院总值班与急诊科主任协商后决定收住科室。急诊患者床位应急协调分为院内协调、院外协调。

5.4.1 院内协调。

5.4.1.1 全院空床位均可供急诊患者收住,有空床的科室要无条件接收急诊入院患者,按"专业相近"的原则,协调安排床位。

5.4.1.2 为保证急症患者的救治,对于急症患者较多的专业,应预留1~2张床位以备急症患者的救治。

5.4.1.3 危重症患者优先收住专科病区,病情相对稳定的患者可收住其他相关专科病区,有收住重症医学科指征的患者需收住重症医学科。

5.4.1.4 各科室优先收治急诊及需转科治疗的患者后才能收治普通患者。

5.4.1.5 医院总值班负责统一调配、安排非工作时间全院空床位的协调事宜,各科室无条件服从。

5.4.1.6 若确实无法调配,急诊科留观室可临时收治抢救、留观患者。

5.4.2 院外协调:在院内协调后仍无法满足患者的急诊需求,可联系"120"急救中心转运患者至其他医院治疗;对已来院的病情平稳的急诊患者,协助患者联系接收的医疗机构,并评估患者对转运工具的需求,根据患者的病情和需求提供合适的交通工具。

5.5 对在门诊就医突发病情变化的急危重症患者,由门诊医师与急诊科联系,转至急诊科,按照急诊患者处理。

6 流程:无。

7 相关文件

7.1 《国际联合委员会(JCI)医院评审标准》(第六版)

7.2 《床位调配中心工作制度》

8 使用表单:无。

批准人:　　　　　　　　　　签署日期:

审核人:　　　　　　　　　　发布日期:

第三十一节 住院患者离院管理制度

文件名称	住院患者离院管理制度	文件编号	YY－LC－×××
制定部门	×××	版本号	1.0
生效日期	20××－××－××	页数/总页数	×/××
修订日期	20××－××－××	有效期至	20××－××－××

1 **目的**:规范管理患者的离院行为,了解患者的去向,确保患者的安全。

2 **范围**:住院患者离院时。

3 **定义**

  3.1 **患者请假离院**:指患者与医务人员沟通后,请假离开医院的行为。

  3.2 **患者擅自离院**:指不告知医务人员、不遵守医疗建议擅自离院的行为。

4 **权责**

  4.1 **医师**:评估患者病情,核准签名同意,办理外出请假手续。

  4.2 **护士**:做好患者外出请假的宣教;评估患者,帮助患者办理外出请假和销假手续,并及时了解患者的去向。

  4.3 **住院患者**:离院时,需根据相关制度及要求办理请假和销假手续,并按时返回病区。

5 **内容**

  5.1 患者住院后不能擅自外出或离开病区,若遇特殊情况离院时,需向医务人员请假,有静脉用药的患者不得请假或必须在静脉用药前回院。请假时间原则上不超过 12 小时。

  5.2 住院患者请假标准:一般患者(包括儿科患者):患者生命体征稳定,意识清楚,需经护理人员确认,并经主管医师或值班医师同意。

  5.3 **陪同人员标准**

    5.3.1 一般患者:经医务人员评估后,请假离院需由家属陪同,尤其是行动不便及老年患者(大于 65 岁)。

    5.3.2 儿科患者:需由监护人或监护人的授权委托人陪同,由授权委托人带患儿离院需有授权委托书。

  5.4 **请假流程**:办妥住院手续后,若需离院,应通知医务人员,主管医师或值班医师决定是否准假,要告知患者离院期间的注意事项,同时告知离院后可能出现不利于疾病康复的情况及可能发生的风险并加以劝阻,经患者同意后,由患者或患者的法定监护人、授权委托人签《劝阻住院患者外出告知书》,并在病程中记录。护士将请假期间的口服药交于患者或患者的法定监护人、授权委托人,宣教正确的服用方法,留下患者的通讯地址及联系电话,并提供科室联系电话,以利于患者紧急联系使用,才能离院,于护理记录中记录患者请假期间的口服药,有让其带回并宣教正确的服用方法。《劝阻住院患者外出告知书》一式两份,一份交于患者保存,一份保存在病历中。

  5.5 **销假流程**:患者应在规定时间内返回,并向护士办理销假手续。责任护士或值班护士应在 30 分钟内对患者的生命体征及一般情况进行评估,询问离院期间的治疗执行情况,并在护理单中记录,若有病情变化,医师需在病程中记录说明。

5.6 患者擅自离院及未及时返院的处理流程

5.6.1 对不告知医务人员,不遵守医疗建议擅自离院的患者,责任护士或值班护士应立即电话联系患者或家属,明确患者去向并通知患者及时返回病区。

5.6.2 护士及时巡视患者,若发现患者在预定返回时间后的半小时内未归或发现患者未请假离院,应立即与患者取得联系,明确患者的去向,并通知患者及时返回病区,逾期不归者联系家属,督促返院。若电话联系患者仍拒绝返院,责任护士或值班护士报告主管医师或值班医师,并在护理记录单上记录,做好交接班。

5.6.3 若无法确定去向,责任护士或值班护士应立即通知主管医师或值班医师及其家属,分析患者失联的原因,调动各方人员努力查找可能的去向。

5.6.3.1 寻找 1 小时后仍去向不明的,由责任护士或值班护士报告护士长及科室主任,并联系保卫科帮助寻找。

5.6.3.2 寻找 2 小时后仍去向不明,由科室主任或护士长报告医务处、护理部或医院总值班,并通知保卫科给予报警处理。

5.6.3.3 责任护士或值班护士在护理记录单中记录最后一次见到患者的时间、地点及证人,开始寻找患者的时间、向上级汇报的时间及所做的努力。必要时查看监控录像并及时留存。

5.6.3.4 护士长组织科室人员讨论患者失联的原因及对策,按照《医疗安全(不良)事件管理制度》进行报告。

5.6.4 患者原则上不得离院,离院后超过 24 小时者,视为自动出院。自动出院办理方法:电话联系患者或家属,告知自动出院,办理出院手续。自动离院患者由主管医师在 3 日内对患者进行电话随访。

5.6.5 擅自离院的患者,若患有精神或心理疾病,可能出现自残或伤人情况,应告知患者家属做好防护。

6 流程

6.1 住院患者离院请假及销假流程

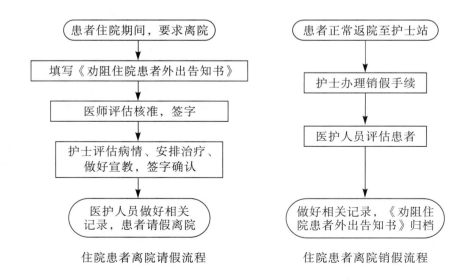

住院患者离院请假流程 住院患者离院销假流程

6.2 擅自离院及未及时返院的处理流程

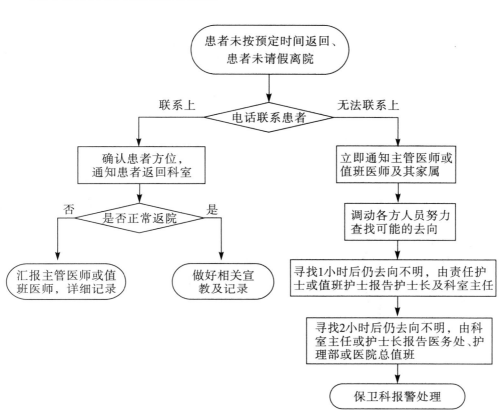

7 相关文件

7.1 《国际联合委员会(JCI)医院评审标准》(第六版)

7.2 《医疗安全(不良)事件管理制度》

8 使用表单

《劝阻住院患者外出告知书》

批准人： 签署日期：

审核人： 发布日期：

附件

劝阻住院患者外出告知书

文件编号:BL－BD－ZK－×××　版本号:1.0

科室:_____ 姓名:_____ 出生年月日:_____

病案号:_____ 性别:_____ 年龄:_____ 床号:_____

尊敬的患者、患者家属或患者的法定监护人、授权委托人:

您好! 医院是诊治疾病的场所,为了患者能够早日恢复健康,在住院期间宜安心治疗。患者目前的疾病状况不适合外出。如果患者外出,可能会出现下列风险,对患者疾病的治疗、身体的健康甚至生命造成不利影响,现特告知如下:

1. 患者的病情将加重或者出现病情恶化的不良后果。

2. 由于患者在患病期间外出,原有治疗已经取得的效果可能会丧失。

3. 患者在住院期间外出,病情可能会随时出现变化而不能得到及时诊治。

4. 患者可能因外出而丧失最佳的诊断治疗疾病的时机。

5. 患者在住院期间外出,可能出现医疗以外的其他无法预计的意外。

6. 其他。

<u>鉴于上述原因,医务人员望患者在住院期间安心治病,不要外出,请患者自觉遵守医院的规定。</u>

医务人员陈述:

我已经将患者住院期间外出可能发生的风险及不良后果告知患者、患者家属或患者的法定监护人、授权委托人,并且解答了相关的问题。

医务人员签名:_____ 签名日期:____年____月____日____时____分　签名地点:_____

患者、患者家属或患者的法定监护人、授权委托人意见:

医务人员已将住院期间患者外出可能发生的风险及不良后果告知我,我予以理解。患者的外出行为与医务人员的意见相违背,我明白住院期间外出可能出现上述风险,及其他不可预知的风险,以及不良后果,但患者仍然坚持外出,并且自愿承担一切风险和不良后果。

外出事由:

外出时间:　　年　　月　　日　　时　　分

外出去向:　　　　　　　　联系电话:

预计回院时间:　　年　　月　　日　　时　　分

患者签名:_____ 签名日期:____年____月____日____时____分　签名地点:_____

患者授权委托人或监护人签名:_____ 与患者关系:_____

签名日期:____年____月____日____时____分　签名地点:_____

注:一式两份,一份交于患方保存,另一份保存于病例中。

第三十二节 围手术期管理制度

文件名称	围手术期管理制度	文件编号	YY－LC－×××
制定部门	×××	版本号	1.0
生效日期	20××－××－××	页数/总页数	×/××
修订日期	20××－××－××	有效期至	20××－××－××

1 **目的**：规范围手术期诊疗工作行为，确保患者安全和医疗质量。

2 **范围**：与手术相关的科室及人员。

3 **定义**：

  3.1 **围手术期**：指从确定手术治疗时期，直到与这次手术有关的治疗基本结束为止，包括手术前、手术中及手术后的一段时间。

  3.2 **术后即时**：又称手术后的那一时刻，即在手术完成，患者离开手术室前的那一段时间。

4 **权责**

  4.1 **具备资质的医务人员**：根据专业规范与标准，对患者进行围手术期管理。

  4.2 **医务处、质量控制科、护理部、手术室**：负责监督检查围手术期管理工作。

5 **内容**

  5.1 **基本原则**

    5.1.1 手术具有高风险，必须以患者评估为基础，仔细规划手术患者诊疗。

      5.1.1.1 患者评估：包括但不限于初步医疗和护理评估、营养评估、疼痛评估、个性化初步评估、术前评估、风险评估、再评估、术后评估等，以及评估信息整合，按《患者评估制度》执行。

        5.1.1.1.1 初步医疗和护理：包括评估病情摘要、初步诊断、诊疗计划、诊疗期限和记录要求、出院计划等。

        5.1.1.1.2 各项入院评估按规定格式分别记录在相应的"评估记录单"和"首次病程记录"中。

      5.1.1.2 凡需手术治疗的患者，必须进行手术风险评估与分级，内容详见《手术风险评估表》。

      5.1.1.3 各级医师应严格掌握手术指征。

        5.1.1.3.1 选择手术程序需考虑入院评估、诊断检查和其他可用资源的信息（如患者接受手术的风险与益处等）。

        5.1.1.3.2 如患者有不利于手术的疾患，应及时请相关科室会诊。

        5.1.1.3.3 必要时进行多学科会诊。

      5.1.1.4 三、四级择期手术和非计划性再次手术均需执行术前讨论。重大手术、特殊患者手术及新开展的手术等术前讨论，须由科室主任主持讨论制订手术方案，并报医务处备案。

    5.1.2 诊疗计划：包括初步诊疗计划、术前诊疗计划、术后诊疗计划，均应以评估情况为依据，按专科诊疗常规或病种临床路径制订并执行，需包含医疗、护理、营养、康复等要素。

      5.1.2.1 首先须及时完善必需的检查。

        5.1.2.1.1 用于制订和支持计划的有创性诊疗结果的评估信息，应在术前记录在病历中。

        5.1.2.1.2 准备输血的患者必须检查血型及感染性筛查（肝功、乙肝五项、HCV、HIV、梅毒抗体）。

5.1.2.2 尽早明确术前诊断,并提高术前诊断的准确性。

5.1.2.3 根据已有评估资料,患者病情及执行的手术类型,在术前即可开始规划术后诊疗。

5.1.3 手术医师(又称"主刀""术者")、麻醉医师的确定应按《手术医师分级授权管理制度》《麻醉医师分级授权管理制度》执行。

5.1.3.1 各类探查性质的手术:需由有经验的副主任医师以上或科室主任担任术者。

5.1.3.2 重大手术:按《重大、致残、新开展手术报告审批工作流程》执行。

5.1.3.3 非计划性再次手术:按《非计划再次手术管理制度》执行。

5.1.4 按《病历书写基本规范》在规定时间内写好各项记录,包括但不限于下列记录。

5.1.4.1 各类评估记录。

5.1.4.2 首次病程记录。

5.1.4.3 术前讨论记录:术前对拟实施手术方式和术中可能出现的问题及应对措施的讨论。内容主要包括术前诊断、手术指征、手术方案、可能出现的意外及防范措施、术前准备情况、参加讨论者及具体意见,以及主持人小结等。

5.1.4.4 手术风险评估表。

5.1.4.5 知情同意书。手术、麻醉(包括术后镇痛)或镇静的知情同意书,内容必须包括拟行方法的风险、预期效果和益处,可能发生的并发症,以及其他可供选择的手术、麻醉(包括术后镇痛)、镇静方法和非手术疗法等。

5.1.4.6 术前小结:术前由经治医师对患者病情所做的总结。内容主要包括简要病情、术前诊断、手术指征、拟实施手术名称和方式,拟实施麻醉方式、注意事项,并记录术者术前查看患者的相关情况等。急诊手术至少术前应完成急诊手术术前小结,内容包括病情简介、术前诊断、手术名称等。

5.1.4.7 手术和麻醉相关的告知、沟通、访视等记录。

5.1.4.8 手术安全核查记录。

5.1.4.9 手术清点记录:指巡回护士对手术患者术中所用血液、器械、敷料等的记录,在手术结束时完成。

5.1.4.10 术后医嘱:由参加手术的诊疗组医师在术后即时完成,内容包括医疗服务等级、医疗场所、后续监测或治疗。对药物或其他治疗和服务的需求等,应符合患者的术后即时需求。

5.1.4.11 术后记录:由参加手术的治疗组医师在术后即时书写,术者应签名,内容主要包括手术时间、术后诊断、手术和麻醉方法、手术简要经过、术中并发症及处理、切除的标本、失血量和输血量,术后处理措施、注意观察的项目及处置等,应符合患者术后即时需求。

5.1.4.12 手术记录,由术者在术后离开手术室前完成。特殊情况下,由第一助手书写时,术者必须签名。

5.1.4.13 所有植入物的编号条码贴在粘贴单中。

5.1.5 麻醉和(或)镇静相关的评估、计划及记录要求,按《麻醉科工作制度》《操作时镇静管理制度》执行。

5.1.6 凡参加手术的医务人员,要严格执行各项医疗技术操作常规,注意执行保护性医疗制度,术中不谈论与手术无关的事情。

5.2 术前管理

5.2.1 完善各项术前准备,包括医患双方心理方面的准备和患者身体、生理方面的准备。

5.2.2 手术前术者及麻醉医师必须亲自查看患者。

5.2.2.1 与患者及家属或患者授权委托人进行充分沟通,履行告知义务,并按《患者知情同意制度》签署知情同意书。

5.2.2.2 对拟输血或使用血液制剂的患者,应告知并签署知情同意书。

5.2.2.3 手术知情同意书必须在下达手术医嘱前签署完成。

5.2.3 术前小结必须于术前完成。

5.2.4 手术通知是安排手术的凭证,病区原则使用电子申请单。

5.2.4.1 择期手术由主管医师或值班医师申请,由上级医师审批,必要时由科室主任审批,科室统一安排,于手术前一日 10:00 前完成申请。

5.2.4.2 急诊手术由值班医师申请,二线值班医师审批,在确定手术后及时报送手术申请单。急诊手术原则上至少应提前 30 分钟先电话通知手术室,以便麻醉科和手术室做好准备,确保在 30 分钟内接收患者。

5.2.4.3 手术取消或调整时,应及时通知麻醉科、手术室,并完成相应协调。

5.2.5 如果手术需要用到特殊设备、设施,手术医师应于手术前一日落实是否准备完善。

5.2.6 完成手术部位标记:按《手术及有创操作部位标识制度》执行,注意植入物的标记。

5.2.7 责任护士应做好下列术前准备工作。

5.2.7.1 术前教育,包括心理卫生教育、术前各项准备的配合及与手术相关的术前指导。

5.2.7.2 执行术前准备医嘱,如皮肤药物过敏试验、备皮等。

5.3 手术当日管理

5.3.1 病区责任护士在接送手术患者前,必须询问患者身体、生理方面是否有变化。若发现患者身体、生理方面有明显变化(如疑似感冒、血压异常、月经等),应立即暂停接送患者并告知医师,同时在护理记录单上做好记录。

5.3.2 参加手术的成员应提前进入手术室,确保手术准时开始。

5.3.3 手术室负责接收手术患者的医务人员要依据手术通知单、病历及《手术患者交接记录单》,与病区责任医务人员做好核对、交接,并填写交接记录单。

5.3.3.1 手术相关资料交接,包括但不限于病历及相关影像资料、术中用药、植入医疗器械等,尤其是重要的检查结果、配血单及手术、麻醉、输血等知情同意书。

5.3.3.2 患者在进入手术室前需取出假牙,贵重物品按《患者财物保管制度》执行。

5.3.3.3 手术室护士应在术前了解手术患者的病史和一般情况,向患者宣教有关心理、手术护理等术前指导。

5.3.4 严格执行《手术及有创操作部位标识制度》和《手术安全核查制度》,清点手术物品,切实保证患者安全。植入物管理按《植入性医疗器械管理制度》执行。

5.3.5 手术过程中,术者对患者负完全责任。

5.3.5.1 一例手术原则上只有一个术者,助手必须按照术者要求协助手术。

5.3.5.2 手术必须严格按照术前制订的手术方案执行。若术中发现疑难问题,须调整原手术方案(如决定术前未决定的脏器切除、使用贵重耗材等),应及时请示上级医师,必要时向医务处报告,医务处向主管院长报告。同时需再次征得患者或家属同意并签名后,方可实施。调整手术方案需在病程记录上详细说明。

5.3.6 患者麻醉后,麻醉医师应始终监护患者,如有病情变化,立即通知术者,不得擅自离岗。

5.3.7 切除的病理标本必须及时按要求处理。

5.3.7.1 切除的标本需向患者或家属展示。

5.3.7.2 巡回护士负责标本容器,注明科别、患者姓名、出生年月日、病案号等信息,医师填写病理检查申请单。

5.3.7.3 手术室标本(含内镜室)送检:由手术室工作人员根据医师开出的申请单,指定专人负责清点、核对登记、运输,病理科人员签收。

5.3.7.4 病理科验收各种标本,对标本不符合要求及申请填写不规范、不整洁,申请单与标本不符合的,应注明原因并及时退还,待纠正后重新核对、签收。

5.3.8 急诊手术:指急诊患者需要立即手术或住院患者因病情变化需要紧急手术。

5.3.8.1 危重患者应先就地抢救,待病情稳定后,再由主管医师和护士按《医疗运输制度》护送至手术室,保证患者转运安全和全面交接。

5.3.8.2 按照"优先安排急诊手术"的原则,手术室有权根据实际情况,通知择期安排手术,确保急诊手术能100%及时安排。临床科室应按照"优先安排急诊手术"的原则,积极配合手术室,做好被调整的择期手术患者的后续照护。

5.4 术后即时管理

5.4.1 麻醉医师根据麻醉后评估,确定患者是否送到麻醉恢复室。

5.4.1.1 需入麻醉复苏室的患者,由经治麻醉医师送到麻醉复苏室,并向麻醉复苏室医师、护士详细交接。

5.4.1.2 出入麻醉复苏室标准按《麻醉恢复室工作制度》执行。

5.4.1.3 患者出麻醉复苏室或手术室后的去向由手术医师、麻醉医师共同决定,由麻醉复苏室医务人员送回(必要时麻醉医师和外科医师一起护送),并向病区护士详细进行病情交接。

5.4.2 参加手术的手术医师必须在术后即时书写术后记录,并在医嘱单下达术后医嘱,以确保患者术后即时起能获得连续且一致的照护。

5.5 术后管理

5.5.1 患者送至麻醉复苏室或病房后,接送双方均必须有书面交接。

5.5.2 术后诊疗计划应以术后即时评估及再评估为依据。

5.5.2.1 医务人员应按术后医嘱和术后记录中的术后注意事项照护患者。包括做好患者的心理支持;术后进食的种类及时间;体位或活动目的与方法。各类导管目的及注意事项;伤口管理方法及注意事项;药物知识;康复指导等宣教。

5.5.2.2 凡实施手术的患者,术者和麻醉医师应在患者术后24小时内查看患者。

5.5.2.3 医疗、护理及其他人员共同根据患者的术后即时需求制订术后诊疗计划,并记入病历当中。当术后需求因临床病情改变或通过定期重新评估而发生变化时,由提供照护的医务人员将其记录在病历中。

5.6 医务处、质量控制科、护理部:定期抽查各科室执行本制度情况,进行点评、通报和督导改进,并报医疗质量与安全管理委员会进行分析、评价,提出持续改进的措施并加以落实。

6　流程:无。

7　相关文件

　　7.1　《手术安全核查制度》

　　7.2　《患者评估制度》

　　7.3　《手术及有创操作部位标识制度》

　　7.4　《植入性医疗器械管理制度》

　　7.5　《病历书写基本规范》

　　7.6　《患者知情同意制度》

　　7.7　《麻醉恢复室工作制度》

　　7.8　《医疗运输制度》

　　7.9　《操作时镇静管理制度》

　　7.10　《麻醉科工作制度》

8　使用表单:无。

批准人:　　　　　　　　　　　　签署日期:

审核人:　　　　　　　　　　　　发布日期:

第三十三节　植入性医疗器械管理制度

文件名称	植入性医疗器械管理制度	文件编号	YY－LC－××
制定部门	×××	版本号	1.0
生效日期	20××－××－××	页数/总页数	×/××
修订日期	20××－××－××	有效期至	20××－××－××

1　**目的:**规范医院植入性医疗器械的采购、验收和临床使用管理,保证其具有可追溯性,确保患者医疗安全。

2　**范围:**全院。

3　**定义:**植入性医疗器械是指借助手术,器械全部或部分进入人体或自然腔道中,在手术过程结束后长期留在体内,或留在体内至少30日以上的医疗器械。

4　**权责**

　4.1　**医师:**严格按资质授权进行植入手术,做好患者知情告知及病程记录,应对患者做好植入性医疗器械相关的健康宣教,做好植入性医疗器械的围手术期核查,对发现的医疗器械不良事件及时报告,严格执行《医院感染管理办法》等规定,预防和控制医疗器械临床使用中相关感染。

　4.2　**相关科室(手术室、介入诊疗科等):**根据手术医师要求准备植入与介入性医疗器械,做好核查,对发现的医疗器械不良事件及时报告,严格执行《医院感染管理办法》等规定,预防和控制医疗器械临床使用中相关感染。

　4.3　**感染控制科:**负责植入性医疗器械医院感染风险的管理,严格监控植入性医疗器械临床使用中发生的感染事件。

　4.4　**招标采购办:**负责植入性医疗器械采购等相关事宜。

　4.5　**设备供应科:**负责植入性医疗器械的验收、管理。

　4.6　**医务处:**负责植入相关技术的准入及医疗执业许可证的变更,植入相关手术医师资质的审核及管理。

　4.7　**医疗质量与安全管理委员会:**审核植入性医疗器械清单,监督医疗器械的使用情况。

5　**内容**

　5.1　**植入性医疗器械的使用申请**

　　5.1.1　准入。

　　5.1.2　申请:首次在本院临床使用的植入性医疗器械需要进行审批。根据临床实际需要,由使用科室相关医师提出申请,科室主任签署意见后,将申请文件及相关材料提交医务处审议。申请文件包括使用科室主任签署意见的《植入性医疗器械准入审批表》,拟新进植入性医疗器械合法、有效的《医疗器械生产许可证》《企业法人营业执照》《医疗器械经营许可证》《医疗器械产品注册证》及《医疗器械注册登记表》,相关授权证明文件(包括代理授权书、负责销售的业务人员个人授权及其身份证复印件),拟新进植入性医疗器械的应用介绍。

　　5.1.3　审批:申请科室将《植入性医疗器械准入审批表》及相关材料文件递交医务处审批,由医务处进行论证。根据论证结果并结合临床使用部门的实际需求,对其临床准入给出审批意见。

5.1.4　复审:医务处每两年对每一种临床应用中的植入性医疗器械进行复审。应在复审前1个月提前通知相关使用科室,由使用科室总结应用情况,完整填写《植入性医疗器械复审表》交医务处审核,由医务处进行论证。医务处根据论证结果,并结合使用科室意见和不良事件报告数量,以及医院感染管理部门对其院内感染发生数量的核查结果,给出复审审批意见。对于复审不合格或使用科室不提交复审申请的植入性医疗器械,应当退出本院的临床应用。若确有必要需再次进入本院临床应用,使用科室应当重新提出申请并按照新进产品接受审批。

5.1.5　退出:因技术改进或产品注册证失效等原因,原有植入性医疗器械不再适用于临床,可主动提出退出使用,办理相应手续后退出临床使用,注销其在本院的使用许可。但已经应用于患者的,应继续保持临床随访。使用科室放弃定期复审,按主动退出处理。植入性医疗器械由于在本院应用中发生质量问题或其他问题,不适于在本院继续应用的,由使用科室或相关部门提出申请,医务处讨论通过后,可予以强制退出。

5.2　采购

5.2.1　招标采购办统一采购植入性医疗器械,按照《医院采购管理制度》进行植入性医疗器械的采购工作。在采购过程中要严格执行索证、验证制度,严格按规定建立合格供应商目录和植入性医疗器械可追溯信息数据库。

5.2.2　采购、验收记录应当永久保存,包括:①植入性医疗器械名称、规格型号、批号、有效期及医疗器械注册证号;②购进数量、单价和日期;③生产厂商和供货单位名称;④验收结论及经办人签名。

5.3　存放管理

临床使用科室存放植入性医疗器械时,应当存放在储存专柜。未经验收(或预验收)、验收(或预验收)不合格的植入性医疗器械不得入库和使用。采购部门和使用科室储存植入性医疗器械的库房,应当符合规定的条件。已灭菌的植入性医疗器械或以无菌形式提供的植入性医疗器械,在储存时应当符合医院感染管理科的相关要求。对于在存储时有温湿度控制要求的植入性医疗器械,应按照要求建立相应的储存环境和条件,同时做好温、湿度记录。

5.4　临床使用

5.4.1　临床使用科室应当根据患者病情、可选择的治疗方案、患者经济承受能力等因素综合判断治疗措施。因病施治,合理治疗,严格掌握植入性医疗器械适应证。

5.4.2　在使用植入性医疗器械之前,医师应当将患者的病情、医疗措施及风险、植入性医疗器械的种类、收费标准等告知患者,尊重患者的自主选择权,并由患者或其授权委托人签署使用植入性医疗器械的知情同意书。

5.4.3　对使用植入性医疗器械的手术应特别注意术前准备。提交手术申请时,应注明是否使用植入性医疗器械,必要时在备注中注明植入性医疗器械的名称和规格型号。手术室收到含有使用植入性医疗器械要求的手术申请,应在手术前一日核查,保证植入性医疗器械处于可用状态。使用植入性医疗器械的手术,也应在患者手术知情同意书和手术交接单上体现。在标记手术部位时若有特殊考虑,术前需再次认真核查植入性医疗器械的准备情况。临床使用过程中要认真核对其名称、规格型号、序列号、有效日期、合格证等,并进行登记。

5.4.4 临床使用植入性医疗器械前必须仔细核对实物与手术需求是否一致,是否在有效期内。手术开始前执行安全核查,器械护士与手术医师核对患者相关信息,以及手术所使用植入性医疗器械的规格型号是否适宜、相关器械是否齐全。植入性医疗器械的植入手术应按照本专业诊疗规范的要求进行,严格无菌操作,术前应用抗菌药物预防感染。术后应及时在病历中记录植入性医疗器械的使用信息,并填写《植入性医疗器械使用登记表》。植入性医疗器械使用记录应当包括患者身份识别信息、产品使用日期(手术日期)、品名、规格型号、数量、生产批号、有效期、生产厂商及产品序列号(条形码)等。

5.4.5 植入性医疗器械的清洗、消毒和灭菌管理参照《一次性使用无菌医疗用品及过期物品管理制度》。

5.5 针对所使用植入性医疗器械的特点,各临床使用科室根据相应的操作规程(诊疗常规)进行临床操作。在实际操作中上级医师应加强对下级医师开展此类手术的指导和监督。植入性医疗器械相关手术纳入手术医师授权管理。

5.6 注意植入性医疗器械相关的院内感染,对此类相关感染要注意在院内感染的报告中特别注明并分析原因。同样注意其他与植入性医疗器械相关的不良事件。及时通过不良事件报告系统上报,相关职能部门应及时处理。根据国家法律法规,必要时,在规定的时限内上报卫生行政部门和食品药品监督管理部门。

5.7 对使用过的植入性医疗器械,医疗机构应按照有关规定进行销毁并登记。

5.8 植入性医疗器械的使用,应当与卫生行政部门核发的《医疗机构执业许可证》核准登记的诊疗科目,即医院的执业范围一致。需要上级卫生主管部门准入的技术,按准入要求进行。不得在协作或合作医疗机构使用本单位购进的植入性医疗器械。

5.9 严格执行政府价格主管部门有关收费价格的规定。对植入性医疗器械实行价格公示、提供查询,收费结算时出具医疗费专用票据及明细清单。

5.10 对植入性医疗器械的不规范使用行为,医务处进行监督整改和必要的调查处理,并可根据情节追究相关责任人和管理人员的责任。

5.11 随访和追溯

5.11.1 规范植入性医疗器械相关患者的出院告知,在出院时将植入性医疗器械相关的可能并发症、随访的特殊要求等告知患者或家属,并在出院小结中详细记录。特别注意告知和植入性医疗器械相关的需要紧急就医的情况,以及日常注意事项。

5.11.2 各临床使用科室应当建立使用植入性医疗器械患者的随访记录。

5.11.3 与植入性医疗器械相关的不良事件按照医院《医疗安全(不良)事件管理制度》上报。

5.12 **召回:**植入性医疗器械的召回纳入医院医疗器械召回机制统一管理。详见《医疗器械缺陷召回制度》。

6 流程

6.1 植入性医疗器械准入流程

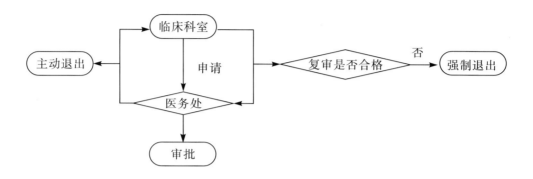

6.2 植入性医疗器械使用流程

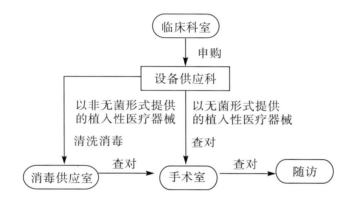

7 相关文件

7.1 《医疗器械缺陷召回制度》

7.2 《医疗器械采购管理制度》

7.3 《一次性使用无菌医疗用品及过期物品管理制度》

7.4 《国际联合委员会(JCI)医院评审标准》(第六版)

8 使用表单

8.1 《植入性医疗器械准入审批表》

8.2 《植入性医疗器械准入复审表》

8.3 《植入性医疗器械使用登记表》

批准人：   签署日期：

审核人：   发布日期：

附件1

植入性医疗器械准入审批表

文件编号:BD－YW－×××　版本号:1.0

申请科室:

日　期:　　年　月　日

医用耗材名称			
生产企业名称及产地			
医疗器械注册证号		规格、包装	
供应商名称			
供应商联系人		联系电话	
省级集中采购限价目录编号及单价			
拟购数量			
预估金额			
在用同类产品名称及使用情况			
申购理由			

使用科室论证报告(医用耗材的主要功能和作用原理,与本院现有同类产品比较,国内或省内使用情况简介,性能及价格分析):

使用科室论证意见:

科室负责人签名(盖章):

续表

医院专家小组论证意见：
     □同意引进使用   □同意采购使用一次
 	
     □暂缓引进使用   □不同意引进使用
 	
新增医用耗材论证结果汇总表复印件附后	

医务处审批意见：	
申购科室分管院领导审批意见：	主管设备院领导审批意见：
院长审批意见：	

附件2

植入性医疗器械准入复审表

文件编号:BD－YW－×××　版本号:1.0

申请科室:　　　　　　　　　　　　　　　　　日期:　　年　月　日

医用耗材名称	规格型号	院内分类编号	购进单价

使用科室意见:

科室负责人签名(盖章):

医院专家小组复审论证意见:

□同意继续采购使用　　　　□暂缓采购使用

□停止采购　　　　　　　　□停止使用

医用耗材复审结果汇总表复印件附后

医务处审批意见:

申购科室分管院领导审批意见:	主管设备院领导审批意见:

院长审批意见:

附件 3

植入性医疗器械使用登记表

文件编号:BD－SB－×××　版本号:1.0

日期:　　年　　月　　日

申请科室:

姓名		性别		年龄		科室			住院号	
联系地址						执行科室			电话	
手术名称									手术日期	
产品名称	规格/型号	生产厂家	批号	有效期	数量	单价	总金额		注册证号	
供货单位				地址					联系电话	
备注	主刀医师为外聘医师时,外聘医师应和本院第一助手在主刀医师栏共同签字,以此类推						合计数量	合计金额		

主刀医师:　　　　巡回护士:　　　　器械护士:　　　　验收人:　　　　复核人:

第三十四节　转科转院制度

文件名称	转科转院制度	文件编号	YY－LC－×××
制定部门	×××	版本号	1.0
生效日期	20××－××－××	页数/总页数	×/××
修订日期	20××－××－××	有效期至	20××－××－××

1　**目的**:确保患者安全,提高医疗服务质量,降低医疗风险,保证患者转科、转院过程中诊疗的连续性。

2　**范围**:相关临床科室及需转科、转院的患者。

3　**定义**

  3.1　**转科**:凡因病情需要或者不属于本科室服务范围的患者需转入其他科室继续治疗。

  3.2　**转院**:限于本院技术和设备条件,医师在疑难、危重等特殊患者的临床诊疗工作过程中遇到困难,需转到具有相应诊疗能力的医院(上级医院、专科医院等)继续治疗;或经治疗后患者病情稳定或处于康复期,可转到具有相应诊疗能力的医院(专科医院、当地医院、社区医院等)继续治疗;或外院患者由其他医院转入本院继续治疗。

4　**权责**

  4.1　**转出、转入科室医师**:评估患者,联系转入科室或医院,确保患者安全转运,做好患者及家属的知情告知并做好患者病程记录。

  4.2　**转出科室护士**:做好患者转科或转院准备,护送危重患者,与转入科室做好交接工作。

  4.3　**转入科室护士**:做好接收转入患者的准备,接收患者。

  4.4　**医务处、总值班**:审核疑难、特殊患者转科或转院的必要性,针对疑难、特殊患者协助科室联系会诊,转院时协助科室联系相关医院。

5　**内容**

  5.1　**转科制度**

    5.1.1　当主管医师发现患者有其他专业的疾病并需专科治疗时,邀请相关专业的医师会诊(详见《会诊制度》),双方共同评估病情,确定需要转科治疗,经二线医师或科室主任同意后方可转科。

    5.1.2　转科前,由主管医师开转科医嘱,写好转科记录。转科前需告知患者及家属转科目的并征得其签名同意。主管医师按照转科流程提供诊断与检查结果,在做出决定所需的检查结果出来之前,原则上不得安排患者转科。

    5.1.3　转科记录由转出科室医师在患者转出前完成,内容包括患者住院及转科原因、症状体征,以及重要的阳性发现、诊断、所接受的手术,其他操作、病情进展、药物及其他治疗情况,当前患者健康状况等;转出科室负责完成患者转出前的所有医疗记录并签名,若没有及时完成,转入科室有权拒绝接收(危重患者除外)。

    5.1.4　转出科室护士进行转科的健康宣教,核查本科室的治疗是否完成,并将需退的药品清退,详细记录并做好药品交接,整理患者的病历及化验检查等相关资料,随患者一起转到转入科室。

5.1.5 转出科室护士联系转入科室护士确定转科时间,根据医嘱通知患者及家属,做好转科准备并办理手续,协助患者整理物品。

5.1.6 转科前转出科室护士评估患者,确定转运工具,做好交接。危重患者转运按《交接管理制度》执行。

5.1.7 转出科室护士确认患者身份,填写《患者转科交接记录单》(新生儿采用《新生儿转科交接记录单》),负责将患者安全地护送到转入科室,向转入科室医务人员进行交接。转入科室应做好患者身份识别和登记工作。若需要转科的患者病情危重,转运途中可能出现病情加重或死亡者,应按疾病诊疗规范及时抢救治疗,并邀请相关科室会诊、协同治疗,待病情稳定后再由本科室护士和医师共同护送患者转科,同时在病历上详细记录抢救治疗情况。

5.1.8 转入科室护士在患者到达前做好接收转科患者的准备。

5.1.9 转入科室护士及时接收、查看、评估患者,填写《患者转科交接记录单》(新生儿采用《新生儿转科交接记录单》),若有疑问,要及时联系转出科室护士。

5.1.10 转入后,接收科室医务人员应按新入科患者的相关要求及时评估患者病情,修订医疗护理计划,开立后的医嘱,在班内按要求写好转入记录。

5.1.11 病历书写参照《病历书写基本规范》执行。

5.1.12 双方科室对会诊患者是否立即转科有争议时,采取"协商"原则,必要时可请医务处或医院总值班协调,直至双方科室意见一致为止,未转科前应贯彻《首诊负责制度》,仍由原科室负责诊治。

5.1.13 转科途中的任何病情变化及与转科过程有关的任何特别情况,应记录在《患者转科交接记录单》上。

5.2 转院制度

5.2.1 从本院转出标准。

5.2.1.1 限于本院技术及设备条件,对不能诊治的患者。

5.2.1.2 在本院完成主要治疗,需进一步进行序惯性医疗服务(如康复治疗)。

5.2.1.3 因交通、医疗保险支付或其他原因要求转院的患者。

5.2.1.4 需转专科医院治疗的传染性疾病、精神性疾病或其他疾病的患者。

5.2.2 从本院转出流程。

5.2.2.1 患者符合转院标准,医务处或总值班联系适合该患者治疗的接收医院。接收医院必须能够满足转院患者的医疗需求,为即将转入的患者提供相应的服务。

5.2.2.2 主管医师与接收医院的医师做好交接,确保患者适合转院治疗并能被安全转运。

5.2.2.3 转院时,按转院相关要求,由主管医师开出转院医嘱,并完成转院记录。转院记录应包括患者的入院原因、重要的病情发现、已完成的任何诊断、已执行的任何医疗程序、已接受的操作和其他治疗、用药措施,以及患者进一步的医疗需求、转院的原因等。

5.2.2.4 责任护士做好转院宣教及患者随身物品的整理准备工作。

5.2.2.5 转出医院负责患者转运期间的安全,评估转运工具,提供在转院过程中需要的药物、医疗用品和医疗技术,并根据患者的病情安排有执业医师资质的相关医务人员对患者进行观察或监护。

5.2.2.6 为确保治疗的连贯性,患者信息应与患者同时转送,在做出决定所需的检查结果出来之前,不得安排患者转院。转院记录应与患者一起提供给接收医院。

5.2.2.7　转院时,患者病历中应记录同意接收患者的医院名称、接收科室、接收医师姓名、转院的原因及与转院相关的任何特殊情况。

5.2.2.8　由120急救中心负责转运患者时,主管医师或值班医师应随急救车、急救中心随车医师共同前往接收医院,并填写《转运记录单》,到达接收医院后与接收医师交接。《转运记录单》一式两份,一份留接收医院,一份由主管医师或值班医师带回,保存在病历中。

5.2.3　从本院转出的其他事项。

5.2.3.1　患者转院应征得患者或患者的法定监护人、授权委托人同意,主管医师应告知患者或家属转院的必要性、可能发生的风险,转往医院的名称、地址、联系方式等,并征得患者或患者的法定监护人、授权委托人同意,在《自动出院或转院知情同意书》上签名。患者拒绝转院时,必须做好相应记录,并取得患者或患者的法定监护人、授权委托人签名。

5.2.3.2　患者转院时如转运途中可能导致病情加重者,一般应留院,医院在其能力范围内对患者进行评估并提供相应的治疗,并记录在病历中,等患者病情稳定后再行转院;危重患者转院应准备好抢救药品、器械,保证途中安全。若病情不稳定而患者或家属执意要求转院,需在病历上写明并请患者或患者的法定监护人、授权委托人签名后方可转院。

5.2.3.3　急性传染病、精神病等患者原则上不得转外省市治疗。

5.2.3.4　患者转院时可按照《病历(案)管理制度》复印病历资料。

5.2.3.5　对转院患者按照《出院患者随访制度》进行随访。

5.2.3.6　为确保患者转院交通的质量和安全,"120"急救车要定期检修保养维护消毒等,驾驶员及随车医务人员规范工作并定期进行考核,具体参照"120"急救中心相关部门制度执行。转院过程中发现不良事件应按照《医疗安全(不良)事件管理制度》执行。

5.2.4　转入本院。

5.2.4.1　符合本院的医疗服务范围、科室的收治标准及设备条件,转入标准参照《患者出入院管理制度》。

5.2.4.2　在转院过程中发生病情不稳定的患者,需首先在急诊科治疗,待病情稳定后再送至相应病区。

5.2.4.3　入院手续见《患者出入院管理制度》。

6 流程

  6.1 转科流程

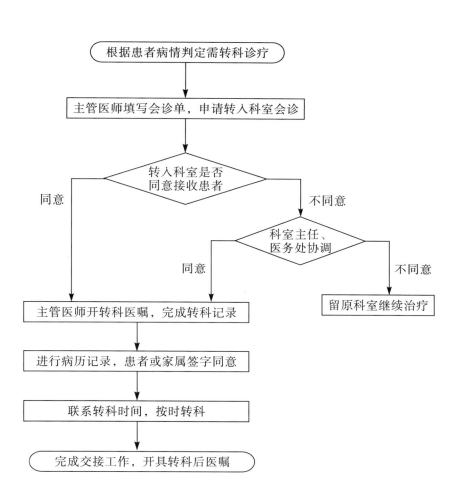

根据患者病情判定需转科诊疗

↓

主管医师填写会诊单，申请转入科室会诊

↓

转入科室是否同意接收患者

同意 / 不同意

不同意 → 科室主任、医务处协调

同意 / 不同意

不同意 → 留原科室继续治疗

同意 → 主管医师开转科医嘱，完成转科记录

↓

进行病历记录，患者或家属签字同意

↓

联系转科时间，按时转科

↓

完成交接工作，开具转科后医嘱

6.2 转院流程

```
            ╭─────────────────────────────╮
            │   根据患者病情判定需转院诊疗   │
            ╰─────────────────────────────╯
                          │
                          ▼
        ┌─────────────────────────────────────┐
        │  医务处或医院总值班联系适合患者治疗的接收机构  │
        └─────────────────────────────────────┘
                          │
                          ▼
        ┌─────────────────────────────────────┐
        │  主管医师与接收医院的医师做好交接，共同评估患者  │
        └─────────────────────────────────────┘
                          │
                          ▼
                    ╱─────────────╲
          是 ◄──────  患者是否适合转   ──────► 否
          │         ╲ 院并能被转运  ╱         │
          │            ╲─────────╱            │
          │                                    ▼
          │                          ╱───────────────╲
          │              不同意 ◄──── 建议患者留院，待病  ────► 同意
          │              │          ╲情稳定后再行转院 ╱          │
          ▼              ▼            ╲─────────────╱            ▼
      ┌──────────────────────────────┐          ┌──────────────────┐
      │  完成病历记录，患者或授权人签字    │ ◄────────│  留院治疗，待病情    │
      └──────────────────────────────┘          │  平稳，适合转院      │
          │                                      └──────────────────┘
          ▼
      ┌──────────────────────┐
      │   联系转院时间，按时转院   │
      └──────────────────────┘
          │
          ▼
      ┌──────────────────────────┐
      │  主管医师开出院医嘱，完成转院记录  │
      └──────────────────────────┘
          │
          ▼
      ╱─────────────╲      需要      ┌──────────────────┐
      │  评估转运工具  │ ──────────►  │  联系"120"急救中心  │
      ╲─────────────╱              └──────────────────┘
          │ 不需要                          │
          ▼                                ▼
    ╭───────────╮          ┌──────────────────────────┐
    │    转院     │ ◄────────│  与"120"急救中心做好交接     │
    ╰───────────╯          └──────────────────────────┘
```

7 相关文件

7.1 《会诊制度》

7.2 《交接管理制度》

7.3 《病历书写基本规范》

7.4 《首诊负责制度》

7.5 《患者出入院管理制度》

7.6 《出院患者随访制度》

7.7 《医疗安全(不良)事件管理制度》

8 使用表单

8.1 《患者转科交接记录单》

8.2 《新生儿转科交接记录单》

8.3 《转运记录单》

8.4 《自动出院或转院知情同意书》

批准人：　　　　　　　　签署日期：

审核人：　　　　　　　　发布日期：

附件1

患者转科交接记录单

文件编号:BL－BD－HL－××× 版本号:1.0

科室:＿＿＿＿＿＿＿＿ 姓名:＿＿＿＿＿＿ 出生年月日:＿＿＿＿＿＿

病案号/门诊号:＿＿＿＿＿＿＿ 性别:＿＿＿＿＿ 年龄:＿＿＿＿＿ 床号:＿＿＿＿

转交接科室	转出科室:		接收科室:	
	时间:		时间:	
	护士签名:		护士签名:	
situation（现况）	诊断:			
background（背景）	过敏:□无　□不详　□有＿＿＿＿＿			
	隔离:□无　□接触隔离　□其他隔离＿＿＿			
	药物:□无　□口服药　□静脉用药　□其他———			
	备血及血制品:□无　□有＿＿＿＿＿			
	物品:□病历　□影像学资料＿＿张　□化验单＿＿张　□其他＿＿＿			
	转运工具:□不需要　□平车　□轮椅　□其他＿＿＿			
	其他:＿＿＿＿＿＿			
assessment（评估）	□身份确认		□身份确认	
	体温:　　℃		体温:　　℃	
	脉搏:　　次/分		脉搏:　　次/分	
	呼吸:　　次/分		呼吸:　　次/分	
	血压:　/　mmHg		血压:　/　mmHg	
	跌倒评分:＿＿＿＿＿分		□确认	
	疼痛评分:＿＿＿＿＿分			
	Braden 评分:＿＿＿＿＿分			
	伤口:□无　□有＿＿＿＿＿			
	压力性损伤:□无　□有			
	部位:＿＿＿＿　面积:＿＿＿＿　分期:＿＿＿			
	部位:＿＿＿＿　面积:＿＿＿＿　分期:＿＿＿			
	静脉通道:□无　□有		□确认	
	□外周静脉＿＿＿根　□PICC　□CVC			
	□浅静脉留置针:时间＿＿＿部位＿＿＿型号＿＿＿			

续表

assessment （评估）	管道：□无　　　　　□有	
	□气管插管　□气管切开管　□引流管_____根	
	□造瘘管　□导尿管　□胃管　□其他导管_____根	
	其他：	
recommendation （建议）	□无	其他：
	□有：	□有：

注：患者转科及急诊患者入院时适用于此表单

附件2

新生儿转科交接记录单

文件编号:BL－BD－HL－×××   版本号:1.0

科室:＿＿＿＿＿＿＿＿＿＿＿＿   姓名:＿＿＿＿＿＿   出生年月日:＿＿＿＿＿＿

病案号/门诊号:＿＿＿＿＿＿＿   性别:＿＿＿＿＿   年龄:＿＿＿＿   床号:＿＿＿

转交接科室	转出科室:		接收科室:
	时间:		时间:
	护士签名:		护士签名:
母亲姓名			
母亲病案号			
situation (现况)	诊断:		
background (背景)	孕周:＿＿＿＿周 Apgar 评分:＿＿＿＿＿＿ 分 新生儿体重:＿＿＿＿＿g		
	母亲过敏史:□无 □不详 □有＿＿＿＿＿＿＿＿		
	母亲隔离:□无 □接触隔离 □其他隔离＿＿＿＿＿＿		
	新生儿有无畸形:□无 □有＿＿＿＿＿		
	新生儿用药情况:□无 □有＿＿＿＿＿		
	新生儿筛查:□听力筛查 □疾病筛查 □预防接种＿＿＿＿＿		
	物品:□病历 □其他＿＿＿＿＿＿		
	运转工具:□婴儿床 □婴儿轻运床 □其他＿＿＿＿＿		
	陪检人员:□家属 □医师 □护士		
	携带用品:□无 □有(□脉氧仪 □简易呼吸气囊 □应急急救箱 □其他＿＿)		
	其他:＿＿＿＿＿＿＿＿＿＿＿		
assessment (评估)	□身份确认		□身份确认
	体温:　　℃		体温:　　℃
	皮肤:□红润 □发绀 □苍白 □黄染		皮肤:□红润 □发绀 □苍白 □黄染
	呼吸:□平稳 □急促 □吸凹		呼吸:□平稳 □急促 □吸凹
	哭声:□响亮 □无回声 □弱		哭声:□响亮 □无回声 □弱
	肌张力:□良好 □一般 □差		肌张力:□良好 □一般 □差
	头部:□无异常 □产瘤 □血肿		头部:□无异常 □产瘤 □血肿
	脐带:□脱落 □新鲜 □干燥		脐带:□脱落 □新鲜 □干燥
	□渗液 □未脱落		□渗液 □未脱落

续表

assessment（评估）	皮肤完整性:□完整　□不完整_____	皮肤完整性:□完整　□不完整_____
	其他:	其他:
recommendation（建议）	□无	□无
	□有:	□有:

注:新生儿转交接时适用于此表单

附件3

转运记录单

文件编号:BL－BD－ZK－×××　版本号:1.0

科　别:＿＿＿＿＿＿＿＿　姓名:＿＿＿＿＿＿　出生年月日:＿＿＿＿＿＿

病案号:＿＿＿＿＿＿＿＿　性别:＿＿＿＿　年龄:＿＿＿＿　床号:＿＿＿＿＿

转运	
转运方式:	转出日期及时间:　年　月　日　时　分
转运医师:　司机:　车牌号:	联系电话:
转运人员接收患者时情况:体温＿＿＿℃　脉搏＿＿＿次/分　□呼吸＿＿＿次/分　血压＿＿＿/＿＿＿mmHg 意识:□正常　□模糊　□谵妄　□昏睡　□昏迷　　皮肤:□正常　□苍白　□发红　□黄染 　　　　　　　　　　　　　　　　　　　　　　　　　　　□发绀　□湿冷 瞳孔:□正常　□扩大　□缩小　□左＿＿＿mm　　　对光反射:□正常　□迟钝　□消失 　　　　　　　　　　　　　右＿＿＿mm　　　　　　　　□血氧饱和度:　% 其他:	
途中病情变化及处理:□无　　□有发生 患者情况:体温＿＿＿℃　脉搏＿＿＿次/分　呼吸＿＿＿次/分　血压＿＿＿/＿＿＿mmHg 病情: 具体处理:心电图诊断＿＿＿＿＿＿＿＿　血糖＿＿＿＿＿mmol/L　血氧饱和度＿＿＿＿＿＿% 　　　　　□吸氧　□吸痰　□物理降温　□人工呼吸　□气管插管　□呼吸机 　　　　　□心电监护　□电除颤＿＿＿次 　　　　　□胸外心脏按压 药物: 　　　　　　　　　　　　　　　　　　　　　　　　医师签名:	
移交	
接收医院及科室:	接收日期及时间:　年　月　日　时　分
接收人员:	科室电话:
接收时患者情况:体温＿＿＿℃　脉搏＿＿＿次/分　呼吸＿＿＿次/分　血压:＿＿＿/＿＿＿mmHg 意识:□正常　□模糊　□谵妄　□昏睡　□昏迷 皮肤:□正常　□苍白　□发红　□黄染　□发绀　□湿冷 瞳孔:□正常　□扩大　□缩小　□左＿＿＿mm 右＿＿＿mm 对光反射:□正常　□迟钝　□消失　□血氧饱和度＿＿＿＿% 其他: 　　患者或患者的法定监护人、授权委托人签名: 接收医师签名:　　　　　　　　　　　签名时间:　年　月　日　时　分	

附件4

自动出院或转院知情同意书

文件编号:BL－BD－ZK－×××　版本号:1.0

科室:_____　姓名:_____　出生年月日:_____

病案号/门诊号:_____　性别:_____　年龄:_____　床号:_____

尊敬的患者、患者家属或患者的法定监护人、授权委托人:

　　根据患者目前的疾病状况,医生认为患者应当继续留住本院接受治疗,但是患者现要求自动出院或转院,特此向患者、患者家属或患者的法定监护人、授权委托人告知患者出院或转院可能出现的风险及不良后果:

　　1.导致病情反复甚至加重,从而为以后的诊断和治疗增加困难,甚至使原有疾病无法治愈或者使患者丧失最佳治疗时机,也有可能促进或者导致患者死亡;

　　2.出现各种感染或使原有的感染加重、伤口迟延愈合、疼痛等各种症状加重或症状持续时间延长,增加患者的痛苦,甚至可能导致不良后果;

　　3.患者有可能会出现某一个或者多个器官功能减退、部分功能或全部功能的丧失,有可能诱发患者出现出血、休克、其他疾病和症状,甚至产生不良后果;

　　4.导致部分检查或治疗重复进行,有可能导致诊治费用增加;

　　5.增加患者其他不可预料的风险及不良后果。

　　6.其他:_____

医务人员陈述:

　　我已经将患者继续留住本院接受治疗的重要性和必要性以及自动出院或者转院所带来的风险及后果向患者、患者家属或患者的法定监护人、授权委托人告知,并且解答了关于自动出院或者转院的相关问题。

医务人员签名:_____　签名时间:_____年___月___日___时___分　签名地点:_____

患者、患者家属或患者的法定监护人、授权委托人意见:

　　我(或患者的监护人、授权委托人)已年满18周岁且具有完全民事行为能力,我拒绝医院的医疗诊治服务,并在违背医务人员意见的情况下离开该医院。医务人员已经向我解释了医疗诊治对我的疾病的重要性和必要性,并且已将自动出院或者转院可能出现的风险及后果向我做了详细地告知。我仍然坚持离开该医院。

　　我自愿承担自动出院或转院所带来的风险和不良后果。我自动出院或转院产生的不良后果与医院及医务人员无关。

患者签名:_____　签名日期:_____年___月___日___时___分　签名地点:_____

患者授权委托人或监护人签名:_____　与患者关系:_____

　　　　　签名日期:_____年___月___日___时___分　签名地点:_____

第三十五节　出院患者随访制度

文件名称	出院患者随访制度	文件编号	YY – LC – ×××
制定部门	×××	版本号	1.0
生效日期	20×× – ×× – ××	页数/总页数	×/××
修订日期	20×× – ×× – ××	有效期至	20×× – ×× – ××

1　**目的**：通过电话随访对出院后的患者进行专业指导和教育，为患者提供出院后的延续服务。

2　**范围**：出院后需院外继续治疗、康复和定期复诊的患者均需进行随访。

3　**定义**：随访率＝实际随访人数/需要随访人数（出院人数－不需要随访的人数）×100%。

4　**权责**

　4.1　**护士**：负责病情平稳及慢性疾病患者的随访工作，统计随访数据，做好本科室随访工作的质量监测。

　4.2　**主管医师**：负责特殊检查、手术、急、危、疑难患者的随访工作。

　4.3　**科室主任**：检查、督促科室随访情况。

　4.4　**宣传策划部**：对全院出院患者抽查随访。

　4.5　**质量控制科**：做好全院随访的质量监管。

　4.6　**医务处**：制定、修订出院患者随访制度，定期检查督导全院随访工作。

5　**内容**

　5.1　出院后需院外继续治疗、康复和定期复诊的患者均需进行随访。本院随访方式主要为电话随访，必要时门诊随访。不需要随访者包括死亡患者、拒绝随访的患者。

　5.2　主管医师接诊患者后，在患者入院病历首页中准确录入患者工作单位、家庭住址、职业、联系电话等项目。

　5.3　责任护士在入院评估时再次核对患者可供随访的联系电话，确保电话号码准确。

　5.4　出院前，主管医师和责任护士对患者进行评估。

　5.5　治疗用药不良反应较大、病情复杂的患者出院后应随时随访，需长期治疗的慢性疾病患者或疾病恢复慢的患者出院后2周内应随访1次，此后至少3个月随访1次，同时对患者进行宣教，取得患者的配合。

　5.6　医务人员根据出院随访评估情况实施随访工作，在随访过程中应加强沟通。

　　5.6.1　病情平稳及慢性疾病患者的随访由本病区护士执行，特殊检查、手术、急、危、疑难患者的随访由主管医师执行，随访工作原则上在患者出院后2周内完成，随访率≥90%。护士的随访内容包括了解患者出院后的治疗效果、病情变化、恢复情况、健康教育和指导患者规律口服药物治疗，必要时指导患者到门诊就诊随访。主管医师的随访除上述内容外，还应指导患者何时回院复诊、病情变化后的处置意见等专业技术性指导。随访信息记录在《出院患者随访登记表》中。

　　5.6.2　自动出院患者，主管医师在3日内对患者进行电话随访，随访内容包含患者病情评估、继续医疗需求和对服务流程的改进建议，随访信息记录在《出院患者随访登记表》中。

　5.7　各科室每月月底将本科室上月随访汇总名单及随访分析结果交至医务处。

5.8 宣传策划部负责对科室随访表中 10% 的患者进行随机复访,每月将随访复查结果交医务处。

5.9 医务处负责全院出院患者随访工作的督导检查,质量控制科做好全院随访的质量监管。

6 **流程:**出院患者随访流程。

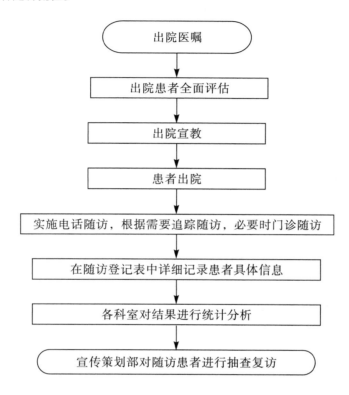

```
出院医嘱
   ↓
出院患者全面评估
   ↓
出院宣教
   ↓
患者出院
   ↓
实施电话随访,根据需要追踪随访,必要时门诊随访
   ↓
在随访登记表中详细记录患者具体信息
   ↓
各科室对结果进行统计分析
   ↓
宣传策划部对随访患者进行抽查复访
```

7 相关文件

7.1 《国际联合委员会(JCI)医院评审标准》(第六版)

7.2 《三级综合医院评审标准实施细则》(2011 年版)

8 使用表单

《出院患者随访登记表》

批准人: 　　　　　　　　　　签署日期:

审核人: 　　　　　　　　　　发布日期:

附件

出院患者随访登记表

文件编号:BD－YW－×××　版本号:1.0

科室:_____ 姓名:_____ 出生年月日:_____

病案号/门诊号:_____ 性别:_____ 年龄:_____ 床号:_____

基本情况	本人手机号:　　　家属(联系人)姓名:　　　与患者关系:　　　家属手机号:
	主管医师:　　　入院时间:　　　出院时间:
	出院诊断:
	离院方式:□医嘱离院　□非医嘱离院　□医嘱转院　□医嘱转社区卫生服务机构 　　　　　□其他
医护随访	随访日期:　　　　年　　月　　日
	病情转归:　　□治愈　　　□好转　　　□恶化　　　□无变化 目前身体状况:□无症状　　□有症状 有无并发症:　□无　　　　□有 服药依从性:　□规律　　　□间断　　　□不服药 患者情绪:　　□良好　　　□一般　　　□差 复诊需求:　　□无　　　　□有 康复指导: 对本院治疗服务流程的建议及意见: 　　　　　　　　　　　　　　　　　　　　　　　　　　　　随访人
医护随访	随访日期:　　　　年　　月　　日
	1. 医护是否随访:　　　　　□是 □否
	2. 对医护的随访是否满意:□是 □否
	3. 对我院的治疗服务是否有建议与意见:□是 □否
	4. 对我院工作的意见建议(安全性、经济性、舒适性、方便性、有效性等方面): 　　　　　　　　　　　　　　　　　　　　　　　　　　　　随访人

　　注:1. 自动出院患者主管医师必须3日内进行电话随访;特殊检查、手术、急、危、疑难患者的随访由主管医生在出院后2周内首次电话随访;病情平稳及慢性疾病患者在出院后,2周内由本病区护士随访

　　2.《出院患者随访登记表》不存放在病历中,各科室每月月底将本科室上月随访汇总名单及科室随访分析结果统计整理。打印一式两份,一份科室保存,一份交于医务处

第三十六节 医疗运输制度

文件名称	医疗运输制度	文件编号	YY-LC-036
制定部门	×××	版本号	1.0
生效日期	20××-××-××	页数/总页数	×/××
修订日期	20××-××-××	有效期至	20××-××-××

1 **目的**:为满足本院患者转院、返家交通的需求,方便有需求患者的安全转运。
2 **范围**:本院就诊的门诊、急诊、住院患者,在转院或返家时的车辆需求。
3. **定义**:无
4. **权责**
  4.1 **医务人员**:根据需求,协助患者联系相关运输工具。
  4.2 **"120"急救中心**:按照"120"急救中心相关管理制度及时为转院患者提供转运服务。
  4.3 **医务处**:负责医疗运输制度的制定和修订,并对制度执行情况进行监管。
5. **内容**
  5.1 总则
    5.1.1 本院为患者提供"120"急救中心车辆和出租车转运服务。
    5.1.2 转运车辆的运营、车况、维护保养和人员资质等方面均符合国家法律法规。
    5.1.3 "120"转运车辆需配备适宜的医疗物资、设备、药品并符合相关要求。
    5.1.4 医院建立相应的投诉流程,保障交通质量和安全。
  5.2 "120"急救中心转运服务
    5.2.1 "120"车辆由"120"急救中心设置,急救中心统一指挥调度。
    5.2.2 当患者因疾病需要必须由"120"急救车护送转院时,主管医师与患者/家属协商后,医务人员向"120"指挥中心提出申请,做好转院前准备(包括转院记录等)。"120"急救中心负责转运患者时,主管医师应随急救车及急救中心随车医师共同前往接收医院,并填写《转运记录单》,完成与接收医师交接。《转运记录单》一式两份,一份留接收医院,一份由主管医师带回,保存在患者的病历中。
    5.2.3 为确保患者转运交通的质量和安全,"120"急救车要定期检修保养维护消毒等,驾驶员及随车医务人员规范工作并定期进行考核,医务处及急救中心每月对"120"急救车的设备、车辆状况及车内药品等情况进行督导检查。
  5.3 本院就诊的门诊、急诊、住院患者,返家时若需要出租车,由门诊分诊护士、急诊护士或住院病区护士提供出租车联系方式,满足患者需求。
  5.4 患者对转运服务不满意时,可通过来信、来电、来访等方式向医院反馈,具体方式参照本院《投诉管理制度》。
6. **流程**:无。
7. **相关文件**
  7.1 《国际联合委员会(JCI)医院评审标准》(第六版)
  7.2 《投诉管理制度》

8. 使用表单

《转运记录单》

批准人： 签署日期：

审核人： 发布日期：

附件

转运记录单

文件编号:BD－ZK－×××　版本号:1.0

科　别:＿＿＿＿＿＿＿＿＿＿＿　姓名:＿＿＿＿＿＿　出生年月日:＿＿＿＿＿＿

病案号:＿＿＿＿＿＿＿＿＿＿＿　性别:＿＿＿＿＿＿　年龄:＿＿＿＿＿　床号:＿＿＿＿＿＿

转运
转运方式:　　　　　　　　　　　　　　　转出日期及时间:　　年　　月　　日　　时　　分
转运医师:　　　司机:　　　车牌号:　　　　联系电话:
转运人员接收患者时情况:体温＿＿＿℃　脉搏＿＿次/分　□呼吸＿＿次/分　血压＿/＿mmHg 意识:□正常　□模糊　□谵妄　□昏睡　□昏迷　　皮肤:□正常　□苍白　□发红　□黄染 　　　　　　　　　　　　　　　　　　　　　　　　　　　　□发绀　□湿冷 瞳孔:□正常　□扩大　□缩小　□左＿＿mm　对光反射:□正常　□迟钝　□消失 　　　　　　　　　　　　　　右＿＿mm　　　　　　　□血氧饱和度:　% 其他:
途中病情变化及处理:□无　　□有发生 患者情况:体温　℃　脉搏　次/分　呼吸　次/分　血压＿＿＿/＿＿＿mmHg 病情: 具体处理:心电图诊断＿＿＿＿＿＿　血糖＿＿＿＿mmol/L　血氧饱和度:＿＿＿＿＿% 　　　　□吸氧　□吸痰　□物理降温　□人工呼吸　□气管插管　□呼吸机 　　　　□心电监护　□电除颤＿＿次 　　　　□胸外心脏按压 药物: 　　　　　　　　　　　　　　　　　　　　　医师签名:
移交
接收医院及科室:　　　　　　　　　　　　接收日期及时间:　　年　　月　　日　　时　　分
接收人员:　　　　　　　　　　　　　　　科室电话:
接收时患者情况:体温＿＿＿℃　脉搏＿＿＿次/分　呼吸＿＿＿次/分　血压:＿＿＿/＿＿＿mmHg 意识:□正常　□模糊　□谵妄　□昏睡　□昏迷 皮肤:□正常　□苍白　□发红　□黄染　□发绀　□湿冷 瞳孔:□正常　□扩大　□缩小　□左＿＿mm 右＿＿mm 对光反射:□正常　□迟钝　□消失　□血氧饱和度＿＿＿% 其他: 　患者或患者的法定监护人、授权委托人签名: 接收医师签名:　　　　　　　　签名时间:　年　　月　　日　　时　　分

第三十七节　临终关怀管理制度

文件名称	临终关怀管理制度	文件编号	YY－LC－××
制定部门	×××	版本号	1.0
生效日期	20××－××－××	页数/总页数	×/××
修订日期	20××－××－××	有效期至	20××－××－××

1　**目的:**对罹患晚期恶性肿瘤临终患者的需求进行个别化处理,提高临终患者生活质量,消除或减轻病痛与其他生理症状,增强临终患者内心的满意度,使患者有尊严地面对人生终点,尽量满足患者及家属的需求。

2　**范围:**罹患晚期恶性肿瘤,医师诊断认为不可治愈且有医学上的证据,近期内病程进展至死亡已不可避免的患者及家属。

3　**定义**

　3.1　**临终关怀:**临终关怀并非一种治愈疗法,而是一种专注于在患者将要逝世前的几个星期或几个月的时间内,减轻其疾病的症状、延缓疾病发展的医疗护理。

　3.2　**临终患者:**凡诊断明确,治愈无望,预计3~6个月内将死亡的患者。

4　**权责**

　4.1　**医务处:**制定临终关怀的服务管理制度。根据临床上的反馈,对制度进行补充和修订,和护理部共同对全院职工进行临终关怀的相关培训。

　4.2　**护理部、质量控制科:**对制度执行情况进行总结,并按季度将执行过程中存在的问题定期向医疗质量与安全管理委员会上报。

　4.3　**全院职工:**接受医院组织的相关培训,对临终患者提供优质的临终关怀服务。

5　**内容**

　5.1　主管医师评估患者为临终患者后,由患者家属同意且拒绝任何检查治疗,并签署《临终患者拒绝或放弃医学治疗知情同意书》后,方可进入临终关怀阶段。

　5.2　对临终患者的评估进行个别化处理,评估如下内容。

　　5.2.1　疾病伴有或治疗有关的症状,如恶心、呼吸困难。

　　5.2.2　导致减轻或加剧身体症状的因素。

　　5.2.3　当前症状的管理和患者的反应。

　　5.2.4　对转科或其他护理级别的需求。

　　5.2.5　患者和家属的精神导向。

　　5.2.6　患者和家属的精神顾虑或需要,如绝望、痛苦、内疚和宽恕。

　　5.2.7　患者和家属的心理状态,如家庭关系、家庭环境是否适合进行治疗,患者及家属对病情的反应。

　　5.2.8　患者、家属或其他看护人员对支持或暂停医疗服务的需要。

　　5.2.9　存活者风险因素,如家属的应对机制和对病理性悲伤的反映。

　5.3　**医院提供的临终关怀服务**

　　5.3.1　采取干预措施管理疼痛和原发性、继发性症状。

5.3.2 患者和家属同意后,提供妥善的治疗以缓解症状。

5.3.3 谨慎对待尸检和器官捐献等敏感问题。

5.3.4 尊重患者的价值观、宗教信仰、文化偏好,当患者在临终前有宗教、精神支持方面的需求时,可在我国法律法规允许的范围内从事相关的宗教活动。

5.3.5 允许患者及家属参与治疗的各个方面。如告知患者的病情和治疗方案,尊重患者及家属的治疗决策权,对患者及家属的宣教,包括对面临死亡心理反应、放弃治疗的程序等。

5.3.6 进行心理疏导,积极回应患者和家属在心理、情感、精神和文化方面的顾虑。

5.3.7 通过医务人员与患者及家属沟通,向家属发放临终关怀宣教手册等方式,对患者及家属进行临终关怀教育。

5.4 临终关怀培训:医务人员需要接受有关临终关怀方面的教育,具体内容包括下列四点。

5.4.1 临终关怀的概念、基本知识及伦理原则。

5.4.2 临终患者和家属生理、心理、社会、文化方面的评估。

5.4.3 临终患者的疼痛评估及处理。

5.4.4 临终患者尸体解剖和器官捐献知识。

5.5 临终关怀流程

5.5.1 医师评估为临终的晚期恶性肿瘤患者。

5.5.2 在对患者及家属的精神心理状况及心理承受能力进行评估后,医务人员决定在适当的时间,与患者和家属交谈患者的病情和预后,并倾听患者及家属意见,让其参与医疗决策。患者或家属签署《拒绝或放弃医学治疗知情同意书》,告知家属和患者提供临终关怀服务。

5.5.3 医师下达临终关怀医嘱后,启动临终关怀程序。护士和医师共同建立《生命末期患者共同照护表》,对患者目前的症状、加重症状的因素、目前的治疗是否可以缓解不适、心理社会问题和宗教需求进行评估。

5.5.4 制订照护计划。

5.5.4.1 病房布置要舒适、安静、温馨,方便各种医疗护理的操作。

5.5.4.2 医疗团队会为患者提供身体症状的管理,根据患者生活自理能力的评估为患者做好生活护理。

5.5.4.3 为患者和家属提供心理照护。

5.5.4.4 医务人员积极与家属沟通,使其正确了解患者的病情进展及预后;与家属讨论患者身心状况的变化,并让其家属积极参与制订患者的医疗护理计划。

5.5.4.5 按照癌症疼痛诊断治疗规范对疼痛的患者进行管理。

5.5.4.6 如家属放弃抢救,要告知其不良后果和需承担的责任,要详细记录原因并请患者家属签署知情同意书。

5.5.4.7 满足患者其他需求,如未完成的梦想。

5.5.5 在提供临终关怀服务后24小时内对临终关怀服务相关内容,患者及家属的意愿是否得到满足,患者的满意度和生存质量进行评价。要记在病程记录和《临终患者评估及护理记录单》中,至少每两周评估记录一次。

5.5.6 患者死亡后,联系殡仪馆,为家属提供善后服务,并提供心理照护。

6 流程:临终关怀流程。

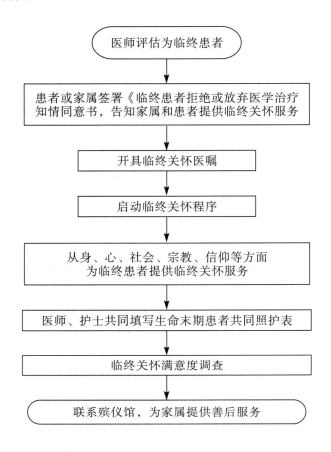

医师评估为临终患者

患者或家属签署《临终患者拒绝或放弃医学治疗知情同意书,告知家属和患者提供临终关怀服务

开具临终关怀医嘱

启动临终关怀程序

从身、心、社会、宗教、信仰等方面为临终患者提供临终关怀服务

医师、护士共同填写生命末期患者共同照护表

临终关怀满意度调查

联系殡仪馆,为家属提供善后服务

7 相关文件

《国际联合委员会(JCI)医院评审标准》(第六版)

8 使用表单

8.1 《生命末期患者共同照护表》

8.2 《临终患者拒绝或放弃医学治疗知情同意书》

批准人: 签署日期:

审核人: 发布日期:

附件 1

生命末期患者共同照护表

文件编号:BL - BD - ZK - ××× 版本号:1.0

科室: 姓名: 出生年月日:

病案号/门诊号: 性别: 年龄: 床号:

问题与症状评估	1. 目前身体症状评估 (1)恶心或呕吐:□无 □有 (2)呼吸窘迫症状:□无 □有 (3)其他: 2. 加重身体不适症状的因素:□无 □有 3. 目前的处置是否缓解患者不适:□是 □否 □待评估 医师签名: 年 月 日 时 分 4. 心理社会问题 患者:□情绪困扰 □疾病认知与适应困难 □家庭互动沟通问题 □经济资源支持系统缺乏 □心愿未了与后事准备缺乏 □无法评估 □其他 家属:□情绪困扰 □疾病认知与适应困难 □家庭互动沟通问题 □经济资源支持系统缺乏 □心愿未了与后事准备缺乏 □无法评估 □其他 5. 宗教需要 患者:□存在的孤独隔绝感 □面对死亡的恐惧与焦虑 □对生命意义与价值的疑惑 □对生命去向不确定 □放不下 □罪恶感 □宗教需求 □无法评估 □其他 家属:□存在的孤独隔绝感 □面对死亡的恐惧与焦虑 □对生命意义与价值的疑惑 □对生命去向不确定 □放不下 □罪恶感 □宗教需求 □无法评估 □其他 责任护士签名: 年 月 日 时 分
照护计划	1. 目前针对身体不适症状处置 (1)恶心或呕吐:□无 □有 □尚未处置 □给予止吐剂 (2)呼吸窘迫症状:□无 □有 □尚未处置 □给予氧气 (3)其他症状:□无 □有 □尚未处置 □已处置 医师签名: 年 月 日 时 分 预计下次再评估时间: 年 月 日 2. 心理社会问题照护 患者:□支持与倾听 □转介 □提供适当处置 家属:□支持与倾听 □转介 □提供适当处置 3. 宗教需求照护 患者:□生命回顾 □生命意义的讨论 □人际关系的修复连接 □宗教信仰的加深 □宗教仪式实行 □后事交代 □协助心愿达成 □转介 □其他

续表

照护 计划	家属：□生命回顾 □生命意义的讨论 □人际关系的修复连接 □宗教信仰的加深 　　　□宗教仪式实行 □后事交代 □协助心愿达成 □转介 □其他 病区责任护士签名：　　　　　　　年　　月　　日　　时　　分 预计下次再评估时间：　　　　　年　　月　　日

附件 2

临终患者拒绝或放弃医学治疗知情同意书

文件编号:BL－BD－ZK－×××　版本号:1.0

科室:　　　　　　　　姓名:　　　　　　出生年月日:

病案号/门诊号:　　　　性别:　　　　　年龄:　　　　床号:

尊敬的患者、患者家属或监护人、授权委托人:

　　根据患者目前的疾病状况,医生认为患者应当接受治疗,并建议患者接受适当的医疗措施;但是,患者、患者家属或监护人、授权委托的人现在拒绝或者放弃本院医务人员建议的以下医疗措施:

具体描述:

　　特此告知可能出现的后果,请患者、患者家属或监护人、授权委托人认真斟酌后决定。

　　拒绝或放弃医学治疗,使本院原有的治疗中断,有可能产生以下不良后果:

　　1.导致病情反复甚至加重,从而为以后的诊断和治疗增加困难;甚至使原有疾病无法治愈或者使患者丧失最佳治疗时机,也有可能促进或者导致患者死亡。

　　2.出现各种感染或使原有的感染加重、伤口延迟愈合、疼痛等各种症状加重或症状持续时间延长,增加患者的痛苦,甚至可能导致不良后果。

　　3.患者出现某一个或者多个器官功能减退、部分功能甚至全部功能丧失,有可能诱发患者出现出血、休克、其他疾病和症状,甚至产生不良后果。

　　4.导致原有的医疗花费失去应有的作用。

　　5.增加患者其他不可预料的风险与不良后果。

医师陈述:

　　我已将患者继续接受医学治疗的重要性和必要性以及拒绝或者放弃治疗的风险及后果向患者、患者家属或患者的法定监护人、授权委托人告知,并且解答了关于拒绝或者放弃治疗的相关问题。

医师签名:　　　　　签名时间:　　年　　月　　日　　时　　分　签名地点:

患者或法定监护人或受委托人意见:

　　我(或法定监护人或授权委托人)已年满18周岁且具有完全民事行为能力,我拒绝或放弃医院对我(我的家人)的医学治疗服务,医务人员已经向我解释了接受医疗措施对我的疾病治疗的重要性和必要性,并且将拒绝或者放弃医学治疗的风险及后果向我做了详细告知,我仍然坚持拒绝或放弃医学治疗。

　　我自愿承担拒绝或放弃医学治疗所带来的风险和不良后果,我拒绝或放弃医学治疗产生的不良后果与医院及医务人员无关。

患者签名:　　　　　签名时间:　　年　　月　　日　　时　　分　签名地点:

患者授权委托人或监护人签名:　　　　　　与患者关系:

　　　　　　　　签名时间:　　年　　月　　日　　时　　分　签名地点:

第三十八节　急诊绿色通道管理制度

文件名称	急诊绿色通道管理制度	文件编号	YY－LC－××
制定部门	×××	版本号	1.0
生效日期	20××－××－××	页数/总页数	×/××
修订日期	20××－××－××	有效期至	20××－××－××

1　**目的**:规范急诊危重患者的接诊、分诊、检查、诊断、治疗、抢救全程医疗服务行为,提高抢救成功率。

2　**范围**:涉及急危重症患者救治的科室/部门。

3　**定义**:急诊绿色通道指医院抢救急危重症患者时,为挽救其生命而设置的畅通的诊疗过程,该通道的所有工作人员,应对进入绿色通道的患者提供快速、有序、安全、有效的诊疗服务。

4　**权责**

4.1　**分诊护士**:评估病情,安置患者,正确分诊,呼叫医师,测初次生命体征并做好记录。

4.2　**急诊抢救护士**:做好抢救准备,检测生命体征,做好抢救记录。

4.3　**急诊医师**:评估患者及病情,下达医嘱,做好抢救措施,通知专科医师会诊,安全转运患者。

4.4　**临床科室**:按照时限完成绿色通道患者的诊疗和会诊。

4.5　**医技科室**:按照时限完成绿色通道患者的检查、检验及药物配发。

4.6　**医务处、护理部**:积极调配医疗资源,保证绿色通道患者得到及时有效的救治。

5　**内容**

5.1　需要进入急诊绿色通道的患者是指在短时间内发病,所患疾病可能在短时间内(<6小时)危及生命的急危重症患者。这些疾病包括但不限于:

　　5.1.1　急性创伤引起的体表开裂出血、开放性骨折、内脏破裂出血、颅脑出血、高压性气胸等及其他可能危及生命的创伤;急性心肌梗死、急性心力衰竭、急性脑卒中、急性颅脑损伤、急性呼吸衰竭等重点病种。

　　5.1.2　气道异物或梗阻、急性中毒、电击伤、溺水等。

　　5.1.3　急性冠脉综合征、急性肺水肿、急性肺栓塞、大咯血、休克、严重哮喘持续状态、消化道大出血、急性脑血管意外、昏迷、重症酮症酸中毒、甲亢危象等。

　　5.1.4　宫外孕大出血、产科大出血。

　　5.1.5　消化道溃疡穿孔、急性肠梗阻等急腹症。

5.2　**原则**

　　5.2.1　先抢救生命,后办理相关手续。

　　5.2.2　全程陪护,优先畅通。

5.3　**工作内容**

　　5.3.1　院外急救:院前进行必要的处理,尽快转运回医院,在转运过程中告知医院患者病情,要求会诊的医师、仪器设备、药物准备就绪。

　　5.3.2　院内抢救。

　　　5.3.2.1　患者到达急诊科,分诊护士将患者送入抢救室,并迅速摆放患者合适的体位,给予吸氧、生命体征监护、建立静脉通道、采取血液标本备用,建立患者急诊病历。

5.3.2.2 首诊医师询问病史、查体、迅速判断影响生命的主要因素,下达抢救医嘱、急(会)诊医嘱、检查医嘱等。

5.3.2.3 专科医师在急诊科进行急会诊时,急诊医师需陪同并介绍病情,专科医师应对患者进行快捷有效的查体,并向急诊科医师说明专科处理意见。确定收入院患者,应优先入院抢救,由医务人员负责将患者转送到指定场所,如手术室、ICU 或病区。

5.3.2.4 经急诊科医师及专科医师评估,病情危重,需要紧急施行抢救手术的患者,在快速做好术前准备的同时,专科医师电话通知手术室做好急救手术准备。专科医师、急诊科医师、急诊科护士共同将患者送到手术室交接,由专科医师、麻醉医师共同抢救患者,并完成治疗和手术。

5.3.2.5 多发性损伤或多器官病变的患者,由急诊科主任、医务处或总值班召集相关专业科室人员并主持会诊,根据会诊意见,由可能威胁到患者生命最主要的疾病所属专业科室接收患者,并负责组织抢救。会诊记录由急诊科完成,符合进入 ICU 标准的患者应收入 ICU。

5.3.2.6 接诊科室若遇到重大急救,病员较多时,应立即通知医务处或总值班,以便组织全院力量进行抢救。

5.3.2.7 突发事件(交通事故、中毒及其他重特大突发事件)在分管院长的领导下,由医务处或总值班协调安排,各科室必须服从指挥和安排。

5.3.2.8 所有急危重症患者的诊断、检查、治疗、转运必须在医务人员的陪护下进行。

5.4 门诊绿色通道

5.4.1 门诊发现需要抢救的患者,首先由接诊医师和门诊护士负责现场抢救,同时通知急诊科,10 分钟内到达现场,由急诊医师继续抢救,必要时请专科医师会诊,情况允许后护送至急诊科或者相关科室。

5.4.2 首诊医师在交接患者时要完成门诊抢救病历,与急诊医师进行交接。

5.5 急诊绿色通道

5.5.1 进入急诊绿色通道的患者必须符合 5.1 所规定的情况。

5.5.2 在确定患者进入绿色通道后,凡不属于本专业授权范围的抢救尽快请相应专业医师紧急会诊。接到会诊通知,在医院医疗岗位的医师 10 分钟内到达现场,若有医疗工作暂不能离开者,要指派本专业有相应资质的医师前往。

5.5.3 进入绿色通道的患者医学检查结果报告时限。

5.5.3.1 患者到达医学影像科后,X 线检查、CT 检查 30 分钟内出具检查结果报告(可以是口头报告)。

5.5.3.2 超声科医师在接诊患者后,30 分钟内出具检查结果报告(可以是口头报告)。

5.5.3.3 检验科接收到标本后,30 分钟内出具常规检查结果报告(血常规、尿常规等,可电话报告),60 分钟内出具生化、凝血结果报告,配血申请 30 分钟内完成。

5.5.3.4 执行《危急值管理制度》。

5.5.4 药学部在接到处方后优先调配发药。

5.5.5 手术室在接到手术通知后,10 分钟内准备好手术室及相关物品,并立即通知手术相关人员到场,麻醉医师进行麻醉评估和选择麻醉方案。

5.5.6 患者的病情、各种检查和治疗方案等均应根据医院《知情同意制度》的规定,完成对患者或家属的知情同意告知,并签署相应的《知情同意书》。

    5.5.7 进入急诊绿色通道的患者接受救治时,所有处方、检查申请单、治疗单、手术通知单、入院通知单等医学文件在右上角盖"绿色通道"印章,先进行医学处理再进行财务收费。在各医技科室发生的所有费用,均由科室工作人员记录在专用的《患者暂记账本》上,急诊科记录在《绿色通道记录本》上,上报院领导。

6   流程:无。

7   相关文件

   7.1 《国际联合委员会(JCI)医院评审标准》(第六版)

   7.2 《知情同意制度》

   7.3 《首诊负责制度》

   7.4 《急诊抢救室工作制度》

   7.5 《急危重症优先处置制度》

   7.6 《院前急救与急诊科交接制度》

   7.7 《急诊患者入院制度》

   7.8 《急诊留观制度》

8   使用表单:无。

批准人: 签署日期:

审核人: 发布日期:

第三十九节 保护性约束管理制度

文件名称	保护性约束管理制度	文件编号	YY-LC-××
制定部门	×××	版本号	1.0
生效日期	20××-××-××	页数/总页数	×/××
修订日期	20××-××-××	有效期至	20××-××-××

1 **目的**:约束患者因心理或生理因素而具有自伤或伤人趋势的行为,以确保患者及其他人员的安全。

2 **范围**:因心理、生理等原因造成不能自主控制行为需要保护性约束的患者。

3 **定义**:保护性约束是指用合适的约束工具约束因心理、生理等原因造成不能自主控制行为的患者,防止其发生自伤或伤人行为以及非计划拔管等意外事件。

4 **权责**

4.1 **医师**:严格掌握保护性约束的指征,对约束患者的必要性进行评估及再评估,并做好记录。

4.2 **护士**:实施保护性约束措施,做好病情的观察、记录及健康教育。

4.3 **护理部**:对规范使用约束带及患者约束后皮肤的观察等情况进行监管。

4.4 **医务处**:对约束评估准确性、医嘱下达的正确性等情况等进行监管。

4.5 **医疗质量与安全管理委员会**:制定和不断完善制度,对因患者约束导致的不良事件进行原因分析,并提出改进意见。

5 **内容**

5.1 **应用指征**:需要保护性约束的患者,其他帮助性措施(如镇静、止痛和安慰、家属陪伴等)无效的情况下使用。

5.2 **使用原则**

5.2.1 医务人员应尊重每位患者自主选择治疗方案的权利,其中包括不受约束的自由,除非有明确的指征。当患者拒绝采取约束措施时,应考虑两者之间的平衡并找到最佳解决方案,以便提供最优质的服务。

5.2.2 身体约束不能作为常规手段,只有在患者必须使用约束时才能实施。

5.2.3 进行身体约束时,必须遵循"对患者伤害最小、保障安全又能达到最好效果"的原则。

5.3 **约束流程**

5.3.1 患者评估:医务人员共同评估,以确认患者具有使用约束具指征。

5.3.2 知情同意:医师向患者及家属讲明使用约束具的目的和必要性,由患者或授权委托人签名,签名的知情同意书在本次住院期间均有效。

5.3.3 下达医嘱:医师下达临时医嘱,并注明约束时间,医嘱时效不得超过24小时。24小时后医师重新评估是否仍需要保护性约束,若仍需要保护性约束则再次下达临时医嘱。

5.3.4 实施约束:护士根据患者具体情况选择合适的约束具及约束部位。

5.3.5 记录:医师在病程中记录约束的原因,护士在《保护性约束评估单》中记录约束部位及开始的时间等。

5.3.6 解除约束:患者的保护性约束指征消失,护士通知医师,医师评估后决定是否解除约束,护士做好记录。

5.4 约束中的管理要求

5.4.1 资质:约束医嘱必须由主管医师及值班医师开具,由经过培训的执业护士执行。

5.4.2 部位:使用约束具时尽量避开输液部位、手术切口及皮肤破损处。注意患者的卧位舒适,肢体置于功能位。

5.4.3 观察:护理人员要加强对患者的观察,至少每 2 小时巡视观察并记录一次。

5.4.4 陪护:除 ICU 外,被约束的患者须 24 小时留有陪人。

5.4.5 约束具的使用:正确使用所有的约束具,在发生火灾或其他紧急情况时易于取下。

5.4.6 尊重患者权利:医务人员要严格遵守医务人员医德规范,充分尊重患者及家属的价值观、宗教信仰和文化背景,注意保护患者个人隐私。

5.4.7 不良事件:按照《医疗安全(不良)事件管理制度》的规定上报约束相关异常事件。

5.4.8 注意事项:本制度不适用于治疗、操作、检查期间所要求的临时制动,如牙科操作、深静脉穿刺、手术、儿童操作等。

5.5 约束带的使用规范

5.5.1 约束带使用指征及禁忌证。

5.5.1.1 约束带使用指征。

5.5.1.1.1 有拔管可能。

5.5.1.1.2 有抓伤可能。

5.5.1.1.3 有撞伤可能。

5.5.1.1.4 有跌伤(坠伤)可能。

5.5.1.1.5 躁动。

5.5.1.1.6 认知障碍。

5.5.1.1.7 精神错乱。

5.5.1.1.8 消极,有自杀、自伤可能。

5.5.1.2 约束带使用禁忌证

5.5.1.2.1 感染、心脏疾病等内科病情不稳定者。

5.5.1.2.2 易骨折的患者。

5.5.1.2.3 曾有受虐待经历者。

5.5.1.2.4 取代监督。

5.5.1.2.5 减少感觉刺激会导致恶化的脑部疾病。

5.5.1.2.6 代替治疗。

5.5.1.2.7 作为处罚。

5.5.1.2.8 对于拒绝治疗或活动的反应。

5.5.1.2.9 对令人不快行为的反应。

5.5.1.2.10 为了工作人员的方便。

5.5.2 约束带的使用方法。

5.5.2.1 四肢约束带约束法:常用于固定手腕和踝部。用专用的约束带固定时,松紧以一指为宜,使之不脱出且不影响肢体血液循环,然后将带子系于床缘上。

5.5.2.2 肩部约束带约束法:用于限制患者坐起。用布缝制成宽 8 cm,长 120 cm 的约束带,操作时患者两肩套上袖筒,腋窝衬棉垫,两袖筒上的细带在胸前打结固定,将下面的两条长带系于床头,必要时将枕头横立于床头,也可用大单代替肩部约束带。

5.5.2.3 双膝约束带约束法:用于固定膝部,限制患者下肢活动。膝部约束带宽 10 cm,长 250 cm,用布制成。操作时两膝衬棉垫,将约束带横放于两膝上,宽带下的两头带各固定一侧膝关节,然后将宽带两端系于床缘上,也可用大单代替。

5.5.2.4 注意事项。

5.5.2.4.1 严格掌握使用约束带的指征,尽量减少使用;必须使用时要向患者及家属解释使用目的,以取得理解。

5.5.2.4.2 保护性制动措施只能短期使用,要使肢体处于功能位,并保证患者安全和舒适。

5.5.2.4.3 用约束带时应放衬垫,松紧应适宜并定时放松,局部进行按摩以促进血液循环,同时应密切观察约束部位皮肤的颜色。

5.5.2.4.4 医务人员应注意观察行为受到约束患者的心理变化,加强心理疏导和护理。对约束患者行为的相关情况,护士应在护理记录中做相关记录。

5.5.2.4.5 约束带若有污染,应及时更换。

6 流程:无。

7 相关文件:无。

8 使用表单

8.1 《约束具使用知情同意书》

8.2 《保护性约束评估单》

批准人: 　　　　　　　　　　签署日期:

审核人: 　　　　　　　　　　发布日期:

附件1

约束具使用知情同意书

文件编号:BL－BD－ZK－×××　　版本号:1.0

科室:　　　　　　　　姓名:　　　　　　出生年月日:
病案号/门诊号:　　　　性别:　　　　年龄:　　　　床号:

尊敬的患者、患者家属或患者的法定监护人、授权委托人:

您好!首先欢迎您入住本院,感谢您对本院的信任和支持。

这是一份有关约束具使用的告知书,目的是告诉您有关医师建议使用约束具的相关事宜。为了确保患者自身的安全以及治疗的顺利进行,必要时将对患者采取保护性安全措施,对患者进行约束保护是疾病治疗的辅助措施之一。请您仔细阅读,提出与约束具使用有关的任何疑问。您有权知道约束具使用的原因、目的、存在的风险、预期的效果或对人体的影响。在充分了解后决定是否同意进行约束具的使用。医师会告知您拒绝使用约束具可能带来治疗时间的延误及可能存在的对自身或他人的伤害。在没有向您告知并获得您的同意前,医务人员不能对您使用约束具。在使用约束具前的任何时间,您都有权利接受或拒绝约束具的使用。

1.患者目前诊断:＿＿＿＿＿＿＿＿＿＿＿＿＿＿＿＿＿＿＿＿

2.医师会用通俗易懂的语言给您解释:

(1)使用约束具对患者的益处:□保证必要的治疗通路的通畅　□减少因生理、心理等原因造成的不能自主控制行为对患者本人或他人造成伤害　□防止坠床等。

(2)可能出现的不适、并发症或风险:□皮肤关节损伤　□压力性损伤　□神经损伤　□骨折□感染:坠积性肺炎等　□呼吸抑制、呼吸困难、窒息　□循环障碍,如动、静脉栓塞等,可能危及生命□除以上不良反应外,还可以出现目前不可预测的情况,严重的并发症可危及生命。

(3)针对上述情况将采取的防范措施:基于上述可能发生的风险,我们将根据医疗规范,采取下列防范措施来最大限度地保护患者的安全,使治疗过程顺利完成。具体措施:

1)医师会严格掌握使用约束具的指征,尽量减少使用时间。为患者实施约束时,医务人员有责任保护患者隐私,为患者提供一个安全、舒适的环境,并注意患者的生理及心理变化。

2)必须留有专人24小时陪护(监护室除外),陪护人员不能随意离开,若有特殊情况需要离开时必须告知护士。

3)医务人员使用所有的约束具将会放置衬垫,松紧适宜,定时松解并在发生紧急情况时易于取下。患者出院时除非必须,应解除约束具,以免对患者造成伤害。约束具若有污染应及时更换。

4)其他相关防范措施:＿＿＿＿＿＿＿＿＿＿＿＿＿＿＿＿

5)替代使用约束具的方法:＿＿＿＿＿＿＿＿＿＿＿＿＿＿

6)拒绝使用约束具可能会产生的后果:＿＿＿＿＿＿＿＿＿＿＿

医务人员陈述:

我已经以患者所能理解的方式告知患者目前的病情、需要约束的必要性,以及可能发生的风险、并发症,可能存在的其他替代方法等相关事项,给予了患者及家属充足的时间询问本次约束的相关问题并做出解答。

医师签名:　　　　　签名时间:＿＿年＿＿月＿＿日＿＿时＿＿分　　签名地点:＿＿＿＿＿＿

续表

患者、患者家属或患者的法定监护人、授权委托人意见：

　　我的医师已经告知我将要进行的约束方式及约束后可能发生的并发症，我经过慎重考虑，已充分理解本知情同意书的各项内容，愿意承担由于疾病本身和约束后而导致的不适、并发症或风险，并选择约束具治疗。

患者签名：　　　　　签名时间：＿＿＿年＿＿＿月＿＿＿日＿＿＿时＿＿＿分　　签名地点：＿＿＿＿＿＿＿

委托人或监护人签名：＿＿＿＿＿＿＿＿＿＿＿＿＿＿＿　与患者关系：＿＿＿＿＿＿＿＿＿

　　　　　　　　　　签名时间：＿＿＿年＿＿＿月＿＿＿日＿＿＿时＿＿＿分　　签名地点：＿＿＿＿＿＿＿

　　注：一式两份，一份附于病历中，一份交于患方

附件2

保护性约束评估单

文件编号:BL – BD – HL – × × ×　　版本号:1.0

科室:　　　　　　　姓名:　　　　　　出生年月日:

病案号:　　　性别:　　　年龄:　　　床号:　　　入院时间:　　年　　月　　日　　时　　分

年		约束评估	意识	部位	松紧度	体位	松解		约束部位皮肤观察			护理记录	签名
日期	时间						时间	保护	颜色	温度	损伤		

注:1.约束评估:医师每24小时评估患者1次,决定是否继续约束,约束中的患者至少每2小时巡视观察并记录1次。在约束评估栏内注明约束的原因:①躁动;②导管滑脱高危患者;③认知障碍;④精神错乱;⑤有抓伤可能;⑥有撞伤可能;⑦有伤害他人行为;⑧消极,有自杀、自伤行为;⑨有坠床危险;⑩停止约束

2.意识栏:①清醒;②嗜睡;③意识模糊;④昏睡;⑤谵妄;⑥镇静状态

3.部位栏:①左手腕;②右手腕;③左脚踝;④右脚踝;⑤胸部;⑥膝部;⑦双上肢;⑧双下肢;⑨四肢

4.松紧度栏:伸入1~2指为宜,以"√"表示

5.体位栏:①平卧位;②半卧位;③右侧卧位;④左侧卧位;⑤头高脚低位;⑥中凹卧位;⑦其他(直接填写具体内容)

6.松解栏:松解时间以分钟表示;"保护"表示在松解时间内的保护和固定,以"√"表示

7.约束部位皮肤观察:"√"为正常;如果写"异常"或者有损伤,则在护理记录中详细描述皮肤情况

第四十节 健康教育管理制度

文件名称	健康教育管理制度	文件编号	YY－LC－××
制定部门	×××	版本号	1.0
生效日期	20××－××－××	页数/总页数	×/××
修订日期	20××－××－××	有效期至	20××－××－××

1 **目的**:保证健康教育工作在医院的顺利开展,充分发挥健康教育在医院的疾病预防、医疗和康复中的作用。

2 **范围**:全院各科室。

3 **定义**:健康教育是通过信息传播和行为干预,帮助个人和群体掌握卫生保健知识,树立健康观念,合理利用资源,采纳有利于健康行为和生活方式的教育活动与过程;健康教育是有计划、有组织、有评价的系统干预活动,它以调查研究为前提,以传播健康信息为主要措施,以改善对象的健康相关行为为目标,从而达到预防疾病,促进健康,提高生活质量的最终目的。

4 **权责**

4.1 **门诊部**:负责门诊患者的健康宣教。

4.2 **临床科室**:负责住院患者的健康宣教。

4.3 **感染控制科**:负责传染病预防、控制的健康宣教。

4.4 **药学部**:负责患者合理用药的健康宣教。

4.5 **宣传策划部**:完成健康教育所需的宣传册、宣传张贴画、易拉宝等的设计和制作;利用互联网、电视、报纸等媒体,做好针对大众的健康教育宣传工作;院内电子显示屏、广告机,每日循环播放不少于6种健康教育音像资料,并作好播放记录。

4.6 **医联体办公室**:组织相关科室针对社区群众进行义诊、健康大讲堂等形式的健康教育活动,全年活动不少于10次,并做好活动记录。

4.7 **预防保健科**:对健康教育宣传资料进行审核和编码;维护医院健康教育宣传栏内容更新,每2个月出1期健康教育宣传栏;维护医院网站健康教育栏目内容更新,每年不少于10期;负责医院网站医患交流板块,定期回复患者问题;负责组织控烟督查小组开展控烟工作。

4.8 **健康教育委员会**:负责健康教育工作制度和工作计划的制定、修订,并对全院健康教育工作进行督查。

5 **内容**

5.1 **健康教育内容**

5.1.1 住院患者的健康教育。

5.1.1.1 包括入院教育、住院教育、正确用药教育和出院教育。

5.1.1.2 对于患者及家属如何进行知情同意、如何参与医疗决策、如何参与医疗过程,药物治疗的效果、安全性、不良反应及药物之间的相互作用、食物与药物之间的相互作用,疼痛管理、饮食和营养、康复技能、医疗器具安全正确使用知识等内容必须安排相关教育。

5.1.1.3 目的是让患者及家属积极参与医疗决策过程,配合治疗,消除误解。

5.1.1.4　住院患者的教育应贯穿住院全过程,在查房、知情同意、治疗过程中都安排有相关的健康教育内容。

5.1.2　门(急)诊患者的健康教育:参照5.1.1执行。

5.2　各科室配合预防保健科室定期进行健康教育宣传工作。

5.3　开展对医务人员的健康教育业务知识培训,每年一次,使医务人员掌握健康教育宣传工作的方法和技巧。开展有关职业安全和缓解心理压力的健康教育主题讲座。

5.4　健康教育要求

5.4.1　健康教育管理委员会根据医院使命、所提供的医疗服务内容和患者群体,制订患者的健康教育计划。

5.4.2　各科室提供的健康教育的内容要与患者及家属的健康需求相匹配,教育时间的安排要适当,健康教育应该是根据内容分散在各个不同的治疗阶段,一次内容不宜过多;一般在入院、查房、知情同意时,或在诊疗、护理操作、用药、出院前进行相关的健康教育。

5.4.3　健康教育的方法要恰当:健康教育时要事先评估其学习能力及兴趣,要考虑到患者及家属的教育程度与文化背景、语言及个人爱好,教育的方式和采用的语言应能被患者及家属所理解和接受。

5.4.4　健康教育的材料要统一和标准化,不能因施教者的改变而改变。健康教育材料要有科学性、先进性、实用性、趣味性和易懂性。可以把教育的内容做成多媒体文件、宣传手册、宣传单、VCD等。

5.4.5　教育过程中要鼓励患者及家属提问,鼓励每个受教育者参与现场操作。

5.4.6　每次健康教育活动后,要评估活动的效果,包括健康教育内容的接受性。

5.5　健康教育形式

5.5.1　口头教育:要使用大众化的通俗语言,尽量避免专业术语。存在语言障碍时,要请翻译人员帮助。

5.5.2　书面教育:书面教育材料要及时更新,避免内容老化陈腐,版面单调古板。

5.5.3　影像资料教育:视频教育内容应卡通化,形象生动。

5.5.4　现场操作训练:如吸入剂的使用、血糖仪的使用、胰岛素的注射等。

5.6　健康教育评估

5.6.1　实施健康教育前,应先评估患者及家属的学习需求,患者及家属的学习意愿及能力,使用的语言、文化水平、医疗知识、教育水平、情感障碍及动机、生理限制和认知限制,喜爱的学习方式、治疗、操作将产生的需求等,健康教育计划应根据评估的结果制订。

5.6.2　由医务人员负责完成住院患者的健康教育及效果评价,以验证患者和家属是否接受和理解所提供的教育,并记录于《患者与家属健康教育记录单》。

5.6.3　各科室有义务收集各类健康教育的资料,并定期总结科室健康教育工作的情况,上交健康教育委员会备案。

5.6.4　健康教育委员会每年度对全院健康教育水平、健康教育质量等进行评价,提出意见、建议,促进全院下一年度更好地开展健康教育工作。

5.6.5　积极开展禁烟活动,具体参照《创建"无烟医院"管理办法》《创建"无烟医院"工作实施方案》《控烟考评奖惩制度》执行。

6　流程:无。

7 相关文件

7.1 《××市迎接国家卫生城市复审健康教育与健康促进项目实施方案》(2016 年版)

7.2 《无烟医疗卫生计生机构标准》(2012 年版)

7.3 《创建"无烟医院"管理办法》

7.4 《创建"无烟医院"工作实施方案》

7.5 《控烟考评奖惩制度》

8 使用表单

《患者及家属健康教育记录单》

批准人： 签署日期：

审核人： 发布日期：

附件

患者及家属健康教育记录单

文件编号:BL – BD – HL – ×××　版本号:1.0

科室:　　　　　　　姓名:　　　　　出生年月日:

病案号/门诊号:　　　　性别:　　　　年龄:　　　　床号:

时间	___年___月___日___时___分	___年___月___日___时___分	___年___月___日___时___分
教育对象	□本人 □配偶 □父母 □子女 □陪护 □其他:	□本人 □配偶 □父母 □子女 □陪护 □其他:	□本人 □配偶 □父母 □子女 □陪护 □其他:
语言	□普通话 □方言 □英语 □其他:	□普通话 □方言 □英语 □其他:	□普通话 □方言 □英语 □其他:
受教育水平	□文盲 □学龄前 □小学 □初中 □高中 □中专或 大专 □本科及以上	□文盲 □学龄前 □小学 □初中 □高中 □中专或 大专 □本科及以上	□文盲 □学龄前 □小学 □初中 □高中 □中专或 大专 □本科及以上
学习动机	□无 □积极 □普通 □低	□无 □积极 □普通 □低	□无 □积极 □普通 □低
语言障碍	□无 □有	□无 □有	□无 □有
认知	对疾病相关知识理解: □否 □是	对疾病相关知识理解: □否 □是	对疾病相关知识理解: □否 □是
情感障碍	□无 □有(□焦虑 □抑郁 □其他:　　　)	□无 □有(□焦虑 □抑郁 □其他:　　　)	□无 □有(□焦虑 □抑郁 □其他:　　　)
宗教信仰	□无 □有: 对学习的影响:□无 □有	□无 □有: 对学习的影响:□无 □有	□无 □有: 对学习的影响:□无 □有
学习障碍	□失明 □失聪 □失语 □智障□理解能力 □家务 压力过大 □疲惫 □精神症状干扰 □其他:	□失明 □失聪 □失语 □智障□理解能力 □家务 压力过大 □疲惫 □精神症状干扰 □其他:	□失明 □失聪 □失语 □智障□理解能力 □家务 压力过大 □疲惫 □精神症状干扰 □其他:
教育方式	□口头 □书面 □电视 □网络 □其他:	□口头 □书面 □电视 □网络 □其他:	□口头 □书面 □电视 □网络 □其他:

续表

宣教计划及内容	□入院教育 □患者权利与义务 □疾病治疗方案 □检查前准备 □用药指导 □术前指导 □术后指导 □饮食与营养 □疼痛 □防跌倒 □手卫生 □康复与锻炼 □出院指导 □随访时间 □病情变化通知护士 □其他：	□□入院教育 □患者权利与义务 □疾病治疗方案 □检查前准备 □用药指导 □术前指导 □术后指导 □饮食与营养 □疼痛 □防跌倒 □手卫生 □康复与锻炼 □出院指导 □随访时间 □病情变化通知护士 □其他：	□入院教育 □患者权利与义务 □疾病治疗方案 □检查前准备 □用药指导 □术前指导 □术后指导 □饮食与营养 □疼痛 □防跌倒 □手卫生 □康复与锻炼 □出院指导 □随访时间 □病情变化通知护士 □其他：
教育者	□医师 □护士 □营养师 □药剂师 □康复师 □其他： 教育者签名： ___年___月___日___时___分	□医师 □护士 □营养师 □药剂师 □康复师 □其他： 教育者签名： ___年___月___日___时___分	□医师 □护士 □营养师 □药剂师 □康复师 □其他： 教育者签名： ___年___月___日___时___分
教育后评价	□完全了解 □部分了解 □需再加强 评价者签名： ___年___月___日___时___分	□完全了解 □部分了解 □需再加强 评价者签名： ___年___月___日___时___分	□完全了解 □部分了解 □需再加强 评价者签名： ___年___月___日___时___分
教育对象自我评价	□我已完全了解 □我部分了解 □我完全不了解 患者或家属签名： ___年___月___日___时___分	□我已完全了解 □我部分了解 □我完全不了解 患者或家属签名： ___年___月___日___时___分	□我已完全了解 □我部分了解 □我完全不了解 患者或家属签名： ___年___月___日___时___分

第四十一节　化疗患者管理制度

文件名称	化疗患者管理制度	文件编号	YY－LC－×××
制定部门	×××	版本号	1.0
生效日期	20××－××－××	页数/总页数	×/××
修订日期	20××－××－××	有效期至	20××－××－××

1　**目的**:规范化疗患者的管理,严格控制化疗指征,最大限度地减少治疗的毒副作用,提高服务质量。

2　**范围**:化疗患者。

3　**定义**:无。

4　**权责**

4.1　**医务处**:负责审批具有化疗资质的医务人员的化疗处方权,并定期完成授权管理的检查及督导工作。

4.2　**药学部**:负责化疗科室开具的化疗药物的合理性及安全性审核、评价化疗药物与其他治疗药物之间的互相影响,提出合理的建议并督导执行。

4.3　**静脉用药配置室**:负责化疗药物的领取、运送及储存,负责患者临床资料与使用化疗药物的严格核对,按照医嘱进行化疗药物的准确配置并运送至化疗科室。

4.4　**化疗科室责任医务人员**:主管医师负责患者入院后的评定、诊断,病情评估及化疗方案的选择、确定化疗药物剂量及给药方式、化疗过程的执行及不良反应监控;责任护士负责化疗药物的输注及不良反应监控;化疗科室主任对化疗的全过程进行质量控制。

5　**内容**

5.1　**化疗患者管理**

5.1.1　化疗的标准。

5.1.1.1　患者必须经病理或细胞学确诊为恶性肿瘤。

5.1.1.2　患者具备应用化疗药物的指征,如病情需要且 KPS 评分≥60 分,心、肺、肝、肾功能和骨髓功能大致正常等。

5.1.1.3　患者及家属清楚接受化疗药物可能取得的疗效和出现的不良反应,化疗执行前必须签署授权委托书(患者家属)及知情同意书,具体严格按照《患者知情同意制度》执行。

5.1.2　化疗方案的制订。

5.1.2.1　原则:根据我国卫生健康委员会制定的诊疗规范,参考美国国立综合癌症网络(NCCN)、欧洲肿瘤医学会(ESMO)及中国临床肿瘤学会(CSCO)等各大指南及我国国家各级学术委员会制定的肿瘤专家共识、国内权威书籍等,结合患者个体化特点,通过科室集体讨论,为患者制订合理的个体化化疗方案。

5.1.2.2　个体化:除临床试验外,应选用国内外公认有效的标准治疗方案(均采用 1 类及 2 类证据),了解正确的剂量、时间安排、疗程、必要的支持治疗,结合患者自身特点,调整药物剂量和时间间隔。

5.1.2.3 二、三线方案选择:对于复发和既往一线治疗失败的病例,可选择二、三线化疗方案,仍参考 NCCN、ESMO 指南及我国 CSCO 指南及国家各学术委员会制定的肿瘤专家共识、国内权威书籍等,结合患者个体化特点,通过科室集体讨论,为患者确定个体化的二、三线化疗方案。

5.1.2.4 严禁超说明书使用化疗药物。

5.1.3 出院标准。

5.1.3.1 完成本周期治疗计划。

5.1.3.2 症状:无Ⅲ~Ⅳ度胃肠道反应,无Ⅲ~Ⅳ度骨髓抑制,无Ⅲ~Ⅳ度放疗相关黏膜炎反应,无发热(体温 < 38 ℃)等。

5.1.3.3 辅助检查:白细胞 > 3.0×10^9/L,中性粒细胞 > 1.5×10^9/L,血小板 > 75×10^9/L,血红蛋白 > 80 g/L;肝功:ALT < 80 U/L,AST < 80 U/L;肾功:肌酐 < 123 μmol/L。

5.1.3.4 患者及家属要求转院或放弃治疗,须签署授权委托书及知情同意书,具体严格按照《患者知情同意制度》执行。

5.1.4 出院注意事项及随访。

5.1.4.1 一般事项:告知患者经治医师及科室电话,嘱其妥善保存;出院后注意休息,多饮水,适当运动,避免受凉,尽量少去公共场所。

5.1.4.2 饮食:合理膳食,进食高蛋白、高纤维素易消化食物,少食油腻、辛辣食物。

5.1.4.3 门诊复查:出院 2 周内每 3 日复查 1 次血常规;2 周后至下一周期化疗前每周复查 1 次血常规,若有白细胞、血小板降低立即与主管医师联系(联系不到主管医师,立即拨打科室电话),主管医师需对患者进行日常生活指导及药物指导,如皮下注射升白细胞或升血小板药物,确保患者安全,必要时嘱咐患者来医院诊治。

5.1.4.4 紧急就诊:如果院外出现明显发热、皮肤黏膜出血等紧急情况,须告知患者立即来院就诊,并向科室主任报告。

5.1.4.5 药物:遵医嘱按时服用出院所带药物,不可自行停药、换药及增减药量,如有问题及时与主管医师联系。

5.1.4.6 床位预约:如需继续下一周期化疗,按照规定的时间,提前与主管医师或门诊医师联系入院,安排下一次住院治疗。

5.1.4.7 随访:主管医师及护士负责对出院患者进行随访。

5.2 化疗药物管理

5.2.1 化疗药物确定:由临床科室诊疗团队负责。

5.2.1.1 临床科室医师明确化疗药物疗效、适应证和禁忌证、不良反应、药物剂量、用药途径、单药或联合、用药顺序与其他药物相互作用等,制订出合理、有计划的具体用药方案。

5.2.1.2 依据最新版本的 NCCN、EMOS 指南、我国 CSCO 指南及国家各学术委员会制定的肿瘤专家共识,国内权威书籍等进行诊疗,并注意诊疗的个体化和具体细节,包括患者因素、肿瘤因素、药物因素,治疗目的、正确合理地制订方案等。

5.2.1.3 根据说明书内容综合考虑患者病情给予服药指导。严格遵照说明书及各大指南和专家共识推荐的用法及用量给药,禁止超过最大用量。

5.2.2 化疗药物审核:由药学部负责对化疗药物用药处方、医嘱进行适应性审核,详见《细胞毒性药品管理制度》。

5.2.3 化疗药物转运流程:由药学部送到病房,详见《细胞毒性药品管理制度》。

5.2.4 化疗药物外渗、溢出处理原则及流程参见《密闭式静脉输液操作规范》。

5.2.5 化疗处方权资质见《处方管理制度》。

5.3 化疗患者质量监督管理:医务处、护理部、药学部负责肿瘤化疗质量的监控与管理。

6 流程:无。

7 相关文件

7.1 《国际联合委员会(JCI)医院评审标准》(第六版)

7.2 《处方管理制度》

7.3 《医嘱制度》

7.4 《健康教育管理制度》

7.5 《密闭式静脉输液操作规范》

7.6 《细胞毒性药品管理制度》

7.7 《患者知情同意制度》

8 使用表单:无。

批准人: 签署日期:

审核人: 发布日期:

第四十二节　免疫抑制患者管理制度

文件名称	免疫抑制患者管理制度	文件编号	YY－LC－×××
制定部门	×××	版本号	1.0
生效日期	20××－××－××	页数/总页数	×/××
修订日期	20××－××－××	有效期至	20××－××－××

1　**目的**:规范免疫抑制患者的管理,明确免疫抑制治疗使用的指征,最大限度地减少治疗的毒副作用,降低医疗风险,提高治疗效果。

2　**范围**:治疗的免疫抑制患者。

3　**定义**:无。

4　**权责**

4.1　**医务处**:制订免疫抑制患者管理规范,强化督导、检查,制订并组织相关培训,实现持续督查及改进。

4.2　**科室医务人员**:熟悉并掌握免疫抑制患者管理规范和流程,制订免疫抑制治疗方案,管理免疫抑制患者的用药,并定期参加学习和培训。

5　**内容**

5.1　**免疫抑制治疗的适应证及常用药物**

5.1.1　适应证:顽固性过敏性疾病、自身免疫性疾病及恶性肿瘤等。

5.1.2　常用药物:糖皮质激素、环磷酰胺、甲氨蝶呤、环孢霉素 A、硫唑嘌呤、抗胸腺细胞球蛋白、他克莫司、多克隆及单克隆抗体等。

5.2　**免疫抑制患者的管理**

5.2.1　诊治要求。

5.2.1.1　主管医师和护士应熟悉免疫抑制剂的作用机制、药理作用、剂量、用法、给药途径(动脉、静脉、肌内注射、瘤体内、腔内及口服)和不良反应,并严格掌握其适应证和禁忌证。

5.2.1.2　主管医师掌握接受免疫治疗患者的机体免疫功能及身体状况,了解骨髓、肝、肾、心脏及肾上腺等重要器官的功能,充分考虑药物效果和对不同脏器的毒副作用。

5.2.1.3　知情同意:主管医师严格按照《患者知情同意制度》执行。

5.2.1.4　治疗方案的制订。

5.2.1.4.1　资质:免疫抑制治疗方案的制订必须有主治医师及以上医师参与。

5.2.1.4.2　方案的制订及调整:根据病情的需要,选择做肾上腺功能、ANA 抗体谱、免疫学、免疫球蛋白补体、淋巴细胞亚群、血常规、PPD、常见病毒、肝炎抗体等相关检查,综合评估后制订或调整治疗方案,尽量避免或减少免疫抑制治疗的不良反应。

5.2.1.4.3　观察记录及处理:在治疗的过程中,主管医师要及时了解患者的各种病情变化并准确记录。发生不良反应时采取积极有效的应对治疗措施。

5.2.2　护理要点。

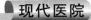

5.2.2.1　护士严格执行医嘱,为患者提供相应的护理服务。熟悉各种药品的不良反应,并做准确评估及记录。

5.2.2.2　免疫抑制剂治疗前后,对患者及相关人员进行知识宣教。

5.2.2.3　做好预防感染的防护措施,若非病情需要,应该尽量避免损伤人体机械性(生理性)屏障的操作,如静脉注射或长期留置导管、气管插管、外科手术、气管切开,以及机械通气、外伤等。

　5.2.3　环境要求:对应用免疫抑制治疗的患者,病房要有良好的通气条件,尽量减少对患者的探视,具体参照《保护性隔离管理制度》执行。

6　流程:无。

7　相关文件

7.1　《国际联合委员会(JCI)医院评审标准》(第六版)

7.2　《患者知情同意制度》

7.3　《保护性隔离管理制度》

8　使用表单:无。

批准人:　　　　　　　　　　　　签署日期:

审核人:　　　　　　　　　　　　发布日期:

第四十三节 昏迷患者管理制度

文件名称	昏迷患者管理制度	文件编号	YY－LC－×× ×
制定部门	×× ×	版本号	1.0
生效日期	20× ×－× ×－× ×	页数/总页数	×/× ×
修订日期	20× ×－× ×－× ×	有效期至	20× ×－× ×－× ×

1 **目的**:为昏迷患者的救治制定统一、规范的医疗服务程序,保证患者安全。

2 **范围**:昏迷患者。

3 **定义**:昏迷指高级神经活动对内、外环境的刺激处于抑制状态。主要临床特征是意识丧失和随意运动消失,对外界刺激减缓或无反应,并出现运动、感觉、反射功能的障碍或大小便失禁等。

4 **权责**

4.1 **首诊医师**:积极诊治昏迷患者,必要时向上级医师汇报。

4.2 **主管医师**:负责评估与诊疗,执行知情同意制度,根据病情需要,做好转诊工作。

5 **内容**

5.1 **门(急)诊昏迷患者**:实行首诊医师负责制。对没有家属陪同或无名氏患者,按照《"三无"患者收治管理规定》执行,《危重患者抢救规程》进行抢救。当涉及其他专科情况时,按照《会诊制度》申请会诊。

5.2 **住院昏迷患者**

5.2.1 值班或主管医务人员按照《患者评估制度》和诊疗常规对昏迷患者进行评估和诊疗,保持呼吸道通畅,定期检测生命体征,观察与评估昏迷的变化,若有异常及时报告医师,必要时给予相应处理。

5.2.2 值班或主管医师按照《患者知情同意制度》,向昏迷患者家属或授权委托人详细解释患者的病情、诊断、主要检查项目、治疗方案、预后和医疗费用等,征得家属或授权委托人对治疗的理解和同意,并在《危重患者知情同意书》上签名,对患者授权委托人或法定代理人的意见给予充分尊重并及时记录在病历上。

5.2.3 执行《三级医师查房制度》和《会诊制度》,按照诊疗常规检查治疗,按照《营养治疗制度》请营养师进行营养评估和指导。主管医师随时观察病情变化并及时处理和记录,重大病情变化及时处理有疑问时,要立即向上级医师汇报。护士长负责监督落实各项医疗护理措施的执行,严格执行无菌操作规程。

5.2.4 患者病情危重需转ICU进一步治疗时,可待患者病情稳定允许搬动时,执行《重症医学科转入转出制度》,医务人员护送患者至ICU病房。

5.2.5 严格遵守《医务人员医德规范》,充分尊重和维护患者及家属的价值观、宗教信仰、文化、生活习惯、隐私等权利,注意对患者个人隐私的保护。

5.2.6 若家属放弃抢救,要告知其不良后果及所要承担的责任,主管医师要记录原因,并签署《拒绝或放弃医学治疗告知书》。涉及伦理问题要报告医院伦理委员会审批,医务人员交接班,直至患者生命终结。

5.3 若昏迷患者需给予生命支持时,根据《生命支持患者服务制度》积极予以生命支持,烦躁患者可保护性使用约束具,参见《保护性约束管理制度》。

6 流程:无。

7 相关文件

7.1 《国际联合委员会(JCI)医院评审标准》(第六版)

7.2 《患者评估制度》

7.3 《患者知情同意制度》

7.4 《重症医学科转入转出制度》

7.5 《生命支持患者服务制度》

7.6 《会诊制度》

7.7 《三级医师查房制度》

7.8 《营养治疗制度》

7.9 《保护性约束管理制度》

8 使用表单

《拒绝或放弃医学治疗告知书》

批准人: 签署日期:

审核人: 发布日期:

附件

拒绝或放弃医学治疗告知书

文件编号:BL－BD－ZK－×××　版本号:1.0

科室:　　　　　　姓名:　　　　　出生年月日:

病案号/门诊号:　　　性别:　　　年龄:　　　床号:

尊敬的患者、患者家属或监护人、授权委托人:

　　根据患者目前的疾病状况,医师认为患者应当接受治疗,并建议患者接受适当的医疗措施。但是患者、患者家属或监护人、授权委托人现在拒绝或者放弃本院医务人员建议的如下医疗措施:

　　特此告知可能出现的后果,请患者、患者家属或监护人、授权委托人认真斟酌后决定。拒绝或放弃医学治疗,使本院原有的治疗中断,有可能产生以下不良后果:

　　1. 导致病情反复甚至加重,从而为以后的诊断和治疗增加困难,甚至使原有疾病无法治愈或者使患者丧失最佳治疗时机,也有可能促进或者导致患者死亡。

　　2. 出现各种感染或使原有的感染加重、伤口延迟愈合、疼痛等各种症状加重或症状持续时间延长,增加患者的痛苦,甚至可能导致不良后果。

　　3. 者出现某一个或者多个器官功能减退、部分功能或全部功能的丧失,有可能诱发患者出现出血、休克、其他疾病和症状,甚至产生不良后果。

　　4. 导致原有的医疗花费失去应有的作用。

　　5. 增加患者其他不可预料的风险与不良后果。

医师陈述:

　　我已经将患者继续接受医学治疗的重要性和必要性,以及拒绝或者放弃治疗的风险及后果向患者、患者家属或监护人、授权委托人告知,并且解答了关于拒绝或者放弃治疗的相关问题。

医师签名:　　　　　签名时间:___年___月___日___时___分　　　签名地点:

患者或法定监护人或受委托人意见:

　　我(或法定监护人或授权委托人)已年满18周岁且具有完全民事行为能力,我拒绝或放弃医院对我(我的家人　　　　　　)的医学治疗服务。医务人员已经向我解释了接受医疗措施对我的疾病治疗的重要性和必要性,并且已将拒绝或者放弃医学治疗的风险及后果向我做了详细地告知,我仍然坚持拒绝或放弃医学治疗,我自愿承担拒绝或放弃医学治疗所带来的风险和不良后果。我拒绝或放弃医学治疗产生的不良后果与医院及医务人员无关。

患者签名:　　　　　签名时间:___年___月___日___时___分　　　签名地点:

患者授权委托人或监护人签名:　　　　　　　　　与患者关系:

　　　　　　签名时间:___年___月___日___时___分　　　签名地点:

第四十四节　生命支持患者服务制度

文件名称	生命支持患者服务制度	文件编号	YY－LC－×× ×
制定部门	×××	版本号	1.0
生效日期	20××－××－××	页数/总页数	×/××
修订日期	20××－××－××	有效期至	20××－××－××

1　**目的**:规范生命支持患者医疗服务和管理,提高患者抢救成功率。

2　**范围**:接受生命支持治疗的患者。

3　**定义**:生命支持指需使用机械辅助装置如呼吸机等来维持患者呼吸和循环功能的治疗方法。

4　**权责**

　4.1　**医务处、护理部**:制定生命支持患者服务制度、指南和程序,规范医院服务。

　4.2　**科室医务人员**:严格执行制度、指南和程序。

5　**内容**

　5.1　**提供生命支持器械使用及监测规范**

　　5.1.1　呼吸机使用及监测规范。

　　　5.1.1.1　资质:经医院授权具备呼吸机操作资质的医务人员方能使用呼吸机以维持患者呼吸。

　　　5.1.1.2　评估:对考虑使用呼吸机维持呼吸的患者,主管医师应充分评估患者的适应证。

　　　5.1.1.3　知情同意:按《患者知情同意制度》的规定,向患者或患者授权委托人详细解释患者的病情、诊断、主要的检查项目、治疗方案、危险因素和防范措施,估计的预后和医疗费用等,征得授权委托人的理解和同意,并签署《气管插管和机械通气知情同意书》。对授权委托人的意见要予以充分尊重并记录在病历上。

　　　5.1.1.4　遵守操作规程:使用过程中需严格遵守呼吸机操作规程,严格掌握适应证、禁忌证、标准操作流程预防和处理相关并发症。

　　　5.1.1.5　监测:做好重要指标(如血氧饱和度、血气分析、血流动力学指标、呼吸机参数等)的监测并记录,根据各项指标结果及病情,随时调整呼吸机的使用情况。

　　5.1.2　连续性血液净化治疗使用及监测规范。

　　　5.1.2.1　资质:经医院授权具有血液净化治疗资质的医务人员才能通过血液净化技术清除致病物。

　　　5.1.2.2　评估:对考虑使用血液净化技术清除致病物的患者,主管医师应充分评估患者的适应证。

　　　5.1.2.3　知情同意:按《患者知情同意制度》的规定,向患者或患者授权委托人详细解释患者的病情、诊断、主要的检查项目、治疗方案、危险因素和防范措施,估计的预后和医疗费用等,征得授权委托人的理解和同意,并签署《连续性血液净化治疗知情同意书》。对授权委托人的意见要予充分尊重并记录在病历上。

　　　5.1.2.4　遵守操作规程:使用过程中需严格遵守血液净化的操作规程,严格掌握适应证、禁忌证、标准操作流程,预防和处理相关并发症。

5.1.2.5 监测:做好重要指标(如尿量、肾功能、电解质、血分析、血凝系列、滤前及滤后血气分析、血流动力学指标、管路情况、血液净化仪器参数等)的监测并记录,根据各项指标结果及病情,随时调整血液净化仪器的使用情况。

5.1.3 体外膜肺氧合技术使用及监测规范。

5.1.3.1 资质:经医院授权具有体外膜肺氧合技术操作的医务人员才能通过体外膜肺氧合技术对患者进行体外循环支持。

5.1.3.2 评估:对考虑使用体外膜肺氧合技术行体外循环支持的患者,主管医师应充分评估患者的适应证。

5.1.3.3 知情同意:按《患者知情同意制度》的规定,向患者或患者授权委托人详细解释患者的病情、诊断、主要的检查项目、治疗方案、危险因素和防范措施,估计的预后和医疗费用等,征得授权委托人的理解和同意,并签署《体外膜肺氧合技术治疗知情同意书》。对授权委托人的意见要予以充分尊重并记录在病历上。

5.1.3.4 遵守操作规程:使用过程中需严格遵守体外膜肺氧合技术的操作规程,严格掌握适应证、禁忌证,标准操作流程,预防和处理相关并发症。

5.1.4.5 监测:做好重要指标(如激活全血凝固时间、血气分析、血流动力学指标、离心泵参数等)的监测并记录,根据各项指标结果及病情,随时调整离心泵的使用情况。

5.2 生命支持患者要求

5.2.1 诊疗要求。

5.2.1.1 使用呼吸机时保持呼吸道通畅。

5.2.1.1.1 患者取半卧位或侧卧位,以利分泌物引流。

5.2.1.1.2 舌后坠时可给予口咽通气管。

5.2.1.1.3 气管切开患者的护理按规范执行。

5.2.1.1.4 去除活动性义齿。

5.2.1.2 保持血液净化仪器的管路通畅。

5.2.1.2.1 患者取平卧位,避免管路打折。

5.2.1.2.2 按照规范使用抗凝剂,避免管路内血栓形成。

5.2.1.2.3 血液净化治疗结束后,按照规范给予封管。

5.2.1.3 保持体外膜肺氧合装置的管路通畅。

5.2.1.3.1 患者取平卧位,避免管路打折。

5.2.1.3.2 根据激活全血凝固时间,调整抗凝剂使用剂量,避免管路及膜肺内血栓形成。

5.2.1.4 监测生命体征,若有异常及时报告医师,必要时给予相应处理。

5.2.1.5 降低颅内压。

5.2.1.5.1 患者取半卧位,抬高床头30°~45°。

5.2.1.5.2 遵照医嘱给予药物治疗,如甘露醇等,并观察患者反应。

5.2.1.6 维持适当的肢体活动。

5.2.1.6.1 定时帮助患者进行床上被动运动。

5.2.1.6.2 保持肢体处于正常功能位,定期给予患者关节运动,防止挛缩畸形。

5.2.1.7 维持水电解质平衡,补充营养。

5.2.1.7.1 详细记录每日出入量。

5.2.1.7.2 若患者吞咽反射未恢复,根据医嘱给予鼻胃管喂食。

5.2.1.7.3 监测电解质水平。

5.2.1.8 保持身体的清洁与舒适。

5.2.1.8.1 口腔护理每日 4 次,会阴护理每日 2 次。

5.2.1.8.2 保持皮肤干燥、清洁、完整,每周洗头 1 次,每日擦身 1 次,每 2 小时翻身 1 次,同时检查受压部位皮肤。

5.2.1.8.3 保持床铺平整、清洁。

5.2.1.9 维持正常的排泄功能。

5.2.1.9.1 每 4 小时检查 1 次膀胱充盈情况,并协助排尿。

5.2.1.9.2 留置导尿管要定期夹管、定时开放,更换引流袋时要注意无菌操作。

5.2.1.9.3 保持大便通畅,协助按摩下腹部以促进排便。

5.2.1.10 保护眼睛,防止角膜受刺激。

5.2.1.10.1 有隐形眼镜者需取下并交于家属保管。

5.2.1.10.2 眼睑不可闭合者,需给予生理盐水纱布湿敷双眼。

5.2.1.11 保护患者安全,防止发生意外。

5.2.1.11.1 固定患者身上的各种管路,防止滑脱。

5.2.1.11.2 常规使用床栏,防止坠床。

5.2.1.11.3 烦躁患者可使用约束带,约束带使用按《保护性约束管理制度》执行。

5.2.1.11.4 室内物品固定放置。

5.2.2 环境要求:保持安静,保持室内适宜温湿度。医务人员进入病房要戴口罩按照无菌技术操作规范执行。

5.3 **拒绝或放弃治疗**:如授权委托人拒绝或放弃治疗,按照《拒绝或放弃治疗管理制度》的要求执行,告知其不良后果和承担的责任,签署《拒绝或放弃治疗告知书》。医务人员要交接班,直至生命终结。

6 流程:无。

7 相关文件

7.1 《国际联合委员会(JCI)医院评审标准》(第六版)

7.2 《拒绝或放弃治疗管理制度》

7.3 《保护性约束管理制度》

7.4 《患者知情同意制度》

8 使用表单

8.1 《气管插管和机械通气知情同意书》

8.2 《连续性血液净化治疗知情同意书》

8.3 《体外膜肺氧合技术治疗知情同意书》

8.4 《拒绝或放弃医学治疗告知书》

批准人: 签署日期:

审核人: 发布日期:

附件1

气管插管和机械通气知情同意书

文件编号:BL－BD－ZK－×××　版本号:1.0

科室:　　　　　　　　　姓名:　　　　　　　出生年月日:

病案号:　　　　　　　　　性别:　　　　年龄:　　　　　床号:

疾病介绍和治疗建议:＿＿＿＿＿＿＿＿＿＿＿＿＿＿＿＿＿＿＿＿＿＿＿

医师已告知患者有＿＿＿＿＿＿＿＿＿＿,需要进行气管插管和机械通气。

气管插管和机械通气:改善呼吸功能,维持生命体征,为解除诱发加重因素争取时间。

手术潜在风险和对策:医师告知我如下气管插管和机械通气可能发生的风险,有些不常见的风险可能没有在此列出,医师告诉我可与我的医师讨论有关我手术的具体内容,如果我有特殊的问题可与我的医师讨论。

1. 我理解任何麻醉都存在风险及任何所用药物都可能产生不良反应,如恶心、皮疹、过敏性休克,甚至危及生命。

2. 我理解此操作治疗可能发生的风险和医师的对策如下。

气管插管:①刺激迷走神经引起呼吸停止、心脏停搏;②口腔局部损伤和牙齿脱落;③咽部感染、喉头水肿及声带损伤;④气管软骨脱位⑤误吸、肺部感染和肺不张;⑥黏液栓、栓塞等引起急性气道阻塞;⑦误入食道;⑧插管失败。

机械通气:①呼吸机诱发的肺损伤,相关性肺部感染;②患者不能脱离呼吸机,呼吸机依赖;③血流动力学不稳定,血压下降,心律失常,心功能衰竭等循环功能障碍;④患者与呼吸机不同步,致呼吸困难,呼吸功能衰竭持续加重;⑤患者需要的约束治疗;⑥皮下气肿、纵隔气肿和气胸等,氧中毒;⑦气管食管瘘。

3. 我理解如果我患有高血压、心脏病、糖尿病、肝肾功能不全、静脉血栓等疾病或者有吸烟史,以上这些风险可能会加大,或者在术中或术后出现相关的病情加重或心脑血管意外,甚至死亡。

4. 我理解术后如果我的体位不当或不遵医嘱,可能影响手术效果。

一旦发生上述风险和意外,医师会采取积极应对措施。

若患者或授权委托人不同意手术(或操作)的替代治疗方案:

患者或患者的授权委托人、法定监护人知情选择:

我的医师已经告知我将要进行的操作方式、此次操作及操作后可能发生的并发症和风险、可能存在的其他治疗方法并且解答了我关于此次操作的相关问题;我同意在操作中医师可以根据我的病情对预定的操作方式做出调整;我理解我的操作需要多位医师共同进行;我并未得到操作百分之百成功的许诺;我授权医师对操作切除的病变器官、组织或标本进行处置,包括病理学检查、细胞学检查和医疗废物处理等。

患者签名:＿＿＿＿＿＿＿　签名日期:＿＿年＿＿月＿＿日＿＿时＿＿分　签名地点:

患者授权委托人或监护人签名:　　　　与患者关系:

　　　　　　　　　　　签名日期:＿＿年＿＿月＿＿日＿＿时＿＿分　签名地点:

续表

医师陈述：

　　我已经告知患者将要进行的手术方式、此次手术及术后可能发生的并发症和风险，可能存在的其他治疗方法并且解答了患者关于此次手术的相关问题。

医师签名：＿＿＿＿＿＿＿＿　签名日期：＿＿＿年＿＿＿月＿＿＿日＿＿＿时＿＿＿分　　　签名地点：

附件2

连续性血液净化治疗知情同意书

文件编号:BL－BD－ZK－×××　版本号:1.0

科室:　　　　　　姓名:　　　　　出生年月日:

病案号:　　　　　性别:　　　　　年龄:　　　　　床号:　　　　　透析号:

入院诊断:

病情:□危　　　□急　　　□一般

简要病情(主诉、阳性体征、实验室及器械检查):

检查治疗指征:

血管通路情况:

　　连续性血液净化治疗是原发病的辅助治疗措施,可清除体内代谢产物及炎症介质等,纠正水、电解质紊乱,酸碱平衡失调。血液净化一般是安全可靠的,但其特殊治疗耗材,价格昂贵。由于疾病的变化各不相同,患者的个体差异很大,相同的诊疗手段有可能出现不同的结果,加之医学还有许多未被认识的领域。因此,任何操作都存在风险,有些是医务人员和现代医学知识无法预见和防范的医疗意外,有些是能够预见但却无法完全避免和防范的并发症。请患者或其被委托人详细阅读本知情同意书,慎重考虑并签名。

　　连续性血液净化治疗可能出现的意外和并发症包括但不限于:①低血压、心力衰竭、心肌梗死、心律失常、脑血管意外;②溶血、出血、血小板减少;③管路、滤器凝血堵塞、滤器破膜;④血管通路血流不畅,凝血;⑤水、电解质紊乱,酸碱平衡失调,营养丢失;⑥导管相关性感染;⑦血栓;⑧过敏反应;⑨空气栓塞;⑩感染病毒性肝炎等传染病;⑪其他。

　　若出现上述意外,作为实施检查、治疗者,将以良好的医德医术全心全意为患者检查、治疗,严格遵守医疗操作规范,密切观察病情,及时处理、抢救,力争将风险降到最低限度。如术中情况有特殊变化,我们将及时与家属取得联系,并积极实施抢救和处置,请患者和授权委托人积极配合,并予以理解。

　　上述情况医师已充分讲明。患者、患者授权委托人、监护人经过慎重考虑对可能发生的检查、治疗风险表示充分理解,愿意承担出于疾病本身或现有医疗技术条件所限而致的医疗意外及并发症,_____并签名负责。

　　患者签名:　　　　　　签名日期:____年____月____日____时____分　　签名地点:

　　患者授权委托人或监护人签名:　　　　　与患者关系:

　　　　　　　　　　　　　签名日期:____年____月____日____时____分　　签名地点:

　　医师签名:

　　　　　　　　　　　　　签名日期:____年____月____日____时____分　　签名地点:

附件3

体外膜肺氧合技术治疗知情同意书

文件编号:BL－BD－ZK－×××　版本号:1.0

科室:　　　　　　　　姓名:　　　　　　出生年月日:

病案号:　　　　　　　性别:　　　　年龄:　　　　床号:

疾病介绍和治疗建议:

医师已告知患者有＿＿＿＿＿＿＿＿＿＿＿＿＿＿,需要进行体外膜肺氧合治疗。

体外膜肺氧合治疗:肺、心替代治疗,保证体外循环支持。

治疗潜在风险和对策:

　　医师告知患者如下治疗可能发生的风险,有些不常见的风险可能没有在此列出,具体的检查方法、治疗剂量根据不同患者的情况有所不同,医师告诉患者可与医师讨论有关患者治疗的具体内容,如果患者有特殊的问题可与医生讨论。

　　1.此治疗方案可能发生的风险意外和并发症包括但不限于:①穿刺部位出血、感染,形成皮下血肿,压迫周围血管、神经等组织,引起失血性休克等;②诱发严重心律失常,引起呼吸停止、心脏停搏;③全身抗凝过程中发生脏器出血及全身出血风险;④经济负担加重,花费巨大;⑤其他不可知意外。

　　2.如果患者年龄较大,患有高血压、心脏病、糖尿病、肝肾功能不全,精神、神经系统疾病或既往有结核、肝炎等慢性感染性疾病,以上这些风险可能会加大,或者在治疗中或治疗后出现相关的病情加重或心脑血管意外,甚至死亡。

　　3.治疗中或治疗后不遵医嘱,可能影响治疗效果。特殊风险或主要高危因素根据患者个人病情,可能出现未包括在上述所交代并发症以外的风险。一旦发生上述风险和意外,医师会采取积极应对措施。

若患者或受委托人不同意手术(或操作)的替代治疗方案:

医师陈述:

　　我已经告知患者将要进行的治疗方式、此次治疗及治疗后可能发生的并发症和风险、可能存在的其他治疗方法,并且解答了患者关于此次治疗的相关问题。

医师签名:　　　　　　签名日期:＿＿＿年＿＿＿月＿＿＿日＿＿＿时＿＿＿分　　签名地点:

患者或患者的授权委托人、法定监护人知情选择:

　　我的医师已经告知我将要进行的治疗及治疗后可能发生的并发症和风险,可能存在的其他治疗方法,并且解答了我关于此次治疗的相关问题。我同意在治疗中医师可以根据我的病情对预定的治疗方式做出调整,我并未得到治疗百分之百成功的许诺。

患者签名　　　　　　　签名日期:＿＿＿年＿＿＿月＿＿＿日＿＿＿时＿＿＿分　　签名地点:

患者授权委托人或监护人签名:　　　　　与患者关系:

　　　　　　　　　签名日期:＿＿＿年＿＿＿月＿＿＿日＿＿＿时＿＿＿分　　签名地点:

附件4

拒绝或放弃医学治疗告知书

文件编号:BL－BD－ZK－×××　版本号:1.0

科室:　　　　　　　　姓名:　　　　　　出生年月日:

病案号/门诊号:　　　　性别:　　　　年龄:　　　　床号:

尊敬的患者、患者家属或监护人、授权委托人:

　　根据患者目前的疾病状况,医师认为患者应当接受治疗,并建议患者接受适当的医疗措施。但是患者、患者家属或监护人或授权委托人现在拒绝,或者放弃本院医务人员建议的下列医疗措施:

　　特此告知可能出现的后果,请患者、患者家属或患者的法定监护人或授权委托人认真斟酌后决定。拒绝或放弃医学治疗,使本院原有的治疗中断,有可能产生下列不良后果

　　1.导致病情反复甚至加重,从而为以后的诊断和治疗增加困难,甚至使原有疾病无法治愈或者使患者丧失最佳治疗时机,也有可能促进或者导致患者死亡。

　　2.出现各种感染或使原有的感染加重、伤口延迟愈合、疼痛等各种症状加重或症状持续时间延长,增加患者的痛苦,甚至可能导致不良后果。

　　3.患者出现某一个或者多个器官功能减退、部分功能或全部功能的丧失,有可能诱发患者出现出血、体克、其他疾病和症状,甚至产生不良后果。

　　4.导致原有的医疗花费失去应有的作用。

　　5.增加患者其他不可预料的风险与不良后果。

医师陈述:

　　我已经将患者继续接受医学治疗的重要性和必要性,以及拒绝或者放弃治疗的风险及后果向患者、患者家属或患者的法定监护人、授权委托人告知,并且解答了关于拒绝或者放弃治疗的相关问题。

医师签名:　　　　　签名时间:___年___月___日___时___分　　签名地点:

患者、患者家属或监护人、授权委托人意见:

　　我(或法定监护人或授权委托人)已年满18周岁且具有完全民事行为能力,我拒绝或放弃医院对我(我的家人　　　　　　　)的医学治疗服务。医务人员已经向我解释了接受医疗措施对我的疾病治疗的重要性和必要性,并且已将拒绝或者放弃医学治疗的风险及后果向我做了详细地告知,我仍然坚持拒绝或放弃医学治疗,我自愿承担拒绝或放弃医学治疗所带来的风险和不良后果。我拒绝或放弃医学治疗所产生的不良后果与医院及医务人员无关。

医师签名:　　　　　签名时间:___年___月___日___时___分　　签名地点:

患者授权委托人或监护人签名:_____　　与患者关系:_____

　　　　　　　　　签名时间:___年___月___日___时___分　　签名地点:

第四十五节　血液净化患者服务制度

文件名称	血液净化患者服务制度	文件编号	YY‑LC‑×××
制定部门	×××	版本号	1.0
生效日期	20××‑××‑××	页数/总页数	×/××
修订日期	20××‑××‑××	有效期至	20××‑××‑××

1 **目的**:接受血液净化治疗的患者制定统一、规范的医疗护理服务程序,为患者提供安全、高效、周到的服务,确保患者的安全。

2 **范围**:血液净化室医务人员。

3 **定义**:无。

4 **权责**

　4.1 **血液净化室医务人员**:负责按照血液净化服务制度的要求进行血液净化服务,并配合做好各项检查整改工作,遇到重要问题需及时向科室主任反映。

　4.2 **科室负责人**:负责血液净化室工作人员配置安排。统筹医患沟通工作,遇到潜在医患纠纷需及时上报医务处。组织科室人员学习,提高服务能力。

　4.3 **质量控制科**:指导、监督血液净化室各环节工作并进行质控。

5 **内容**

　5.1 **血液净化患者的特点及服务要求**

<table>
<tr><td rowspan="2">血液净化患者的特点</td><td>高风险</td><td>用药特点</td><td>心身问题</td><td>健康教育</td></tr>
<tr><td>1.感染:接触感染、血源性感染
2.首次使用综合征
3.失衡综合征
4.血压改变:高血压、低血压
5.心律失常
6.心脏停搏
7.肌肉痉挛
8.出血</td><td>肾排泄药物能力及药物的代谢率降低,易引起药物蓄积,出现各种不良反应</td><td>抑郁、焦虑、痴呆、性功能障碍、康复障碍</td><td>1.原发疾病及血液净化相关知识缺乏
2.生活及饮食习惯不合理
3.血管通路的维护知识缺乏
4.药物使用相关知识缺乏
5.治疗依从性不佳
6.对回归社会无信心</td></tr>
<tr><td>服务要求</td><td>1.做好宣教工作
2.医患合作保护血管通路
3.血液净化前全面评估患者情况
4.熟练掌握血透相关并发症的处理流程
5.严格执行医院各项核心制度</td><td>用药时应该根据其药代动力学特点、血液净化对药物的清除能力等因素决定药物的选择及使用剂量,并根据用药情况调整血液透析方案</td><td>与患者家属配合加强对患者的关爱,给予积极预防,心理干预及药物干预</td><td>1.血液净化的相关知识
2.原发疾病的相关知识
3.肾病饮食指导(充足热量、适量蛋白质、限制水钠的摄入、限磷限钾、补钙等)
4.血管通路的自我维护
5.指导正确用药
6.心理卫生</td></tr>
</table>

5.2　血液净化相关组织结构及设置要求

5.2.1　医院设立肾病科、血液净化室,全面负责血液净化患者的医疗护理服务。

5.2.2　责任:肾病科、血液净化室医务人员负责血液净化患者的医疗服务。

5.2.3　血液净化室结构布局:血液净化室应该合理布局,清洁区、半污染区、污染区及其通道必须分开。必须具备的功能区包括清洁区——医务人员办公室和生活区、水处理间、清洁库房;半污染区——准备室;污染区——血液净化治疗区、候诊室、污物处理室等。同时设置更衣室、接诊室等。

5.2.3.1　候诊区:患者候诊室大小可根据血液净化室的实际患者数量决定,以不拥挤、舒适为度,不经允许不得随意进出血液净化治疗区。

5.2.3.2　更衣室:工作人员更换工作服和工作鞋后方可进入治疗区和治疗准备室。

5.2.3.3　接诊区:患者上、下机称体重,并由医务人员分配血液净化单元、确定患者本次血液净化的治疗方案及开具药品处方、化验单等。

5.2.3.4　血液净化治疗区。

5.2.3.4.1　环境要求:应当达到《医院消毒卫生标准》(GB15982-1995)中规定的Ⅲ类环境,并保持安静,光线充足。具备空气消毒装置、空调等。保持空气清新,必要时应当使用通风设施。地面应使用防酸材料。

5.2.3.4.2　设备要求:应配备供氧装置、中心负压接口或配备可移动负压抽吸装置。一台透析机与一张床(或椅)称为一个透析单元。每一个透析单元应当有电源插座组、反渗水供给接口、废液排水接口。

5.2.3.4.3　电力要求:应当具备双路电力供应。如果没有双路电力供应,则停电时血液净化机应具备相应的安全装置,使体外循环的血液安全回输至患者体内。

5.2.3.4.4　治疗及抢救要求:配备操作用的治疗车(内含血液净化操作必备物品)、抢救车(内含必备抢救物品及药品)及基本抢救设备(如心电监护仪、除颤仪、简易呼吸器)。

5.2.3.5　血液净化治疗准备室。

5.2.3.5.1　应达到《医院消毒卫生标准》(GB15982-1995)中规定的对Ⅲ类环境的要求。

5.2.3.5.2　用于配制血液净化治疗中需要使用的药物,如肝素盐水等。

5.2.3.5.3　用于储存备用的消毒物品(换药包、中心静脉导管及透析相关物品)等。

5.2.3.6　水处理间。

5.2.3.6.1　水处理间面积应为水处理装置占地面积的1.5倍以上,地面承重应符合设备要求,地面应进行防水处理并设置地漏。

5.2.3.6.2　水处理间应维持合适的室温,并有良好的隔音和通风条件。水处理设备应避免日光直射。

5.2.3.6.3　水处理机的自来水供给量应满足要求,入口处安装压力表,压力应符合设备要求。

5.2.3.7　库房:透析器、管路、穿刺针等耗材应该在库房存放,库房应符合《医院消毒卫生标准》(GB15982-1995)中规定的Ⅲ类环境。

5.2.3.8　污物处理室:污物处理室用来暂时存放生活垃圾和医疗废弃品,需分开存放,按相关部门要求分别处理。

5.3　医务人员办公及生活用房可根据实际情况设置。

5.4 血液净化室管理规程

5.4.1 规章制度:为了加强血液净化室的管理,血液净化室应遵循本管理规程,制定更详细的各项规章制度,包括医疗制度、护理制度、病历登记与管理制度、消毒隔离制度、人员培训制度、水处理间管理制度、库房管理制度、药品管理制度、设备维护制度及各种应急预案等。

5.4.2 血液净化室感染控制的管理要求。

5.4.2.1 从事血液净化的工作人员应严格贯彻执行《医院感染管理规范(试行)》《医疗机构消毒技术规范》等有关规范。

5.4.2.2 清洁区应当保持空气清新,每日进行有效的空气消毒,每季度空气培养细菌应 ≤500 cfu/m³。

5.4.2.3 为防止交叉感染,每次治疗结束应更换床单,对透析单元内所有的物品表面(如透析机外部、小桌板等)及地面进行擦洗、消毒。

5.4.2.4 物品表面细菌数≤10 cfu/cm²。明显被血迹污染的表面应使用含有至少 500 mg/L 的含氯消毒剂消毒。

5.4.2.5 乙型和丙型肝炎患者必须分区分机进行隔离透析,并配备专门的透析操作用品车。护理人员相对固定。

5.4.2.6 新入血液净化室患者要进行乙型肝炎病毒、丙型肝炎病毒、梅毒及艾滋病感染的相关检查。对于 HBsAg、HBsAb 及 HBcAb 均阴性的患者建议给予乙肝疫苗的接种。对于 HBV 抗原阳性患者应进一步行 HBV – DNA 及肝功能指标的检测;对于 HCV 抗体阳性的患者,应进一步行 HCV – RNA 及肝功能指标的检测。新透析患者每 3 个月复查乙肝和丙肝病毒标志物,常规患者每 6 个月复查乙肝和丙肝病毒标志物,每年复查梅毒和 HIV 感染指标。

5.4.2.7 透析管路预冲后必须在 4 小时内使用,否则要重新预冲。

5.4.2.8 严格执行一次性使用物品(包括穿刺针、透析管路、透析器等)的规章制度。

5.4.2.9 透析废液应排入医疗污水系统。

5.4.2.10 废弃的一次性物品具体处理方法按《消毒技术规范》《医疗废物管理制度》执行。

5.5 血液净化人员资质

5.5.1 血液净化治疗专业人员资格,必须配备具有资质的医师、护士。

5.5.1.1 医师。

5.5.1.1.1 血液净化室应由肾脏病专业的主治医师及以上的人员负责,具有血液净化从业资质的医师从事血液净化室的日常医疗工作。

5.5.1.1.2 长期血管通路的建立手术必须由具有相应资质的医师进行。

5.5.1.2 护士。

5.5.1.2.1 血液净化室应当配备具有血液净化从业资质的护士长和护士。

5.5.1.2.2 护士配备应根据透析机和患者的数量及透析布局等合理安排,每个护士最多同时负责 4~5 台透析机的操作及观察。

5.5.1.2.3 护士应严格执行操作规程,执行透析医嘱,熟练掌握血液净化机及各种血液净化通路的护理、操作;透析中定期巡视患者,观察机器运转情况,做好透析记录。

5.5.2 技师:应通过专业培训达到从事血液净化的相关条件方可上岗。

    5.5.2.1 20台以上透析机的血液净化室应至少配备专职技师1名。20台以下透析机的中心,可由所在单位工程技术人员兼任。

    5.5.2.2 血液净化室技师需要具有大专及以上学历。

    5.5.2.3 血液净化室技师应具备机械和电子学知识及一定的医疗知识,熟悉血液净化室主要设备的性能、结构、工作原理和维修技术,并负责其日常维护,保证设备正常运转;负责执行透析用水和透析液的质量监测,确保其符合相关质量的要求;负责所有设备运行情况的登记。

5.6 感染控制操作规程:建立防止交叉感染,特别是病毒性乙型肝炎和丙型肝炎等感染性疾病在血液净化患者中传播的标准化操作规程,达到预防和控制血液净化室感染性疾病传播目的。

  5.6.1 感染控制基本设施要求。

    5.6.1.1 血液净化室的结构和布局执行《血液净化标准操作规程》(2010年版)中血液净化室结构和布局要求。

    5.6.1.2 应在血液净化治疗区域内设置供医务人员手卫生设备,如水池、非接触式水龙头、洗手液、速干手消毒剂、干手物品或设备等。

    5.6.1.3 应配备足够的工作人员个人防护设备,如手套、口罩、工作服等。

    5.6.1.4 乙型肝炎和丙型肝炎患者必须分区、分机进行隔离透析,感染病区的机器不能用于非感染病患者的治疗,应配备感染患者专门的透析操作用品车。

    5.6.1.5 护理人员应相对固定,照顾乙肝和丙肝患者的护理人员不能同时照顾乙肝和丙肝阴性的患者。

    5.6.1.6 感染患者使用的设备和物品,如病历、血压计、听诊器、治疗车、机器等应有标识。

    5.6.1.7 HIV及梅毒阳性患者建议到指定的医院透析或转腹膜透析。

  5.6.2 治疗前准备。

    5.6.2.1 对于第一次开始透析的患者或由其他中心转入的患者必须在治疗前进行乙肝、丙肝、梅毒及艾滋病感染的相关检查。对于HBV抗原阳性患者应进一步行HBV－DNA及肝功能指标的检测;对于HCV抗体阳性的患者,应进一步行HCV－RNA及肝功能指标的检测,保留原始记录,登记患者检查结果。

    5.6.2.2 告知患者血液净化可能带来血源性传染性疾病,要求患者遵守血液净化室有关传染病控制的相关规定,如消毒隔离、定期监测等,并签署知情同意书。建立患者档案,在病历及相关文件对乙肝和丙肝患者作明确标识。

  5.6.3 工作人员着装及个人保护装置的穿戴。

    5.6.3.1 工作人员从专门的工作人员通道进入血液净化室,在更衣室更换干净整洁的工作服。

    5.6.3.2 进入工作区,应先洗手,按工作要求穿戴个人防护设备,如手套、口罩、工作服等。

    5.6.3.3 医务人员操作中应严格遵循手卫生的要求穿戴个人防护装置。

    5.6.3.4 处理医疗污物或医疗废物时要戴手套,处理以后要立即洗手。

  5.6.4 手卫生:医务人员在操作中应严格遵守《手卫生管理制度》。在透析操作中做到下列几点。

    5.6.4.1 医务人员在接触患者前后应洗手或用快速手消毒剂擦手。

5.6.4.2 医务人员在接触患者或透析单元内可能被污染的物体表面时应戴手套,离开透析单元时,应脱下手套。

5.6.4.3 医务人员在进行下列操作前、后应洗手,或用快速手消毒剂擦手,操作时应戴口罩和手套:深静脉插管、静脉穿刺、注射药物、抽血、处理血标本、处理插管及通路部位、处理伤口、处理或清洗透析机时。

5.6.4.4 在接触不同患者、进入不同治疗单元、清洗不同机器时应洗手或用快速手消毒剂擦手并更换手套。

5.6.4.5 下列情况应强调洗手或用快速手消毒剂擦手:脱去个人保护装备后;开始操作前或结束操作后;从同一患者污染部位移动到清洁部位时;接触患者黏膜,破损皮肤及伤口前后;接触患者血液、体液、分泌物、排泄物、伤口敷料后;触摸被污染的物品后。

5.6.5 治疗物品转运。

5.6.5.1 护士按治疗需要在治疗室(透析准备间)准备治疗物品,并将所需物品放入治疗车,带入治疗单元的物品应为治疗必须且符合清洁或消毒要求。

5.6.5.2 治疗车不能在传染病区和非传染病区交叉使用。

5.6.5.3 不能将传染病区患者的物品带入非传染病区。

5.6.5.4 不能用同一注射器向不同的患者注射肝素或对深静脉置管进行肝素封管。

5.6.6 透析机消毒。

5.6.6.1 透析机器外部消毒。

5.6.6.1.1 每次透析结束后,如没有肉眼可见的污染时应对透析机外部进行初步的消毒,采用 500 mg/L 的含氯消毒剂擦拭消毒。

5.6.6.1.2 如果血液污染到透析机,应立即用 1500 mg/L 的含氯消毒剂的一次性布擦拭去掉血迹后,再用 500 mg/L 的含氯消毒剂擦拭消毒机器外部。

5.6.6.2 机器内部消毒。

5.6.6.2.1 每日透析结束时应对机器内部管路进行消毒。消毒方法按不同透析机厂家出厂说明进行消毒。

5.6.6.2.2 透析时如发生破膜、传感器渗漏,在透析结束时应给机器立即消毒,消毒后的机器方可再次使用。

5.6.7 空气和物体表面消毒:按《血液透析室医院感染控制及消毒隔离制度》执行。

5.6.8 医疗污物及废物处理:按《血液透析室医院感染控制及消毒隔离制度》执行。

5.6.9 感染控制监测。

5.6.9.1 每季度对透析室空气、医务人员手进行病原微生物的培养监测,每月对物体、器械表面进行病原微生物的培养监测。

5.6.9.2 透析患者传染病病原微生物监测。

5.6.9.2.1 对于第一次开始透析的新入患者或由其他中心转入的患者必须在治疗前进行乙肝、丙肝、梅毒及艾滋病感染的相关检查。对于 HBV 抗原阳性患者应进一步行 HBV – DNA 及肝功能指标的检测,对于 HCV 抗体阳性的患者,应进一步行 HCV – RNA 及肝功能指标的检测。保留原始记录,登记患者检查结果。

5.6.9.2.2 对长期透析的患者应该每 6 个月检查乙肝、丙肝病毒标志物 1 次;保留原始记录并登记。

5.6.9.2.3 对于血液净化患者存在不能解释肝脏转氨酶异常升高时应进行 HBV – DNA 和 HCV – RNA 定量检查。若有患者在透析过程中出现乙肝、丙肝阳性,应立即对密切接触者进行乙肝、丙肝标志物检测。

5.6.9.2.4 对于暴露于乙肝或丙肝怀疑可能感染的患者,如病毒检测阴性,在 1～3 个月后重复检测病毒标志物。

5.6.9.3 建议对乙肝阴性患者进行乙肝疫苗接种。

5.6.10 医务人员感染监测及防范。

5.6.10.1 工作人员应掌握和遵循血液净化室感染控制制度和规范。

5.6.10.2 对血液净化室工作人员应定期进行乙肝和丙肝标志物监测。对于乙肝阴性的工作人员建议注射乙肝疫苗。

5.6.10.3 工作人员遇针刺伤后的处理。

5.6.10.3.1 紧急处理办法:轻轻挤压伤口,尽可能挤出损伤处的血液,再用流动水冲洗(黏膜用生理盐水反复冲洗),然后用消毒液进行消毒并包扎。

5.6.10.3.2 填写《感染性职业暴露登记表》《感染性职业暴露上报表》交感染控制科备案。

5.6.10.3.3 被 HBV 或 HCV 阳性患者血液、体液污染的利器刺伤,推荐在 24 小时内注射乙肝免疫高价球蛋白,同时进行血液乙肝标志物检查,阴性者于 1～3 个月后再检查,仍为阴性可予以皮下注射乙肝疫苗。

5.6.11 传染病报告:血液净化室发现新发的乙型肝炎、丙型肝炎或其他传染病应按照国家有关传染病报告制度上报相关部门。

5.7 就诊医疗服务

5.7.1 预约:医师在接待透析患者就诊时,要宣传、鼓励患者在非急诊状态时接受门诊预约医疗服务,减少患者候诊时间。

5.7.2 就诊:当透析患者就诊时,医务人员指引、解释就诊路线和程序。必要时给患者提供车、床、轮椅等帮助,方便其治疗就诊。

5.7.3 若患者没有陪诊人员,必要时护士长须安排人员对患者的各个医疗服务环节实行陪送照顾,候诊间护士给予相应护理照顾,根据患者情况优先安排就诊,并负责联系家属接送患者。对未能联系到家属的患者,要向科室主任汇报,由科室主任协调各方妥善处理。

5.7.4 建立系统完整的病历档案。

5.7.4.1 首诊医师接收首次进入本院血液净化室透析治疗的患者,并建立透析病历。

5.7.4.2 应记录透析病史、患者原发病、并发症和合并症情况,以及患者的实验室和影像学检查结果。有利于医务人员全面了解患者病情,调整治疗方案,最终提高患者生活质量和长期生存率。

5.7.5 评估:医师实施透析前须对患者进行全面评估,包括年龄、体重、疾病、泌尿系统(肾功能情况)、中枢神经系统、循环系统、呼吸系统、消化系统、经济能力等。

5.7.6 知情同意:签署知情同意书。

5.7.7 透析患者的诊疗服务。

5.7.7.1 根据评估信息详细规划透析治疗的方案,提供优质的透析医疗服务,以满足患者的主观和客观要求,确保患者医疗安全。

5.7.7.2　医务人员按照《血液净化标准操作规程》提供诊疗服务,尤其要保证医疗安全,合理选择使用的药物,避免使用损害肾脏功能、影响代谢(如血脂、血糖、血压等)的药物。同时按照各种透析医疗服务的类型及适应证,针对性选择适合患者的透析方式,保障患者透析的安全性及可行性。

5.7.7.3　注意透析过程中的安全隐患。在治疗过程中要监控血液管路系统、透析液系统及各种并发症,严格规范操作,尽量减少并避免患者透析过程中的高风险问题。加强传染病患者的透析管理,做好隔离工作,感染患者与非感染患者应严格分开,为感染患者设立单独的透析单元。

5.7.7.4　透析患者的管理及监测:加强维持性血液净化患者的管理及监测是保证透析效果、提高患者生活质量、改善患者预后的重要手段,包括建立系统而完整的病历档案和透析间期患者的教育管理,定期监测、评估各种并发症和合并症情况,并作出相应处理。

5.7.7.5　血液净化护理服务。

 5.7.7.5.1　治疗前。

  5.7.7.5.1.1　热情接待患者,了解患者的病情、经济状况和社会支持系统。

  5.7.7.5.1.2　了解患者的血液净化方式并说明血液净化的目的和可能出现的并发症。

  5.7.7.5.1.3　首次治疗向患者说明签写知情同意书的重要性并通知医师与之签署。

  5.7.7.5.1.4　测量患者体重、体温、脉搏、呼吸、血压,进行必要的化验、采血、检查内瘘杂音或导管的固定情况。

  5.7.7.5.1.5　协助患者到病床,取适当体位并解除思想顾虑。

 5.7.7.5.2　治疗中。

  5.7.7.5.2.1　严格查对医嘱,遵医嘱准备所需物品并按无菌操作上机。

  5.7.7.5.2.2　上机后立即再次测量患者脉搏、血压并记录。

  5.7.7.5.2.3　护士应严密观察病情,每小时测量脉搏、血压一次并记录。

  5.7.7.5.2.4　观察有无透析管道和透析器连接处滑脱、透析器破膜,观察透析液的供给状况了解穿刺部位有无肿胀、渗血、血液回路有无气泡等现象,并及时处理。

  5.7.7.5.2.5　观察患者有无出血倾向、血压变化、发热、肌肉痉挛、失衡综合征、恶心呕吐、皮肤瘙痒等并发症,若有异常随时监测并报告医师及时处理和记录。

  5.7.7.5.2.6　观察或询问患者,饥饿时协助其进食。

  5.7.7.5.2.7　观察机器的运行情况根据医嘱随时调整各种参数并记录。

 5.7.7.5.3　治疗后。

  5.7.7.5.3.1　血液净化结束前 15 分钟做好下机准备工作并测量生命体征。

  5.7.7.5.3.2　下机时注意观察患者有无不适。

  5.7.7.5.3.3　严格执行无菌操作,做好穿刺部位的有效止血和保护。

  5.7.7.5.3.4　禁止在穿刺侧进行测量血压或静脉补液等,并嘱患者注意保持动、静脉穿刺部位清洁与干燥。

  5.7.7.5.3.5　注意保护导管的无菌、有效封管及固定。

  5.7.7.5.3.6　测量患者生命体征,若无不适协助其下床测量体重并记录。

  5.7.7.5.3.7　向患者做好饮食宣教工作,嘱其控制饮水量,尽可能保持透析间期体重增长不超过自身干体重的 5% 为宜。

5.7.7.5.3.8 护送患者出血液净化室。

5.7.8 透析间期的患者管理。

5.7.8.1 教育:加强教育,纠正不良生活习惯。包括戒烟、戒酒、生活规律等。

5.7.8.2 饮食:饮食控制。包括控制水和钠盐的摄入,使透析间期体重增长不超过干体重的5%或每日体重增长不超过1 kg;控制饮食中磷的摄入,少食高磷食物;控制饮食中钾的摄入,以避免发生高钾血症。保证患者每日蛋白质摄入量达到1.0~1.2 g/kg体重,并保证足够碳水化合物的摄入,以避免出现营养不良。

5.7.8.3 出入量及血压:指导患者记录每日尿量及每日体重情况,并保证大便通畅;教育患者有条件时每日测量血压情况并记录,对于糖尿病患者,应定期监测血糖并记录。

5.7.8.4 血管通路:指导患者维护和监测血管通路。对采用动静脉内瘘者每日应对内瘘进行检查,包括触诊检查有、无震颤,也可听诊检查有、无杂音;对中心静脉置管患者每日应注意置管部位出血情况、局部分泌物和局部出现不适表现等,一旦发现异常应及时就诊。

6 流程:无。

7 相关文件

7.1 《国际联合委员会(JCI)医院评审标准》(第六版)

7.2 《医院消毒卫生标准》

7.3 《医院感染管理规范(试行)》

7.4 《消毒管理办法》

7.5 《消毒技术规范》

7.6 《手卫生管理制度》

7.7 《血液净化室医院感染控制及消毒隔离制度》

7.8 《血液净化标准操作规程》(2010年版)

8 使用表单

8.1 《血液净化治疗记录单》

8.2 《维持性血液净化治疗月小结》

批准人: 签署日期:

审核人: 发布日期:

附件1

血液净化治疗记录单

文件编号:BL – BD – HL – ×××　版本号:1.0

姓名:　　　　出生年月日:　　　　诊断:　　　　透析号:

性别:　年龄:　治疗日期:　年　月　日　□门诊　□急诊　□住院(门诊 ID 号/病案号　科室　　　)

病情评估:体温____℃ 脉搏____次/分 呼吸____次/分 血压___/____mmHg

　　　　神志　□清楚　□嗜睡　□昏迷

　　　　症状　□乏力　□头晕　□胸闷　□不能平卧　□食欲不佳　□双下肢浮肿　□其他____

　　　　尿量____mL/24h

　　　　干体重____kg　透前体重____kg　体重增加____kg　预设超滤量 + _____mL

　　　　血管通路:□AVF □临时血透导管(□股静脉 □颈内静脉)□长期血透导管

　　　　□其他____

透析处方:治疗模式　□HD □HDF □血液灌流 □HFD □其他____

　　　　治疗时间____h　血流量____mL/min

透析液成分:□无糖 □糖钙(□1.25 □1.5 □1.75)mmol/L 钾(□2.0 □2.5 □3.0 □3.5)mmol/L

药物医嘱:

1.抗凝剂:□无抗凝 □低分子肝素____ 国际单位(静脉注射、透前) □肝素钠 首剂____ mg

　　　　追加____mg/h(微泵泵入、透中) □枸橼酸钠____mL/h(微泵泵入、透中)□其他____

2.重组人促红细胞生成素:_____单位(透后) □皮下注射 □静脉注射

3.左卡尼丁____g(静脉注射、透后)

4.封管:□肝素钠 □尿激酶 □10% 氯化钠注射液 □其他____

医师签名:　　　　　　　　护士签名:

动静脉内瘘评估:□无 □有

皮肤局部感染:□无 □有

皮肤瘀青或破损:□无 □有

皮肤发热:□无 □有

触摸震颤杂音:□无 □有

硬结:□无 □有

□其他:

导管评估:□无 □有

穿刺部位感染:□无 □有

皮肤破损:□无 □有

导管固定:□妥 □不妥

长期血透导管卡夫外露:□无 □有

动脉端:□通畅 □堵塞 □部分堵塞

静脉端:□通畅 □堵塞 □部分堵塞

续表

压力性损伤风险评估：　　分 带入压力性损伤:□无 □有 部位： 大小： 分期：
□防范措施落实
跌倒风险干预措施:□粘贴标识 □健康教育 □提供助步器或轮椅 □使用平车运送 □其他____
疼痛评估：　　分

治疗记录:透析机号：　　　　透析(滤)器：

时间	血压 mmHg	脉搏 次/分	置换量 mL/min	静脉压 mmHg	跨膜压 mmHg	电导 Ms/cm	超滤率 mL/h	病情变化 及措施	签名

治疗小结：_____

穿刺护士：　　　　上机护士：　　　　巡回护士：　　　　下机护士：　　　　医师签名：

血液净化耗材合格证标识粘贴处：

附件2

维持性血液净化治疗月小结

文件编号:BL－BD－ZK－×××　版本号:1.0

治疗方案:＿＿ 次/＿＿ 周,＿＿ 小时/次

本月透析次数:＿＿＿＿＿次:其中 血液透析＿＿＿＿次　　　透析器型号＿＿＿＿＿

血液灌流＿＿＿＿次　　　灌流器型号＿＿＿＿＿

血液透析滤过＿＿＿＿次　血液滤过器型号＿＿＿＿

高通量透析＿＿＿＿＿次　透析器型号＿＿＿＿＿

血管通路:动静脉内瘘　类型:□自体动静脉内瘘 □移植物动静脉内瘘

部位:□虎口 □腕部 □肘部 □其他＿＿＿＿＿＿

隧道式带卡夫的中心静脉导管(□颈内静脉 □股静脉 □锁骨下静脉)

临时中心静脉导管(□颈内静脉 □股静脉　□锁骨下静脉)

抗凝方式:肝素(首剂＿＿＿＿ mg,追加＿＿＿＿ mg/h)

低分子肝素首剂＿＿＿＿国际单位

其他＿＿＿＿＿＿＿＿＿＿

本月患者干体重:＿＿＿ kg,尿量:＿＿＿ mL/d,每次平均超滤量:＿＿＿＿ mL

透析中并发症:

□低血压　　□肌肉痉挛　□低血糖

□心律失常　□心绞痛　　□心肌梗死　□肺栓塞

□透析器反应 □致热源反应 □失衡综合征

□其他＿＿＿＿＿＿＿＿＿＿＿＿＿

其他并发症及合并症:＿＿＿＿＿＿＿＿＿＿＿＿＿

是否加透:□是　　□否　　是否住院:□是　　□否　　住院科室:＿＿＿＿＿＿

住院情况:

住院时间＿＿＿＿＿＿＿至＿＿＿＿＿＿＿

出院诊断:＿＿＿＿＿＿＿＿＿＿＿＿＿

出院时评价:□恶化 □好转 □痊愈 □死亡

化验检查(近期最后一次检查结果):

肾功能	二氧化碳结合力＿ μmol/L;尿素＿ mmol/L;肌酐＿ μmol/L;尿酸＿ μmol/L
电解质	钾＿ mmol/L;钠＿ mmol/L;钙＿ mmol/L;镁＿ mmol/L;磷＿ mmol/L
血常规	白细胞＿＿＿$\times 10^9$/L;红细胞＿＿＿$\times 10^{12}$/L;血红蛋白＿＿＿g/L;红细胞压积＿＿＿% ; 血小板＿＿＿$\times 10^9$/L
铁代谢指标	铁蛋白＿＿＿＿ ng/mL
骨病	甲状旁腺激素 ＿＿＿ pg/mL

续表

营养	总蛋白____ g/L;白蛋白____ g/L;前白蛋白_____mg/L
炎症	C 反应蛋白_____mg/L
肝功能	谷草转氨酶____IU/L;谷丙转氨酶____IU/L; 碱性磷酸酶____ IU/L;总胆红素____μmmol/L;间接胆红素____ μmoL/L
β2 微球蛋白	_____ mg/L
病毒学监测	乙肝表面抗原____;乙肝表面抗体____;乙肝 e 抗原____;乙肝 e 抗体____; 乙肝核心抗体____
	丙肝抗体____;丙肝核心抗原____;人类免疫缺陷病毒抗体____;梅毒抗体____
	乙型肝炎 RNA 测定_____kb/mL;丙型肝炎 RNA 测定_____kb/mL
结核抗体	□阳性　□阴性
其他	
目前病情 及查体	

治疗方案建议:

原治疗方案及用药	具体方案	是否变动	现治疗方案或用药	具体方案

医师签名:_____

___ 年___ 月___ 日

第四十六节 病理标本管理制度

文件名称	病理标本管理制度	文件编号	YY－LC－××
制定部门	×××	版本号	1.0
生效日期	20××－××－××	页数/总页数	×/××
修订日期	20××－××－××	有效期至	20××－××－××

1 **目的**：规范病理标本的采集、标记、运输及处理，保证病理诊断质量。

2 **范围**：适用于病理标本相关科室。

3 **定义**：无。

4 **权责**

　4.1 **医师**：负责采集病理标本，填写病理检查申请单，书写并粘贴患者相关信息的标签，做好需要的手工标记。

　4.2 **护士**：负责核对、保管和运送标本。

　4.3 **病理科**：负责接收、验收使用及管理标本。

　4.4 **感染控制科**：负责标本最终处理的监管。

5 **内容**

　5.1 **病理检查申请单填写要求**

　　5.1.1 送检病理标本必须使用医院统一的病理检查申请单。

　　5.1.2 送检医师务必详细、认真并准确地填写申请单中各项内容，字迹清晰，易于辨认。

　　5.1.3 所填送检标本名称、数量及切取部位等务必与实际手术切取送检标本保持一致，便于查对及签发报告。

　　5.1.4 若曾做过病理检查，请注明以前的检查单位、病理诊断及病理号，以便查对与参考。

　　5.1.5 若为骨关节疾病的标本，请详细填写影像学检查情况，并提供影像学资料，以供诊断时参考，用完随报告一起归还；若为子宫内膜标本，务必提供月经史及用药史等。

　　5.1.6 因诊断需要，必要时病理科需与临床医师或患者联系、沟通，进一步了解相关临床资料。因此，请勿漏填送检医师及患者的确切信息。

　　5.1.7 会诊病例还需填写详细的大体检查及取材情况，并提供原单位病理诊断及其他会诊意见。

　　5.1.8 病理检查申请单的主要内容：①患者姓名、出生年月日、性别、年龄及电话；②病史及相关临床资料；③传染病史；④标本准确的部位来源；⑤标本采集的日期和时间；⑥标本固定时间；⑦送检医师姓名。

　5.2 **标本采集的要求**

　　5.2.1 取标本使用锋利器械，切忌撕拉及使用齿镊夹持组织，以免组织变形，影响诊断。

　　5.2.2 病变的活体组织检查：采取组织部位要准确，如肿瘤组织的活检应在肿瘤与正常组织交界处取，勿取坏死组织，否则难以诊断。

　　5.2.3 送检组织不宜太小或过少，数量应符合专科诊断要求，手术标本应全部送检，以便做全面检查及诊断。未经病理科同意，手术医师不得擅自切取组织，否则拒绝接收。

5.2.4 较小病灶应加以标识,较小组织如胃肠镜活检、支气管镜活检等应平铺于小滤纸片上固定送检;需要取切缘的标本要做好各切缘的标记,并在申请单中表明标记情况。

5.2.5 标本勿随意剖开,以免影响病理医师检查,如果确实需要剖开,应沿大面剖开。

5.2.6 空腔脏器如胆囊、肠管等应立即剪开固定,以免组织自溶。

5.2.7 肺组织用棉纱覆盖沉入容器底部,保证充分固定。

5.2.8 ESD 标本:将组织平铺于平板上并加以固定,标记方位后放入固定液。

5.2.9 取下的标本需 30 分钟内置于 10% 中性福尔马林缓冲液内固定,固定液的量为标本体积的 5 ~ 10 倍。

5.2.10 标本容器用广口带盖塑料袋(瓶)。

5.2.11 标本容器上应认真、准确填写患者姓名、出生年月日、病案号、科室、标本组织名称等,以便查对,如为多个标本应分装于多个容器送检,并分别详细标记清楚。宫颈多点活检应分点位单独分装。

5.2.12 会诊病例需送检全部切片,如制片质量差、需做免疫组化或其他特殊检查者,需同时提供相应蜡块。

5.3 **标本的标记**:如果标本有方位标记,标记要清楚、区别明显,标记方法要在申请单上体现。

5.4 **标本的运输**

5.4.1 手术室常规标本运输。

5.4.1.1 手术标本袋由手术医师术前按要求填写(姓名、出生年月日、病案号、科室、标本组织名称等)。

5.4.1.2 手术医师将标本取下后交于器械护士,器械护士与医师确认标本的名称,后交于巡回护士。

5.4.1.3 巡回护士核对标本袋(姓名、出生年月日、病案号、科室、标本组织名称等),与手术医师或器械护士再次确认后装入标本袋中,并用固定液固定。

5.4.1.4 术毕由手术医师向患者家属确认标本后,将标本及《病理学检查申请单》送至标本存放间专用标本箱内,并在手术标本送检登记表上逐项填写相关内容,并与送标本护士进行交接,由送标本护士每日下午一次性送至病理科完成验收与交接。

5.4.2 手术室冰冻标本:手术前一日,由手术医师打印《冰冻检查申请单》送至病理科预约;急诊术中冰冻需电话预约;标本离体后及时放入标记的标本袋内,并放入带锁的专用标本箱内,由手术室护士立即送至病理科,完成验收与交接。

5.4.3 门诊科室标本:医师获取组织标本,放置于标本袋内,加固定液,并在标本袋上标明患者姓名、出生年月日、病案号、科室、标本组织名称等,完整填写《病理学检查申请单》,并签名确认。同时将病理标本和《病理学检查申请单》交与科室指定医务人员妥善保管,并于每日 16:00 点之前送至病理科,与病理科人员完成验收与交接。

5.4.4 住院科室标本:医师获取组织标本,放置于标本袋内,加固定液,并在标本袋上标明患者姓名、出生年月日、病案号、科室、标本组织名称等,完整填写《病理学检查申请单》,并签名确认,及时将病理标本和《病理学检查申请单》交与指定医务人员,送至病理科,完成验收与交接。

5.4.5 手术室以外的各住院科室体液和脱落细胞学标本,放入带盖的塑料容器内,并放入专用标本箱内,指定医务人员连同《病理学检查申请单》一起立即送到病理科,完成验收与交接。

5.4.6 外院标本:由相应门诊科室开具《病理学检查申请单》,并由相应科室完成标本送检。

5.5 标本的接收及确认

5.5.1 当值人员要当面核对《病理学检查申请单》与送检标本的名称和数量是否相符,验收合格后签名(盖章)确认。

5.5.2 标本接收后,由取材记录人员认真核对下列项目:《病理学检查申请单》是否使用医院统一的《病理学检查申请单》,申请单上患者姓名、出生年月日、性别、诊疗号、病案号等基本资料是否清晰无误,申请单和病理标本上信息是否一致,申请单上患者病史资料、手术所见等是否有较为详细的填写,标本是否按要求进行规范化固定等,标本验收人员不得对申请单上送检医师所填内容进行改动。

5.6 病理标本拒收情况

5.6.1 仅有标本而无《病理学检查申请单》,或仅有《病理学检查申请单》而无相应标本,或标本容器内无标本。

5.6.2 送检标本上未标记患者信息,或《病理学检查申请单》与标本容器上所填写的患者信息不符。

5.6.3 标本容器内无固定液(术中冰冻除外),或使用10%中性福尔马林缓冲液以外的固定液固定标本(如95%乙醇固定)。

5.6.4 不完整手术标本(肿瘤组织被切取过),以防止漏诊或误诊。

5.6.5 《病理学检查申请单》使用不规范(如处方、便条、外院病理申请单等),《病理学检查申请单》上重要项目(如病史、手术所见等)不填写、填写不全或字迹潦草难以辨认者。

5.6.6 标本种类或数量与《病理学检查申请单》中所提供的不一致,或标本其他特点(如体积、形态等)与《病理学检查申请单》上的明显不相符。

5.6.7 出现以上情况之一,可通过电话与送检医师沟通,如沟通后已解决问题,可重新按标本验收处理,但要填写《病理不合格标本登记表》。凡不符合以上要求的标本由拒收人员登记在《病理不合格标本登记表》上。曾被拒收的标本再次送检合格,应在《病理学检查申请单》上标注。

5.6.8 标本经以上程序核查无误后,按照病理编号录入信息,进入取材工作流程。

5.7 标本的处置:普通病理标本实行负责人保管制,即病理标本在送达病理科至取材前由当班病理技术员负责管理,取材后至病理标本销毁前由病理报告医师管理,存放在指定的位置。病理标本应分类保存,包装材料必须符合防水、防破损、防外泄的要求。取材后剩余的大体标本保留至报告发出后2周,2周后进行交接处理。交接由医院感染控制科指定人员定期到病理科收取标本,并与病理科医师完成交接并签名确认,按病理性医疗废物处置。个别疑难病例应在最终病理报告发出后保存3周方可处理剩余标本。

6 流程:无。

7 相关文件

7.1 《国际联合委员会(JCI)医院评审标准》(第六版)

7.2 《病理科建设与管理指南(试行)》

8 使用表单

《病理不合格标本登记表》

批准人: 签署日期:

审核人: 发布日期:

附件

病理不合格标本登记表

文件编号:BD－BL－×××　版本号:1.0

日期	送检科室	送检人姓名	标本名称	不合格原因	处理情况

第四十七节 实验室标本采集与运输管理制度

文件名称	实验室标本采集与运输管理制度	文件编号	YY－LC－×× ×
制定部门	×× ×	版本号	1.0
生效日期	20×× －×× －××	页数/总页数	×/××
修订日期	20×× －×× －××	有效期至	20×× －×× －××

1 **目的**:对检验项目的申请、患者的准备、临床标本的采集与运输及标本在实验室内的传输过程进行控制,以保证检验前标本的质量。

2 **范围**:适用于实验室受理的标本。

3 **定义**:无。

4 **权责**

4.1 **临床医师**:负责检验项目的申请、特殊标本的采集。

4.2 **护理人员**:指导患者如何正确留取标本,负责住院患者标本的采集及运输。

4.3 **实验室人员**:负责门诊患者血液标本的采集以及所有送检标本的接收和检测。

4.4 **质量控制科**:负责标本采集与运输的监管。

5 **内容**

5.1 **检验项目的申请**

5.1.1 检验项目选择:临床医师根据患者病情需要选择检验项目,分平诊检验申请和急诊检验申请,实验室人员可为其提供检验项目的咨询,监督实验室服务对象选择的检验项目是否明确,了解检验项目能否满足实验室服务对象的需求。

5.1.2 检验申请单:检验申请单由实验室设计并提交质量控制科审定,报病案管理委员会讨论通过后供临床医师使用。检验申请单至少应包含下列信息。

5.1.2.1 患者唯一标识:姓名＋出生年月日。

5.1.2.2 患者性别、科室、门诊诊疗号或住院病案号、床号。

5.1.2.3 临床诊断。

5.1.2.4 标本类型。

5.1.2.5 申请的检验项目或项目组合名称。

5.1.2.6 申请医师姓名。

5.1.2.7 申请时间。

5.2 **患者的准备**

5.2.1 为了使检验结果有效地用于临床,临床医务人员和实验室人员应了解标本采集前影响结果的非病理性因素,如饮食、标本采集时间、体位、体力活动、患者用药等对标本采集的影响。提出要求患者予以配合和服从的内容,采取切实措施,保证所采集的标本能反映疾病的实际情况。

5.2.2 病区护士在接到患者检验医嘱后,应告知患者标本采集前的注意事项。

5.2.3 实验室工作人员接受医务人员和患者有关标本采集前注意事项的咨询,详见《标本采集指南》。

5.2.4 注意事项。

5.2.4.1 早晨空腹采血,空腹通常指采血前禁食 8 ~ 12 小时(母乳喂养或配方奶喂养的患儿除外),但可以少量饮水(不超过 200 mL)。进餐后,因脂肪食物吸收可能形成脂血,造成光学干扰,同时食物成分也可以改变血液成分,影响测定结果的准确性。

5.2.4.2 标本采集时间的影响:血液中的不少有机物、无机物存在周期性变化。因此,应该掌握相应的标本采集时间,才能对每次结果进行比较。最好在相同时间段采集标本,以减少由于不同采集时间造成的生理性结果波动。

5.2.4.3 体力活动对检测结果的影响:运动会引起血液成分的改变。因此,需嘱咐患者在安静状态下或正常活动状态下采集标本。

5.2.4.4 药物影响:药物对血、尿等成分的影响很复杂,有些药物可使体内某些物质发生变化,有些药物则会干扰实验室检测。因此,为了得到正确的结果,需根据患者实际情况事先停用某些影响实验结果的药物。临床医师在选择与解释结果时也要考虑到药物的影响。

5.3 临床标本采集、运输和接收程序

5.3.1 采样人员:采样人员必须经过专业培训。对于患者自行留取的标本,需接受专业人员的指导。

5.3.2 采样准备:在采样前,采样人员根据检验项目的要求核对检验申请医嘱,指导患者做好采样前的准备。确认采样计划并进行适当的准备工作,包括核对医嘱、打印条码、选择恰当的容器粘贴条码等。

5.3.3 采样实施:标本采集前必须认真识别患者信息(姓名 + 出生年月日),确认标本采集容器和检验申请是否一致。采样人员必须根据检验项目的要求及医嘱要求执行的时间,选择恰当的部位,采集适当的标本量。采样结束后,扫描条形码,确认标本采集时间,集中放置。

5.3.4 标本的收集和运输:病区采集的血液标本,由实验室人员到临床各科室收取、运送到实验室标本接收处(急诊标本除外)。体液标本,由医务人员运送至实验室标本接收处。

5.3.5 标本接收:实验室收到标本后应及时处理。标本通过条码识别,确认标本接收时间,同时检查标本是否符合要求。对不合格的标本,做好登记并及时通知送检部门(通过 LIS 系统或电话告知)。

5.3.6 偏离采样程序的控制:当采样人员在采样过程中偏离采样程序的要求时,应及时与实验室人员联系,以便在检测中考虑到其对检测结果的影响,在报告中注明。

6 流程:无。

7 相关文件

《标本采集指南》

8 使用表单:无。

批准人: 签署日期:

审核人: 发布日期:

第四十八节　临床警示系统管理制度

文件名称	临床警示系统管理制度	文件编号	YY－LC－××
制定部门	×××	版本号	1.0
生效日期	20××－××－××	页数/总页数	×/××
修订日期	20××－××－××	有效期至	20××－××－××

1　**目的**:制定并监测警示系统,以帮助临床人员识别和处理病情可能正在恶化的患者。

2　**范围**:住院患者、急诊留观患者(高危观察室及 ICU 除外)。

3　**定义**

　3.1　**临床警示系统**:指责任护士或值班护士依据早期预警系统(early warning system,EWS)评估分值,了解患者早期病情恶化的进展程度,汇报给医师进行早期处理,降低患者因病情恶化延误处理所造成的风险。

　3.2　**病情不稳定**:指新入院患者、手术后第 1 日、产后第 1 日,或护士、医师巡视和观察时发现患者病情疑似变化,或患者及家属怀疑病情变化时。

4　**权责**

　4.1　**责任护士或值班护士**:护士按照早期预警评分工具对患者进行评估,根据评估分值进行监测和落实措施。

　4.2　**主管医师或值班医师**:评估患者病情,依据患者早期预警评分分值,做好相应临床处理,并记录病程。

　4.3　**快速反应小组**:10 分钟内到达患者身边进行评估和处理。

　　4.3.1　早期预警系统成员:患者、患者家属及患者所在病区主管医师或值班医师、责任护士或值班护士、护士长、科室主任或值班二线医师。

　　4.3.2　对于早期预警评分成人≥7 分、儿童≥4 分、孕产妇达高级别响应或连续 3 次评分≥2 分,应启动快速反应小组。这个小组应包括患者主管医师或值班医师、本科室主任或值班二线医师、ICU 医师(成人)、新生儿医师(新生儿)、儿科医师(儿童)、本科室护士长或值班二线护士、主管护师或值班护士。

　　4.3.3　快速反应小组启动流程:当发生需要启动快速反应小组的情况时,由护士上报给值班医师或主管医师,值班医师或主管医师负责启动快速反应小组,联系本科室主任或值班二线医师、ICU 医师(成人)、新生儿医师(新生儿)、儿科医师(儿童)、产科医师(孕产妇),以上成员要求 10 分钟内到场。主管医师或值班医师应记录处理过程及讨论意见。

5　**内容**

　5.1　**启动快速反应小组条件**

　　5.1.1　成人。

　　　5.1.1.1　成人改良早期预警(modified early warningscore,MEWS)评分≥7 分,孕产妇改良早期预警(modified early obsetric warning score,MEOWS)评分达高响应级别或连续 3 次评分≥2 分,启动快速反应小组。

5.1.1.2　下列情况主管医师或值班医师根据患者病情及治疗情况决定是否启动快速反应小组。

 5.1.1.2.1　患者收缩压 <80 mmHg,或尿量 <17 mL/h。

 5.1.1.2.2　患者心率 <45 次/分,或 >125 次/分,并有意识变化或血流动力学不稳定。

 5.1.1.2.3　患者呼吸频率 <10 次/分,或 >30 次/分,在 50% 吸氧浓度支持下动脉血氧分压 <60 mmHg;或动脉二氧化碳分压 >55 mmHg 且血氧 pH 值 <7.30;或经皮血氧饱和度 <90%。

 5.1.1.2.4　患者意识状况急速改变,GCS 下降≥3 分或癫痫发作。

 5.1.1.2.5　血乳酸≥4 mmol/L。

 5.1.1.2.6　输血时出现血尿。

5.1.1.3　主管医师或值班医师判定需要启动的其他情况。

5.1.2　儿童。

5.1.2.1　儿童评分≥4 分,启动快速反应小组。

5.1.2.2　下列情况主管医师根据患者病情及处理情况决定是否启动快速反应小组。

 5.1.2.2.1　血压急性变化:早产儿平均血压 <(早产儿目前周数)mmHg,足月新生儿收缩压 <40 mmHg,10 岁以下儿童收缩压 <70 + 年龄×2 mmHg,10 岁以上儿童收缩压 <90 mmHg。

 5.1.2.2.2　心跳急性变化:1 个月以内新生儿心率 <80 次/分或 >190 次/分,1 个月以上婴幼儿及 12 岁以下儿童 <60 次/分或 >160 次/分,12 岁以上儿童心率 <60 次/分或 >150 次/分。

 5.1.2.2.3　呼吸急性变化:呼吸困难,呼吸暂停且并发绀、心率变慢现象,动脉血氧饱和度 <90%,二氧化碳分压急性上升 >55 mmHg。

 5.1.2.2.4　意识急性变化。

 5.1.2.2.5　血乳酸≥3 mmol/L。

 5.1.2.2.6　输血时出现血尿。

5.1.2.3　主管医师或值班医师判定需要启动的其他情况。

5.2　早期预警条件

5.2.1　患者入院第 1 日。

5.2.2　患者术后返回病房 1 小时内。

5.2.3　产妇分娩后返回病房 1 小时内。

5.2.4　医师或护士发现患者有病情变化时。

5.2.5　患者或家属怀疑患者病情有变化时。

5.3　早期预警评分: 早期预警评分工具分为成人、儿童、新生儿、孕产妇。护士采用早期预警评分工具对患者进行评估。根据评分结果改变监测频率,并采取相应的临床措施。

5.3.1　成人。

5.3.1.1　使用成人改良早期预警评分——MEWS。

成人改良早期预警评分——MEWS

指标	得分			
	0	1	2	3
体温(℃)	35.0～38.4	–	<35.0 或≥38.5	–
收缩压 SBP(mmHg)	90～199	81～89	≥200 或 71～80	≤70
心率(次/分)	51～100	41～50 或 101～110	≤40 或 111～129	≥130
呼吸(次/分)	12～20	9～11 或 21～24	25～29	≥30 或≤8
意识	神清	嗜睡（对声音有反应）	昏睡（对疼痛有反应）	昏迷（无反应）

5.3.1.2 评估时段及记录。

5.3.1.2.1 新入院患者、手术后返回病房 1 小时内。

5.3.1.2.2 患者病情疑似变化或家属发现病情变化告知护士时随时开始评估。

5.3.1.2.3 MEWS 评分只适用于年龄 >14 岁的患者。

5.3.1.2.4 MEWS 评分量表中,对于普通患者只记录脉搏得分,脉搏短绌的患者记录心率得分。患者出现病情变化时开始评分,并将结果填写至《早期预警系统(成人)患者评分记录单》,0 分或转入高危观察室及 ICU 后结束填写,并填写转归情况。

5.3.1.3 成人早期预警处理措施。

成人早期预警处理

总分	监测频率	临床措施
0	病情变化立即启用量表评估	± 依据病情而定,开始监测
1～3	每24小时进行 MEWS 评估	1. 根据临床判断通知主管医师或值班医师 2. 若连续 3 次监测均为"3"分,护士通知主管医师或值班医师,医师做好评估并汇报值班二线医师
4～5	每2小时进行 MEWS 评估	1. 告诉主管医师或值班医师患者的 MEWS 总分升高,通知值班二线医师 2. 护士继续每 2 小时监测生命体征并计算 MEWS 总分 3. 护士同时计算液体出入量,尿量低于每 4 小时 100 mL 时再次通知医师
6	每小时进行 MEWS 评估	1. 护士通知主管医师或值班医师,主管医师通知值班二线医师或科室主任 2. 护士根据病情变化监测生命体征,每小时监测 1 次,包括血氧饱和度 3. 单项指标评分 3 分,按照 MEWS 总分 6 分的要求处理
≥7	反复持续进行 MEWS 评估	1. 护士立即呼叫主管医师或值班医师,由医师启动快速反应系统 2. 护士遵医嘱给予治疗及护理 3. "7"分或以上的患者,经快速反应小组抢救后,可考虑转移至级别更高的护理单元(如高危观察室、ICU)或转院治疗

5.3.2 儿童。

5.3.2.1 使用儿童早期预警评分——MONAGHAN 原版，A（2005）。

儿童早期预警评分——MONAGHAN 原版，A（2005）

指标	得分			
	0	1	2	3
行为	玩耍或如常	入睡	激惹	嗜睡或困惑,对疼痛反应变迟钝
循环	脸色红润,毛细血管充盈时间 1~2 秒	脸色苍白,毛细血管充盈时间 3 秒	脸色灰白,或毛细血管充盈时间 4 秒;心动过速,心跳比正常水平高 20 次/分	脸色灰白或斑驳,毛细血管充盈时间至少 5 秒;心动过速,心跳比正常水平高 30 次/分
呼吸	在正常范围内,无胸肋凹陷。	每分钟频率比正常值高 10 次以上,动用辅助呼吸机,吸入氧浓度大于 30% 或每分钟氧流量大于 4 L	每分钟频率比正常值高 20 次以上,胸肋凹陷,吸入氧浓度大于 40% 或每分钟氧流量大于 6 L	频率低于正常值,呼吸时胸骨上窝凹陷、气管牵引或有呼噜声。吸入氧浓度大于 50% 或每分钟氧流量大于 8 L
1. 每雾化吸入 15 分钟后持续呕吐则加 2 分 2. 父母担忧时加 1 分,联系患者的主管医师或值班医师 3. >4 分提示需要采取措施,≥6 分时呼叫更紧急				

5.3.2.2 评估时段及记录。

　　5.3.2.2.1 新入院患儿。

　　5.3.2.2.2 患儿病情疑似变化或家属怀疑病情变化告诉护士时随时评估。

　　5.3.2.2.3 患儿出现病情变化时填写《早期预警系统（儿童）患者评分记录单》,0 分或转入高危观察室及 ICU 后结束填写,并填写转归情况。

5.3.2.3 儿童早期预警处理措施。

儿童早期预警处理

总分	监测频率	临床措施
0	病情变化立即启用量表评估	依据病情而定,开始监测
1~2	建议每 8 小时评估	视情况通知在场的主管医师或值班医师
3	建议每 2 小时评估	1. 通知在场的主管医师或值班医师前来查看 2. 主管医师或值班医师确保已汇报值班二线医师来处理
4~5	建议每 30 分钟评估	1. 主管医师或值班医师启动(儿童)快速反应小组 2. 主管医师或值班医师确保已通知值班二线医师
总分≥6 或任何一项超过 3 分	建议反复持续评估	1. 主管医师或值班医师启动(儿童)快速反应小组 2. 必要时转院治疗

5.3.3 新生儿。

5.3.3.1 使用新生儿早期预警评分——PEWS。

新生儿早期预警评分——PEWS

指标	得分			
	0	1	2	3
行为反应	哭声洪亮、刺激反应正常动作	刺激才有哭声	刺激反应减弱	没有反应
肤色	脸色红润	脸色苍白或发灰	色灰白或发绀	发绀
呼吸	每分钟40～60次属正常范围内,无胸肋凹陷	呼吸不规律	呼吸费力、有呻吟声	呼吸时胸骨上窝凹陷
排泻	–	出生24小时后没有排便,出生48小时后没有排尿	–	–
吸吮力	正常吃	拒乳、吸吮力弱	吞咽动作不协调、呛奶	–

5.3.3.2 评估时段及记录。

5.3.3.2.1 新生儿出生后返回病房1小时内。

5.3.3.2.2 患儿病情疑似变化或家属怀疑病情变化告诉护士时随时评估。

5.3.3.2.3 患儿出现病情变化时填写《早期预警系统(新生儿)患者评分记录单》,2次评分为0或转入高危观察室及ICU后结束填写,并填写转归情况。

5.3.3.3 新生儿早期预警处理措施。

新生儿早期预警处理

总分	监测频率	临床措施
0	建议每24小时评估	持续监测
1	建议每12小时评估	1. 持续监测 2. 需要时通知新生儿医师前往查看
2	建议每4小时评估	1. 持续监测 2. 通知并确保新生儿医师前往查看 3. 遵循事件流程处理,必要时转新生儿科住院
3	建议每2小时评估	1. 持续监测 2. 通知并确保新生儿医师前往查看 3. 遵循事件流程处理,转新生儿科住院
4～5	建议每30分钟评估	1. 持续监测 2. 启动新生儿快速反应小组 3. 必要时转院治疗
总分≥6或任何一项超过3分	建议反复持续评估	1. 立即通知护士长、主管医师或值班医师、值班二线医师或科室主任前往查看 2. 立即启动新生儿快速反应小组 3. 必要时转院治疗

5.3.4　孕产妇。

5.3.4.1　使用孕产妇早期预警评分——MEOWS。

孕产妇早期预警评分——MEOWS

指标	得分		
	0(绿色)	1(黄色)	2(红色)
呼吸(次/分)	10~20	21~30	>30 或 <10
血氧饱和度(%)	96%~100%	–	≤95%
脉搏/心率(次/分)	50~99	40~50 或 100~120	<40 或 >120
收缩压(mmHg)	100~139	90~100 或 150~180	<90 或 >180
舒张压(mmHg)	50~89	90~100	<50 或 >100
体温(℃)	36.0~37.4	35.0~35.9 或 37.5~38.0	<35.0 或 >38.0
意识	神清	嗜睡(对声音有反应)	昏睡或昏迷(对疼痛无反应)

5.3.4.2　评估时段及记录。

5.3.4.2.1　新入院患者、分娩后返回病房 1 小时内。

5.3.4.2.2　患者病情疑似变化或家属怀疑病情变化告诉护士时随时评估。

5.3.4.2.3　MEOWS 评分量表中,对于普通患者只记录脉搏得分,脉搏短绌的患者记录心率得分。

5.3.4.2.4　孕产妇出现病情变化时填写《早期预警系统(孕产妇)患者评分记录单》,0 分或转入高危观察室及 ICU 后结束填写,并填写转归情况。

5.3.4.3　孕产妇早期预警处理措施。

孕产妇早期预警处理

总分	监测频率	临床措施
低响应级别: 均为绿色(即总分 0)	病情变化立即启用量表进 MEOWS 评估	依患者病情而定
中响应级别:1 项黄色(即总分为 1)	每 24 小时进行 ME-OWS 评估	1.通知主管医师或值班医师 2.护士遵医嘱给予治疗与护理
中响应级别:2 项黄色(即总分为 2)	每 4 小时进行 MEOWS 评估	1.通知主管医师或值班医师 2.确保已通知值班二线医师 3.若连续 3 次监测均为"2"分,启动快速反应小组
高响应级别:1 项或多项红色(>2 分),或 3 项以上黄色(≥3)	反复持续评估 MEOWS	1.立即通知主管医师或值班医师 2.护士遵医嘱给予治疗与护理 3.立即启动快速反应小组 4.必要时转院治疗

5.4　早期预警及快速反应小组记录

5.4.1　护士早期预警评分记录在《早期预警系统患者评分记录单》中,《早期预警系统患者评分记录单》应夹入病历中。当符合5.1条款中所列项目时,告知主管医师或值班医师,由医师启动快速反应小组。

5.4.2　主管医师或值班医师对患者病情的评估及处理记录病程记录中,当启动快速反应小组时,应填写《快速反应小组记录单》,详细记录启动原因、到达时间、处理过程、处理结果、参加人员等,《快速反应小组记录单》应夹入病历中。

6　流程:早期预警评分流程。

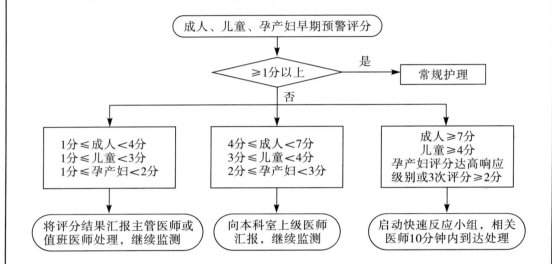

7　相关文件

7.1　《国际联合委员会(JCI)医院评审标准》(第六版)

7.2　《分级护理制度》

8　使用表单

8.1　《早期预警系统(成人)患者评分记录单》

8.2　《早期预警系统(儿童)患者评分记录单》

8.3　《早期预警系统(新生儿)患者评分记录单》

8.4　《早期预警系统(孕产妇)患者评分记录单》

8.5　《快速反应小组记录单(成人)》

8.6　《快速反应小组记录单(儿童)》

批准人:　　　　　　　　　　　签署日期:

审核人:　　　　　　　　　　　发布日期:

附件1

早期预警系统(成人)患者评分记录单

文件编号:BL - BD - HL - ××× 版本号:1.0

科室: 姓名: 出生年月日:

病案号: 性别: 年龄: 床号:

指标							得分	处理	护士签名
日期	时间	体温 (℃)	收缩压 (mmHg)	脉搏/心率 (次/分)	呼吸 (次/分)	意识			

附件2

早期预警系统(儿童)患者评分记录单

文件编号:BL-BD-HL-×××　版本号:1.0

科室:　　　　　　　　　姓名:　　　　　　出生年月日:

病案号:　　　　　　　　性别:　　　　　　年龄:　　　　　床号:

指标						得分	处理	护士签名
日期	时间	行为	循环	呼吸(次/分)	其他			

附件3

早期预警系统(新生儿)患者评分记录单

文件编号:BL－BD－HL－×××　版本号:1.0

科室:　　　　　　姓名:　　　　　出生年月日:

病案号:　　　　　性别:　　　　　年龄:　　　　　床号:

指标							得分	处理	护士签名
日期	时间	行为反应	肤色	呼吸(次/分)	排泄	吮吸力			

附件4

早期预警系统(孕产妇)患者评分记录单

文件编号:BL－BD－HL－×××　　版本号:1.0

科室:　　　　　　　　　　姓名:　　　　　　出生年月日:

病案号:　　　　　　　　　性别:　　　　　　年龄:　　　　　　床号:

指标								得分	处理	护士签名
日期时间	呼吸(次/分)	血氧饱和度(%)	脉搏/心率(次/分)	收缩压(mmHg)	舒张压(mmHg)	体温(℃)	意识			

附件5

快速反应小组记录单(成人)

文件编号:BL－BD－ZK－×××　版本号:1.0

科室:　　　　　　　　姓名:　　　　　出生年月日:

病案号:　　　　　　　性别:　　　　　年龄:　　　　　床号:

患者类型:　□成人　□孕产妇	入院诊断:
入院时间:	启动时间:
主管医师:	启动人员:

启动原因	□1. 早期预警系统患者评分为_____分。 □2. 患者收缩压＜80 mmHg 或尿量＜17 mL/h。 □3. 患者心率＜45 次/分,或＞125 次/分,并有意识变化或血流动力学不稳定。 □4. 患者呼吸频率＜10 次/分,或＞30 次/分,在50%吸氧浓度支持下动脉血氧分压＜60 mmHg; 　　或动脉二氧化碳分压＞55 mmHg 且血氧 pH 值＜7.30;或经皮血氧饱和度＜90%。 □5. 患者意识状况急速改变,GCS 下降≥3 分或癫痫发作。 □6. 血乳酸≥4 mmol/L。 □7. 输血时出现血尿。 □8. 医师或护理人员判定需要启动。 □9. 其他情况:
快速反应小组记录	评估意见与处理情形: 记录人:　　　　　　　　记录时间:　年　月　日　时　分
	到达时间:　年　月　日　时　分
	小组成员签名:

附件6

快速反应小组记录单(儿童/新生儿)

文件编号:BL－BD－ZK－×××　版本号:1.0

科室:　　　　　　　　　姓名:　　　　　出生年月日:

病案号:　　　　　　　　性别:　　　　　年龄:　　　　床号:

患者类型: □儿童 □新生儿	入院诊断:
入院时间:	启动时间:
主管医师:	启动人员:

启动原因	□1.早期预警系统患者评分为_____分。 □2.血压急性变化:早产儿平均血压<(早产儿目前周数)mmHg,足月新生儿收缩压 < 40mmHg,10 岁以下儿童收缩压<70 + 年龄×2 mmHg,10 岁以上儿童收缩压 < 90 mmHg。 □3.心跳急性变化:1 个月以内新生儿心率<80 次/分,1 个月以上婴幼儿及 12 岁以下儿童 <60 次/分或 >150 次/分,12 岁以上儿童心率<60 次/分或 >150 次/分。 □4.呼吸急性变化:呼吸困难,呼吸暂停且并发绀、心率变慢现象。动脉氧分压<90% ,二氧化碳分压急性上升 >55 mmHg。 □5.意识急性变化。 □6.血乳酸≥3 mmol/L。 □7.输血时出现血尿。 □8.医师或护理人员判定需要启动。 □9.其他情况:
快速反应小组记录	评估意见与处理情形: 记录人:　　　　　　　　记录时间:　　年　　月　　日　　时　　分 到达时间:　　年　　月　　日　　时　　分 小组成员签名:

第四十九节　会诊制度

文件名称	会诊制度	文件编号	YY－LC－××
制定部门	×××	版本号	1.0
生效日期	20××－××－××	页数/总页数	×/××
修订日期	20××－××－××	有效期至	20××－××－××

1　**目的**:保证会诊工作及时、有效进行,提高会诊工作质量,保证患者安全。

2　**范围**:全院各科室。

3　**定义**

　3.1　**会诊**:出于诊疗需要,由本科室以外或本机构以外的医务人员协助提出诊疗意见或提供诊疗服务的活动。按会诊范围分为院内会诊和院外会诊,按缓急程度分为一般会诊和急会诊。

　3.2　**院外会诊或邀请外院专家会诊**:医师经所在医疗机构批准,为其他医疗机构特定的患者开展执业范围内的诊疗活动。

4　**权责**

　4.1　**被邀会诊医师**:根据会诊的缓急程度在规定时间内进行会诊,并完成会诊记录。

　4.2　**主管医师**:提出会诊申请,陪同会诊医师完成会诊工作,在病程中记录会诊意见的处置情况并执行会诊意见。

　4.3　**医务处**:制定、修订会诊相关规定,监督和检查《会诊制度》的执行,并负责院内多学科会诊的组织。

5　**内容**

　5.1　**院内一般会诊**

　　5.1.1　本科室疑难、危重、手术病例,需其他科室协助诊治时,主管医师评估患者病情后,发出会诊申请单并确认签名。

　　5.1.2　邀请高级职称医师会诊时,需有主治医师及以上职称医师签名确认。

　　5.1.3　会诊医师接到会诊申请后,应在24小时内完成会诊工作。

　　5.1.4　会诊结束后会诊医师应当写明会诊意见并签名。

　　5.1.5　一般会诊由主治医师或以上医师承担完成。如需特殊检查的患者,可预约时间到相关专科检查。

　5.2　**院内急会诊**

　　5.2.1　由于各种疾病突然发作或加重、突然外伤及异物侵入体内、突发公共卫生事件等患者处于危险状态或非常痛苦状态,急需相关科室协助诊疗。

　　5.2.2　急需其他科室协助诊治的急、危、重症患者,由主管医师或值班医师提出急会诊申请,紧急情况下应先电话联系会诊医师。

　　5.2.3　急会诊需按常规填写会诊申请单并签名,并在会诊申请单上选择"急会诊"。

　　5.2.4　会诊医师接到急会诊申请后,应在10分钟内到达申请科室进行会诊。

　　5.2.5　会诊结束后会诊医师应当写明会诊意见并签名。

　　5.2.6　急会诊先由值班医师紧急到场参与会诊,会诊有困难时可请科室三线医师或科室主任协助会诊。

5.2.7 严禁会诊医师不亲自查看患者而进行电话会诊。

5.3 院内多学科会诊

5.3.1 有病情疑难复杂且需要多学科共同协作的患者,突发公共卫生事件、重大医疗纠纷或某些特殊患者等,由科室提出会诊申请,医务处负责组织实施。

5.3.2 申请科室需填写《院内多学科综合诊疗会诊申请表》,经主治医师及以上医师签名确认,并提前 1 日将会诊申请表送至医务处。

5.3.3 会诊讨论由医务处或申请会诊科室主任主持,主管医师汇报病情,并将会诊讨论记录于《疑难危重病历讨论登记本》和病程记录中。

5.3.4 医务处参加会诊并做好登记。

5.3.5 各受邀科室会诊医师参与会诊讨论,医务处主任总结,最终综合会诊意见决定诊疗方案。

5.4 外出会诊

5.4.1 医师外出会诊是指医师经医务处批准,为其他医疗机构特定的患者开展执业范围内的诊疗活动;医师未经医务处批准,不得擅自外出会诊。

5.4.2 接到会诊邀请,立即报医务处批准,填写《医师外出会诊审核表》登记备案,医务处接到外院会诊邀请(会诊单、电话等)后,在不影响本院正常医疗工作和医疗安全的前提下,安排医师外出会诊。外出会诊影响本院正常医疗工作时,应报主管院领导或院长审批。

5.4.3 有下列情形之一的,医院不得接受会诊邀请。

    5.4.3.1 邀请会诊医疗机构的技术力量、设备、设施不能为会诊提供必要的医疗安全保障的。

    5.4.3.2 会诊邀请超出被邀请医师执业范围的。

    5.4.3.3 会诊邀请超出医院诊疗科目或医院不具备相应资质的。

    5.4.3.4 省级卫生行政部门规定的其他情形。

5.4.4 医师在会诊过程中应评估患者的病情,严格按照诊疗规范或手术操作流程完成会诊任务。

5.4.5 医师在会诊过程中严格执行各级卫生管理法律、法规、规章制度和诊疗常规、规范。

5.4.6 发现难以胜任会诊工作时,应当及时、如实告知邀请医疗机构,并终止会诊。

5.4.7 会诊结束后,外出医师应当在返回本院 2 个工作日内将外出会诊的有关情况报所在科室负责人及医务处。

5.4.8 医师在外出会诊过程中发生的医疗事故争议,由邀请医疗机构按照《医疗事故处理条例》的规定进行处理。

5.4.9 会诊费用按照邀请医疗机构所在地的规定执行,各级卫生行政部门的指令性任务不收取会诊费。医师外出会诊按规定收取会诊费,由邀请医疗机构统一支付给受邀请医疗机构,不得支付给会诊医师本人,由医院按规定统一支付给会诊医师。差旅费由邀请会诊医疗机构或会诊患者承担。

5.4.10 医师在外出会诊时不得违反规定接受邀请医疗机构报酬,不得收受或者索要患者及家属的财物,不得谋取其他不正当利益。

5.4.11 医师外出会诊违反《中华人民共和国执业医师法》有关规定的,按照《中华人民共和国执业医师法》第三十七条处理。

5.5 邀请院外专家会诊

5.5.1 经院内会诊仍不能确诊的疑难病例或特殊病例,因患者病情需要或患者要求,的确需要邀请其他医院医师会诊时,经科室主任同意邀请外院专家来院会诊,主管医师需同患者及家属沟通,说明会诊目的、必要性、来院会诊专家的背景、会诊有关程序及会诊的费用。

5.5.2 邀请会诊科室填写院外会诊申请,内容包括会诊患者的病历摘要和会诊目的,确定请求会诊医院的相关专业(或会诊医师),经科室主任审核、签名后报医务处审批、备案。医务处向对方医院发出会诊邀请,确认后将会诊单返回邀请会诊科室。

5.5.3 邀请会诊科室应做好接待及会诊相关准备工作。

5.5.4 邀请科室负责完成会诊相关记录,手术、操作记录需由院外专家审核、签名。

5.5.5 邀请院外专家来院从事诊疗活动,应将该专家的执业证书复印件交医务处备案。

5.6 **注意事项**

5.6.1 院内会诊注意事项。

5.6.1.1 会诊医师的资格:院内会诊要求由主治医师或以上职称的医师承担,院内多学科会诊由副主任医师或以上职称医师担任。

5.6.1.2 专科检查仪器或设备不能在床边完成的会诊,如妇科、眼科、耳鼻喉科等,可以走动者到专科会诊;不能走动者在保证医疗安全的前提下,由邀请科室主管医师或值班医师用轮椅或平车送患者到专科会诊。

5.6.1.3 任何科室或个人不得以任何理由或借口拒绝会诊要求。

5.6.1.4 会诊时,邀请科室医师应共同参与,会诊医师不能决定的问题,应请示本科室上级医师或带回科室讨论,并给予明确意见。

5.6.2 外出会诊注意事项。

5.6.2.1 外出会诊医师原则上应由具有副主任医师或以上职称的医师担任。

5.6.2.2 外出会诊医师未经医院批准,不准携带本院医疗器材到邀请会诊的医疗机构。

5.6.2.3 医师违反规定,擅自外出会诊或者在会诊中违反规定的,记入医师考核档案;经教育仍不改正的,按医院的规章制度给予处理。

6 流程:无。

7 相关文件

7.1 《中华人民共和国执业医师法》

7.2 《医疗质量安全核心制度要点》

8 使用表单

8.1 《院内多学科综合诊疗会诊申请表》

8.2 《医师外出会诊审核表》

批准人:　　　　　　　　　　　签署日期:

审核人:　　　　　　　　　　　发布日期:

附件 1

院内多学科综合诊疗会诊申请表

文件编号:BD－YW－×××　版本号:1.0

姓名:　　　性别:　　　出生年月日:　　　科室:　　　床号:　　　住院号:

申请科室		申请时间	
会议地点		会诊时间	

患者病情摘要:

会诊理由及目的:

拟请会诊科室或专家:

科室主任意见:

　　　　　　签名:　　　　　　　　年　　月　　日

医务处意见:

　　　　　　签名:　　　　　　　　年　　月　　日

附件2

医师外出会诊审核表

文件编号:BD - YW - × × ×   版本号:1.0

邀请医院全称:		邀请科室及医师:
会诊性质:1.急会诊 2.一般会诊		收到邀请时间: 年 月 日
科室意见	1.同意指派 （主任、副主任)医师前往 2.不能接受会诊任务,主要理由: 科室主任签名: 年 月 日	
医务处意见	1.同意 2.不予同意,主要理由: 主任签名: 年 月 日	

注:1.医务处指派专人负责医师外出会诊的管理

2.科室不予接受的会诊需写明理由

3.医务处不予同意也需写明理由

4.此审核表和邀请医院的会诊申请一并由医务处存档

第五十节　POCT 管理制度

文件名称	POCT 管理制度	文件编号	YY – LC – ×× ×
制定部门	×× ×	版本号	1.0
生效日期	20× × – × × – × ×	页数/总页数	× / × ×
修订日期	20× × – × × – × ×	有效期至	20× × – × × – × ×

1　**目的**:加强医院床旁检验(point of care testing,POCT)设备的管理与规范化操作。

2　**范围**:适用于全院开展床旁检验项目的临床科室。

3　**定义**

3.1　**POCT**:利用便携式装备直接在最贴近患者的地点完成标本采集、检测和结果报告等整个流程的检验。

3.2　**医院 POCT 设备**:包括便携式血糖仪、床旁血气分析仪等。

4　**权责**

4.1　**POCT 管理小组**:负责制定制度,监管 POCT 运行的规范性、合理性。

4.2　**医务处**:负责相关法规、政策、标准和伦理规范的制定及 POCT 管理的监管和协调工作。

4.3　**检验科**:制定 POCT 实施流程,组织 POCT 操作人员的培训和日常质控的监管。

4.4　**护理部**:协助检验科完成临床科室 POCT 操作人员的管理和培训工作。

4.5　**设备科**:保障 POCT 设备和其他相关医疗用品的采购、供应和维护。

4.6　**质量控制科**:负责 POCT 项目的质量监管。

5　**内容**

5.1　**医院成立 POCT 管理小组**

5.1.1　POCT 管理小组职责。

5.1.1.1　统计所有临床科室开展 POCT 项目的仪器设备清单。

5.1.1.2　负责组织 POCT 操作人员的培训和考核。

5.1.1.3　监督各部门室内质控执行情况并保留必要记录,每月进行督查,对发现问题协助相关部门及时解决。

5.1.1.4　组织 POCT 项目的比对,每年 2 次,设备科保存每台 POCT 设备的维护记录,确保医院内 POCT 结果的一致性和准确性。

5.1.1.5　收集临床反馈意见和建议。

5.1.1.6　负责对全院新开展的 POCT 项目进行审核。

5.1.2　人员组成。

5.1.2.1　组长:临床实验管理委员会主任委员。

5.1.2.2　副组长:医务处、检验科、设备科、护理部、质量控制科等科室负责人。

5.1.2.3　秘书:检验科 POCT 管理员。

5.1.2.4　组员:医务处、检验科、设备科、护理部及各临床科室 POCT 管理员。

5.2　**操作权限**:经培训合格的医务人员,具备仪器操作、标本采集、质量控制、结果记录和判断、仪器保养和试剂保存等基本知识和技能后方可进行仪器操作,并定期接受工作能力考核。

5.3 操作规程

5.3.1 便携式血糖仪:操作流程按血糖仪 SOP 文件执行。

5.3.2 血气分析仪:操作流程按血气分析仪 SOP 文件执行。

5.3.3 若出现危急值时,应按《危急值管理制度》执行并记录。

5.3.4 对仪器设备进行检查、测试、校准和维护,并做好相应记录。

5.3.5 发生仪器设备相关的不良事件时,通过不良事件上报系统进行上报。对所报告的设备或技术相关问题及召回事件等及时做出反应,提出解决方案,保证设备使用中的安全。

5.4 质量控制

5.4.1 室内质量控制。

  5.4.1.1 正确存放和使用试剂。

  5.4.1.2 按照 POCT 系统要求,确定质控品检测频率、质控结果判断标准及失控处理措施。

  5.4.1.3 每日质控由操作人员负责完成并记录,确认室内质控通过后再进行患者标本检测。

  5.4.1.4 仪器保养由使用部门负责并做好记录。

5.4.2 院内比对。

  5.4.2.1 每个 POCT 项目均应使用新鲜患者标本与检验科室间质量评价合格的同类项目进行比对,每年 2 次。

  5.4.2.2 院内比对由检验科负责,包括标本准备、比对操作、数据分析、比对报告等。

5.4.3 室间质量评价:由检验科负责,包括申请、检测、上报、数据分析等。

5.5 培训

5.5.1 周期:每年至少进行一次培训。

5.5.2 对象:全院范围内参与 POCT 的医务人员。

5.5.3 机制:检验科组织对全院参与 POCT 的医务人员进行培训,新进人员由各护理单元组织培训,培训与考核记录提交至 POCT 管理小组备案。

5.5.4 内容。

  5.5.4.1 开展 POCT 的目的、意义、局限性,POCT 检测设备的操作注意事项,质量保证的意义以及结果分析等相关知识。

  5.5.4.2 标本采集的注意事项,检验中可能出现的干扰因素,包括临床原因、饮食、采血部位等的影响。

  5.5.4.3 质量保证措施(包括室内质量控制和比对的方法及要求),误差产生的原因及纠正措施。

  5.5.4.4 仪器比对、质控、保养和故障排除方法。

  5.5.4.5 医疗废物规范处理、防止交叉污染及国家 POCT 管理等相关法律法规。

5.6 **考核:**每次培训完成后进行理论和操作考核,由 POCT 管理小组审核备案。

5.7 **监测和评价:**POCT 管理小组每年根据 POCT 监测指标,如操作规范性、室内质控、室间质评、仪器性能、临床反馈等进行评价,制订质量改进措施,进行持续改进。

6 流程:无。

7 相关文件

7.1 《国际联合委员会(JCI)医院评审标准》(第六版)

7.2 《三级综合医院评审标准实施细则》(2011 年版)

7.3 《医疗机构便携式血糖检测仪管理和临床操作规范》(卫办医政发 209 号)

7.4 《便携式血糖仪临床操作和质量管理规范中国专家共识》[中华医学杂志,2016,96(36):2864 – 2867]

7.5 《POCT 检验项目比对方案》

8 使用表单

《POCT 管理规范性核查表》

批准人：   签署日期：

审核人：   发布日期：

附件

POCT 管理规范性核查表

文件编号:BD－JY－×××　版本号:1.0

科室	人员培训	SOP 配备及执行	室内质控	医疗废物处理	危急值报告	备注
	□有	□配备且执行 □配备未执行	□开展	□规范	□规范	
	□无	□未配备	□未开展	□不规范	□不规范	
	□有	□配备且执行 □配备未执行	□开展	□规范	□规范	
	□无	□未配备	□未开展	□不规范	□不规范	
	□有	□配备且执行 □配备未执行	□开展	□规范	□规范	
	□无	□未配备	□未开展	□不规范	□不规范	
	□有	□配备且执行 □配备未执行	□开展	□规范	□规范	
	□无	□未配备	□未开展	□不规范	□不规范	
	□有	□配备且执行 □配备未执行	□开展	□规范	□规范	
	□无	□未配备	□未开展	□不规范	□不规范	

检查人:　　　　　　　　　　　　时间:　　　年　　月　　日

第五十一节　门诊工作制度

文件名称	门诊工作制度	文件编号	YY‑LC‑×××
制定部门	×××	版本号	1.0
生效日期	20××‑××‑××	页数/总页数	×/××
修订日期	20××‑××‑××	有效期至	20××‑××‑××

1　**目的**:对门诊的医疗、服务、环境卫生等方面进行规定,使门诊的管理工作有具体的标准,达到工作标准化,为患者提供优质的服务。

2　**范围**:门诊工作人员。

3　**定义**:无。

4　**权责**

4.1　**医师**:履行岗位职责,认真遵守《门诊医师出诊管理办法》,做好门诊诊疗工作。

4.2　**护士**:坚守岗位,服从领导,认真遵守《门诊护士岗位职责》,门诊导医分诊台护士依据《医疗服务范围管理制度》,根据患者的主诉和症状进行初步评估、筛查,负责门诊患者的初步分诊,以及便民服务设施的管理和使用。

4.3　**后勤工作人员**:负责门诊设备设施的维修保养及环境的保洁工作。

4.4　**保安人员**:负责门诊的安全保卫工作。

4.5　**临床医技科室主任**:负责本科室参与门诊工作的医务人员的派遣,建立本专业各种治疗常规及操作规程,随时了解门诊诊疗情况,监控督导门诊医疗工作。

4.6　**门诊部**:负责制定门诊工作制度并组织落实,协调各科室之间的工作,确保门诊管理工作有序、有效、规范。

4.7　**门诊质量管理委员会**:负责审议门诊工作制度,对门诊各项数据进行统计分析,提出改进意见并上报医疗质量与安全管理委员会。

5　**内容**

5.1　门诊设置

5.1.1　各临床科室的门诊包括普通门诊、专科门诊、专家门诊。科室主任或科室主任委派人员负责本科室门诊的医疗管理工作,门诊医务人员应当由具有一定临床经验的执业医师、注册护士担任。医师出诊须经过医务处资格审查并报门诊部备案。各科室应安排主任医师及副主任医师定期出专家门诊,特殊情况须主管院长审批。具体详见《门诊医师出诊管理办法》《专家门诊管理办法》。

5.1.2　门诊一楼大厅设导医台、分诊台、一站式服务中心,配备导医、分诊、投诉受理人员,帮助和指导患者就医;设公布专科专家及普通门诊情况的电子屏(牌),供患者查看;设检验、影像报告单自助打印机。

5.1.3　在门诊各层设置明显的指示牌、安全警示牌及挂号缴费自助机,方便患者到相应科室就诊、检查。

5.1.4　各科室门诊有常见疾病的科普知识宣传单。

5.1.5　门诊区域内设置候诊椅、轮椅等便民设施,卫生间设置防跌倒设施。

5.1.6 各诊室、检查科室和药房设置保护患者隐私的措施和设施。

5.1.7 门诊流程设计合理,环境温馨,有禁烟标识。

5.2 门诊业务

5.2.1 做好预检、分诊、咨询和候诊宣教工作,指导患者正确挂号。诊疗过程中的身份核查,生命体征的评估、监测,《门诊患者一般知情同意书》的签署等工作,应由门诊护士与接诊医师共同完成,对急危重患者、65 岁以上老人、残疾人、生命体征不平稳患者,应优先安排进行诊疗。

5.2.2 各级出诊医师应严格执行门诊首诊负责制等医疗核心制度,规范书写门诊病历和检查检验申请单。

5.2.3 出诊医师应按顺序认真诊查患者,做到一医一患一诊室,不向他人公开患者的诊疗资料,医师给异性患者检查时应有第三名医务工作者在场,保护患者隐私。

5.2.4 对于有住院指征的重症患者,门诊医师有权收治住院治疗;原则上只收治本与专业或本学科有关症状的患者。对于需要收治住院的患者,门诊医师应为其开具"入院证"并完成门诊小结,指导患者办理相关手续。

5.2.5 门诊医师遇有疑难病病,应及时邀请会诊,具体参照《多学科综合门诊工作制度》执行。

5.2.6 门诊就诊过程中,护士或医师发现患者病情突然加重,按相关应急预案进行救治。

5.2.7 门诊患者遗留问题的处理:工作时间内的门诊患者遗留问题由同一专科的医师处理。门诊医师在本班内必须处理或安排好已接诊的患者,首诊医师必须完成患者病历的书写,结束此次诊疗。

5.2.8 罹患某些疾病的患者需要建立门诊概况。疾病包括呼吸与危重症医学科:慢性阻塞性肺疾病;心血管内科:高血压 2 级以上(含 2 级)、冠状动脉粥样硬化性心脏病;神经内科:脑血管疾病后遗症、帕金森病;内分泌科:糖尿病、甲状腺功能异常;肾病血液科:肾病综合征、慢性肾衰竭、白血病;肿瘤、老年病科:各种恶性肿瘤;消化内科:肝硬化;特别是接受复杂医疗和/或有复杂诊断的患者类型。以上疾病,门诊 3 个月内就诊次数达 5 次以上,接诊医师需将患者既往具体诊疗信息进行总概括,内容包括姓名、就诊次数、就诊日期、性别、出生年月日、主要诊断、药物过敏史、用药史、既往检查结果、手术史、住院史。

5.2.9 门诊患者有义务遵守医疗建议。在门诊诊疗过程中,出现下列情况不通知医务人员:不遵守或拒绝医疗建议而擅自离院者;接受复杂治疗不按规定时间返院继续治疗者;检查或检验出现危急值者,医师或相关科室医务人员应通过电话联系患者或家属,告知其可能面临的治疗不当及潜在的风险,并要求患者或家属返院治疗或签署相关文件。

5.2.10 做好传染病疫情报告工作,严格执行《消毒隔离制度》,防止交叉感染。对不能遵守医疗建议的传染病病例,应上报感染控制科并采取相应措施,具体参照《传染病预检分诊制度》《传染病报告管理制度》。

5.2.11 对患有精神或心理疾病,可能出现自残或伤人的,应告知患者家属做好防护,及时采取相关应急措施。

5.3 门诊督查

5.3.1 门诊工作人员应严格遵守劳动纪律,按时到岗,着装整洁,佩戴胸卡,关心体贴患者,态度和蔼,用语文明,耐心细致地解答问题,执行首问、首诉负责制度,尽量简化手续,方便患者就医。

5.3.2 安排专人对门诊病历质量进行抽查,每月一次,汇总抽查结果,对存在的问题提出质量改进措施,并督促实施。

5.3.3 护理部对门诊护士的护理质量进行评估,每季度一次,汇总抽查结果,对存在的问题提出质量改进措施,并督促实施。

5.3.4 每季度进行一次门诊患者满意度调查,分析调查结果,与之前记录对比分析,设定质量改进点,制订质量改进方案,组织实施。

5.3.5 做好门诊患者投诉的接待。患者在门诊有投诉时(包括针对交通的投诉),接待人员应耐心倾听,并从患者的角度寻找解决办法,在不违背诊疗原则的基础上力求使患者满意;门诊不能解决的投诉,上报医务处,由医患关系办公室工作人员妥善处理。

5.3.6 门诊部每季度对门诊医师出诊信息、停诊信息、门诊患者预约率、复诊预约率等监测指标,进行数据收集、监测、分析并进行整改。

5.4 门诊部每月底完成下月全部出诊医师排班,每日下午核对第 2 日出诊医师信息。出诊时间一经确定,原则上在 1 个月内不能变动。若遇特殊情况临时不能出诊时,医师本人需提前 1 周向所在科室主任请假,科室主任签名同意后,应安排相应或具有高级职称的医师替诊,并提前 1 周报门诊部;门诊部登记并公示停诊信息。

5.5 门诊部根据上一年同期门诊量、近期门诊量增长趋势、患者候诊时间等,确定各专业近期出诊医师人次,各专业科室应按门诊部要求安排医师出诊。在门诊量增加较多且出诊医师不能满足患者需要时,门诊部通知相应科室,增加安排医师出诊。

5.6 门诊部每日不定时对建卡挂号、收费、取药、检查检验窗口及候诊区等处患者排队时间及人流量进行监测。当超过规定人数时,由门诊部与各相关科室共同协调,及时采取增开窗口、增加人力或设备等措施。

5.7 门诊诊室由门诊部统一调配管理,用作检查和治疗的房间应报门诊部批准备案,非医疗用房应严格限制,特殊需要者须报主管院领导批准。

5.8 当因医院原因(如机器故障等)造成患者等待或处理有延迟时,辅助检查科室应第一时间通知患者,告知需要等待或者治疗延迟的原因及大概需要等待的时间,并提供符合其临床需求的可用替代方案的相关信息;同时应立即通知门诊部,启动相应的应急预案,通知门诊医务人员暂缓开单或选择其他可替代的方案,医师将信息记录在患者病历中;待检查检验功能恢复,立即进行通告。

5.9 其他

5.9.1 门诊辅助检查科室的检查结果应按照要求的时间出具报告,门诊各服务窗口患者排队不超过 10 分钟。

5.9.2 主动向患者宣传分时段预约挂号可优先就诊的原则,介绍就诊流程和注意事项,指导患者预约就诊,减少候诊时间。

5.9.3 保持门诊清洁整齐,不得随意张贴、摆放各种宣传、告示等,不断改善候诊环境,提供便民设施,优化就医流程,改善患者就医体验。

5.9.4 门诊患者病历资料及相关医疗文书由病案管理科按月归档管理,详见《病历(案)管理制度》。

5.10 针对门诊服务流程的更改及时进行多种形式的员工培训。

5.11 开展禁止吸烟的宣传工作,与相关部门共同协查,确保达到无烟医院标准。

6 流程:无。

7 相关文件

7.1 《门诊医师出诊管理办法》

7.2 《门诊护士岗位职责》

7.3 《患者身份识别制度》

7.4 《专家门诊管理办法》

7.5 《门诊首诊负责制度》

7.6 《门诊首问、首诉负责制度》

7.7 《门诊消毒隔离制度》

7.8 《传染病预检分诊制度》

7.9 《传染病报告管理制度》

7.10 《多学科综合门诊工作制度》

7.11 《病历书写基本规范》

7.12 《门诊急危重症患者处置制度》

7.13 《医疗服务范围管理制度》

7.14 《病历(案)管理制度》

8 使用表单:无。

批准人：   签署日期：

审核人：   发布日期：

第五十二节　门诊患者管理制度

文件名称	门诊患者管理制度	文件编号	YY－LC－×××
制定部门	×××	版本号	1.0
生效日期	20××－××－××	页数/总页数	×/××
修订日期	20××－××－××	有效期至	20××－××－××

1 **目的**:保证门诊患者诊疗过程中各环节的衔接,减少患者在诊疗过程中的疑虑,同时得到患者的配合,使患者能够得到快捷、优质的服务。

2 **范围**:来本院就诊,符合本院执业范围的所有门诊患者。

3 **定义**:无。

4 **权责**

4.1 **导医、预检分诊台护士**:依据《医疗服务范围管理制度》,根据患者的主诉和症状进行初步评估、筛查和初步分诊,为就诊患者提供生命体征的检测,正确引导患者就诊。

4.2 **接诊医师**:积极协同门诊护士完成门诊患者诊疗过程中的身份核查、监测和评估生命体征、签署《门诊患者一般知情同意书》等工作,严格执行门诊首诊负责制等医疗核心制度,规范书写门诊病历和检查检验申请单。

4.3 **门诊部**:负责制度的制定、修订、落实。

4.4 **门诊质量管理委员会**:负责《门诊患者管理制度》的审议,根据制度落实的情况和数据,分析原因并确定流程改进的方案。

5 **内容**

5.1 **门诊设置及挂号就诊流程管理**

5.1.1 门诊大厅内设导医台、分诊台、一站式服务中心、急诊预检分诊台,有专职医务人员为患者提供分诊、咨询等服务。

5.1.2 门诊各楼层设有挂号收费窗口或自助挂号缴费机,均可凭身份证办理实名就诊卡。市医保挂号缴费结算窗口设在门诊一、二、四楼,省级医保结算窗口在门诊一楼。

5.1.3 门诊工作时间:每周一至周日:自助机挂号时间7:00—17:00,窗口挂号时间5:30—18:00,接诊时间8:00—12:00、14:00—18:00。门诊区域内设有检验科、超声科、影像科、药房等医技辅助科室,工作时间均为24小时制。

5.1.4 门诊区域内有免费为患者提供的轮椅、平车,以及针、线、老花镜、纸杯、雨伞、手机自助充电站、自助储物柜、自助售水机等便民设施;门诊设有可查询打印化验、影像报告结果的自助机;门诊各科室不定期向患者提供健康知识宣传资料。

5.1.5 门诊大厅内外均设专家一览表、专科专家及普通门诊情况的电子屏(牌),供患者查看。

5.1.6 门诊挂号票当日有效,次日复诊需重新挂号;同时就诊两个以上科室时应分别挂号。

5.1.7 门诊执行一医一患一诊室,患者应按门诊排队叫号系统顺序就诊,各诊室、检查科室和药房均有保护患者隐私的措施和设施。

5.1.8 门诊患者挂号时应提供真实有效的身份信息和联系方式,以利于接诊医师的随访和意外情况发生时(患者不遵守或拒绝医疗建议而面临风险时)及时告知患者。

5.1.9　门诊患者在诊疗结束后可向医师索取门诊病历,医务人员有责任对患者及家属所提出的问题进行耐心解答;对一些诊断、治疗均需以患者及家属能够理解的方式和语言进行详细讲解并征求患者及家属的同意,明确他们支持患者及家属参与诊治、治疗过程的权利。经过与患者及家属的沟通同意后,方可进行诊断、治疗。

5.2　实名制就诊管理

5.2.1　患者在挂号时应提供真实有效的身份证件并建立实名就诊卡。儿童或因特殊原因未带身份证者,需按照要求详细填写真实信息后再挂号。对于急诊、病情危重的患者,可先治疗,待病情平稳后,再核实身份。

5.2.2　实名制就诊可保证就医的连续性和病历的完整,保障患者的就医安全;同时实名就诊还可绑定手机享受门诊全流程服务,使患者就医更加便捷。

5.2.3　未实名制就诊患者可在分诊护士的指导下填写患者就诊信息表,办理临时卡进行就诊,患者应尽快绑定身份证接受实名诊疗。

5.3　预约管理

5.3.1　按照分时段预约挂号可优先就诊的原则,指导患者预约就诊,缩短候诊时间,优化就医流程。

5.3.2　患者可提前 1~7 日预约专家、普通号源,预约挂号者需在就诊当天预约时段前 15 分钟到分诊台预约患者接待处取号。

5.3.3　门诊导医分诊台护士核对预约患者的姓名、出生年月日等信息,挂号后安排优先就诊;如遇专家临时停诊,更换同级别的其他专家就诊或预约该专家的其他接诊时间。

5.4　预检分诊管理

5.4.1　普通门诊的预检分诊

5.4.1.1　首次来院就诊的患者,需要先到导医台或预检分诊台通过预检筛查和初步分诊,再挂号就诊,1 个月内的复诊患者可直接挂号,到相应的诊室就诊。

5.4.1.2　普通门诊的预检分诊内容

5.4.1.2.1　根据患者的症状、体征和主诉,依据本院的执业范围和各专业科室的诊疗范围进行初步预检分诊,详见《医疗服务范围管理制度》。

5.4.1.2.2　生命体征检测:门诊成人患者需要测量血压、脉搏、体温、身高、体重、BMI 指数等指标,儿童患者(小于 14 岁)每次就诊前,需测量体温、体重等指标,由门诊护士协助并记录填写评估单。

5.4.2　急诊患者的预检分诊

5.4.2.1　有紧急需求的患者给予优先评估和诊疗,按照急诊预检分级标准的四级三区进行分诊。对患者病情达到急诊病情分级 3 级以上的患者,须护送至急诊科就诊,详见《急诊绿色通道管理制度》。

5.4.2.2　妇科、五官科、儿科一般情况下在非正常工作时间不接诊普通门诊患者,可预约至正常工作时间前来就诊。如遇紧急情况,可先预检分诊至急诊科,急诊医师根据患者具体情况请相关专科医师会诊。

5.5　特殊患者的预检分诊

5.5.1　本条所指特殊患者是指需发热、肠道、感染性疾病门诊诊治的患者,详见《传染病预检分诊制度》。

5.5.2　正常工作时间:预检分诊此类患者后,预检护士对于疑似和确诊为传染性疾病的患者,做好一级防护(协助患者及家属佩戴口罩),评估病情后,引导患者到传染病科就诊。

5.5.3 非正常工作时间:预检分诊此类患者后,做好一级防护(协助患者及家属佩戴口罩),由导医护士领至发热、肠道、感染性疾病门诊,同时通知急诊科医师做好一级防护,至该门诊接诊患者。

6 流程

6.1 门诊患者挂号就诊流程

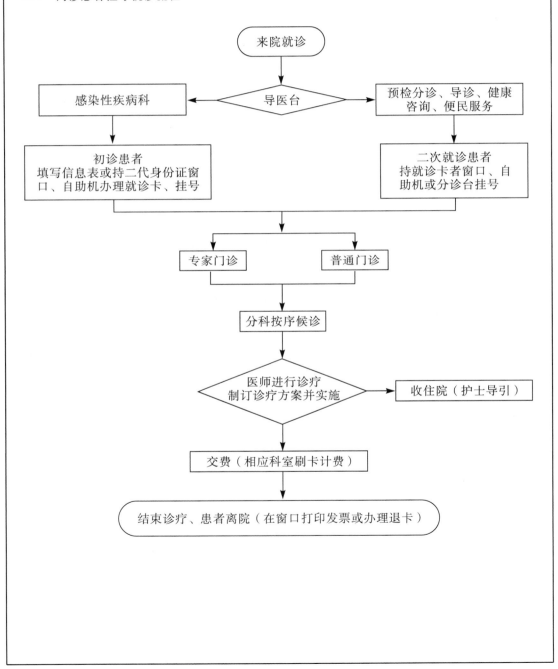

6.2　门诊预约患者就诊流程

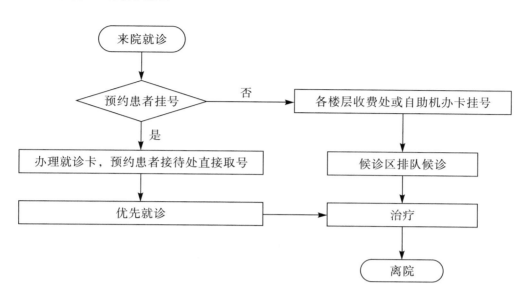

7　相关文件

7.1　《患者身份识别制度》

7.2　《保护患者隐私制度》

7.3　《门诊首诊负责制度》

7.4　《传染病预检分诊制度》

7.5　《传染病报告管理制度》

7.6　《急诊绿色通道管理制度》

7.7　《医疗服务连续性规程》

7.8　《病历书写基本规范》

7.9　《门诊急危重症患者处置制度》

7.10　《医疗服务范围管理制度》

8　使用表单

8.1　《门诊患者一般知情同意书》

8.2　《门诊患者评估单》

8.3　《门诊产科患者评估单》

8.4　《门诊儿科患者评估单》

批准人：　　　　　　　　　　　　签署日期：

审核人：　　　　　　　　　　　　发布日期：

附件1

门诊患者一般知情同意书

文件编号:BL－BD－ZK－×××　　版本号:1.0

尊敬的患者、患者家属、患者法定监护人:

现将您在××医院门诊诊疗期间有关的政策、信息进行告知,并在取得您同意的情况下进行医疗服务。请您认真阅读,了解后签署。

1.共同原则:患者不论种族、宗教、国籍、性别、年龄或疾病类别,都应得到诊疗。

2.同意诊疗:患方自愿至××医院寻求医疗帮助,并接受本院提供的医学专业认为需要的治疗及护理。患方可咨询接诊医师关于治疗、护理、药物等相关问题。同意范围包括在本院接受的门诊诊疗服务。在接受医院服务的过程中,本人同意接受常规的检查,包含实验室检查、放射线检查、内外科体格检查等。手术、麻醉及其他侵入性治疗及检查,需征得本人同意并另外签署同意书。本人可随时向当时在场的××医院医疗团队成员询问有关本人所接受的服务、治疗措施及药物的任何问题。

3.医疗团队:本院是三级甲等综合性医院,医疗团队由医师、护理人员、医技人员等组成,包括实习人员。为了医学教育传承与服务品质提升,有时会有实习人员在场观摩学习。医疗团队会尽力为患者诊治,但临床医疗过程有其自然风险,具有局限性,无法达到百分之百精确。

4.医疗信息发布:未获得患方同意情况下,本院不会公开患者信息。但以下情况可以不经患方授权同意而提供患者的资料或必要的信息,包括公安司法机关、社会保障部门、患者所授权的保险公司复印病历及医疗费用清单等。

5.医疗信息查询:因医院诊疗服务需求,医师可通过信息系统查询患者的诊疗记录。

6.个人贵重物品:患方诊疗期间请妥善保管私人财物及贵重物品(不携带贵重物品来本院)。

7.禁烟措施:本院为无烟医院,院内禁止吸烟。

8.财务协议:患方愿意担负院方所收取的合法医疗服务费用,其中包含保险不报销的医疗费用。

9.其他:①若院方因医疗需要,要求患者转院时,患方应予以配合。②患者自愿接受院方安排的相关实验室检查(包含但不限于人类免疫缺陷病毒、梅毒、乙型肝炎病毒、丙型肝炎病毒)。

10.若患者委托代理人不愿患者本人或特定家属了解患者病情,请以书面形式告知接诊医师。

医务人员签名:		签名日期:　年　　月　　日　　时　　分
		签名地点:
本人已仔细阅读本文件,清楚了解并同意遵守。		
患者签名		签名日期:　年　　月　　日　　时　　分
		签名地点:
患者委托人签名:	与患者关系:	签名日期:　年　　月　　日　　时　　分
		签名地点:

附件2

门诊患者评估单

文件编号:BL－BD－HL－×××　版本号:1.0

尊敬的患者:

　　您好!为全面收集信息,更好地为您服务,请协助完成以下内容的填写,回答内容均予保密,感谢您的配合!

姓名:＿＿＿＿＿＿　出生年月日:＿＿＿　年龄:＿＿　性别:□男 □女　民族:□汉族 □其他＿＿＿

来院方式:□步行　□轮椅　□扶持　□平车　□抱入　□其他＿＿＿
病史信息获取对象:□本人　□家属(与患者的关系:　　　　) 　电话:＿＿＿＿＿
生命体征:体温＿＿＿℃　脉搏＿＿＿次/分　呼吸＿＿＿次/分　血压＿＿＿mmHg
宗教信仰:□无　□有(□佛教　□道教　□基督教　□伊斯兰教　□天主教　□其他＿＿＿)
经济状况:□医保　□新农合　□商业保险　□职业病　□自费　□其他＿＿＿＿
功能需求:□无　□有　★医师处理意见:□康复医学科就诊　□其他＿＿＿
心理需求:□无　□有　★医师处理意见:＿＿＿＿＿
营养需求:身高＿＿＿cm　体重＿＿＿kg　BMI ＿＿＿kg/m²
★营养风险:□无　□有　营养评分＿＿＿分
★医师处理意见:□营养指导和干预　□营养科就诊　□其他＿＿＿
跌倒风险筛查:□无　□有
干预措施:□粘贴跌倒高危标识　□跌倒预防健康教育　□提供助步器或轮椅　□使用平车运送 □其他＿＿＿
疼痛评估:□无　□有＿＿＿分　□数字评分法　□面部表情量表法　□FLACC评估量表 □行为疼痛量表　□老年痴呆疼痛评估量表
教育需求:□无　□有
教育对象:□患者　□家属
学习能力:□无　□有
学习意愿:□高　□低
学习需求:□无　□有
教育内容:□疼痛宣教　□营养宣教　□其他＿＿＿＿
护士签名:　　　　　　　评估时间:　年　月　日　时　分
医师签名:　　　　　　　评估时间:　年　月　日　时　分

　　注:带"★"的内容由医师填写

附件3

门诊产科患者评估单

文件编号:BL－BD－HL－×××　　版本号:1.0

尊敬的患者:

　　您好! 为全面收集信息,更好地为您服务,请协助完成以下内容的填写,回答内容均予保密,感谢您的配合!

姓名:＿＿＿＿＿＿　出生年月日:＿＿＿＿　年龄:＿＿＿　性别:□男　□女　民族:□汉族　□其他＿＿＿＿

来院方式:□步行　□轮椅　□扶持　□平车　□抱入　□其他＿＿＿＿
病史信息获取对象:□本人　□家属(与患者的关系:　　　　　) 电话:＿＿＿＿＿＿
生命体征:体温＿＿＿℃ 脉搏＿＿＿次/分　呼吸＿＿＿次/分　血压＿＿＿mmHg
宗教信仰:□无　□有(□佛教　□道教　□基督教　□伊斯兰教　□天主教　□其他＿＿＿)
经济状况:□医保　□新农合　□商业保险　□职业病　□自费　□其他＿＿＿＿
功能需求:□无　□有　　★医师处理意见:□康复医学科就诊　□其他＿＿＿
心理需求:□无　□有　★医师处理意见:＿＿＿＿＿＿＿＿
营养需求:身高＿＿＿cm　孕前体重＿＿＿kg　孕前 BMI ＿＿＿kg/㎡
孕期体重:□增加＿＿＿kg　□减少＿＿＿kg
★营养风险:□无　□有　营养评分＿＿＿分
★医师处理意见:□营养指导和干预　□营养科就诊　□其他＿＿＿＿
跌倒风险筛查:□无　□有
干预措施:□粘贴跌倒高危标识　□跌倒预防健康教育　□提供助步器或轮椅　□使用平车运送 　　　　□其他＿＿＿＿
疼痛评估:□无　□有＿＿＿分　□数字评分法　□面部表情量表法　□FLACC 评估量表 　　　　□行为疼痛量表
教育需求:□无　□有
教育对象:□患者　□家属
学习能力:□无　□有
学习意愿:□高　□低
学习需求:□无　□有
教育内容:□疼痛宣教　□营养宣教　□其他＿＿＿
护士签名:　　　　　　　　评估时间:　年　　月　　日　　时　　分
医师签名:　　　　　　　　评估时间:　年　　月　　日　　时　　分

　　注:带"★"的内容由医师填写

附件4

门诊儿科患者评估单

文件编号:BL－BD－HL－××× 版本号:1.0

尊敬的患者:

　　您好!为全面收集信息,更好地为您服务,请协助完成以下内容的填写,回答内容均予保密,感谢您的配合!

姓名:_____ 出生年月日:_____ 年龄:____ 性别:□男 □女 民族:□汉族 □其他_____

来院方式:□步行　□轮椅　□扶持　□平车　□抱入　□其他_____
病史信息获取对象:□本人　□家属(与患者的关系:　　　　) 电话:_____
生命体征:□3 岁以下,体温____℃
　　　　　□3 岁以上,体温____℃ 脉搏____次/分　呼吸____次/分　血压____mmHg
宗教信仰:□无　□有(□佛教　□道教　□基督教　□伊斯兰教　□天主教　□其他_____)
经济状况:□医保　□新农合　□商业保险　□自费　□其他_____
功能需求:□5 岁以下患儿(不做功能筛查)
　　　　　□5 岁以上患儿　★医师处理意见:□康复医学科就诊　□其他_____
心理需求:□无　□有　　　★医师处理意见:_____
营养需求:□5 岁以下患儿,身高____cm 体重____kg
　　　　　□5 岁以上患儿,身高____cm 体重____kg BMI____kg/㎡
★营养风险:□无　□有　营养评分:____分
★医师处理意见:□营养指导和干预　□营养科就诊　□其他_____
跌倒风险筛查:□无　□有
干预措施:□粘贴跌倒高危标识　□跌倒预防健康教育　□提供助步器或轮椅　□使用平车运送
　　　　　□其他_____
疼痛评估:□无　□有____分　□数字评分法　□面部表情量表法　□FLACC 评估量表
教育需求:□无　□有
教育对象:□患者　□家属
学习能力:□无　□有
学习意愿:□高　□低
学习需求:□无　□有
教育内容:□疼痛宣教　□营养宣教　□喂养知识　□其他_____
护士签名:　　　　　　　　　　评估时间:　年　月　日　时　分
医师签名:　　　　　　　　　　评估时间:　年　月　日　时　分

　　注:带"★"的内容由医师填写

第五十三节　临床路径管理办法

文件名称	临床路径管理办法	文件编号	YY－ZK－×××
制定部门	×××	版本号	1.0
生效日期	20××－××－××	页数/总页数	×/××
修订日期	20××－××－××	有效期至	20××－××－××

1　**目的**:规范医疗行为,增强诊疗行为的计划性,提高医疗质量,控制不合理医疗费用,促进医疗质量精细化、专业化管理,为患者提供满意的服务。

2　**范围**:全院各临床、医技及职能科室。

3　**定义**:临床路径是指针对某一疾病建立的一套标准化治疗模式与治疗程序,是一个有关临床治疗的综合模式,以循证医学证据和指南为指导来促进治疗组织和疾病管理的方法,最终起到规范医疗行为,减少变异,降低成本,提高医疗质量的作用。

4　**权责**

4.1　**临床路径与单病种管理委员会**

4.1.1　审定开展临床路径与单病种管理的实施方案。

4.1.2　审定临床路径与单病种管理年度计划、总结。

4.1.3　审定开展临床路径与单病种管理的各项相关制度。

4.1.4　协调解决临床路径与单病种管理过程中遇到的问题。

4.1.5　审定本医疗机构中临床路径与单病种管理所需的关键数据、监测指标、考核指标等。

4.2　**临床路径指导评价小组**

4.2.1　落实管理委员会的各项决议。

4.2.2　向管理委员会提交临床路径管理有关意见、建议,规划、计划草案,评价结果或报告。

4.2.3　对各实施小组的临床路径管理工作进行技术指导。

4.2.4　审定各实施小组上报的开展临床路径管理的疾病种类及文本,涉及伦理问题的,按相关文件的规定执行。

4.2.5　组织开展临床路径相关培训工作。

4.2.6　组织开展临床路径管理评价工作,并负责评价结果运用。

4.2.7　临床路径管理过程中关键数据统计与汇总等数据和档案管理。

4.2.8　其他需要指导评价小组承担的职责。

4.3　**临床路径实施小组(简称实施小组)**

4.3.1　各科室成立临床路径管理实施小组,临床科室主任任组长,成员由医师、药师、护士3～4名人员组成。

4.3.2　实施小组主要职责。

4.3.2.1　在指导评价小组指导下,开展本科室临床路径管理工作。

4.3.2.2　制订科室临床路径实施目标及方案,并督促落实。

4.3.2.3 负责临床路径相关资料的收集、记录和整理。

4.3.2.4 组织科室人员进行临床路径管理方面的培训。

4.3.2.5 向指导评价小组提出本科室临床路径病种选择、调整及临床路径文本修订的建议。

4.3.2.6 分析变异的原因,提出解决或修正的方法。

4.3.2.7 参与临床路径的实施过程和效果评价与分析,并对临床路径管理工作进行持续改进。

4.3.2.8 其他需要实施小组承担的职责。

4.4 质量控制科:负责临床路径的管理日常事务,每季度对医院临床路径的实施情况进行总结、分析,上报临床路径指导评价小组。临床路径指导评价小组对临床路径实施的过程和效果进行评价、分析,将分析、评价结果上报临床路径与单病种管理委员会。

5 内容

5.1 选择实施临床路径管理的病种原则

5.1.1 常见病、多发病。

5.1.2 诊断治疗方案明确,技术成熟,疾病诊疗过程中变异较少。

5.1.3 优先选择国家卫生健康委员会、国家中医药管理局已经印发临床路径的病种。

5.2 临床路径文本的制定

5.2.1 以国家卫生健康委员会、国家中医药管理局印发的临床路径文本为基本框架,遵循循证医学,根据国家卫生健康委员会、国家中医药管理局发布或相关专业学会和临床标准组织制定的最新诊疗指南和临床技术操作规范及基本药物目录等对其进行细化完善,形成符合本专业实际、具有可操作性的临床路径。

5.2.2 根据本专业实际情况,确定完成临床路径标准诊疗流程需要的时间,包括总时间和主要诊疗阶段的时间范围。

5.3 临床路径的评价指标

5.3.1 出院者占用总床日数。

5.3.2 死亡人数。

5.3.3 手术后并发症。

5.3.4 住院日数。

5.3.5 出院患者总费用。

5.3.6 出院患者药品费用。

5.3.7 入径率。

5.3.8 入径遵循率。

5.3.9 入径完成率。

5.3.10 入径变异率。

5.3.11 出院患者实施临床路径管理人数占出院人数的比例。

5.3.12 患者满意度等。

5.4 临床路径管理的主要措施

5.4.1 按照临床路径标准执行。

5.4.2 严格执行《医疗质量安全核心制度》。

5.4.3 认真落实患者安全目标。

5.4.4 执行手术分级管理,合理检查,提高诊疗水平。

5.4.5 规范使用抗菌药物,严格执行《抗菌药物临床应用指导原则》和《抗菌药物的分级管理》,合理用药,控制院内感染。

5.4.6 控制无效住院日,减少医疗费用。

5.5 临床科室"出院患者按照临床路径管理占出院人数的比例"的目标值。

5.6 效果评价和考核办法

5.6.1 临床路径实施小组对临床路径病历运行实时监控,及时发现问题并及时改进;每月统计病种评价相关指标的数据,临床科室建立临床路径登记本。

5.6.2 医院费用审核人员每季度对实施临床路径的出院病历进行费用检查、审核,将检查结果上报质量控制科。

5.6.3 护理部每季度对全院实施临床路径患者满意度调查情况汇总并上报质量控制科。

5.6.4 质量控制科每季度对临床路径实施的情况进行检查,对临床路径实施的过程、效果数据统计与汇总,上报临床路径指导评价小组。临床路径指导评价小组对临床路径实施的过程和效果进行评价、分析,将分析、评价结果上报临床路径与单病种管理委员会。经临床路径与单病种管理委员会审议后,向全院通报。实施小组根据通报情况制订本科室改进措施。

5.6.5 奖惩措施:每月各临床科室出院患者按照临床路径管理占出院人数的比例进行惩处,低于目标值5%(含5%)以下扣罚科室2000元;低于目标值5%~10%(含10%)扣罚科室4000元;低于10%以上,扣罚科室6000元。符合临床路径入径标准,医务人员严格按照"临床路径"执行,每完成一例临床路径奖励临床科室5元。符合入径标准而没有执行"临床路径"或不符合入径标准而执行"临床路径",每例扣罚科室10元。

5.7 实施临床路径工作要求及注意事项

5.7.1 医务人员严格按照临床路径管理标准执行,使临床路径运行科学化、标准化、程序化,减少治疗过程的随意性,提高医院资源的管理和利用,加强临床治疗的风险控制,有效控制医药费用的不合理增长,提升患者的满意度。

5.7.2 临床路径实施流程

5.7.2.1 经治医师完成患者的检诊工作,对住院患者进行临床路径的准入评估。

5.7.2.2 符合准入标准的,与患者签署《临床路径管理知情同意书》,取得患者同意后,按照临床路径确定的诊疗流程实施诊疗。根据临床路径表单开具诊疗项目,向患者介绍住院期间为其提供诊疗服务的计划,并将评估结果和实施方案通知相关护理组;进入临床路径的患者,各项检查、检验、手术等申请单加以注明。各医技科室对进入临床路径的患者应优先进行检查、检验,尽可能保证患者能按照路径的时限要求完成。手术室应尽可能保证入径患者的手术时间与临床路径要求一致。药剂科应尽量保证临床路径患者的药品供给。

5.7.2.3 相关护理组在为患者作入院介绍时,向其详细介绍其住院期间的诊疗服务计划(含术前注意事项)及需要给予配合的内容。

5.7.2.4 经治医师根据当天诊疗项目完成情况及病情的变化,对当日的变异情况进行分析、处理,并做好记录。

5.7.2.5 临床路径表中的诊疗项目完成后,执行(负责)人应当在相应的签名栏签名。

5.7.2.6 患者出院前,护理人员负责对患者进行"临床路径满意度调查",每月5日前将满意度调查结果报于护理部。

5.7.3 进入临床路径的患者应当满足的条件:

5.7.3.1 诊断明确。

5.7.3.2 没有严重的并发症。

5.7.3.3 能够按临床路径设计流程和预计时间完成诊疗项目。

5.7.4 进入临床路径的患者出现以下情况之一时,应当退出临床路径:

5.7.4.1 在实施临床路径的过程中,患者出现了严重的并发症,需要改变原治疗方案的。

5.7.4.2 在实施临床路径的过程中,患者要求出院、转院或改变治疗方式而需退出临床路径的。

5.7.4.3 发现患者因诊断有误而进入临床路径的。

5.7.4.4 其他严重影响临床路径实施的情况。

5.7.5 临床路径的变异:患者在接受诊疗服务的过程中,出现偏离临床路径程序或在根据临床路径接受诊疗过程中出现偏差的现象。变异的处理应当遵循以下步骤。

5.7.5.1 记录:医务人员应当及时将变异情况记录在临床路径表中,记录应当真实、准确、简明。

5.7.5.2 分析:由经治医师分析变异原因并制订处理措施。

5.7.5.3 经治医师应当及时向实施小组报告变异原因和处理措施,并与科室相关人员交换意见,提出解决或修正变异的方法。

5.7.5.4 讨论:对于较普通的变异,可以组织科内讨论,找出变异的原因,提出处理意见;也可以通过讨论、查阅相关文献资料探索解决或修正变异的方法。对于临床路径中出现的复杂而特殊的变异,应当组织相关专家进行重点讨论。

5.7.6 出现危急值时,医师应迅速给予患者有效干预措施和治疗。

5.7.7 患者出院时,临床路径表单随病历存档。

6　**流程**:临床路径管理流程。

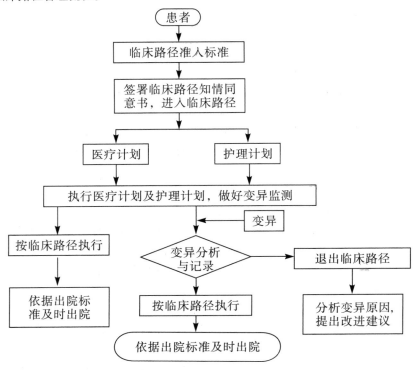

7　**相关文件**

《医疗机构临床路径管理指导原则》(国卫医发〔2017〕49 号)

8　**使用表单**:无。

批准人:　　　　　　　　　　签署日期:

审核人:　　　　　　　　　　发布日期:

第五十四节 虚弱老人、儿童、残疾患者服务规程

文件名称	虚弱老人、儿童、残疾患者服务规程	文件编号	YY – LC – ×× ×
制定部门	×× ×	版本号	1.0
生效日期	20× × – × × – × ×	页数/总页数	× / × ×
修订日期	20× × – × × – × ×	有效期至	20× × – × × – × ×

1 **目的**:按照为虚弱老人、儿童及残疾患者等弱势群体患者提供特殊的医疗服务及照护的标准,为虚弱老人、儿童及残疾患者提供优质,便捷,高效,安全的医疗服务。

2 **范围**

2.1 **主体**:医院全体医务人员。

2.2 **对象**:医院所有虚弱老人、儿童、残疾患者。

3 **定义**

3.1 **虚弱老人**:指年龄在65周岁及以上的老年患者。

3.2 **儿童患者**:指6周岁及以下的患者。

3.3 **残疾患者**:包括肢体残疾、语言残疾、视力障碍,以及精神障碍的患者。

4 **权责**

4.1 **医务处**:负责制定针对虚弱老人、儿童、残疾患者的服务规程和要求,负责对制度执行情况进行监管,根据需求及时修订制度。

4.2 **全体医务人员**:严格执行虚弱老人、儿童及残疾患者服务规程,为患者提供规范合理的医疗服务。

5 **内容**

5.1 医院建筑设置要充分考虑到残疾、虚弱老人及年幼儿童的特别需求。

5.1.1 医院大门、大厅道路设有方便轮椅、平车通行的无障碍通道。

5.1.2 卫生间地面使用防滑材料,湿滑地面有专门防滑的醒目标志及地垫。

5.1.3 病房走廊、卫生间设有扶手,卫生间设有报警装置。

5.1.4 玻璃门或墙、栏有彩条醒目标志。

5.1.5 楼梯、窗户有防止意外设置。

5.1.6 儿科诊室和病房不摆设危险物品,儿童床有安全护栏。

5.1.7 医院院区安装有监控系统,对僻静、重点、隔离区域要重点监控。

5.2 虚弱老人、儿童、残疾、精神障碍患者需注意跌倒、坠床。

5.3 **转运安全**:患者转运过程中应有陪护;医院内设有方便轮椅、平车通行的无障碍通道。

5.4 **防走失**:患者外出时必须有家属陪同,进出医院大门时保安要特别注意;发现没有医务人员和家属陪同时要加以询问,提供帮助,必要时根据患者信息通知病区医务人员。

5.5 **用药安全**:药物的选择、用法和剂量要合理,尽量避免使用损害器官功能、影响新陈代谢(如血脂、血糖、血压等)的药物,对儿童尽量避免使用影响生长发育、毒副作用大的药物,剂量按照体重比例计算;监督患者准时服药。

5.6 **医疗过程中注意保护皮肤**:老年人由于皮肤弹性差,末梢神经敏感性降低,对各种有害刺激

的保护性反应降低,加之老年人、残疾患者活动较少,容易发生压力性损伤、烫伤等,应予以关注;儿童患者皮肤娇嫩,应避免烫伤和灼伤。

5.7 老年患者因心血管系统调节能力差,体位变化过快易引起血流动力学改变,应予以注意,加强对患者及家属的宣教。

5.8 18周岁以下患者,如需签署知情同意书,必须由其监护人或代理人签署。

5.9 诊治儿童患者的医务人员应接受相关的培训,如儿童用药剂量换算、输液速度、输血观察要点。必要时可以请儿科医师共同参与诊治。

5.10 儿童患者前来就诊时必须接受疼痛、过敏史、用药史等评估,并记录于病历中。

5.11 收治儿童患者的病区应配备相应的设备,如儿童血压袖带、儿童病床要设置护栏等。

5.12 后勤、保卫等相关部门应确保所有报警装置和呼叫系统应始终处于功能状态。

5.13 门诊遇到虚弱老人、儿童及残疾、精神障碍患者就诊时,应主动提供服务,询问其需求,指引、解释就诊路线和流程,给予必要的搀扶、车、床或轮椅等帮助,方便诊疗。若患者无家属陪护,应积极联系家属,家属到达前应安排人员对患者医疗环节给予必要的陪送照顾,并根据情况优先安排诊疗,未能联系到家属时,应向门诊部报告。

5.14 积极宣传、鼓励患者在非急诊状态时接受门诊预约诊疗服务,减少就诊等候时间。

5.15 医师接诊虚弱老人、儿童及残疾、精神障碍患者时,要注意患者有无受到虐待的可能。对于怀疑受到虐待的患者,要单独仔细询问。若确定患者受到虐待,医师有责任对相关人员进行教育和辅导,必要时建议其接受心理辅导。对情节严重、伤害较重的情况,要及时向保卫科、医务处报告,必要时由医院向公安机关报告。

5.16 **特殊语言需要患者:**汇报医务处,医务处负责安排人员提供翻译等相关服务。非正常上班时间,由总值班负责安排。

5.17 对上述特殊人群不允许有虐待、歧视、冷淡对待及阻断医疗服务的行为,在火警及其他意外情况发生时给予优先的帮助。以上人群患者在全院范围内遇到困难时,所有员工都有提供优先帮助的责任。

6 **流程:**无。

7 **相关文件**

《国际联合委员会(JCI)医院评审标准》(第六版)

8 **使用表单:**无。

批准人: 签署日期:

审核人: 发布日期:

第五十五节 临床诊疗指南选择与实施制度

文件名称	临床诊疗指南选择与实施制度	文件编号	YY－LC－×××
制定部门	×××	版本号	1.0
生效日期	20××－××－××	页数/总页数	×/××
修订日期	20××－××－××	有效期至	20××－××－××

1 **目的**:规范各科室医务人员的执业行为,不断提高医疗质量,保障医疗安全;实现临床诊疗流程的标准化;降低诊疗流程中的风险,高效利用可用的资源,以及时有效的方式提供临床治疗;利用循证实践,提供高质量的治疗。

2 **范围**:适用全院各临床科室。

3 **定义**:临床诊疗指南是指由卫生行政部门、专业学术团队制定的对特定临床情况做出恰当处理的指导意见,具有科学性、权威性、规范性及引导性等特点。

4 **权责**

4.1 **临床医师**:在临床诊疗过程中,严格按照临床诊疗指南、操作规范进行诊疗操作。

4.2 **临床科室**:学习国际、国内各学科最新进展,制定适合本院的临床诊疗指南和操作规范。

4.3 **质量控制科**:组织专家对科室制定的临床诊疗指南进行评估。

4.4 **医务处**:负责收集、整理各临床科室制定的临床诊疗指南,对各科室的培训及执行情况进行监督管理。每年至少重点关注5个院级临床诊疗指南的选择与实施情况。

4.5 **医疗质量与安全管理委员会**:负责监管和审核临床诊疗指南修订、更新工作。

5 **内容**

5.1 **临床诊疗指南的选择**

5.1.1 参照国内、外最新临床诊疗指南,选择的指南必须由该专业领域内权威的指南编写小组编写,依据最新循证医学原理,参照国际通用的证据和推荐标准,结合临床工作需要及本院诊疗水平制定。

5.1.2 各临床科室根据本科室常见疾病制定临床诊疗指南。

5.1.3 本院各科室制定的临床诊疗指南略去专家推荐意见,根据专家推荐意见改为适用于本院的治疗方案。

5.2 **临床诊疗指南的实施**

5.2.1 严格规范临床诊疗指南的临床准入制度,推出新的临床诊疗指南,首先需由本专业科室进行集中讨论认定,在确认其安全性、有效性及实用性的评定基础上,本着实事求是的科学态度进行临床实践,经科室主任同意后,交医务处初审。

5.2.2 医务处提交医疗质量与安全管理委员会复审。

5.2.3 审核通过的临床诊疗指南,科室主任负责在科室落实执行,并由医务处负责督导和检查落实情况。

5.2.4 临床科室负责制订年度培训计划,定期对本专业医务人员进行培训,并保存培训记录。

5.2.5 医务处负责定期对全院医务人员进行临床各专业常见疾病最新临床诊疗指南培训及考评,并有培训及考评记录。

5.3　临床诊疗指南的更新

5.3.1　当现行指南出现不适用的情况或有足够的新证据时,即要启动指南的更新。

5.3.1.1　各科室结合本院实际情况,参照国内、外权威机构,如中华医学会系列杂志等权威机构所刊载的最新版指南、专家共识、指南(共识)解读类文献,填写《临床诊疗指南更新申请表》,说明充分的修改理由,上交医务处。

5.3.1.2　各科室申报材料完善后,由医务处组织医疗质量与安全管理委员会专家评审,并出具评估报告及建议。

5.3.1.3　通过审核的更新版临床诊疗指南,科室主任负责在科室落实执行。

5.3.2　临床科室至少每两年组织对本科室的临床诊疗指南进行审核、修订。

6　流程:无。

7　相关文件

7.1　《国际联合委员会(JCI)医院评审标准》(第六版)

7.2　《三级综合医院评审标准实施细则》(2011年版)

8　使用表单

《临床诊疗指南更新申请表》

批准人:　　　　　　　　签署日期:

审核人:　　　　　　　　发布日期:

附件

临床诊疗指南更新申请表

文件编号:BD－YW－×××   版本号:1.0

申请科室		申请日期	年　月　日
申请更新项目			
更新的疾病临床诊疗指南(摘要)			
科室讨论结果	科室进行可行性研究,进行其安全性、有效性及实用性评定 安全性评定: 有效性评定: 实用性评定:		
科室主任意见	签名:　　　　　　年　月　日		
医务处审核意见	签名:　　　　　　年　月　日		
医疗质量与安全管理委员会审核意见	评估报告及建议 签名:　　　　　　年　月　日		

注:更新的疾病临床诊疗指南(摘要)栏可另附页

第五十六节 放射安全管理制度

文件名称	放射安全管理制度	文件编号	YY－LC－×× ×
制定部门	×× ×	版本号	1.0
生效日期	20×× －×× －××	页数/总页数	×/××
修订日期	20×× －×× －××	有效期至	20×× －×× －××

1 **目的**:放射诊疗科室须依照放射安全管理程序,根据面临的风险和危害程度,建立相应的放射安全制度。该制度强调安全操作和对患者、放射诊疗工作人员及其他人员的防护措施。

2 **范围**:放射诊疗科室,包括影像科、介入诊疗科、手术室。

3 **定义**:无。

4 **权责**

4.1 **放射诊疗科室工作人员**:严格履行岗位职责及科室的有关规章制度,保证患者得到安全、优质、高效的影像检查服务。

4.2 **护士**:协助放射检查人员做好患者的安全防护及处理安全事件。

4.3 **科室主任**:负责对放射检查流程进行监督和指导。

4.4 **医务处**:督查放射诊疗科室遵守放射安全程序开展放射治疗工作。

4.5 **放射防护安全管理委员会**:审议放射安全管理工作程序,定期向医疗质量与安全管理委员会汇报工作。

5 **内容**

5.1 依据放射安全标准来处理部门内外面临的潜在放射安全风险和危害。

5.1.1 放射检查患者防护。

5.1.1.1 放射诊疗工作场所必须设有电离辐射警示标志、防护警戒线及工作指示灯,同时对患者及家属进行宣教。

5.1.1.2 放射检查过程中尽量减少家属陪同。

5.1.1.3 在不影响诊断结果的前提下,尽量采用低剂量检查,缩小照射视野,并严格按照外照射防护"三原则"对患者进行防护,即尽量缩短照射时间、增大照射距离、正确使用防护用品。

5.1.1.4 对育龄妇女的腹部及婴幼儿的X线检查必须严格掌握适应证。对孕妇,特别是受孕12周内的孕妇,非特殊需要,不得进行X线检查。

5.1.1.5 检查者必须熟悉与防护有关的设施,并能正确使用。

5.1.2 放射诊疗工作人员的防护。

5.1.2.1 对从事放射诊疗工作的员工,按照国家规定定期进行放射卫生标准与技术规范的培训,提高放射工作人员对电离辐射防护安全知识的掌握程度,并取得合格证。以"放射防护最优化"为原则,将一切必要的照射降低到合理的最低水平。

5.1.2.2 根据相关法律法规和科室规定,从事放射工作的女性员工妊娠及哺乳期间尽可能不接触射线。

5.1.2.3 从事放射诊疗工作的各级各类人员应熟悉放射设备的主要结构及安全性能,确保设备安全,降低放射风险。

5.1.2.4 操作人员在放射检查前应关闭检查室门窗,非特殊情况不得进入检查室。

5.1.3 放射工作环境及设备管理。

5.1.3.1 放射工作场所新建项目、改建项目、扩建项目必须按规定进行,必须进行职业病项目危害预评价、控制效果评价。

5.1.3.2 引进新设备安装、调试完毕后,须由省环保部门进行环境评价后方可投入使用。

5.1.3.3 每年由具备资质的质量技术监督部门对所有已开展检定工作的放射设备进行计量检测。

5.1.3.4 定期对放射诊疗设备和工作场所进行检测,由省级以上卫生行政部门资质认证的检测机构每年至少进行一次状态监测。

5.1.3.5 对于放射诊疗设备的维护保养,由使用科室、设备科及第三方检测机构,按照三级保养制度进行。

5.1.3.6 按照医院感染控制要求对放射诊疗工作场所环境及设备进行感染风险管理。

5.1.4 依照《电离辐射防护与辐射源安全基本标准》,对放射诊疗工作人员及患者个人接受辐射剂量风险进行管控。

5.1.4.1 应对任何工作人员的职业照射水平进行控制,使之不超过以下限制:

5.1.4.1.1 由审管部门决定的连续 5 年的年平均有效剂量(但不作为任何追溯性平均),20 mSv。

5.1.4.1.2 任何一年中有效剂量,50 mSv。

5.1.4.1.3 眼晶体的年当量剂量,150 mSv。

5.1.4.1.4 四肢(手和足)或皮肤的年当量剂量,500 mSv。

5.1.4.2 参照工作人员职业照射水平的剂量限制,对接受放射检查的患者进行剂量管控。

5.1.4.2.1 每日统计当日患者放射检查剂量,单次放射检查剂量超过 50 mSv 和年辐射剂量累计超过 50 mSv,认定为高风险患者,电话通知申请检查医师,进行放射风险预警。

5.1.4.2.2 针对高风险个案进行统计管理。

5.2 放射安全管理工作程序

5.2.1 放射诊疗科室质量安全管理小组由医、护、技岗位的骨干人员组成。

5.2.2 当发生放射相关安全事故时,放射诊疗科室应及时上报放射防护安全管理委员会。

5.2.3 放射防护安全管理委员会每半年向医疗质量与安全管理委员会进行工作汇报。

5.3 实施降低安全风险的专门程序或措施来降低放射安全的风险。

5.3.1 由设备科对全院铅衣进行统一管理。

5.3.1.1 使用科室每日进行日常清洁及消毒,并记录。

5.3.1.2 设备科每季度进行一次性能检测,并记录测试结果,检测不合格的铅衣须及时更换。

5.3.1.3 使用年限达 5 年应更换。

5.3.1.4 配备足够的个人防护用品,如铅衣、铅围脖、铅眼镜等;不用时妥善保管,如铅衣挂好,不要皱褶。

5.3.2 放射诊疗工作人员辐射剂量监控。

5.3.2.1 放射工作人员上班时,须佩戴个人剂量检测仪,按照要求每季度进行更换,个人剂量检测仪定期送交省级以上卫生行政部门资质认证的检测机构进行检测,尊重检测报告所指出的问题,按要求采取相应措施。

5.3.2.2 对放射工作人员进行岗前健康体检;从事放射工作的人员,每年接受一次健康体检,并建立职业健康档案。

5.3.2.3 预防保健科负责管理放射工作人员的职业健康档案,内容包括职业健康体检报告和个人剂量检测报告等。预防保健科及时将报告结果上报放射防护安全管理委员会,并向相应科室及个人反馈。

5.4 放射诊疗工作人员必须接受安全防护的岗前培训,以及关于新程序、新设备及新成像技术方面的在职教育。放射诊疗科室对可能发生的各种安全隐患,有计划、有目的地对从事放射诊疗工作的全体人员进行安全教育及规范化操作培训,对新员工进行岗前培训后方可上岗,并定期进行再培训。

6 流程:无。

7 相关文件

7.1 《放射诊疗管理规定》[(2016 年修正本)中华人民共和国国家卫生和计划生育委员会令第 8 号]

7.2 《放射工作人员职业健康管理办法》(中华人民共和国卫生部令第 55 号)

7.3 《放射性同位素与射线装置安全和防护条例》(中华人民共和国国务院令第 449 号)

7.4 《放射防护用品管理制度》

8 使用表单:无。

批准人:　　　　　　　　　　　　签署日期:

审核人:　　　　　　　　　　　　发布日期:

第五十七节　放射防护用品管理制度

文件名称	放射防护用品管理制度	文件编号	YY－LC－××
制定部门	×××	版本号	1.0
生效日期	20××－××－××	页数/总页数	×/××
修订日期	20××－××－××	有效期至	20××－××－××

1 **目的：**加强放射防护用品的管理，保证工作人员、受检者及患者的安全。

2 **范围：**放射诊疗科室。

3 **定义：**放射防护用品是指用于放射工作人员、受检者及患者个人防护的射线防护材料，主要包括铅防护服、铅防护裙、铅手套、铅帽、铅围脖、铅眼镜、铅玻璃板、铅屏风等。

4 **权责**

4.1 **医务处：**负责医院放射防护用品的购置审批和使用监管。

4.2 **设备供应科：**负责医院放射防护用品的购置和管理。

4.3 **影像科：**负责医院放射防护用品的技术管理工作，配合医务处和设备供应科做好医院所有放射诊疗科室的放射防护用品的监督检查工作。

4.4 **放射诊疗科室：**负责科室放射防护用品的日常检查和维护保养工作。

5 **内容**

5.1 **购置和管理**

5.1.1 各放射诊疗科室根据临床工作需要，按年度编报放射防护用品的申购计划，由设备供应科汇总后，提交医学装备管理委员会讨论，形成年度采购计划，并由院领导批准后执行。

5.1.2 放射防护用品的购置按照医院及政府采购相关规定执行。

5.1.3 各放射诊疗科室对于新购置的放射防护用品应查看合格证及生产厂家和供货单位资质证明文件，并对放射防护用品进行外观查验、初始测试和记录。

5.1.4 各放射诊疗科室须对放射防护用品统一编号、登记，由设备供应科汇总形成医院放射防护用品清单。

5.1.5 使用放射防护用品前，放射工作人员应当对放射防护用品进行日常检查。

5.1.6 各放射诊疗科室应安排专人负责对铅防护服等柔性放射防护用品进行检查和测试，每季度一次，并进行记录。对铅眼镜、铅玻璃板、铅屏风等放射防护用品的检查和测试，每年一次，并进行记录。

5.1.7 医务处、设备供应科及影像科应安排专人对医院各放射诊疗科室的放射防护用品的使用、管理、检查及测试进行监督检查，每年一次，并有书面记录。

5.2 **放射防护用品的使用**

5.2.1 根据工作场所 X 线的能量和强度，选用不同类型和铅当量的放射防护用品，用于工作人员、受检者及患者的个人防护。

5.2.2 各放射诊疗科室应加强放射防护用品的使用管理，放射防护用品每次使用前应查看是否有破损，发现破损的放射防护用品不得使用。

5.2.3 铅防护服使用时要避免与尖锐物品接触。

5.2.4 铅防护服在使用结束后应挂在铅衣架上或平铺在桌面上,不可折叠或挤压。

5.2.5 各放射诊疗科室应做好铅防护服的每日清洁、去污及消毒工作,不得揉搓洗涤,不得采用高温高压蒸汽灭菌。

5.2.6 特殊感染患者在使用铅防护服时应附加一次性隔离衣。

5.3 铅防护服等柔性放射防护用品的检查和测试

5.3.1 观察铅防护服是否完整,有无开缝、脱落、破损或污渍。

5.3.2 触摸检查铅衣是否完好,有无松软或硬结。

5.3.3 轻拉铅防护服,检查是否有变长,韧性是否变差。

5.3.4 X线透视或拍片测试,观察铅防护服是否完好,有无裂缝及裂缝大小。

5.4 铅玻璃板、铅屏风等放射防护用品的检查和测试

5.4.1 观察是否有破损、开裂等。

5.4.2 检查固定装置是否完好和牢靠。

5.4.3 用X射线剂量率仪检测其是否有防护效果。

5.5 使用年限要求

5.5.1 铅防护服等柔性放射防护用品的正常使用年限为5年,超过正常使用年限后应当停用并办理报废。

5.5.2 在正常使用年限内的铅防护服等柔性放射防护用品,若出现破损、裂缝或检查和测试不合格,应当停用并办理报废。

5.5.3 铅眼镜、铅玻璃板、铅屏风等放射防护用品的正常使用年限参阅其制造厂家的使用说明书。

6 流程:无。

7 相关文件

《医用诊断X射线个人防护材料及用品标准》

8 使用表单

8.1 《放射防护用品清单》

8.2 《铅防护服类放射防护用品季度检查检测记录》

8.3 《铅屏风类放射防护用品年度检查检测记录》

8.4 《放射防护用品日常检查和清洁消毒记录》

批准人:　　　　　　　　　　　　签署日期:

审核人:　　　　　　　　　　　　发布日期:

附件1

放射防护用品清单

日期： 年 月 日　　　　　　　　　　　　文件编号：BD－SB－×××　　版本号：1.0

序号	科室	存放地点	防护用品名称	编号	铅当量	购进日期	使用管理责任人	备注

附件2

铅防护服类放射防护用品季度检查检测记录

文件编号:BD－SB－×××   版本号:1.0

使用科室:

序号	防护用品名称	编号	存放地点	铅当量	启用日期	目视检查	触摸检查	轻拉检查	X射线透视或拍片检测	备注

注:1.目视检查是否完整,是否有开缝、破损、污渍等现象

2.触摸检查有无松软或硬结

3.轻拉检查是否有变长,韧性是否变差

4.X线透视或拍片检测显示是否完好,有无裂缝及裂缝大小

5.填写说明:如果检查结果正常填写"√",有问题填写问题描述

检查检测人员(签名):   检查检测日期:

附件3

铅屏风类放射防护用品年度检查检测记录

科室：　　　　　　　　　　　　　　　　　　　文件编号:BD－SB－×××　版本号:1.0

序号	防护用品名称	编号	存放地点	铅当量	启用日期	目视检查	检查固定装置	防护效果	备注

注:1.目视检查是否有破损、开裂等

2.检查固定装置是否完好和牢靠

3.防护效果用X线剂量率仪检测其是否正常

4.检查结果正常填写"√"，有问题填写问题描述

检查检测人员(签名)：　　　　　　　　　　　检查检测日期：

附件4

放射防护用品日常检查和清洁消毒记录

文件编号:BD-SB-××× 版本号:1.0

日期: 年 月 日

使用科室:

存放地点:

序号	防护用品名称	编号	1		2		3		4		5		6		7		8		9		10		11		12		13		14		15		16	
			日常检查	清洁消毒	日常检查	清洁消毒	日常检查	清洁消毒	日常检查	清洁消毒	日常检查	清洁消毒	日常检查	清洁消毒	日常检查	清洁消毒	日常检查	清洁消毒	日常检查	清洁消毒	日常检查	清洁消毒	日常检查	清洁消毒	日常检查	清洁消毒	日常检查	清洁消毒	日常检查	清洁消毒	日常检查	清洁消毒	日常检查	清洁消毒
检查保养人员签名																																		

序号	防护用品名称	编号	17		18		19		20		21		22		23		24		25		26		27		28		29		30		31	
			日常检查	清洁消毒	日常检查	清洁消毒	日常检查	清洁消毒	日常检查	清洁消毒	日常检查	清洁消毒	日常检查	清洁消毒	日常检查	清洁消毒	日常检查	清洁消毒	日常检查	清洁消毒	日常检查	清洁消毒	日常检查	清洁消毒	日常检查	清洁消毒	日常检查	清洁消毒	日常检查	清洁消毒	日常检查	清洁消毒
检查保养人员签名																																		

第五十八节 抢救设备管理制度

文件名称	抢救设备管理制度	文件编号	YY－LC－××
制定部门	×××	版本号	1.0
生效日期	20××－××－××	页数/总页数	×/××
修订日期	20××－××－××	有效期至	20××－××－××

1 **目的:** 合理安排抢救设备的分布,规范管理抢救设备,确保抢救设备时刻处于备用状态,有效、快捷地进行危重患者的抢救。

2 **范围:** 全院抢救车、除颤仪、转运箱、急救包的管理。

3 **定义:** 无。

4 **权责**

  4.1 **护士:** 熟悉抢救车、转运箱内各种药品和物品的位置,根据要求进行检查。

  4.2 **医务人员:** 熟练使用急救物品、药品和除颤仪。

  4.3 **设备科:** 按高风险医疗设备对除颤仪进行巡检、维护和性能检测。

  4.4 **药学部:** 定期对抢救药品进行检查。

  4.5 **急诊与重症医学管理委员会:** 对抢救设备进行监管,制定和不断完善制度,提出改进意见,并报医院质量与安全管理委员会。

5 **内容**

  5.1 根据需要配备抢救车和除颤仪,抢救车和除颤仪应定位放置在绿色地标内,放置位置应便捷、醒目,避免阳光直晒,不得随意挪用或外借。抢救车药品区配有温湿度计并有监测记录。

  5.2 全院抢救物品、药品进行标准配置,定位、定量放置。必须挂有《抢救车药品儿童剂量换算表》《抢救车药品和物品标准配置目录》。抢救车药品管理具体参照《药房外药品管理制度》执行,抢救车医疗器材管理具体参照《医疗设备风险评估管理及维护保养制度》执行。

  5.3 抢救车保持锁闭状态,打开条件仅限抢救患者和每月定期检查,打开后请进行以下操作:

    5.3.1 及时补充药品、物品,做好清洁和消毒。

    5.3.2 检查抢救车内药品、物品的数量、质量及有效期。

    5.3.3 双人核对,使用红色编码锁锁闭备用。

    5.3.4 在《抢救车开启查核记录单》上登记并记录锁扣编码。

  5.4 抢救结束后医师开具即刻医嘱,物品、药品在1小时内整理归位上锁;如未领回物品、药品,在《抢救车开启查核记录单》上登记,抢救车使用黄色编码锁锁闭,班班交接,直至物品归位后,使用红色编码锁锁闭备用。

  5.5 抢救车每班交接检查是否处于有效锁闭状态,核对锁扣编码,并记录在《抢救车日常检查记录单》上。

  5.6 护士长每周二检查一次,并记录在《抢救车日常检查记录单(护士长)》上。

  5.7 除颤仪放置在抢救车上的固定位置,特殊科室,如急诊抢救室可根据实际需求另行放置。除颤仪管理具体参照《急救和生命支持类医学装备管理制度》和《医疗设备风险评估管理及维护保养制度》执行。

5.7.1 除颤仪在使用前需对治疗电缆和心电导联线的连接完整性进行检查,确保使用时的安全有效;在使用后需做好整理和清洁消毒工作并按日常安全使用检查要求进行检查。

5.7.2 每日早班护士对除颤仪进行安全使用检查,并记录在《抢救车日常检查记录单》上。

5.7.3 每周一早班护士对除颤仪进行放电检测,将打印出来的检测纸粘贴在《医疗设备(高、中风险)一级保养记录单》上。

5.7.4 除颤仪充电。

    5.7.4.1 Philips M3535A:每日早班护士查看电池显示灯,3 个显示灯亮时,需充电 3 小时,并记录在《抢救车日常检查记录单》上。

    5.7.4.2 Philips M4735A:每周一早班护士充电 15 小时,并记录在《抢救车日常检查记录单》上。

    5.7.4.3 SCHILLER DG5000 - A:每日早班护士查看电池显示,显示 3 格时,需充电 3 小时,并记录在《抢救车日常检查记录单》上。

    5.7.4.4 PhilipsEfficia DFM100:每日早上护士查看电池显示,显示 60% 时,需充电 3 小时,并记录在《抢救车日常检查记录单》上。

    5.7.4.5 除颤仪使用结束后需充电 3 小时(锂离子电池),Philips M4735A 需充电 15 小时(铅酸电池)。

5.7.5 设备科医学工程技术人员每月对除颤仪巡检 1 次,巡检内容见《除颤仪安全使用检查表》,检查后登记在《医疗设备(高、中风险)一级保养记录单》上。

5.7.6 单独配置除颤仪的科室根据除颤仪的数量建立《医疗设备(高、中风险)一级保养记录单》,并把除颤仪的日常检查结果登记在《医疗设备(高、中风险)一级保养记录单》上。

5.7.7 设备科医学工程技术人员每半年对除颤仪进行性能检测和维护保养,结果存档在设备供应科。

5.7.8 设备科医学工程技术人员配合第三方检测机构每年对除颤仪进行性能检测和预防性维护保养,并粘贴"预防性维护标签",结果存档在设备供应科。

5.7.9 每台除颤仪必须挂有《除颤技术操作流程》。

5.8 便携式氧气筒

5.8.1 便携式氧气筒固定在抢救车固定支架上,氧气筒内压力 < 2 MPa 或预期使用时间 < 30 分钟时,需及时更换。

5.8.2 每周及每次使用后检测氧气压力,更换氧气湿化瓶,并记录在《抢救车日常检查记录单》上。

5.9 转运箱

5.9.1 转运箱分一级转运箱、二级转运箱、三级转运箱。

5.9.2 根据患者的转运级别选择相应的转运箱。

5.9.3 转运箱内药品管理具体参照《药房外药品管理制度》执行,物品管理具体参照《医疗设备风险评估管理及维护保养制度》执行。

5.9.4 转运箱内物品、药品目录见附件。

5.9.5 一级转运箱分布表见附件。

5.9.6 二级、三级转运箱各 1 个,配置在急诊科抢救室。

5.9.7 转运箱开箱密码为"999",实行班班交接,记录在《转运箱日常检查记录单》上。

5.10 急救包

5.10.1 急救包为院内急救小组专用,具体参照《全院急救处理作业标准规范》执行。

5.10.2 急救包内物品、药品目录见附件。

5.11 抢救设备的耗材及消耗性配件应按要求及时更新。抢救设备如果发生故障,需挂故障停用标识并移出正常放置和使用区域。抢救设备报废报损时,应按规定审批后进行回收处置。

5.12 医务人员必须熟练掌握各种抢救物品、除颤仪的性能和使用方法,熟记抢救药品的种类、用途、剂量及用法等。

6 流程:无。

7 相关文件

7.1 《药房外药品管理制度》

7.2 《医疗设备风险评估管理及维护保养制度》

7.3 《急救和生命支持类医学装备管理制度》

7.4 《全院急救处理作业标准规范》

8 使用表单

由于各医疗机构抢救设备配置差异,仅提供使用表单目录供参考,附件略。

8.1 《全院抢救车和除颤仪分布表》

8.2 《抢救车药品和物品标准配置目录》

8.3 《抢救车药品儿童剂量换算表》

8.4 《抢救车开启查核记录单》

8.5 《抢救车日常检查记录单》

8.6 《除颤仪安全使用检查表》

8.7 《氧气总存量可供患者使用的时间换算表》

8.8 《急救包内药品和物品标准配置目录》

8.9 《一级转运箱内药品和物品配置目录》

8.10 《二级转运箱内物品配置目录》

8.11 《三级转运箱内物品配置目录》

8.12 《全院一级转运箱分布表》

8.13 《一级转运箱日常检查记录单》

8.14 《二级、三级转运箱日常检查记录单》

8.15 《患者转运分级》

8.16 《抢救车日常检查记录单(护士长)》

8.17 《Philips M3535A 除颤仪放电检测程序》

8.18 《Philips M4735A 除颤仪放电检测程序》

8.19 《SCHILLER DG5000 – A 除颤仪放电检测程序》

8.20 《Philips Efficia DFM100 除颤仪放电检测程序》

8.21 《除颤技术操作流程》

8.22 《Philips M5066A(AED)安全使用检查表》

批准人:　　　　　　　　　　　　签署日期:

审核人:　　　　　　　　　　　　发布日期:

第五十九节　急性疼痛诊断治疗规范

文件名称	急性疼痛诊断治疗规范	文件编号	YY－LC－××
制定部门	×××	版本号	1.0
生效日期	20××－××－××	页数/总页数	×/××
修订日期	20××－××－××	有效期至	20××－××－××

1　**目的**:确保急性疼痛患者诊断和治疗的规范化。

2　**范围**:所有急性疼痛患者。

3　**定义**

　3.1　**急性疼痛**:近期产生且持续时间较短暂的疼痛。急性疼痛常与手术创伤、组织损伤或某些疾病状态有关。急性疼痛是影响患者康复的一个重要因素,也是许多疾病的一个主诉。

　3.2　**手术后疼痛**:手术后即可发生的急性疼痛(通常持续不超过7日),其性质为伤害性疼痛,是机体对疾病本身和手术创伤的一种复杂生理反应,是临床最常见和最需处理的急性疼痛。

4　**权责**

　4.1　**护士**:对急性疼痛患者进行筛查评估并记录,按要求报告医师及时处理;镇痛效果观察,包括疼痛评分、不良反应,有情况及时联系主管医师或麻醉科医师。

　4.2　**医师**:根据患者疼痛评估结果制订镇痛方案,减轻患者疼痛,若处理有困难,联系疼痛科医师协助处理;观察术后镇痛效果,给予疼痛评分,处理副作用,或者与麻醉科医师联系调整和补充镇痛方案。

　4.3　**疼痛科医师**:患者若出现疼痛评分≥7分,且临床专科医师处理无效时或有除痛需求时,疼痛科医师可参与处理。

　4.4　**麻醉科医师**:负责术后急性疼痛的评估及治疗。

　　4.4.1　术后急性疼痛治疗的推广和教育。

　　4.4.2　掌握临床镇痛技术,提供疼痛治疗服务,不断采纳新技术和改善传统方法。

　　4.4.3　规范医嘱、操作、疼痛评估方法及各项记录等。

　　4.4.4　观察和评估术后急性疼痛治疗的患者,并进行记录。

5　**内容**

　5.1　**急性疼痛的诊断**

　　5.1.1　病史采集:包括一般内、外科病史,手术引发疼痛的发作、性质、强度、分布、持续时间、过程,情感变化,恶化或缓解因素,以及与疼痛伴随的症状(如运动系统、感觉系统和自主神经系统的变化),并了解以前的诊断检查、治疗结果及目前的治疗情况。

　　5.1.2　体格检查:一定要系统、全面、认真进行,包括恰当且直接的神经、肌肉、骨骼检查,同时注意其他相关系统。另外,要对疼痛原因和对疼痛造成的影响(如身体状态下降)进行评估和记录。

　　5.1.3　实验室检查:是病情的客观反映,必须要与病史和体格检查相结合,相互验证。

　　5.1.4　疼痛评估:疼痛是一种主观感受,因此对疼痛程度的评估应相信患者的主诉,尊重患者表达的自身疼痛程度,不要主观臆断(详见疼痛评估及干预制度)。

5.1.5 多学科合作:诊断遇到困难时,应邀请相关疾病的多学科专业人员共同商讨,以求不出现误诊和漏诊。

5.2 治疗

5.2.1 治疗目标:疼痛评分≤3分;24小时内爆发疼痛次数≤3次;24小时需要疼痛治疗药物≤3次。

5.2.2 治疗方法:有病因治疗、药物治疗、神经阻滞治疗及心理治疗等其他多种治疗手段。

5.2.2.1 病因治疗:积极寻找病因,治疗原发病,缓解疼痛。

5.2.2.2 药物治疗。

5.2.2.2.1 临床常用镇痛药物。

5.2.2.2.1.1 非选择性非甾体抗炎药和选择性COX2抑制剂:原则上所有非甾体抗炎药均可用于可口服患者术后轻至中度疼痛的镇痛,或在术前、术后即可作为多模式镇痛的组成部分。临床上用于术后镇痛的口服药物主要是布洛芬、双氯芬酸钠等。

5.2.2.2.1.2 环氧化酶抑制剂主要指征:①中小手术后镇痛;②大手术后与阿片药物或曲马多等多模式镇痛,有显著的阿片节俭作用;③大手术后停用患者自控镇痛泵后残留痛的镇痛;④术前给药,发挥术前抗炎和抑制超敏的作用。

5.2.2.2.1.3 环氧化酶抑制剂均有"封顶"效应。故不应超量给药;缓慢静脉滴注不易达有效血药浓度,应给予负荷量。此类药物的血浆蛋白结合率高,故不同时使用两种药物;但同类药物中,一种药物效果不佳,可能另外一种药物仍然有较好作用。

5.2.2.2.1.4 曲马多为中枢镇痛药,用于术后镇痛,等剂量曲马多和哌替啶作用与对乙酰氨基酚、环氧酶抑制剂合用效应相加或协同。主要作用为恶心、呕吐眩晕、嗜睡、出汗和口干,便秘,但无阿片类药物的依赖性。

5.2.2.2.1.5 阿片类镇痛药是治疗中、重度急性疼痛的最常用药物。

5.2.2.2.1.6 阿片类药物种类多样,根据镇痛强度的不同可分为强阿片药和弱阿片药。弱阿片药物有可待因、双氢可待因,主要用于轻、中度急性疼痛口服镇痛;强阿片药包括吗啡、芬太尼、哌替啶、舒芬太尼和瑞芬太尼,主要用于术后疼痛治疗。

5.2.2.2.1.7 阿片类药物的常见副作用有恶心呕吐、呼吸抑制、耐受和躯体依赖、瘙痒、僵直、肌痉挛和惊厥、镇静和认知功能障碍,以及缩瞳、体温下降、免疫功能抑制、便秘、耐受和精神依赖。

5.2.2.2.1.8 局部麻醉药主要通过区域神经丛或外周神经干阻滞,以及局部浸润等方法。

5.2.2.3 给药途径和给药方案。

5.2.2.3.1 全身给药:口服给药、肌内注射给药、静脉注射给药、持续静脉注射给药。

5.2.2.3.2 局部给药。

5.2.2.3.2.1 局部浸润:局部浸润简单易行,适用于浅表或小切口手术,如阑尾切除、疝修补术、关节镜检查术等,也可以在切口长效局部麻醉药浸润,减少全身镇痛药的用量。

5.2.2.3.2.2 外周神经阻滞：适用于神经丛、神经干支配区域的术后镇痛。例如，上肢神经阻滞、下肢神经阻滞等，由于患者可保持清醒，对呼吸、循环功能影响小，特别适用于老年患者、接受抗凝治疗患者及心血管功能代偿不良者。神经电刺激器和超声引导下的神经阻滞术可提高治疗的精准性。

5.2.2.3.2.3 患者自控镇痛：具有安全控制系统的微电脑输液泵，由麻醉医师设定镇痛药物剂量与浓度，患者根据个人镇痛需要按压给药按钮自行给药，以满足镇痛治疗个体化需要。

5.2.2.3.2.4 多模式镇痛：指在术后镇痛过程中，采用不同镇痛机制的多种方法联合实施镇痛，以期达到镇痛作用协调或相加、减少各自用药量，从而达到降低相关不良反应的目的。

5.2.2.3.2.4.1 镇痛药物联合应用：①阿片类（包括激动药和部分激动药）与对乙酰氨基酚联合。②对乙酰氨基酚和非甾体抗炎药联合，可发挥镇痛协调作用。

5.2.2.3.2.4.2 镇痛方法的联合应用，主要指局部麻醉切口浸润（区域阻滞或神经干阻滞）与全身性镇痛药（非甾体抗炎药物、曲马多或阿片类药物）的联合应用。患者镇痛药的需要量明显降低，疼痛评分降低，药品的不良反应发生率低。

5.2.3.2.3.4.3 多模式镇痛的实施根据不同类型手术术后预期的疼痛强度实施多模式镇痛方案。

5.2.2.4 镇痛过程中常见不良反应的处理。

5.2.2.4.1 恶心、呕吐：首先确保患者不窒息和不误吸，其次要鉴别恶心、呕吐的原因，若同时存在输注抗生素、胃管堵塞和神经肌肉疾病等原因，治疗可选用甲氧氯普胺 10 mg 肌内注射，雷莫司琼 0.3 mg 静脉注射，或停用阿片类药物。

5.2.2.4.2 瘙痒：马来酸氯苯那敏片（扑尔敏）口服或改用停用阿片类药物。

5.2.2.4.3 下肢感觉异常和或软弱无力：降低硬膜外局部麻醉药输注速率或者麻醉药物浓度，如果有所改善，可降低剂量后重新输注。如果再次出现下肢感觉异常和或软弱无力，可改用其他镇痛方法，镇痛效果不佳可加用非甾体消炎药。如果停用局部麻醉药后，症状持续存在，必须仔细观察，排除硬膜外血肿或脓肿的可能。

5.2.2.4.4 尿潴留：先用热敷等处理30分钟，如果无效，可插入导尿管或留置导尿管至镇痛治疗结束。

5.2.2.4.5 低血压：经硬膜外镇痛治疗时多见，应先找寻低血压的原因，测阻滞平面，必要时停用局部麻醉药，静脉输注液体，可用血管收缩药物（麻黄碱 5 ~ 10 mg 静脉注射）。根据实际情况再评估降低局部麻醉药速率后再输注。

5.2.2.4.6 镇静过度：降低阿片类药物剂量，如有必要，可加用纳洛酮 0.1 mg 静脉注射。

5.2.2.4.7 呼吸抑制：呼吸抑制危及生命，必须及时处理。患者镇静过度难以被唤醒时，就有发展成呼吸抑制的可能，如果出现镇静过度和呼吸抑制，病房护士和医师应先确保患者的呼吸道通畅，供氧，甚至加压面罩人工呼吸，并联系麻醉科值班人员，同时停用镇痛泵。

5.2.2.5　镇痛观察及记录。

　　5.2.2.5.1　对于接受镇痛泵治疗的患者,医务人员按照《患者自控镇痛泵管理制度》执行。

　　5.2.2.5.2　手术科室病房护士正确评估患者术后的镇痛状况。

5.2.2.6　注意事项。

　　5.2.2.6.1　镇痛治疗有可能发生严重的甚至是致命的不良反应。任何接受镇痛治疗的患者,必须加强监护和监测,及时处理不良反应,确保患者安全。

　　5.2.2.6.2　镇痛药的选择:药物配制以联合用药形式为好,但不同方式的患者自控镇痛药物的选择不同,如患者静脉自控镇痛以镇痛药为主。同时,联合用药时要注意配伍禁忌及药物间的相互作用。

　　5.2.2.6.3　患者自控镇痛参数的设置及管理:按照《患者自控镇痛泵管理制度》执行。

6　流程:无。

7　相关文件

7.1　《疼痛评估及干预制度》

7.2　《患者自控镇痛泵管理制度》

8　使用表单:无。

批准人:　　　　　　　　　　签署日期:

审核人:　　　　　　　　　　发布日期:

第六十节　慢性疼痛诊断治疗规范

文件名称	慢性疼痛诊断治疗规范	文件编号	YY－LC－×× ×
制定部门	×× ×	版本号	1.0
生效日期	20×× －×× －××	页数/总页数	×/××
修订日期	20×× －×× －××	有效期至	20×× －×× －××

1　**目的**:规范慢性疼痛患者的诊断和治疗。

2　**范围**:慢性疼痛患者。

3　**定义**:慢性疼痛指一种急性疾病过程或一次损伤的疼痛持续超过正常所需的治愈时间,或间隔几个月至几年复发,疼痛持续达1个月以上者称作慢性疼痛。慢性疼痛本身则是一种疾病,其在病因学、病理解剖学、病理生理学、症状学、生物学、心理学等方面与急性疼痛之间有着显著的差异。慢性疼痛临床表现更复杂和多样化,伴有的情绪和心理异常变化更明显,对治疗方法或药物不能满意的缓解或完全控制的疼痛。

4　**权责**

4.1　**医师**:负责慢性疼痛患者的诊断、治疗及宣教。

4.2　**护士**:协助医师评估疼痛及患者宣教,观察镇痛效果,包括疼痛评分、不良反应,有情况及时联系主管医师。

5　**内容**

5.1　**慢性疼痛的诊断**

5.1.1　病史采集:包括一般内科病史,疼痛的发作、性质、强度、分布、持续时间、过程,情感变化,恶化和缓解因素,以及与疼痛伴随的症状(如运动系统、感觉系统和自主神经系统的变化);并了解以前的诊断检查、治疗结果,目前的治疗情况。

5.1.2　体格检查:一定要系统、全面,认真进行。包括恰当而直接的神经、肌肉、骨骼检查,同时注意观察其他相关系统。另外,要对疼痛原因和对疼痛造成的影响(如身体状态下降)进行评估和记录。

5.1.3　辅助检查:病情的客观反映,必须要与病史和体格检查相结合,相互验证。

5.1.4　疼痛评估:疼痛是一种主观感受。因此,对疼痛程度的评估应相信患者的主诉,尊重患者表达的自身疼痛程度,不要主观臆断(详见疼痛评估及干预制度)。

5.1.5　社会心理评估:包括目前的精神心理症状(如焦虑、抑郁或愤怒)、精神紊乱、人格特征或症状、应对机制及与疼痛的关系等。

5.1.6　多学科合作:诊断遇到困难时,应邀请疼痛相关专业人员及其他相关人员共同商讨,以求不出现误诊和漏诊。

5.2　**治疗**

5.2.1　制订治疗计划:一旦明确诊断,治疗计划的制订要考虑疼痛强度、疼痛类型、基础健康状态、并发症及患者对镇痛效果的期望和对生活质量的要求。

5.2.2　规范化疼痛治疗原则:有效消除疼痛,最大限度地减少不良反应,把疼痛治疗带来的经济负担和心理负担降至最低,全面提高患者的生活质量。

5.2.3　治疗方法:药物治疗、物理治疗、神经阻滞、神经脉冲射频调控等有创治疗和心理治疗等其他多种手段。

5.2.3.1 药物治疗:注意药物配伍禁忌,特别注意患者已经在服用的药物之间的相互作用。向患者详细讲解药物的服用方法,可能出现的不良反应,以及需要患者家属注意的一些细节。对于接受强阿片类药物治疗的患者,还应观察其有无异常行为,如多处方、囤积药物等,以防药物不良应用和非法流失。对不良反应的处理要采取预防为主的原则,绝不能等患者耐受不了时才处理,故镇痛药物与控制不良的药物应合理配伍,同等考虑。

5.2.3.2 神经阻滞等有创疗法。

5.2.3.2.1 治疗前,应向患者及家属交代清楚病情,治疗方法的优缺点及注意事项,认真填写知情同意书,并做好登记工作。

5.2.3.2.2 实施神经阻滞疗法和有创治疗时,必须严格执行无菌操作。急救措施不落实,医师不操作。

5.2.3.2.3 禁止给皮肤或深层组织有感染者或全身严重感染者(菌血症、毒血症、败血症)选用神经阻滞疗法和有创治疗。

5.2.3.2.4 禁止给白血病患者或有出血倾向的患者采用神经阻滞疗法和有创治疗。

5.2.3.2.5 禁止给身体极度虚弱和有严重心力衰竭的患者采用神经阻滞疗法和有创治疗。

5.2.3.2.6 禁止给肿瘤发生在脊髓或椎体的患者行椎管内治疗,禁止给肿瘤患者早期采用神经阻滞镇痛,以免延误病情。

5.2.3.2.7 不轻易采取神经破坏疗法,条件不具备,不追求高难度技术操作。

5.2.3.2.8 恰当地使用糖皮质激素,严格掌握适应证和禁忌证,尤其注意多次使用激素后的累积效应。

5.2.3.3 心理治疗:慢性疼痛患者常伴有焦虑、抑郁等症状,除了给予适当的药物治疗,还应给予恰当的心理治疗,缓解患者的心理压力,树立战胜疼痛的信心,积极配合治疗。

5.2.3.4 重视病因的寻找和治疗:尤其对于多次治疗后效果不好的患者,尤其要注意诊断和治疗是否正确。

5.3 **疼痛控制目标**:疼痛评分≤3 分,24 小时内爆发疼痛次数≤3 次,24 小时需要疼痛治疗药物≤3 次。

5.4 **针对患者/家属的教育**

5.4.1 有效控制慢性疼痛:当疼痛是治疗或检查的预计结果时,应告知患者及家属出现疼痛的可能性及可用于镇痛的选择,如是否使用镇痛泵等。

5.4.2 医务人员均有责任对患者及家属进行有关疼痛的教育,告知出现疼痛时报告疼痛及治疗疼痛的必要性、疼痛的病因及预后、预防和控制的方法、疼痛和病情的关系、疼痛治疗相关风险和费用情况等。

5.4.3 出院指导:对于出院时仍有疼痛的患者,要向患者及家属进行疼痛的病因、疼痛的预防、自我控制疼痛的方法、休息、饮食、止痛药的使用方法和注意事项等教育,并告知复诊随访的时间和指征。

6 流程:无。

7 相关文件

《疼痛评估及干预制度》

8 使用表单:无。

批准人: 签署日期:

审核人: 发布日期:

第六十一节　癌症疼痛诊断治疗规范

文件名称	癌症疼痛诊断治疗规范	文件编号	YY－LC－×××
制定部门	×××	版本号	1.0
生效日期	20××－××－××	页数/总页数	×/××
修订日期	20××－××－××	有效期至	20××－××－××

1　**目的**:确保癌痛患者诊断和治疗的规范化。

2　**范围**:所有癌症疼痛患者。

3　**定义**:癌症疼痛(简称癌痛),即除了癌症本身所引起的疼痛外,还包括癌症转移、治疗所致的副作用、并发症及癌症患者的精神、心理、社会、经济等因素,最终形成一种多因素的、复杂的、甚至是严重的顽固性疼痛。

4　**权责**

　4.1　**医师**:负责癌症疼痛患者的诊断、治疗及宣教。

　4.2　**护士**:协助医师评估及患者宣教,镇痛效果观察,包括疼痛评分及用药不良反应。

5　**内容**

　5.1　**癌痛的诊断**

　　5.1.1　病史采集:包括一般病史,癌痛的发作、性质、强度、分布、持续时间、过程,情感变化,恶化和缓解因素,以及与疼痛伴随的症状(如运动系统、感觉系统和自主神经系统的变化),并了解以前的诊断检查、治疗结果及目前的治疗情况。

　　5.1.2　体格检查:一定要系统、全面、认真进行,包括恰当直接的神经、肌肉、骨骼检查。同时注意检查其他相关系统,不仅要检查癌痛原因,还要评估和记录疼痛对机体的影响,尤其须注意夹杂的非癌痛的慢性疼痛的可能。

　　5.1.3　辅助检查:病情的客观反映,但必须要与病史和体格检查相结合,相互验证、有疑问时,要注意是否夹杂其他的慢性疼痛。

　　5.1.4　疼痛评估:疼痛是一种主观感受。因此,对疼痛程度的评价应相信患者的主诉,应尊重患者表达的自身疼痛程度,不要主观臆断。每次癌病患者来就诊,都应筛查疼痛,进行评估。应用数字评分法和面部表情疼痛评分量表等方法评估疼痛程度。科学的评估是规范化治疗的前提;评估内容包括疼痛部位、疼痛范围、疼痛性质、疼痛程度、疼痛发作的相关因素、疼痛对生活质量的影响、疼痛治疗史、是否阿片类药物耐受等。

　　5.1.5　社会心理评估:包括患者目前的精神心理状态(如焦虑、抑郁或愤怒)、精神紊乱、人格特征或状态、应对机制及癌痛的关系等。

　　5.1.6　多学科合作:诊断遇到困难时,应邀请肿瘤专业及其他相关人员共同商讨,以求不出现误诊和漏诊。

　5.2　**治疗**

　　5.2.1　癌痛治疗目标:优化镇痛(疼痛评分≤2分;爆发性疼痛次数≤2次;开始治疗1日内达到上述目标),优化日常活动,药品不良反应最小,避免不恰当给药,情绪管理良好。

　　5.2.2　制订治疗计划:一旦明确诊断,治疗计划的制订要考虑癌痛强度、基础健康状态、合并疾病,以及患者对镇痛效果的期望、对生活质量的要求,制订治疗方案时,应有患者、相关肿瘤专业及其他相关人员(如其他有影响的人或有资质的心理咨询者)的加入,为患者探讨治疗的目标和结果。

5.2.3　规范化治疗原则:及时有效地消除癌痛,最大限度地减少不良反应,将疼痛治疗带来的经济负担和心理负担降至最低,全面提高患者的生活质量。

5.2.4　治疗方法:病因治疗、药物治疗、神经阻滞治疗和心理治疗等其他多种治疗手段。

　5.2.4.1　病因治疗:治疗癌痛的关键,特别是通过手术或者药物治疗能够治愈的癌症。

　5.2.4.2　药物治疗。

　　5.2.4.2.1　首选无创途径给镇痛药物,如口服、芬太尼透皮贴剂、直肠栓剂、输液泵连续皮下输注等,可依赖患者不同病情和不同需求予以选择。不推荐肌内注射止痛药。

　　5.2.4.2.2　按阶梯给药:指镇痛药物的选择依赖疼痛程度,由轻到重选择不同的镇痛药物。

　　　5.2.4.2.2.1　轻度疼痛:首选第一阶梯非甾体类药物(布洛芬、对乙酰氨基酚、塞来昔布等)。

　　　5.2.4.2.2.2　中度疼痛:选弱阿片类药物(可待因、曲马多等),可合用非甾体类药物或直接选择强阿片类药物。

　　　5.2.4.2.2.3　重度疼痛:选强阿片类药物(吗啡、羟考酮、芬太尼等),可合用非甾体类药物,两类药物合用可增强阿片类药物的止痛效果,减少阿片类药物的用量。

　　　5.2.4.2.2.4　三阶梯用药的同时,可依病情选三环类抗抑郁药或抗惊厥类药物等辅助用药。

　　5.2.4.2.3　按时用药:止痛药物应有规律地按规定时间给予,而不是等患者要求时给予止痛药。必须先测定能控制患者疼痛的剂量,下一次用药应在前一次药效消失前给药。患者出现突发剧烈疼痛时,可按需给予止痛药控制。

　　5.2.4.2.4　个体化给药:阿片类药物理想标准化用药剂量,存在明显的个体化差异,能使疼痛得到缓解的剂量即是正确的剂量。选用阿片类药物,应从小剂量开始,逐渐增加剂量,直到缓解疼痛又无明显不良反应,即为个体化给药。

　　5.2.4.2.5　全身用镇痛药:用于治疗伴随或突发性疼痛。治疗时需考虑加用速效阿片类药物,频繁单次给阿片类药物治疗急性疼痛提示需增加基础阿片类药物。快速滴定时可以皮下注射,极度疼痛可用镇痛泵,非甾体类抗炎药可减少阿片类用量,三环类抗抑郁药对神经病理性疼痛均有较好的利用价值。

　　5.2.4.2.6　阿片类药物:剂量极限,应初始剂量滴定,换药时应等效剂量适当减量,解救剂量为10%～20%的24小时口服剂量。纳洛酮是阿片类药物呼吸抑制的拮抗药。辅助用药有皮质类固醇(地塞米松、泼尼松,症状改善后即用最低有效用药剂量)、抗惊厥药(加巴喷丁、普瑞巴林)、三环类抗抑郁药(阿米替林)、其他类型的抗抑郁药(度洛西汀、文拉法辛)及其他药物(奥氮平、氯胺酮、巴氯芬、苯二氮䓬类)。

　　5.2.4.2.7　骨转移疼痛的治疗:癌症疼痛的最常见原因。放射治疗效果好,并可降低病理性骨折发生,但显效需要一定时间。阿片类＋放疗＋非甾体类＋双磷酸盐类(减少骨吸收)。

5.2.4.2.8 药物配伍禁忌：特别注意和患者已经在服用的药物之间的相互作用。注意向患者讲解药的服用方法、可能出现的不良反应，以及需要患者家属注意的一些细节等。对不良反应的处理要采取"预防为主"的原则，绝不能等患者耐受不了时才处理，故镇痛药与控制不良反应药物应合理配伍，同等考虑。

5.2.4.2.9 注意具体细节：对使用止痛药物的患者，应注意监护，密切观察疼痛缓解程度和不良反应，及时采取必要措施，减少药品的不良反应，提高镇痛效果。

5.2.4.3 神经阻滞疗法。

5.2.4.3.1 治疗前，应向患者及家属交代清楚治疗方法的优缺点及注意事项，认真填写知情同意书，并做好登记工作。

5.2.4.3.2 实施神经阻滞疗法和有创治疗时，必须严格执行无菌操作。急救措施不落实，医师不操作。

5.2.4.3.3 禁止给皮肤或深层组织有感染者或全身严重感染者（菌血症、毒血症、败血症）选用神经阻滞疗法和有创治疗。

5.2.4.3.4 禁止给白血病或有出血倾向的患者采用神经阻滞疗法和有创治疗。

5.2.4.3.5 禁止给身体极度虚弱患者和有严重心力衰竭的患者采用神经阻滞疗法和有创治疗。

5.2.4.3.6 禁止给肿瘤发生在脊髓或椎体的患者行椎管内治疗；禁止给肿瘤患者早期采用神经阻滞镇痛，以免延误病情。

5.2.4.3.7 不轻易采取神经破坏疗法，只有对于难治性癌痛才考虑神经毁损疗法；条件不具备，不追求高难度技术操作。

5.2.4.4 心理治疗：癌痛患者常伴有焦虑、抑郁等症状，除了给予适当的药物治疗，还应给予恰当的心理治疗，缓解患者的心理压力，帮助患者树立战胜疼痛的信心，积极配合治疗。

5.2.4.5 多学科协作和多模式镇痛：对于难治性癌痛，需要联合肿瘤科、放疗科、疼痛科、麻醉科等其他科室，共同商讨治疗方案；不单一增加阿片类止痛药物，需要联合其他药物和包括放疗在内的其他治疗手段的多模式镇痛方案，才能消除或减轻患者疼痛。

6 流程

6.1 短效阿片类药物滴定流程

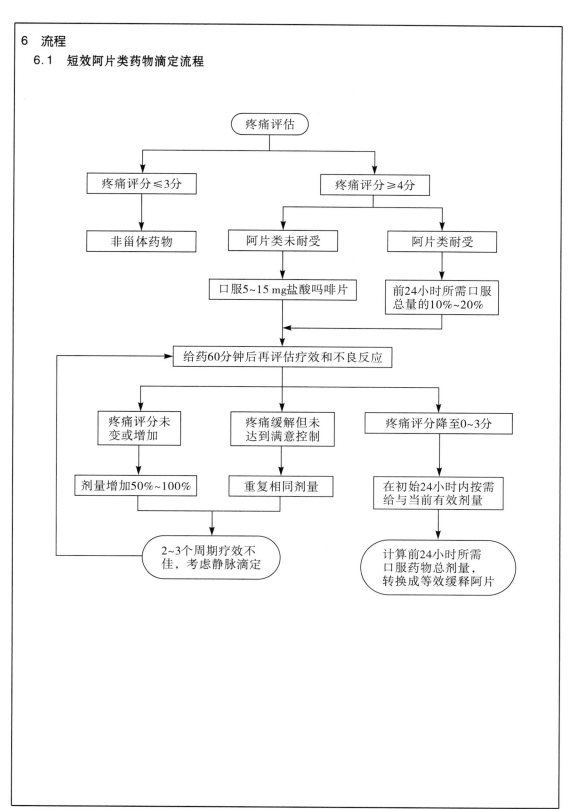

6.2 以缓释阿片类药物为背景用药的滴定流程

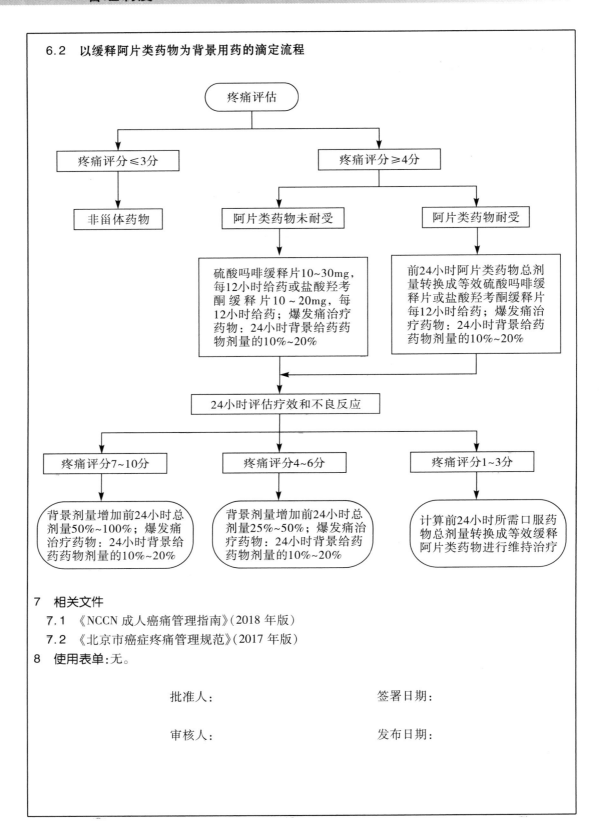

7 相关文件

7.1 《NCCN 成人癌痛管理指南》(2018 年版)

7.2 《北京市癌症疼痛管理规范》(2017 年版)

8 使用表单:无。

批准人: 签署日期:

审核人: 发布日期:

第六十二节　分娩镇痛诊断治疗规范

文件名称	分娩镇痛诊断治疗规范	文件编号	YY－LC－×××
制定部门	×××	版本号	1.0
生效日期	20××－××－××	页数/总页数	×/××
修订日期	20××－××－××	有效期至	20××－××－××

1　**目的**:减轻阴道顺产分娩疼痛,提高孕产妇分娩过程中的舒适感和满意度。

2　**范围**:适用于产科病区。

3　**定义**:分娩镇痛指孕妇分娩过程中,采取措施减少孕妇疼痛,减弱孕妇的耗氧量和能耗量,通过分娩镇痛,孕妇可以在微弱疼痛甚至无痛中生产。

4　**权责**

　4.1　**产科主任**:制订分娩镇痛服务计划。

　4.2　**产科护士长**:管理病区护理服务,协调病区护士、产妇、助产士的工作,指导护士正确执行医嘱及各项护理技术操作。

　4.3　**产科医师**:负责分娩镇痛计划的实施,完成分娩镇痛孕妇的诊断和治疗,认真执行科室制度。

　4.4　**产科护士**:认真执行各项护理制度和技术操作规程,助产士正确执行医嘱,准确及时地完成各项护理工作,做好接产工作及产后护理工作。

　4.5　**麻醉医师**:与产科医师、助产士配合,完成分娩镇痛工作。

5　**内容**

　5.1　**分娩疼痛评分**

　　5.1.1　评分标准:数字评分法结合 Wong－Baker 面部表情量表评分法。

　　5.1.2　疼痛评分 <7 分,护理措施减痛。

　　5.1.3　疼痛评分≥7 分,护士报告医师后,医师根据孕妇意愿进行分娩镇痛。

　5.2　**分娩镇痛的指征**

　　5.2.1　疼痛评分≥7 分。

　　5.2.2　疼痛评分 <7 分,但孕妇要求分娩镇痛。

　　5.2.3　拟行阴道顺产的孕妇,无阴道顺产禁忌证,已临产(有规律宫缩,宫口≥3 cm)。

　　5.2.4　孕妇生命体征平稳,无明显内科合并症,血分析、凝血功能无明显异常。

　5.3　**分娩镇痛的方法**

　　5.3.1　导乐分娩。

　　5.3.2　区域阻滞镇痛,即硬膜外麻醉。

　5.4　**分娩镇痛的工作时间**:7 日×24 小时。

　5.5　**分娩镇痛目标**:疼痛评分 <3 分。

　5.6　**与其他部门的合作**:有分娩镇痛的需求时,及时联系麻醉科医师,确保分娩镇痛能及时进行。

6　**流程**:阴道顺产分娩镇痛工作流程。

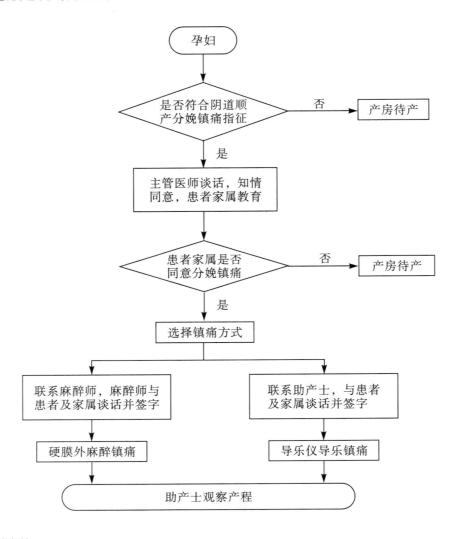

7　**相关文件**

7.1　《部门服务计划管理制度》

7.2　《美国妇产科医师学会"2017 产科镇痛和麻醉实践指南"解读》

8　**使用表单**:无。

批准人:　　　　　　　　　　　签署日期:

审核人:　　　　　　　　　　　发布日期:

第六十三节 护理分级管理制度

文件名称	护理分级管理制度	文件编号	YY－LC－×× ×
制定部门	×× ×	版本号	1.0
生效日期	20×× － ×× － ××	页数/总页数	×/××
修订日期	20×× － ×× － ××	有效期至	20×× － ×× － ××

1 **目的**:根据患者病情和(或)生活自理能力,确定实施护理的级别,提升护理质量,保障患者安全。

2 **范围**:全院住院患者。

3 **定义**:护理分级是指患者在住院期间,医务人员根据患者病情和(或)生活自理能力进行评定而确定的护理级别,共分为四个级别:特级护理、一级护理、二级护理和三级护理。临床护士应实施与病情相适应的护理服务,保障患者安全,提高护理质量。

4 **权责**

4.1 **医师**:根据护理分级标准开具医嘱。

4.2 **护士**:根据医嘱,实施不同的护理措施。

4.3 **质量控制科**:对医师开具的护理级别进行督查。

4.4 **护理部**:对护理分级措施的落实情况进行督查。

5 **内容**

5.1 **护理分级方法**

5.1.1 患者入院后,由医师根据患者病情严重程度确定病情等级。

5.1.2 医师采用 Barthel 指数评定量表,对日常生活活动能力进行评定。根据患者 Barthel 指数总分,将自理能力分为重度依赖、中度依赖、轻度依赖及无须依赖四个等级。

5.1.3 医师依据病情等级和(或)自理能力等级,确定对患者的护理分级。

5.1.4 医师根据患者的病情和(或)自理能力的变化动态调整患者护理分级。

5.2 特级护理及一、二、三级护理在电脑信息系统分别设有相应标识,特级护理为红色标识,一级护理为褐色标识,二级护理为绿色标识,三级护理为蓝色标识。

5.3 临床护士应根据患者的护理分级和医师制订的诊疗计划,为患者提供护理服务。

5.4 应根据患者护理分级安排具备相应能力的护士。

5.5 **各级护理服务内容**

5.5.1 特级护理。

5.5.1.1 分级依据:符合以下情况之一,可确定为特级护理。

5.5.1.1.1 维持生命,实施抢救性治疗的重症监护患者。

5.5.1.1.2 病情危重,随时可能发生病情变化需要进行监护、抢救的患者。

5.5.1.1.3 各种复杂或大手术后的患者、严重创伤或大面积烧伤的患者。

5.5.1.2 护理要求。

5.5.1.2.1 严密观察患者病情变化,监测生命体征。

5.5.1.2.2 根据医嘱,正确实施治疗、给药措施。

5.5.1.2.3 根据医嘱,准确测量出入量。

5.5.1.2.4 根据患者病情,正确实施基础护理和专科护理,如口腔护理、压力性损伤护理、气道护理及管路护理等,实施安全措施。

5.5.1.2.5 保持患者的舒适和功能体位。

5.5.1.2.6 实施床旁交接班。

5.5.2 一级护理。

5.5.2.1 分级依据:符合以下情况之一,可确定为一级护理。

5.5.2.1.1 病情趋向稳定的重症患者。

5.5.2.1.2 病情不稳定或随时可能发生变化的患者。

5.5.2.1.3 手术后或治疗期间需要严格卧床的患者。

5.5.2.1.4 自理能力重度依赖的患者。

5.5.2.2 护理要求。

5.5.2.2.1 每小时巡视患者,观察患者病情变化。

5.5.2.2.2 根据患者病情,测量生命体征。

5.5.2.2.3 根据医嘱,正确实施治疗、给药措施。

5.5.2.2.4 根据患者病情,正确实施基础护理和专科护理,如口腔护理、压力性损伤护理、气道护理及管路护理等,实施安全措施。

5.5.2.2.5 提供护理相关的健康指导。

5.5.3 二级护理。

5.5.3.1 分级依据:符合以下情况之一,可确定为二级护理。

5.5.3.1.1 病情趋向稳定或未明确诊断前,仍需观察,且自理能力轻度依赖的患者。

5.5.3.1.2 病情稳定,仍需卧床,且自理能力轻度依赖的患者。

5.5.3.1.3 病情稳定或处于康复期,且自理能力中度依赖的患者。

5.5.3.2 护理要求。

5.5.3.2.1 每2小时巡视患者,观察患者病情变化。

5.5.3.2.2 根据患者病情,测量生命体征。

5.5.3.2.3 根据医嘱,正确实施治疗、给药措施。

5.5.3.2.4 根据患者病情,正确实施护理措施和安全措施。

5.5.3.2.5 提供护理相关的健康指导。

5.5.4 三级护理。

5.5.4.1 分级依据:病情稳定或处于康复期,且自理能力轻度依赖或无须依赖的患者,可确定为三级护理。

5.5.4.2 护理要求。

5.5.4.2.1 每3小时巡视患者,观察患者病情变化。

5.5.4.2.2 根据患者病情,测量生命体征。

5.5.4.2.3 根据医嘱,正确实施治疗、给药措施。

5.5.4.2.4 提供护理相关的健康指导。

6 流程:无。

7 相关文件

7.1 《住院患者基础护理服务项目(试行)》

7.2 《中华人民共和国卫生行业标准护理分级(WS/T 431 – 2013)》

7.3 《综合医院分级护理指导原则(试行)》

8　使用表单

8.1 《特级护理住院患者基础护理服务项目》

8.2 《一级护理住院患者基础护理服务项目》

8.3 《二级护理住院患者基础护理服务项目》

8.4 《三级护理住院患者基础护理服务项目》

8.5 《分级护理巡回记录单》

　　　　　　　批准人：　　　　　　　　　签署日期：

　　　　　　　审核人：　　　　　　　　　发布日期：

附件 1

特级护理住院患者基础护理服务项目

文件编号:BD－HL－×××　　版本号:1.0

项目	项目内涵	备注
一、晨间护理	1.整理床单位	每日一次
	2.面部清洁和梳头	
	3.口腔护理	
二、晚间护理	1.整理床单位	每日一次
	2.面部清洁	
	3.口腔护理	
	4.会阴护理	
	5.足部清洁	
三、对非禁食患者协助进食/水		
四、卧位护理	1.协助患者翻身及有效咳嗽	每2小时一次
	2.协助床上移动	必要时
	3.压力性损伤预防及护理	
五、排泄护理	1.失禁护理	需要时
	2.床上使用便器	
	3.留置尿管护理	每日两次
六、床上温水擦浴		必要时
七、其他护理	1.协助更衣	需要时
	2.床上洗头	每周一次
	3.指/趾甲护理	需要时
八、患者安全护理		

附件2

一级护理住院患者基础护理服务项目

文件编号:BD-HL-××× 版本号:1.0

项目	项目内涵	备注
一、晨间护理	1.整理床单位	每日一次(协肋)
	2.面部清洁和梳头	
	3.口腔护理	
二、晚间护理	1.整理床单位	每日一次
	2.面部清洁	
	3.口腔护理	
	4.会阴护理	
	5.足部清洁	
三、对非禁食患者协助进食/水		
四、卧位护理	1.协助患者翻身及有效咳嗽	每2小时一次
	2.协助床上移动	必要时
	3.压力性损伤预防及护理	
五、排泄护理	1.失禁护理	需要时
	2.床上使用便器	
	3.留置尿管护理	每日两次
六、床上温水擦浴		需要时
七、其他护理	1.协助更衣	需要时
	2.床上洗头	每周一次
	3.指/趾甲护理	需要时
八、患者安全护理		

附件3

二级护理住院患者基础护理服务项目

文件编号:BD－HL－×××　版本号:1.0

A. 患者生活部分自理		
项目	项目内涵	备注
一、晨间护理	1. 整理床单位	每日一次（协助）
	2. 协助面部清洁和梳头	
二、晚间护理	1. 协助面部清洁	每日一次
	2. 协助会阴护理	
	3. 协助足部清洁	
三、对非禁食患者协助进食/水		
四、卧位护理	1. 协助患者翻身及有效咳嗽	每2小时一次
	2. 协助床上移动	必要时
	3. 压力性损伤预防及护理	
五、排泄护理	1. 失禁护理	需要时
	2. 床上使用便器	
	3. 留置尿管护理	每日两次
六、床上温水擦浴		每2~3日一次
七、其他护理	1. 协助更衣	需要时
	2. 协助洗头	需要时协助
	3. 协助指/趾甲护理	
八、患者安全护理		
B. 患者生活完全自理		
项目	项目内涵	备注
一、整理床单元		每日一次
二、患者安全管理		

附件4

三级护理住院患者基础护理服务项目

文件编号:BD-HL-×××　版本号:1.0

项目	项目内涵	备注
一、整理床单元		每日一次
二、患者安全管理		

附件 5

分级护理巡回记录单

文件编号:BD – HL – ×××　版本号:1.0

科室:　　　　　　姓名:　　　　　出生年月日:

病案号:　　　　　性别:　　　　　年龄:　　　　床号:　　　护理级别:

日期	巡视时间	卧位			病情观察	签名	备注
		左侧卧	右侧卧	平卧			

第六十四节　医师值班与交接班制度

文件名称	医师值班与交接班制度	文件编号	YY－LC－×××
制定部门	×××	版本号	1.0
生效日期	20××－××－××	页数/总页数	×/××
修订日期	20××－××－××	有效期至	20××－××－××

1　目的:使临床医师(技师)之间能安全有效地进行信息沟通,保证医疗工作的连续性,确保患者安全。

2　范围:全院医师(技师)。

3　定义:无。

4　权责

  4.1　**值班医师**:准确、完整交接患者信息,坚守岗位,履行岗位职责。

  4.2　**医务处**:建立医师值班与交接班制度及交接用标准化表格,并督导检查。

5　内容

  5.1　各科室必须设有值班医师。值班医师必须本着严肃认真的态度和对患者高度负责的精神坚守岗位,履行职责,严禁擅离职守,以确保医疗工作连续有效地进行。

  5.2　值班医师必须具备独立处理医疗突发事件的能力。未取得执业资格的医师不得独立承担值班任务。医院在职轮转医师必须经所在科室带教并考核合格,经科室主任同意后方可独立值班。

  5.3　临床科室设一线班、二线班、三线班,一线医师、二线医师必须在病区留宿,三线医师必须保证值班时间内通信工具畅通有效,随叫随到,若延误抢救诊疗,将予以严肃处理。医技科室根据工作需要安排相应数量的值班人员。

  5.4　住院病区每日至少交接班两次,其中每日晨会集体交接班一次。交接班患者范畴为新入院(转入)患者、危重患者、被抢救患者、自残或伤人患者、接受有创检查或手术的患者、危急值需要追踪的患者及其他需要特别注意的患者。

  5.5　晨会交接班时,值班医师应详细汇报新入院、手术、危重、抢救、特殊检查和治疗等患者的病情变化、转归处理等情况。对于危重患者,还应做到床旁交接班。科室主任应予以讲评,布置工作。

  5.6　交接班记录按月装订成册,科室主任定期检查并审核签名,科室妥善保存至少5年。

  5.7　医务处每月对临床、医技科室排班情况进行督导检查,严禁安排没有资质的医师值班。

  5.8　**值班要求**

    5.8.1　医师应严格按照科室医师排班表轮流值班,杜绝出现一人多岗。如确有特殊情况需要调班换班者,须经科室主任同意后,在医师排班表上注明。

    5.8.2　值班医师值班期间不得擅自离岗;因工作需要暂时离开岗位的,应向上级医师及值班护士说明去向、联系方式及大致返回的时间。下一班医师未到,上一班医师不得离开岗位。

    5.8.3　准时交接班,对于危重患者、四级手术患者进行床边交接并及时请示汇报。

5.9　值班医师职责

5.9.1　临床值班医师负责值班期间全科临时性的医疗处置、急危重症患者的观察和治疗、紧急会诊、新入院患者的诊疗及首次病程记录书写等,同时应协助值班护士做好病区管理工作。医技科室值班医师(技师)应做好本专业所负责的各项检查、检验工作(如 X 线、CT、MRI、各种化验检查等),以保证配合临床诊疗需要。

5.9.2　住院患者被分派给其他值班医师管理时,主管医师应对所有患者进行口头交接,尤其是重点患者的病情与相应的处理措施。值班医师接班后必须巡视查房,了解患者情况,根据病情变化和处理工作,及时做好值班期间的病程记录,记录时应注明时间。

5.9.3　各班交接班内容按照标准化方式进行(ISBAR)。

5.9.3.1　身份(identification,I):患者的住院号、床号、姓名、出生年月日/年龄。

5.9.3.2　病情(situation,S):入院诊断、病情变化趋势、主要病情变化情况,包括变化、何时开始、严重程度等。

5.9.3.3　背景(background,B):既往史、用药情况、手术情况、特殊治疗情况、特殊检查结果。

5.9.3.4　评估(assessment,A):本班患者出现特殊情况的处理过程及其他重要临床症状,最近一次的生命体征数据、检查结果(包括检查结果与之前的比较)、目前已经进行的评估或需要追踪的检查结果。

5.9.3.5　建议(recommendation,R):针对评估内容,建议后续处理措施及方向,可能发生危急事件的预防、对策、建议等。

5.9.4　临床值班医师原则上次日晨会交接班后照常参加查房、手术等日常工作,结束后方可休息。医技科室值班休息可根据本科室具体情况给予安排。

5.9.5　发生突发事件、医疗纠纷或患者病情出现较大变化时,值班医师应立即向上级医师及科主任汇报,必要时向医务处(工作时间)或医院总值班(非工作时间)汇报并做好各项记录。

6　流程:无。

7　相关文件:无。

8　使用表单

8.1　《＿＿＿＿＿＿科医师 ISBAR 交接班记录单》

8.2　《＿＿＿＿＿＿科医师排班表》

批准人:　　　　　　　　　　　　签署日期:

审核人:　　　　　　　　　　　　发布日期:

附件 1

日期:　　年　　月　　日

___科医师 ISBAR 交接班记录单

文件编号:BD - YW - ×××　版本号:1.0

原住:___人　现住:___人　出院:___人　入院:___人　病危:___人　病重:___人　转人:___人　转出:___人　手术:___人　死亡:___人

身份(I)					病情(S)	背景(B)	评估(A)	建议(R)
住院号	床号	姓名	性别	出生年月日 / 年龄	主诉,入院诊断	既往史(用药情况、手术情况、特殊治疗情况、特殊检查结果)	本班患者出现特殊情况的处理过程及其他重要临床症状,最近一次的生命体征数据、检查结果,目前已经进行的评估或需要追踪的检查结果	对评估内容、建议后续处理措施及方向

注:交接班患者范畴为新入院(转入)患者、危重患者、抢救患者、自残或伤人、接受有创检查或手术的患者、危急值需要追踪的患者,其他需要特别注意的患者

交班时间:___年___月___日___时___分　交班者:___　接班者:___

接班时间:___年___月___日___时___分　接班者:___

附件2

____科医师排班表

文件编号:BD - YW - ××× 版本号:1.0

姓名	月 日 星期一	月 日 星期二	月 日 星期三	月 日 星期四	月 日 星期五	月 日 星期六	月 日 星期日

排班者签名:____   排班日期:____年____月____

第六十五节 护士值班与交接班制度

文件名称	护士值班与交接班制度	文件编号	YY－LC－×××
制定部门	×××	版本号	1.0
生效日期	20××－××－××	页数/总页数	×/××
修订日期	20××－××－××	有效期至	20××－××－××

1 **目的**:规范患者交接过程中护理人员之间的有效沟通,保障护理工作的整体性、连续性与安全性。

2 **范围**:临床各科室护理人员。

3 **定义**

3.1 **护士值班**:临床护士夜间、周末及节假日的值班。

3.2 **护士交接班**:当班护士在结束其工作时间时,将患者的病情、治疗、护理要点交代给接班护士。

4 **权责**

4.1 **护士**:坚守岗位,履行职责,保证各项治疗护理工作准确及时进行。

4.2 **护士长**:合理排班,参加每个工作日早上的交接班,对危重、抢救、大手术的护理进行指导。

5 **内容**

5.1 **值班**

5.1.1 医院各临床科室和急诊科实行24小时轮班或弹性排班。

5.1.2 值班人员应严格遵照医嘱,各项治疗和护理必须认真履行查对制度和无菌技术操作规范。

5.1.3 服从护士长安排,未经护士长同意,护士不得擅自调换班次。

5.1.4 严格按分级护理要求巡视患者,发现病情变化,在职责范围内给予处置,并向值班医师反映;若遇重大问题,及时向护士长、科室主任和总值班汇报。

5.1.5 未取得执业证书或已取得执业证书但未变更执业地点的护士,如进修护士、研究生、实习学生等,不得单独值班。

5.1.6 护理单元在正常科学合理排班的情况下,设立二线班。二线班人员必须保持电话24小时畅通,接到电话后半小时内到位。一线值班护士在值班期间突遇护理工作量骤增而难以应对时,通知二线班协助完成相应工作,保证护理安全及工作质量。

5.2 **交接班**

5.2.1 每班必须按时交接班,接班者提前15分钟到病区,阅读交班记录及相关护理文书;交接物品,并在物品交接本上签全名。在接班者未到时,交班者不得离开岗位。

5.2.2 交班者必须在交班前完成各项记录及本班各项工作,处理好用过的物品。如遇特殊情况未完成工作,必须详细向下一班交代,并与接班者共同做好工作方可离开。

5.2.3 交班形式分为口头交班、书面交班和床边交班。

5.2.3.1 **口头交班**:本班医嘱执行情况、各种处置完成情况等。

5.2.3.2 **书面交班**:病区内危重患者、手术患者、新入患者及特殊患者等。

5.2.3.3 **床边交班**:所有患者均须床头交接班。交班中发现病情、治疗器械、物品交代不清,应立即查问。接班时发现问题,应由交班者负责;接班后如因交班不清,发生不良事件或物品遗失,应由接班者负责。

5.2.4 每日晨集体交接班,由夜班护士宣读交班报告,护士长交代有关事宜及进行简单工作讲评,时间不宜超过 15 分钟。早交班后护士长带领当日在班护士共同查看病房,查看患者病情及病房管理情况。

5.2.5 交班内容

5.2.5.1 住院患者总人数、出入院人数、转科人数、转院人数、分娩人数、手术人数、死亡人数。

5.2.5.2 医嘱执行情况、各种检查及处置完成情况;对尚未完成的工作,也应向接班者交代清楚。

5.2.5.3 新入院患者、危重患者、被抢救患者、自残或伤人患者、大手术前后或有特殊检查处置的患者、病情变化及思想情绪波动的患者的病情。

5.2.5.4 常用毒、麻、限、剧药品、急救药品、贵重药品和其他医疗器械与用品的数量与工作状态等。

5.2.5.5 交班、接班者共同巡视检查病房,是否达到清洁、整齐、安静的要求及各项制度落实情况。

6 流程:无。

7 相关文件:无。

8 使用表单

8.1 《护理 ISBAR 交接班记录单》

8.2 《急诊科护理 ISBAR 交接班记录单》

8.3 《门诊部护理 ISBAR 交接班记录单》

8.4 《手术室护理 ISBAR 交接班记录单》

8.5 《血液净化室护理 ISBAR 交接班记录单》

批准人: 　　　　　　　签署日期:

审核人: 　　　　　　　发布日期:

附件 1

护理 ISBAR 交接班记录单

文件编号:BD－HL－×××　版本号:1.0

日期:＿＿＿年＿＿＿月＿＿＿日

原住:＿人　现住:＿人　出院:＿人　入院:＿人　手术:＿人　一级护理:＿人　危重/抢救:＿人　转入:＿人　转出:＿人　死亡:＿人

身份(I)				病情(S)	背景(B)	评估(A)	建议(R)	特别提醒	交班时间	交班者	接班时间	接班者
床号	姓名	出生年月日/年龄	状态	患者主要诊断手术名称	既往史、手术史、过敏史、用药史等	本班患者手术、检查、检验、其他特殊情况及处理过程、生命体征、疼痛评分、各类阳性护理评分结果、静脉用药	后续处理措施及方向					

出院(床号、姓名、出生年月日、出院时间)　　其他

注:交接班患者范畴包括新入院(转入)患者、危重患者、抢救患者、自残或伤人、接受有创性检查、处置或手术的患者、危急值需要追踪的患者,其他需要特别注意的患者

附件 2

急诊科护理 ISBAR 交接班记录单

文件编号:BD－HL－××× 版本号:1.0

日期：_____年_____月_____日

原留观：___人 现留观：___人 清创手术：___人 抢救：___人 危重：___人 收入院：___人 死亡：___人

身份(I)			现病情(S)	背景(B)	评估(A)	建议(R)	特别提醒	交班时间 交班者	接班时间 接班者
床号	姓名	出生年月日/年龄 状态	患者主要诊断手术名称	既往史、手术史、过敏史、用药史等	本班患者手术、检查、检验,其他特殊情况及处理过程,各类阳性护理评分结果,疼痛评分,生命体征,静脉用药	后续处理措施及方向			

注：交接班患者范畴包括危重患者,留观患者,清创缝合患者,死亡患者,收住院患者及其他需要特别注意的患者

附件3

门诊部护理 ISBAR 交接班记录单

文件编号:BD－HL－×××　版本号:1.0

日期:＿＿＿年＿＿＿月＿＿＿日

各诊室安全情况（水、电等安全）	
退号情况及处理	＿＿共＿＿例
＿＿月＿＿日门诊预约	＿＿共＿＿例
＿＿月＿＿日专家信息	今日出诊:　　　　　今日停诊:
特殊情况（突发事件，各诊室出诊情况如有缺勤及时汇报处理等）	

门诊患者特殊事项交接记录:□无　□有

身份（I）		病情（S）	背景（B）	评估（A）	建议（R）
患者姓名	出生年月日	患者主要诊断	门诊就诊时间、诊疗号、科室、开单医生	预约时间	处理意见

交班者:　　　　　　　　接班者:

联系方式	交班时间	接班时间
交班者	接班者	

注:交接班范畴包括各诊室安全情况、退票情况及处理、门诊预约、专家信息、特殊情况（突发事件，各诊室出诊情况如有缺勤及时汇报处理等）

附件 4

手术室护理 ISBAR 交接班记录单

文件编号：BD – HL – ×××　　版本号：1.0

日期：_____年_____月_____日

手术总数：___人	择期：___	急诊：___人	门诊：___	危重/抢救：___人	死亡：___人

各科手术情况	科室	急诊	择期	人	科室	急诊	择期	人	科室	急诊	人	备注

身份（I）				病情（S）	背景（B）	评估（A）	建议（R）	特别提醒	交班者	接班者
科别	姓名	出生年月日	年龄	患者主要诊断手术名称	既往史,手术史,过敏史,用药史等	本班患者手术、检查、检验,其他特殊情况及处理过程,生命体征,疼痛评分,各类阳性护理评分结果,静脉用药	后续处理措施及方向		交班时间	接班时间

注：交接班患者范畴包括重大手术、危重患者、被抢救患者、自残或伤人、危急值需要追踪的患者、其他需要特别注意的患者

附件 5

血液净化室护理 ISBAR 交接班记录单

文件编号:BD – HL – ××× 版本号:1.0

日期:_____年_____月_____日

| 透析总人数: 人 | 规律透析 | 早班: 人
中班: 人 | 住院 | 早班: 人
中班: 人 | 急诊 | 早班: 人
中班: 人 | 死亡 | 早班: 人
中班: 人 | 内瘘 | 早班: 人
中班: 人 |
| | 连续性血液净化 | 早班: 人
中班: 人 | 血液透析 | 早班: 人
中班: 人 | 血液透析滤过 | 早班: 人
中班: 人 | 血液灌流 | 早班: 人
中班: 人 | 导管 | 早班: 人
中班: 人 |

身份(I)			病情(S)	背景(B)	评估(A)	建议(R)	特别提醒	交班者	交班时间	接班者	接班时间
病案号/透析号	姓名	出生年月日 / 年龄	患者主要诊断手术名称	既往史、手术史、过敏史、用药史等	本班患者手术、检查、检验、其他特殊情况及处理过程,生命体征、疼痛评分、各类阳性护理评估评分结果、静脉用药	后续处理措施及方向					

注:交接班患者范畴包括危重患者、抢救患者、住院患者、急诊患者、连续性血液净化、危急值需要追踪的患者,发生并发症患者(低血压、低血糖、肌肉痉挛、恶心呕吐、头痛、胸痛、背痛、心律失常、溶血、空气栓塞、发热、透析器破膜、体外循环凝血)及其他需要特别注意的患者

第六十六节　查对制度

文件名称	查对制度	文件编号	YY－LC－××
制定部门	×××	版本号	1.0
生效日期	20××－××－××	页数/总页数	×/××
修订日期	20××－××－××	有效期至	20××－××－××

1　**目的**:确保患者得到正确的治疗和护理,保障患者安全,提高护理质量及患者满意度。

2　**范围**:医嘱、给药、输血、手术、交接、标本采集、各种治疗及发放饮食等环节。

3　**定义**:查对是指在给药、输血、手术、有创操作、检查、治疗及发放饮食时,对患者身份及执行治疗、护理的相关信息的核对。

4　**权责**

4.1　**医师、技师、护士**:在执行各项治疗、检查、护理等工作时,必须执行《查对制度》。

4.2　**科室主任、护士长**:对《查对制度》的落实情况进行监管。

4.3　**医务处、护理部**:对《查对制度》的执行情况进行督查。

5　**内容**

5.1　**医嘱查对**

5.1.1　医师开具医嘱、处方或进行诊疗时,应查对患者姓名、出生年月日、病案号(门诊 ID 号)、性别、床号等信息。

5.1.2　执行医嘱时,值班护士必须认真阅读医嘱内容,对有疑问的医嘱必须与医师确认,无误后打印各种执行卡(单)。

5.1.3　处理医嘱,应做到班班查对。

5.1.4　处理医嘱者及查对者,均应签全名。临时医嘱执行者,要记录执行时间。

5.1.5　所有医嘱须经核对无误后方可执行,特殊医嘱须有第二人核对后方可执行。

5.1.6　抢救患者时,医师下达口头医嘱,按《医嘱执行制度》执行。

5.1.7　护士长每周查对医嘱两次。

5.2　**服药、注射、处置查对**

5.2.1　服药、注射、处置前必须严格执行"三查十一对"制度。"三查",即操作前查、操作中查、操作后查;"十一对",即对姓名、出生年月日、病案号(门诊 ID 号)、床号、药名、剂量、浓度、时间、用法、有效期及腕带)。

5.2.2　备药前要检查药品质量,注意水剂、片剂有无变质;安瓿、针剂有无裂痕,注意有效期和批号,溶液有无沉淀、浑浊、絮状物等(必须在振动后观察)。若质量不符合要求、有疑问、无标签或标签不清者,一律不得使用。

5.2.3　摆药后必须经第二人核对后方可执行。

5.2.4　口服药应协助患者服用后,方可离开。

5.2.5　易致过敏药物,如青霉素、头孢类等,给药前必须询问有无过敏史,检查皮试结果,皮试阴性方可应用;若皮试阳性,禁止应用,并在病历牌、腕带、患者床头上予以标识。对于存在个体差异、易引起过敏反应的药物,也必须在用药前询问患者有无过敏史,如磺胺类药物等。使用毒麻药品、精神类药品及高危药品时,要经过双人核对,用后保留安瓿。

5.2.6 多种药物同时应用时,必须注意药物配伍禁忌。

5.2.7 发药、注射时,如患者提出疑问,应及时查对,无误方可执行。

5.2.8 严格执行《患者身份识别制度》。

5.3 输血查对

5.3.1 血样采集查对。

5.3.1.1 采血前必须确认患者信息,将专用标签贴于试管。

5.3.1.2 医务人员采集标本时,首先核对医嘱与输血申请单上的姓名、出生年月日、病案号,再用输血申请单分别与患者腕带和采血试管标签核对科别、姓名、出生年月日、病案号、床号等项目名称,信息完全相符后再次询问患者姓名。

5.3.1.3 抽血时如有疑问,不能在错误的输血申请单和标签上直接修改,应重新核对,确认无误后重新填写(打印)输血申请单及标签。

5.3.1.4 采血后,向试管内注入血液时再次核对试管信息,并询问患者姓名、出生年月日,查对患者腕带,请患者或家属确认。

5.3.1.5 有2人以上患者需同时配血时,应做到"一人一次一单一管"。

5.3.1.6 医务人员将血样标本送至输血科,与输血科工作人员当面共同核对患者相关信息。

5.3.2 发血取血查对。

5.3.2.1 血型鉴定和交叉配血试验,输血科工作人员要"双查双签",一人工作时要重做一次。

5.3.2.2 发血时,输血科工作人员要与取血人共同查对输血申请单与配发血单上的科别、姓名、出生年月日、病案号、床号、年龄、血型、交叉配血试验结果、输血量、血袋号、采血日期、血液质量。发血后,受血者血液标本保留24小时,以备必要时查对。

5.3.2.3 遇有下列情形之一,一律不得发取:标签破损、字迹不清;血袋破损、漏血;血液中有明显的凝块;血浆呈乳糜状或暗灰色;血浆中有明显气泡、絮状物或粗大颗粒;未摇动时血浆层与红细胞的界面不清或交界面上出现溶血;红细胞层呈紫红色;过期或其他需要查证的情况。

5.3.2.4 对血液制品袋包装进行核查:血站的名称及其许可证号、献血者血型、血液品种、血量、采血日期、有效期及时间、储存条件、血袋编号、血液外观。确认无误后注明取血时间并签名。

5.3.3 输血查对。

5.3.3.1 输血前,检查采血日期,血袋有无外渗,血液外观质量,确认无溶血、凝血块,无变质后方可使用。

5.3.3.2 输血时,由两名医务人员(携带病历及输血记录单)共同到患者床旁确认受血者,并核对患者姓名、出生年月日、病案号、床号、性别、年龄、科室、血型、血袋编号、血液成分、血量,核对供血者编号、血液成分、与患者的交叉配血试验结果等。

5.3.3.3 输血后,再次双人核对医嘱及输血信息,并在记录单上签全名;血袋装入黄色医疗废弃物袋内密闭后,及时送回输血科,冷藏保存24小时。

5.4 饮食查对

5.4.1 每日查对医嘱后,核对姓名、出生年月日、床号及饮食种类。

5.4.2 饮食前查对饮食与医嘱是否相符。

5.4.3 开饭时在患者床前再次查对。

5.4.4 对特殊治疗饮食、检查饮食,护士应查对落实。

5.5 手术查对(含介入或有创操作)

5.5.1 接手术患者时,手术室人员应携带《手术患者交接记录单》,与病区责任护士一起查对科别、姓名、出生年月日、病案号、床号、性别、年龄、诊断、手术名称、手术部位及其标志、术前用药、术中用药、病历与资料及术前准备完成情况等。患者交接查对按照《交接管理制度》执行。

5.5.2 手术前遵照《手术安全核查制度》的相关规定进行麻醉师、医师、手术室护士的三方查对。

5.5.3 查对无菌包外信息、包内灭菌指示卡的灭菌情况及手术器械是否符合要求。对使用各种手术体内植入物之前,应对其标示内容与有效期进行逐一核查。使用后将包外信息卡及植入物标签粘贴于《手术清点记录单》上。

5.5.4 凡进行体腔或深部组织手术时,术前与缝合前后必须由主刀医师、器械护士和巡回护士三人清点纱布块、纱布垫、纱(棉)球、器械、缝针数目等;术前清点结束,巡回护士必须复述一遍,确保清点物品数目的准确性。术中临时增加或减少的物品,以同样方法清点、记录。术毕,再清点复核一次,并签名。清点物品数目不符时,不得关闭体腔或交接班。

5.5.5 凡病情需要填入体内的纱布、纱条或内置物等,应详细记录在《手术清点记录单》上,手术医师确认签名,以便取出时核对。

5.5.6 手术取下的标本,由器械护士与手术者核对后,填写病理检验单,并在病理标本登记本上签名后专人送检,并与病理科相关人员核对后分别签名。

5.5.7 用药与输血应按要求进行查对。

5.6 消毒供应中心查对

5.6.1 回收后的器械物品,双人查对名称、数量、初步处理情况及完好程度。

5.6.2 清洗消毒时,查对消毒液的有效浓度、配制时间、浸泡消毒时间。

5.6.3 包装时,查对器械和敷料的名称、数量、质量、干燥度、性能。

5.6.4 灭菌前,查对器械敷料包装规格是否符合要求,装载方法是否正确;灭菌方法的选择是否准确;灭菌器各种仪表、程序控制是否符合标准要求。

5.6.5 灭菌后,查试验包化学指示卡是否变色、有无湿包。植入物及器械是否每次灭菌时进行生物监测。

5.6.6 发放各类灭菌物品时,查对名称、数量、外观质量、灭菌标识等。

5.6.7 随时检查供应室备用的各种无菌包是否在有效期内及保存条件是否符合要求。

5.6.8 一次性使用无菌物品,查对型号、有效期、包装的完好性。

6 **流程**:无。

7 **相关文件**

7.1 《患者身份识别制度》

7.2 《手术安全核查制度》

7.3 《医嘱执行制度》

7.4 《交接管理制度》

8 **使用表单**:无。

批准人:　　　　　　　　　　　　　签署日期:

审核人:　　　　　　　　　　　　　发布日期:

第六十七节 医嘱执行制度

文件名称	医嘱执行制度	文件编号	YY－LC－×××
制定部门	×××	版本号	1.0
生效日期	20××－××－××	页数/总页数	×/××
修订日期	20××－××－××	有效期至	20××－××－××

1 **目的**:规范护理人员执行医嘱过程中的行为,确保护理质量和患者安全。

2 **范围**:具有执业资质的护理人员。

3 **定义**:医嘱是指具有执业资格的医师在医疗活动中下达的医学指令。

  3.1 **长期医嘱**:指有效时间在 24 小时以上、要求护士定期执行的医嘱,包括专科护理常规、护理级别、特别护理、特殊体位、病危或病重、饮食、陪伴人员、药品使用、隔离医嘱、呼吸机医嘱等,长期医嘱在医师注明停止时间后立即失效。

  3.2 **临时医嘱**:指有效时间在 24 小时内、只执行一次的医嘱,包括一次医嘱、即刻医嘱、口头医嘱、电话医嘱和短信医嘱。

    3.2.1 一次医嘱是指非紧急医嘱,在 24 小时内执行的医嘱。

    3.2.2 即刻医嘱是指患者需要紧急处理,在 30 分钟内执行的医嘱。

    3.2.3 口头医嘱是指在抢救、无菌操作(包括手术)时,由于无法直接书写或录入电子医嘱,而通过口头传达方式向护士下达的医嘱,其他情况不允许使用口头医嘱。

    3.2.4 电话医嘱:本院不使用电话医嘱。

    3.2.5 短信医嘱:本院不使用短信医嘱。

4 **权责**

  4.1 **护士**:核对并按要求执行医嘱。

  4.2 **护士长**:对本科室医嘱执行情况进行质控。

  4.3 **护理部**:对全院护理单元医嘱执行情况进行督导。

5 **内容**

  5.1 **人员资质**

    5.1.1 医嘱的开具和停止必须由经医务处核准的、获得本院处方权的执业医师在其授权范围内开具,医师将医嘱直接录入电脑上,护士不能代录医嘱。

    5.1.2 执行医嘱的人员,必须是本院具备注册护士资格的人员,其他人员不得执行医嘱。

  5.2 医师开具医嘱后,护士及时查询接收电脑医嘱信息,并核对医嘱数量、医嘱内容、起始时间、停止时间、给药方式、给药频率、药物浓度等,对可疑医嘱,必须查清确认后方可执行,对明显违反诊疗常规的错误医嘱及遗漏的医嘱,护士有责任及时通知医师进行更改。

  5.3 护士执行医嘱时要打印执行单,执行后在执行单上签全名及时间,因某些特殊原因使一些医嘱无法执行时(如患者拒绝执行、患者临时离院等),护士即刻向主管医师报告,并在护理记录单中记录,必要时向接班护士交班。

  5.4 医嘱执行遵循"先急后缓,先临时医嘱、后长期医嘱"的原则。按照"查对—确认—生成—打印各种执行单—执行"处理医嘱,每班确认所有医嘱在本班内处理完毕。

5.5　护士执行输血医嘱时必须双人进行核对,在输血护理记录单上双签名。

5.6　药物过敏试验由护士执行并判断结果,将结果及药物批号录入临时医嘱单中,用"＋"表示"过敏","－"表示"不过敏"。怀疑阳性时,执行者应请复核者共同判定,必要时以0.9%氯化钠注射液进行对照试验。若患者拒绝做对照试验,按阳性对待。执行者如实记录在患者护理记录单上。

5.7　若发生网络瘫痪时,应按照《信息系统应急预案》执行。

5.8　一般情况下,护士不执行医生口头医嘱,急救时除外。具体执行办法参照《医嘱执行制度》。

5.9　医嘱应每班查对,中夜班查对当日医嘱,每周由护士长组织总查对至少2次。

5.10　按时执行医嘱,口服药按时按次送发,确定患者服下后离开。

5.11　手术患者或产妇分娩后,要停止术前或产前医嘱,重新执行术后或产后医嘱。

5.12　凡需下一班护士执行的临时医嘱,需严格交班。

5.13　如遇紧急情况,为抢救垂危患者生命,护士可采取必要的紧急救护措施。

5.14　执行各项给药医嘱时,参照以下时间要求进行:

　5.14.1　用药时间(±1小时)。

　　5.14.1.1　每日1次给药时间为08:00。

　　5.14.1.2　每日2次给药时间为08:00、16:00。

　　5.14.1.3　每日3次给药时间为08:00、12:00、16:00。

　　5.14.1.4　每日4次给药时间为08:00、12:00、16:00、20:00。

　　5.14.1.5　睡前给药时间为20:00。

　　5.14.1.6　每4小时一次给药时间为08:00、12:00、16:00、20:00、00:00、次日04:00。

　　5.14.1.7　每6小时一次给药时间为08:00、14:00、20:00、次日02:00。

　　5.14.1.8　每8小时一次给药时间为08:00、16:00、00:00。

　　5.14.1.9　每12小时一次给药时间为08:00、20:00。

　　5.14.1.10　即刻医嘱在医嘱生效后30分钟内执行。

　　5.14.1.11　临时医嘱在医嘱生效后2小时内执行。

　　5.14.1.12　其他频次情况,按照医嘱执行。

　5.14.2　当日长期医嘱的首次给药时间,在开具医嘱生效后2小时内执行。

　5.14.3　口服给药:参考上述用药时间。

　5.14.4　静脉给药:多组输液等特殊情况,参照上述规定时间执行,其余按照医嘱顺序顺延。

　5.14.5　其他给药途径:参照上述时间或医嘱执行。

6 流程

  6.1 医嘱执行流程

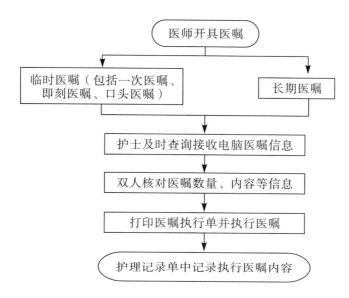

  6.2 口头医嘱流程

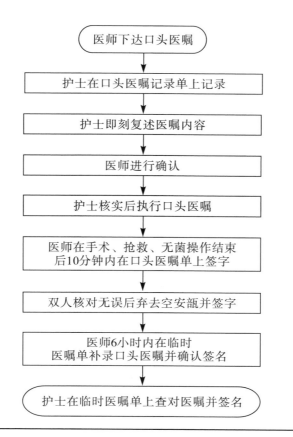

7 相关文件

7.1 《国际联合委员会(JCI)医院评审标准》(第六版)

7.2 《三级综合医院评审标准实施细则》(2011 年版)

7.3 《信息系统应急预案》

7.4 《医疗文书可用缩写符号目录》

7.5 《医疗文书禁用缩写符号目录》

7.6 《住院患者自理药品管理制度》

7.7 《住院患者自备药品管理制度》

7.8 《医嘱执行制度》

8 使用表单:无。

批准人: 签署日期:

审核人: 发布日期:

第六十八节 单病种质量管理制度

文件名称	单病种质量管理制度	文件编号	YY－LC－××
制定部门	×××	版本号	1.0
生效日期	20××－××－××	页数/总页数	×/××
修订日期	20××－××－××	有效期至	20××－××－××

1 **目的:**进一步加强医疗质量管理与控制,持续改进和提高医疗服务水平,更好地保障医疗质量和医疗安全。

2 **范围:**全院各临床、医技科室。

3 **定义:**单病种质量管理是一种标准化的、以特定病种为单位进行全程医疗质量管理的方法。它以明确诊断标准的单一疾病种类为一个质量评价单位,通过对疾病诊疗全过程(包括诊断、检查、治疗、治疗效果及医疗费用等)实施标准化控制,达到提高医疗质量和促进医疗资源合理利用的目的。

4 **权责**

4.1 **临床路径与单病种管理委员会**

4.1.1 审定单病种管理的实施方案。

4.1.2 审定单病种管理年度计划、总结。

4.1.3 审定开展单病种管理的各项相关制度。

4.1.4 协调解决单病种管理过程中遇到的问题。

4.1.5 审定本医疗机构中单病种管理所需的关键数据、监测指标、考核指标等。

4.2 **科室单病种质量管理小组:**负责科室单病种质量控制的相关知识培训、具体实施与考核。科室单病种质量管理小组组长由各科室主任担任。

4.3 **质量控制科:**负责临床路径与单病种管理委员会日常事务及相关制度培训,每季度对医院"单病种质量控制"实施情况及网报情况进行检查、总结、分析,并上报临床路径与单病种管理委员会。

5 **内容**

5.1 **实行单病种质量控制的病种:**医院重点对"社区获得肺炎(成人)、急性心肌梗死、心力衰竭、急性脑梗死、髋(膝)关节置换术、冠状动脉搭桥术、围手术期预防感染、社区获得性肺炎(儿童住院)、剖宫产、慢性阻塞性肺疾病(急性加重期)、围手术期预防深静脉血栓"等疾病实行单病种质量控制。

5.2 **按单病种质量控制指标:**开展诊疗活动。

5.3 **单病种质量控制的主要措施**

5.3.1 严格按单病种质量控制指标执行。

5.3.2 认真执行诊疗常规和技术操作规范。

5.3.3 坚持三级医师查房和疑难病例讨论等医疗制度。

5.3.4 加强危重患者和围手术期患者管理。

5.3.5 使用适宜技术,合理检查,提高诊疗水平。

5.3.6 合理用药,合理治疗,控制院内感染。

5.3.7 控制无效住院日,减少医疗费用。

5.4 效果评价和考核办法

5.4.1 医务人员严格按照"单病种质量控制指标"要求执行,有效控制医药费用不合理增长,持续改进医疗质量。

5.4.2 科室单病种质量管理小组对单病种质量控制的依从性实时监控,及时发现问题,及时改进,每季度对本科室单病种质量控制指标进行评价。科室建立"单病种质量控制管理登记本",详细记录患者单病种质量控制的相关信息。

5.4.3 科室设定专人负责"单病种质量控制"信息网报。使用国家卫生健康委员会统一分配的用户名和密码,登录 http://qa.ncis.cn/"特定单病种质量检测系统"上报相应病种信息,上级医师最后对网上直报的信息进行审核确认,确保病历信息的可追溯性。一般在患者出院后 10 日内进行网报,网报内容要及时、正确、完整。符合单病种质量控制要求每上报一例奖励 20 元,漏报、恶意乱报或其他不符合单病种质量控制要求者,每发现一例扣罚 20 元。

5.4.4 护理部每季度将全院实施单病种质量控制患者满意度调查情况汇总,上报质量控制科。

5.4.5 质量控制科每季度对全院单病种质量控制指标的实施情况及网报情况进行统计、汇总(包括住院总费用、住院人数、人均费用、药占比、特殊耗材等),提出改进方案。将分析、汇总结果上报临床路径与单病种管理委员会审议,将审议结果在《质量简报》进行公示。

5.5 工作要求

5.5.1 对于实施单病种质量控制的患者,各项检查、检验、手术申请单应加以注明。各医技科室应优先进行检查、检验等工作,尽可能保证患者按照单病种质量控制的时限要求完成。手术室应保证患者手术时间与单病种质量控制要求一致。药学部应尽量保证单病种患者的药品供给。单病种质量控制是多学科、多科室、多专业协作完成的诊疗过程,任何一个环节受阻,都会影响单病种质量控制的顺利完成。为保证单病种质量控制指标达标,需要各科室加强协调与沟通,特别是加强医疗、护理、医技及后勤的跨部门合作,保障绿色通道的畅通,按时限要求完成各项辅助检查。需要各部门之间共同协作,保证所有环节和人员都能按照规定时间和要求完成任务。

5.5.2 加强教育,提高认识。科室要认真组织学习单病种质量控制指标,对本科室病种的控制指标进行细化分解,严格按照"单病种质量控制指标"认真执行诊疗规范,杜绝诊断和治疗的随意性,提高出院诊断的准确率;及时、准确地记录住院病历的相关信息,保证病案信息的准确性、完整性及可追溯性。

6 流程:无。

7 相关文件

7.1 《关于开展单病种质量管理控制工作有关问题的通知》(卫办医政函〔2009〕757 号)

7.2 《关于印发第一批单病种质量控制指标的通知》(卫办医政函〔2009〕425 号)

7.3 《关于印发第二批单病种质量控制指标的通知》(卫办医政函〔2010〕909 号)

7.4 《关于印发第三批单病种质量控制指标的通知》(卫办医政函〔2012〕376 号)

8 使用表单:无。

批准人:　　　　　　　　　　签署日期:

审核人:　　　　　　　　　　发布日期:

第六十九节　首诊负责制度

文件名称	首诊负责制度	文件编号	YY－LC－××
制定部门	×××	版本号	1.0
生效日期	20××－××－××	页数/总页数	×/××
修订日期	20××－××－××	有效期至	20××－××－××

1　**目的**:保证医疗服务的及时性、连续性、有效性及安全性,提高诊疗质量,保障患者安全。

2　**范围**:适用于门、急诊患者的诊疗过程。

3　**定义**:首诊医师指患者的首位接诊医师。

4　**权责**

　4.1　**首诊医师及首诊科室**:首诊医师及首诊科室对患者的检查、诊断、治疗、抢救、转科和转院等工作负责,并认真书写病历。

　4.2　**会诊医师**:被邀会诊的科室医师须按时会诊,执行《会诊制度》。会诊意见必须向邀请科室医师书面交代。

5　**内容**

　5.1　首诊医师在患者一次就诊过程结束前或由其他医师接诊前,负责该患者全程诊疗管理。必须详细询问病史,进行体格检查、必要的辅助检查和处理,并认真记录病历;对诊断明确的患者,应积极治疗或提出处理意见;对诊断尚未明确的患者,应在对症治疗的同时,及时请示上级医师或请相关科室医师会诊,受邀会诊科室必须积极配合,不得推诿。

　5.2　首诊医师下班前,应将患者移交接班医师,把患者的病情及需要注意的事项交代清楚,并认真做好交接班记录。

　5.3　对急、危、重患者,首诊医师应采取积极措施负责实施抢救。如不是所属专业疾病或多科疾病,应组织相关科室会诊,必要时报告医务处组织会诊。危重症患者如需检查和住院,首诊医师应陪同或安排医务人员陪同护送。

　5.4　首诊医师对需要紧急抢救的患者,须先抢救,同时由患者陪同人员办理挂号和交费等手续,不得因挂号、交费等手续延误抢救时机,任何科室及个人不得以任何理由推诿或拒绝患者。

　5.5　首诊医师抢救急、危、重症患者时,在患者稳定之前不宜转科或转院。特殊专业疾病因医院条件所限,须由副主任及以上医师亲自察看病情,决定是否可以转院,对需要转院而病情允许转院的患者,参考《转科转院制度》执行。

　5.6　被邀会诊的科室医师须按时会诊,执行《会诊制度》。会诊意见必须向邀请科室医师书面交代。

　5.7　复合伤或涉及多科室的危重患者抢救,在未明确由哪一科室主管之前,除首诊科室负责诊治外,所有相关科室须执行《危重患者抢救制度》,协同抢救,不得推诿,不得擅自离去。各科室分别进行相应的处理并及时做病历记录。

　5.8　两个科室的医师会诊意见不一致时,须请示本科室上级医师,直至本科室主任做最终定夺。若双方仍不能达成共识,由医务处负责协调解决。

5.9 **责任及考核:**凡在接诊、诊治、抢救患者或转科、转院过程中未执行本制度,推诿患者的首诊医师和科室将追究相关责任并纳入医务人员医德、医风年度考评。

6　流程

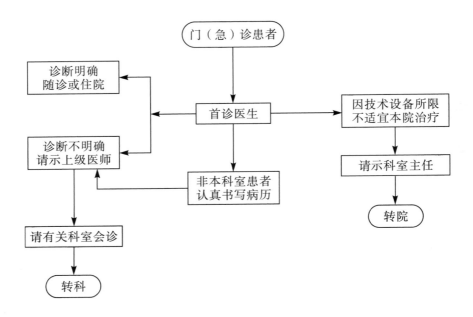

7　相关文件:

7.1　《国际联合委员会(JCI)医院评审标准》(第六版)

7.2　《医疗质量管理办法》(中华人民共和国国家卫生和计划生育委员会令第 10 号)

7.3　《医疗质量安全核心制度要点》(国卫医发〔2018〕8 号)

7.4　《会诊制度》

7.5　《转科转院制度》

7.6　《危重患者抢救制度》

8　使用表单:无。

批准人:　　　　　　　　　　　签署日期:

审核人:　　　　　　　　　　　发布日期:

第七十节　三级医师查房制度

文件名称	三级医师查房制度	文件编号	YY－LC－×× ×
制定部门	× × ×	版本号	1.0
生效日期	20× × － × × － × ×	页数/总页数	× / × ×
修订日期	20× × － × × － × ×	有效期至	20× × － × × － × ×

1　**目的**:确保各级临床医师履行岗位职责,保证患者得到连贯性医疗服务,不断提升医疗质量,提高各级医师的诊疗水平。

2　**范围**:全院有住院病房的临床科室。

3　**定义**:三级医师查房指患者住院期间,由初级、中级、高级三个不同级别的医师以查房的形式实施患者评估,制订与调整诊疗方案,观察诊疗效果等医疗活动。

4　**权责**

4.1　**住院医师**:要求重点巡视急危重、疑难症状、待诊断、新入院、手术后的患者,同时巡视一般患者;查看化验报告单,分析检查结果,提出进一步检查或治疗意见;核查当天医嘱的执行情况;给予必要的临时医嘱并开具次晨特殊检查的医嘱;询问、检查患者饮食情况;主动征求患者对医疗、护理、饮食等方面的意见;完成科室教学工作。

4.2　**主治医师**:要求对本医疗小组的患者进行系统查房,尤其对新入院、急危重、诊断未明及治疗效果不佳的患者进行重点检查与讨论;听取住院医师和护士的意见;倾听患者的陈述;检查病历;了解患者的病情变化并征求对医疗、护理、饮食等的意见;核查医嘱执行情况及治疗效果;进行科室教学工作。

4.3　**主任医师**:主任医师(副主任医师)查房,要解决疑难病例及问题;审查对新入院、急重危患者的诊断、治疗计划;决定重大手术及特殊检查治疗;抽查医嘱、病历、医疗、护理质量;听取医师、护士对诊疗护理的意见;进行必要的教学工作。

5　**内容**

5.1　**住院医师**

5.1.1　住院医师工作日每日查房至少2次(上午、下午各1次),下夜班住院医师当日至少查房1次,非工作日每日至少查房1次。

5.1.2　对新入院患者,住院医师应在入院2小时内查看患者。

5.1.3　查房前住院医师要做好充分的准备工作,如病历、X线片、相关检查报告及所需要的检查器材等。查房时,住院医师要汇报病历、检查化验结果及提出需要解决的问题。

5.1.4　周六、周日及节假日住院医师进行晨查房1次,特殊情况可由当日值班医师代替查房。

5.2　**主治医师**

5.2.1　主治医师对本医疗小组的患者诊治全面负责,每周至少查房3次,重点检查新入院、诊断不明、疗效不好的的患者。

5.2.2　主治医师应在48小时内查看新入院患者并提出处理意见。

5.3 主任医师

5.3.1 主任医师(副主任医师)或主治医师查房,应有住院医师、护士长及相关人员参加。主任医师(副主任医师)每周查房至少 2 次,检查病区医疗质量,解决疑难问题,进行重点示教。

5.3.2 主任医师(副主任医师)应在 72 小时内查看患者,并对患者的诊断、治疗、处理提出指导意见。

5.3.3 主任医师(副主任医师)查房时可根据患者情况做必要的检查,提出诊治意见,并做出明确的指示。

5.3.4 对于危重患者,病危通知当日起,主任医师(副主任医师)须连续 3 日查房。

5.4 其他

5.4.1 周六、周日及节假日,科室值班二线医生要巡查病区危重患者。

5.4.2 对急危重、大手术前后及特殊检查的患者,各级医师应随时观察病情变化并及时处理,做好记录。遇有疑难问题,及时报告上级医师或邀请会诊。

5.4.3 查房时应注意保护患者的隐私,保障患者的知情权,对于预后不良的疾病或对患者有精神刺激的情况,为避免对患者产生不利后果,可告知其委托人或监护人。

5.4.4 术者必须在术前和术后 24 小时内亲自查房。

5.4.5 手术患者:主治或以上医师,术后 3 日每日查房。

5.4.5 患者出院、转院前:一般患者,二级查房;危重、疑难病例患者,三级查房。

5.4.6 留观患者:住院医师须半小时内查房,主治医师须 24 小时内查房。

6 流程:无。

7 相关文件

7.1 《国际联合委员会(JCI)医院评审标准》(第六版)

7.2 《医疗质量管理办法》(中华人民共和国国家卫生和计划生育委员会令第 10 号)

7.3 《医疗质量安全核心制度要点》(国卫医发〔2018〕8 号)

7.4 《医嘱执行制度》

7.5 《会诊制度》

8 使用表单:无。

批准人:　　　　　　　　　　签署日期:

审核人:　　　　　　　　　　发布日期:

第七十一节 疑难病例讨论制度

文件名称	疑难病例讨论制度	文件编号	YY－LC－××
制定部门	×××	版本号	1.0
生效日期	20××－××－××	页数/总页数	×/××
修订日期	20××－××－××	有效期至	20××－××－××

1 **目的**:使疑难病例尽早确诊,并提出合理的治疗措施,提高医疗质量,确保医疗安全。

2 **范围**:全院各临床科室。

3 **定义**:疑难病例讨论指为尽早明确诊断或完善诊疗方案,对诊断或治疗存在疑难问题的病例进行讨论。

4 **权责**

  4.1 **医师**:负责临床疑难病例讨论。

  4.2 **科室主任**:负责监督和检查本科室《疑难病例讨论制度》的执行。

  4.3 **医务处**:负责制定和修订《疑难病例讨论制度》,并监督和检查全院《疑难病例讨论制度》的执行。

  4.4 **质量控制科**:定期督查全院疑难病历的书写内容是否按制度执行。

5 **内容**

  5.1 本院各临床科室应当明确疑难病例的范围,包括但不限于出现以下情形的患者:没有明确诊断或诊疗方案难以确定、疾病在应有明确疗效的周期内未能达到预期疗效、非计划再次住院和非计划再次手术、入院1周内未明确诊断、治疗效果不佳、病情严重出现可能危及生命或造成器官功能严重损害的并发症等。

  5.2 疑难病例均应由科室或医务处组织开展讨论。讨论应由科室主任主持,科室主任不在时,由科室主任指定临时负责人员主持,全科人员参加。必要时可邀请医务处或其他科室专家、院外专家讨论。

  5.3 参加疑难病例讨论成员中,应当至少有2人具有主治及以上专业技术职务任职资格。

  5.4 主管医师须事先做好准备,将有关材料整理完善,写出病历摘要,做好发言准备。

  5.5 主管医师应做好书面记录,记录内容包括讨论日期、讨论地点、主持人、参加人员姓名及专业技术职务、具体讨论意见,整理后由主持人签名。将病例讨论综合意见记入病历,单列专页。

6 **流程**:无。

7 **相关文件**

  7.1 《国际联合委员会(JCI)医院评审标准》(第六版)

  7.2 《医疗质量管理办法》(中华人民共和国国家卫生和计划生育委员会令第10号)

  7.3 《医疗质量安全核心制度要点》(国卫医发〔2018〕8号)

  7.4 《会诊制度》

8 **使用表单**:无。

批准人:　　　　　　　　　　　　签署日期:

审核人:　　　　　　　　　　　　发布日期:

第七十二节 急危重患者抢救制度

文件名称	急危重患者抢救制度	文件编号	YY－LC－×× ×
制定部门	× × ×	版本号	1.0
生效日期	20 × × － × × － × ×	页数/总页数	× / × ×
修订日期	20 × × － × × － × ×	有效期至	20 × × － × × － × ×

1　**目的**:对医院急危重患者的抢救行为进行规范,加强管理,确保医疗质量与安全。

2　**范围**:全体医务人员。

3　**定义**:急危重患者抢救指为控制病情、挽救生命,对急危重患者进行抢救并对抢救流程进行规范。

4　**权责**

4.1　**科室主任或主任医师(副主任医师)**:负责组织并主持急危重患者的抢救工作。科室主任或主任医师(副主任医师)不在时,由职称最高的医师主持抢救工作,但必须及时通知科室主任、主任医师(副主任医师)或本科室二线人员。

4.2　**主管医师**:主管医师在抢救过程中应及时、翔实、准确记录抢救情况。

4.3　**护士**:在参加抢救工作时,应严格执行主持抢救工作者的医嘱,密切观察病情变化,随时将医嘱执行情况和病情变化报告主持抢救者。护士执行口头医嘱时,应复诵一遍,并与医师核对药品后再执行。

4.4　**医务处**:负责制度的制定和修订,并对全院临床各科室急危重患者的抢救执行情况进行督查。

5　**内容**

5.1　本院各临床科室应当明确急危重患者的范围,包括但不限于出现以下情形的患者:病情危重,不立即处置可能危及生命;出现重要脏器功能严重损害;生命体征不稳定并有恶化倾向等。

5.2　需要进入急诊绿色通道的患者,在短时间内发病,所患疾病可能在短时间内(<6小时)危及生命的急危重症患者的抢救具体流程参见《急诊绿色通道管理制度》。

5.3　当医院场所内任何人员突发危及生命的情况时,本院院内急救医疗小组的专业医务人员能在最短时间内迅速给予最有效的急救,具体参见《全院急救处理作业标准规范》。

5.4　临床科室急危重患者的抢救,由现场级别或年资最高的医师主持。紧急情况下医务人员参与或主持急危重患者的抢救,不受其执业范围限制。

5.5　各科室接到抢救急会诊通知,应由主治医师资格及以上人员在10分钟内到达现场参加抢救工作;主治医师及以上人员如因其他医疗工作需要无法及时会诊,应由住院总医师或值班医师先到达现场参加抢救,不得以任何借口拒绝、延误抢救。同时将情况向上级医师汇报,上级医师在其他医疗工作结束后应及时到达现场,指导抢救工作。

5.6　对急危重患者不得以任何借口推迟抢救,必须全力以赴,分秒必争,并做到严肃、认真、细致、准确,各种记录须及时全面。

5.7　参加急危重患者抢救的医务人员必须明确分工,紧密合作,各司其职,要无条件服从主持抢救工作者的医嘱;但对抢救患者有益的建议,可经主持抢救人员认定后用于抢救患者。

5.8　参加抢救的医务人员应严格遵守相关法律法规,执行各项医疗规章制度和各种技术操作规程,尊重患者及家属的知情同意权,严防差错事故和医疗纠纷的发生。

5.9　参加抢救工作的护士应严格执行主持抢救工作者的医嘱,密切观察病情变化,随时将医嘱执行情况和病情变化报告主持抢救者,执行口头医嘱时应复诵一遍,并与医师核对药品后执行,医师应及时补开医嘱。

5.10　病情危重的患者,应填写病危(病重)知情同意书,一式两份,分别交给患者家属和保存在病历中。特殊患者或需要跨科协同抢救的患者应及时报请医务处、护理部和主管院领导,以便组织有关科室共同进行抢救工作。限于本院技术和设备条件,医师在急危重患者的诊疗抢救过程中遇到困难,须转到具有相应诊疗能力的医院,具体流程参见《转科转院制度》。

5.11　主管医师及时向患者家属或单位讲明病情及预后,以期取得家属或单位的配合。涉及医疗纠纷及法律法规的,应及时上报医务处。

5.12　主管医师及时、详实、准确地记录抢救过程,抢救过程中来不及记录的,应在抢救结束后6小时内补记病历,记录时间应具体到分钟,主持抢救的人员应当审核并签名。

5.13　严格执行《交接班制度》和《查对制度》,每班应有专人负责,对患者病情、抢救经过及各种用药要详细交代,所用药品的空安瓿经二人核对无误后方可弃去。

5.14　各种急救物品、器械的配备参见《抢救设备管理制度》,各种抢救物品、器械使用后应及时清理、消毒、补充、物归原处,以备再用。

5.15　抢救工作期间,药房、检验科、放射科或其他特殊检查科室,应满足临床抢救工作的需要,不得以任何借口拒绝或推诿。

5.16　科室主任、护士长应及时对抢救病例组织讨论,总结经验,吸取教训,不断提高医务人员对急危重患者的抢救水平。

6　流程:无。

7　相关文件

7.1　《国际联合委员会(JCI)医院评审标准》(第六版)

7.2　《医疗质量管理办法》(中华人民共和国国家卫生和计划生育委员会令第10号)

7.3　《医疗质量安全核心制度要点》(国卫医发〔2018〕8号)

7.4　《急诊绿色通道管理制度》

7.5　《全院急救处理作业标准规范》

7.6　《转科转院制度》

7.7　《交接班制度》

7.8　《查对制度》

8　使用表单:无。

批准人:　　　　　　　　　　　　　签署日期:

审核人:　　　　　　　　　　　　　发布日期:

第七十三节　术前讨论制度

文件名称	术前讨论制度	文件编号	YY－LC－××
制定部门	×××	版本号	1.0
生效日期	20××－××－××	页数/总页数	×/××
修订日期	20××－××－××	有效期至	20××－××－××

1　**目的**:保证医疗质量,有效降低手术风险,保障患者手术安全。

2　**范围**:全院各临床科室。

3　**定义**:术前讨论指以降低手术风险、保障手术安全为目的,在患者手术实施前,医师必须对拟实施手术的手术指征、手术方式、预期效果、手术风险及处置预案等进行讨论。

4　**权责**

4.1　**医师**:负责执行《术前讨论制度》。

4.2　**科室主任**:负责监督和检查本科室《术前讨论制度》的执行。

4.3　**医务处**:负责制定和修订《术前讨论制度》,并监督和检查全院《术前讨论制度》的执行。

4.4　**质量控制科**:负责定期督查全院术前讨论记录是否按制度执行。

5　**内容**

5.1　除以紧急抢救生命为目的的急诊手术外,所有住院患者手术必须实施术前讨论,术者必须参加。

5.2　术前讨论的范围包括手术组讨论、医师团队讨论、病区内讨论及全科讨论。

　　5.2.1　临床科室应当明确本科室开展的手术级别,二级以上手术均应开展手术术前讨论并书写术前讨论记录,应由主管医师召集至少一名三年以上的主治医师参加讨论,由职称最高者担任主持人。

　　5.2.2　三级以上手术、新开展手术、重大手术、疑难手术、外请专家进行的手术、诊断未确定的探查手术,术前讨论由科室主任或其授权的副主任主持,全科医师、护士长、责任护士参加。主持人根据需要确定其他应参加讨论的人员,如麻醉医师、相关专业科室人员、医务处工作人员等。

　　5.2.3　讨论前,主管医师应做好充分的准备,包括病历、影像学资料、各种辅助检查报告及查房用具等,同时将病情提前通知参加讨论的人员,疑难病例应提前一日请相关专业会诊。

　　5.2.4　患者手术涉及多学科或存在可能影响手术并发症的,应当邀请相关科室参与讨论或事先完成相关学科的会诊。

5.3　术前讨论完成后,方可术前谈话,签署《手术知情同意书》。

5.4　二级手术由主治或以上医师确定手术方案,三、四级手术由副主任或以上医师确定手术方案。

5.5　对于疑难、复杂、重大手术且病情复杂需要相关科室配合者,应提前2~3日邀请麻醉科及有关科室人员会诊,并做好充分的术前准备。

5.6　讨论情况及结论记入术前讨论记录中,内容包括讨论日期、讨论地点、参加讨论者的姓名及专业技术职务、术前准备情况、手术指征、手术方式及注意事项、可能出现的意外及防范措施、患者思想情况与要求等;具体讨论意见及主持人小结意见、主持人及记录者的签名等。

5.7　术前讨论结果由手术医师在术前谈话中向患者或患者家属进行告知。

6　流程:无。

7　相关文件

7.1　《国际联合委员会(JCI)医院评审标准》(第六版)

7.2　《医疗质量安全核心制度要点》(国卫医发〔2018〕8 号)

7.3　《三级综合医院科审标准实施细则》(2011 年版)

8　使用表单:无。

批准人:　　　　　　　　　　　　　　签署日期:

审核人:　　　　　　　　　　　　　　发布日期:

第七十四节　死亡病例讨论制度

文件名称	死亡病例讨论制度	文件编号	YY－LC－××
制定部门	×××	版本号	1.0
生效日期	20××－××－××	页数/总页数	×/××
修订日期	20××－××－××	有效期至	20××－××－××

1 **目的**:规范死亡病例的讨论,及时总结经验,吸取教训,不断提升医疗技术水平,提高医疗服务质量。

2 **范围**:全院各临床科室。

3 **定义**:死亡病例讨论指为全面梳理诊疗过程,总结和积累诊疗经验,不断提升诊疗服务水平,对医疗机构内死亡病例的死亡原因、死亡诊断、诊疗过程等进行讨论。

4 **权责**

4.1 **医师**:负责执行《死亡病例讨论制度》。

4.2 **科室主任**:负责监督和检查本科室《死亡病例讨论制度》的执行。

4.3 **医务处**:负责制定和修订《死亡病例讨论制度》,监督和检查全院《死亡病例讨论制度》的执行。

4.4 **质量控制科**:负责定期督查全院死亡病历的书写内容是否按制度执行。

5 **内容**

5.1 死亡病例讨论应当在患者死亡1周内完成。尸检病例在尸检报告出具后1周内必须再次讨论。

5.2 死亡病例讨论应当在全科范围内进行,由科室主任主持,必要时邀请医疗管理部门(医务处、质量控制科)和相关科室参加,主管医生、护士长及有关人员参加。对有纠纷或潜在纠纷的死亡病例,必须及时向医务处报告备案。

5.3 死亡病例讨论情况应当按照本院统一制订的死亡病例讨论记录本记录,由主持人审核并签名。死亡病例讨论应当记入病历。记录内容包括讨论日期、讨论地点、主持人及参加人员姓名和专业技术职务、具体讨论意见及主持人小结意见、记录者签名、主持人签名等。

5.4 死亡病例讨论必须明确以下问题,即死亡原因、死亡诊断和治疗抢救是否适当,应吸取的经验教训及国内外对本病诊治的经验和方法。

5.5 死亡病例讨论内容及综合意见记入死亡讨论记录,单列专页。

6 **流程**:无。

7 **相关文件**

7.1 《国际联合委员会(JCI)医院评审标准》(第六版)

7.2 《医疗质量安全核心制度要点》(国卫医发〔2018〕8号)

7.3 《三级综合医院评审标准实施细则》(2011年版)

8 **使用表单**:无。

批准人:　　　　　　　　　　　　　签署日期:

审核人:　　　　　　　　　　　　　发布日期:

第七十五节 新技术、新项目准入及临床应用管理制度

文件名称	新技术、新项目准入及临床应用管理制度	文件编号	YY－LC－×××
制定部门	×××	版本号	1.0
生效日期	20××－××－××	页数/总页数	×/××
修订日期	20××－××－××	有效期至	20××－××－××

1　**目的**:促进医院持续发展,提高学科整体医疗技术水平,进一步规范新技术、新项目的申报和审批流程,完善新技术、新项目的临床应用管理,保障医疗安全,提高医疗质量。

2　**范围**:临床、医技、护理专业。

3　**定义**:新技术、新项目准入及临床应用管理指为保障患者安全,对于本医疗机构首次开展临床应用的医疗技术或诊疗方法实施论证、审核、质控、评估流程规范管理。

4　**权责**

4.1　**医务人员**:对拟开展的新技术、新项目详细撰写《新技术、新项目申请书》,收集开展材料提供给科室负责任人。

4.2　**科室负责人**:组织科室人员对新技术、新项目进行讨论审核,审核通过后报送医务处。

4.3　**医务处**:负责对科室申报的新技术、新项目进行审查;对全院开展的新技术、新项目进行全程管理和评价,建立医院新技术、新项目管理档案;对全院开展的新技术、新项目不定期进行督察,及时发现医疗技术风险,并督促相关科室及时采取相应措施,将医疗技术风险降到最低。

4.4　**伦理委员会**:对新技术、新项目涉及的伦理问题进行讨论和审批。

4.5　**医疗质量与安全管理委员会**:对新技术、新项目论证审批和授权。

5　**内容**

5.1　**新技术、新项目分级**

5.1.1　非限制级医疗技术项目:安全性、有效性确切,由本院审批后可以开展的技术。

5.1.2　限制级医疗技术项目(附件1):安全性、有效性确切,但涉及一定伦理问题或风险较高,经本院批准并在省级卫生行政部门备案后才能开展的医疗技术项目。

5.2　**新技术、新项目准入必备条件**

5.2.1　拟开展的新技术、新项目应符合国家相关的法律、法规和各项规章制度。

5.2.2　有卫生行政部门批准的相应诊疗科目。

5.2.3　拟开展新技术、新项目的主要人员为具有执业资格并在本院注册、能够胜任该项医疗技术临床应用的专业人员。

5.2.4　有与开展该项新技术、新项目相适应的设备、设施及其他辅助条件,并具有相应的资质证明。

5.2.5　需要伦理委员会审查的新技术、新项目,要有相应的审查记录。

5.2.6　新技术、新项目的承担科室及主要人员近3年相关业务无不良记录。

5.3　**新技术、新项目准入申报要求**

5.3.1　开展新技术、新项目的临床、医技、护理等专业,项目负责人应具有主治医师以上专业职称(护理专业可放宽至聘任初级职称后从事护理工作5年以上者)的本院职工(含合同

制人员),认真填写《新技术、新项目申请书》,经科室质量与安全管理小组讨论审核,科室主任签名同意后报送医务处。

5.3.2 在《新技术、新项目申请书》中应就以下内容进行详细阐述。

5.3.2.1 拟开展的新技术、新项目目前在国内外或其他省、市医院临床应用的基本情况。

5.3.2.2 临床意义、适应证和禁忌证。

5.3.2.3 对疗效判定标准、评价方法,对有效性、安全性、可行性等进行具体分析,并对社会效益、经济效益进行科学预测。

5.3.2.4 技术操作规范和操作流程。

5.3.2.5 拟开展新技术、新项目的科室技术力量、人力配备和设施等各种支撑条件。

5.3.2.6 可预见的风险评估以及应对风险的处理预案。

5.3.3 拟开展的新技术、新项目所需的医疗仪器、药品等必须提供生产许可证、经营许可证、产品合格证等各种相应的批准文件复印件。

5.3.4 申报的新技术、新项目必须在本院执业机构许可证批准、登记的诊疗科目范围内。

5.4 新技术、新项目准入审批流程

5.4.1 拟开展新技术、新项目属非限制级技术。

5.4.1.1 医务处对科室申报的新技术、新项目进行审查。

5.4.1.2 审查内容:《新技术、新项目申请书》,申报的新技术、新项目是否符合国家相关法律法规和规章制度、诊疗操作常规,申报的新技术、新项目是否具有科学性、先进性、安全性、可行性和效益性,申报的新技术、新项目所使用的医疗仪器和药品资质证件是否齐全,参加成员的科室、专业、职务、相关研究业绩、分工及职责、是否能够满足开展需要,其他应当提交的材料。

5.4.1.3 医务处审查符合条件的,交医疗质量与安全管理委员会进行论证审批,通过后涉及伦理的,交伦理委员会审批,对于开展的非限制级新技术、新项目,经医院同意后即可施行。对于开展的限制级医疗技术,须按《××省卫生计生委关于取消第三类、第二类医疗技术临床应用准入审批有关工作的通知》的相关要求执行。

5.4.2 拟开展新技术、新项目属限制级技术。申请科室填写《××省限制类医疗技术临床应用备案表》及相关材料后,医务处负责组织医疗质量与安全管理委员会及医学伦理委员会专家评审,评审通过后由医务处向××省卫生健康委员会申报,通过备案后方可开展。

5.5 新技术、新项目临床应用监督管理

5.5.1 立项开展的新技术、新项目,实行科室主任负责制,按计划具体实施,医务处负责协调和保障,以确保此项目顺利开展并取得预期效果。

5.5.2 新技术、新项目在临床应用过程中出现下列情况之一的,主管医师应当立即停止该项目的临床应用,并启动医疗技术风险预警机制和损害处置预案等相应应急预案,科室主任立即向医务处报告。医务处根据实际情况上报医疗质量与安全管理委员会,由医疗质量与安全管理委员会决定新技术、新项目是否中止。

5.5.2.1 技术、项目本身实际应用效果不确切。

5.5.2.2 发生与该项技术本身直接相关的严重不良后果。

5.5.2.3 技术、项目本身存在医疗质量和安全隐患。

5.5.2.4 技术、项目本身存在道德伦理缺陷。

5.5.2.5 人员、设备等主要技术保障条件发生改变或出现困难,短时间内又难以解决,致使该技术项目无法正常开展。

5.5.2.6 上述缺陷消除或条件具备,并经医疗质量与安全管理委员会评估认定后,方可重新开展。

5.6 新技术、新项目奖励办法

5.6.1 医院设立技术创新奖,每年度评选一次。根据开展项目的地位、工作量、技术含量(相对)、技术难易程度、成本、产生的经济效益及开展的项目数量等情况,设一等奖、二等奖、三等奖及鼓励奖若干名。一等奖奖励 3 万元、二等奖奖励 2 万元、三等奖奖励 1 万元、鼓励奖奖励 3 千元。对有重大意义及特殊贡献的项目,可设立特等奖,奖励 5 万元,奖金由项目负责人依据参与者的贡献程度予以合理分配。

5.6.2 获得临床新技术奖和医院批准的新技术项目负责人,在职称晋升、聘任时优先考虑。

5.6.3 本院对通过评审的新技术、新项目进行重点扶持,在资金、人才培养、设备条件等方面进行倾斜。

5.7 其他要求

5.7.1 新技术、新项目期满,经医疗质量与安全管理委员会评估通过后,按照国家及省卫生健康委员会的相关文件要求,在允许的情况下进入常规技术管理范畴。

5.7.2 各科室申报的新技术、新项目未在规定时间上报年度工作报告的,视为放弃本年度新技术、新项目评奖。

5.7.3 凡违反本制度规定、未经准入管理批准而擅自开展医疗技术项目的科室,按照《医疗机构管理条例》《医疗机构管理条例实施细则》等相关法律、法规进行处罚,并承担相应法律责任。

7 相关文件

7.1 《医疗质量管理办法》(中华人民共和国国家卫生和计划生育委员会令第 10 号)

7.2 《医疗质量安全核心制度要点》(国卫医发〔2018〕8 号)

8 使用表单

《××省限制临床应用的医疗技术目录》(2017 版)

批准人:　　　　　　　　　　　签署日期:

审核人:　　　　　　　　　　　发布日期:

附件

××省限制临床应用的医疗技术目录（2017版）

国家限制临床应用的医疗技术（15项）	1. 造血干细胞移植技术	省级限制临床应用的医疗技术（11项）	1. 按照三级、四级手术管理的呼吸内镜、消化内镜、普通外科内镜、泌尿外科内镜、关节镜、脊柱内镜、胸外科内镜、妇科内镜、鼻科内镜、咽喉科内镜、儿科呼吸内镜、儿科消化内镜、小儿外科内镜诊疗技术
	2. 同种胰岛移植技术		
	3. 同种异体运动系统结构性组织移植技术		
	4. 同种异体角膜移植技术		
	5. 同种异体皮肤移植技术		
	6. 性别重置技术		2. 神经血管介入诊疗技术
	7. 质子和重离子加速器放射治疗技术		3. 人工关节置换技术（包括膝关节、髋关节和其他人工关节）
	8. 放射性粒子植入治疗技术		4. 三级以上外周血管介入诊疗技术
	9. 肿瘤深部热疗和全身热疗技术		5. 三级以上综合介入诊疗技术
	10. 肿瘤消融治疗技术		6. 心血管疾病介入诊疗技术
	11. 心室辅助技术		7. 临床基因扩增检验技术
	12. 人工智能辅助诊断技术		8. 准分子激光角膜屈光技术
	13. 人工智能辅助治疗技术		9. 冠状动脉旁路移植技术
	14. 颅颌面畸形颅面外科矫治技术		10. 血液净化技术（含血液透析、血浆置换、腹膜透析等技术）
	15. 口腔颌面部肿瘤颅颌联合根治技术		11. 医用高压氧治疗技术

第七十六节 危重患者检查转运规范

文件名称	危重患者检查转运规范	文件编号	YY－LC－×× ×
制定部门	× × ×	版本号	1.0
生效日期	20× × －× × －× ×	页数/总页数	× / × ×
修订日期	20× × －× × －× ×	有效期至	20× × －× × －× ×

1 目的:确保危重患者转运安全,加强对危重患者转运管理。

2 范围:临床相关科室有转运需求的危重患者。

3 定义:危重患者指生命体征不稳定,抽搐,气管内插管,使用镇静药后意识抑制等改变;带有体内压力监测管,静脉持续使用调节血压、心律、呼吸等方面的药物者。

4 权责

4.1 医师:评估患者病情,护送患者,处理转运过程中出现的病情变化。

4.2 护士:负责转运工具的维护与检查,安全转运患者。

5 内容

5.1 病情危重患者原则上应尽量减少搬运,就地检查和抢救。如必须转运,医师应评估患者病情,选择合适的转运时机并进行转运前准备,以确保转运安全。

5.2 转运下列危重患者时要按本规范执行

5.2.1 生命体征不稳定。

5.2.2 意识改变。

5.2.3 抽搐。

5.2.4 建立人工气道。

5.2.5 使用镇静药物后有意识抑制等改变。

5.2.6 带有体内压力监测管,静脉持续使用调节血压、心律及呼吸的药物。

5.2.7 转运时必须持续监护或机械通气。

5.2.8 主管医师评估认为患者需要转运。

5.3 下列情况禁止转运

5.3.1 心跳、呼吸停止。

5.3.2 有紧急插管指征,但尚未插管。

5.3.3 血流动力学极其不稳定,但未使用药物。

5.3.4 张力性气胸未解除。

5.4 转运前

5.4.1 医师通知患者家属,告知患者家属检查转运目的和风险,并签署《患者离开病房/诊室外出检查知情同意书》。

5.4.2 医师下达检查医嘱。

5.4.3 护士通知检查科室做好准备,并告知转运时间。

5.4.4 患者评估与准备。

5.4.4.1 护士评估患者病情,核对各项治疗完成情况并做好记录。

5.4.4.2 按需要做好以下准备,由医师确定携带用物,途中所准备的设备记录在交接记录单中。

5.4.4.2.1 氧气源。

5.4.4.2.2 静脉留置通道。

5.4.4.2.3 妥善固定各种管路。

5.4.4.2.4 监护仪。

5.4.4.2.5 使用血管活性药物者,应用带蓄电池的注射泵。

5.4.4.2.6 简易人工呼吸器或转运呼吸机。

5.4.4.2.7 转运急救箱。

5.4.5 联系转运电梯。

5.4.6 医务人员再次评估患者病情。

5.5 转运中

5.5.1 必须由医师和护士共同负责转运。

5.5.2 医务人员位于患者头侧,上下坡时保持患者头部处于最高位,取患者合适体位,注意保暖。护士在患者脚侧,保持转运平车或转运床平稳。

5.5.3 医务人员严密监测神志、瞳孔、呼吸、心率、心律及血氧饱和度等指标,保持气道通畅;机械通气患者注意观察气道、呼吸机参数及氧供情况。

5.5.4 除严密监测患者病情变化外,护士注意保持静脉通路通畅及各种引流管的固定及引流情况。

5.5.5 转运途中出现病情变化应就近抢救,一旦发生呼吸心跳停止,按《全院急救处理作业标准规范》执行。

5.5.6 重视患者主诉,做好心理护理。

5.6 转运后

5.6.1 妥善安置患者,连接各种仪器、设备、固定导管、调节输液速度。

5.6.2 监测意识、生命体征、血氧饱和度。

5.6.3 评估患者气道、皮肤、管道、输液、疼痛等风险。

6 流程

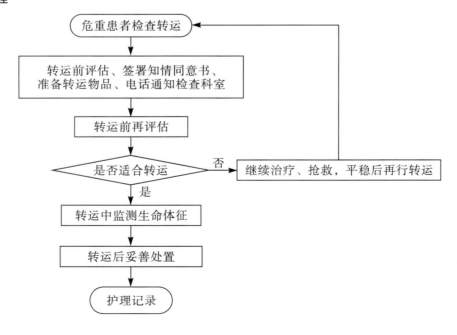

7 相关文件

   7.1 《交接管理制度》

   7.2 《急救和生命支持类医学装备管理制度》

   7.3 《全院急救处理作业标准规范》

8 使用表单

   8.1 《患者离开病房/诊室外出检查知情同意书》

   8.2 《住院患者出科检查诊疗交接单》

批准人：   签署日期：

审核人：   发布日期：

附件1

患者离开病房/诊室外出检查知情同意书

文件编号:BL - BD - ZK - ××× 版本号:1.0

科室: 姓名: 出生年月日:

病案号/门诊号: 性别: 年龄: 床号:

尊敬的患者、患者家属或患者的法定监护人、授权委托人:

为明确诊断、观察病情变化及下一步治疗的需要,目前患者急需离开病房外出检查,但患者目前病情危重,外出检查过程中存在以下风险:

1.出现心跳、呼吸骤停。

2.病情加重。

3.治疗中断或延误。

4.管道脱落。

5.无法配合检查或检查无法完成。

6.其他。

医务人员陈述:

我已经将患者外出检查可能发生的风险及不良后果告知患者、患者家属或患者的法定监护人、授权委托人,并且解答了相关的问题。

医师签名: 签名时间: 年 月 日 时 分 签名地点:

患者、患者家属或患者的法定监护人、授权委托人意见:

医生已将患者离开病房/诊室外出检查可能发生的风险以及不良后果向我告知,我予以理解,经慎重考虑,我愿意承担因外出检查带来的各种风险并签名负责。

患者签名: 签名时间: 年 月 日 时 分 签名地点:

患者授权委托人或监护人签名: 与患者关系:

签名时间: 年 月 日 时 分 签名地点:

附件2

住院患者出科检查诊疗交接单

文件编号:BL－BD－HL－×××　版本号:1.0

科室:　　　　　　　姓名:　　　　　出生年月日:

病案号/门诊号:　　　　性别:　　　　年龄:　　　　床号:

situation （病情）	诊断:		
background （背景）	过敏:□无　□不详　□有＿＿＿＿＿＿		
	隔离:□无　□接触隔离　□其他＿＿＿＿＿＿		
	药物:□无　□静脉用药　□其他＿＿＿＿＿		
	转运工具:□不需要　□平车　□轮椅　□其他＿＿＿＿		
	其他:		
assessment （评估）	体温:＿℃　　脉搏:＿次/分　　呼吸:＿次/分　　血压:＿/＿mmHg		
	□身份确认	□身份确认	□身份确认
	输液管:□无　□通畅	输液管:□无　□通畅	输液管:□无　□通畅
	导管:□无　□通畅	导管:□无　□通畅	导管:□无　□通畅
	病情:□无变化 　　　□变化	病情:□无变化 　　　□变化	病情:□无变化 　　　□变化
recommendation （建议）	□DR　□CT　□MRI	□DR　□CT　□MRI	□DR　□CT　□MRI
	□超声　　　□脑彩超	□超声　　　□脑彩超	□超声　　　□脑彩超
	□心电图　　□脑电图	□心电图　　□脑电图	□心电图　　□脑电图
	□胃镜　　　□肠镜	□胃镜　　　□肠镜	□胃镜　　　□肠镜
	□血液透析　□其他	□血液透析　□其他	□血液透析　□其他
科室及签名	检查科室:	检查科室:	检查科室:
	时间:	时间:	时间:
	签名:	签名:	签名:

注:住院患者外出检查、诊疗交接适用于此表单

出科时间:　　年　　月　　日　　时　　分　　　　交接者:

返科时间:　　年　　月　　日　　时　　分　　　　交接者:

第二章　患者权利

第一节　患者知情同意制度

文件名称	患者知情同意制度	文件编号	YY－QL－×××
制定部门	×××	版本号	1.0
生效日期	20××－××－××	页数/总页数	×/××
修订日期	20××－××－××	有效期至	20××－××－××

1 目的
 1.1 保障患者关于治疗的知情权。
 1.2 医务人员获得患者的知情同意。
2 范围:医院所有需要知情同意的科室。
3 定义
 3.1 知情:患者对病情、医疗措施、见习生、实习生参与的治疗范围、风险益处、备用治疗方案、费用开支、治疗方案、治疗结果(包括意外情况)等真实情况的了解、被告知的权利。
 3.2 同意:患者在知情的前提下有选择、接受或拒绝的权利。
4 权责
 4.1 医务人员:应接受知情同意相关政策培训,与患者或授权委托人沟通,告知知情同意相关内容,并签署知情同意书。保证患者对病情、医疗措施、风险益处、治疗方案、替代方案、费用开支、治疗结果(包括意外情况)等真实情况的了解、被告知的权利。
 4.2 科室负责人:在患者需要紧急处置时,无患者及授权委托人签署知情同意书的情况下,进行患者病情评估,立即汇报医务处或总值班;监管科室员工落实《患者知情同意制度》。
 4.3 质量控制科:负责知情同意书的审核,对落实情况进行监督管理。
 4.4 医务处:负责制度的制定、培训;在工作时间内,若患者需要紧急处置时,无患者及授权委托人签署知情同意书的情况下,及时评估病情,批准医务人员开展紧急处置,协助医务人员完成知情同意书的签署。
 4.5 总值班:夜间或非工作日在无患者及授权委托人签署知情同意书的情况下,及时评估病情,批准医务人员开展紧急处置,协助医务人员完成知情同意书的签署。
5 内容
 5.1 一般知情同意
  5.1.1 门诊的初诊患者及住院的患者,每次入院时必须签署,未成年儿科患者由监护人签署。
  5.1.2 对操作简单,无严重并发症或并发症发生率低的检查或治疗,在患者病情允许、操作者技术水平达到要求并有充分准备的情况下,向患者或其授权委托人交代检查、治疗的意义并征得同意后,签署《一般知情同意书》,如周围浅表静脉穿刺、抽血化验、常规肌内注射、肌电图、留置导尿、鼻饲胃管等。

5.2　**特定知情同意**：对操作过程较为复杂,有可能发生严重并发症或并发症发生率较高,以及难以准确判定治疗后果的有创检查、治疗。操作前,必须履行相应的书面知情同意签署手续。主要包括以下几个方面。

5.2.1　各类手术。

5.2.2　麻醉、中深度镇静。

5.2.3　侵入性和高危的治疗操作检查等,如介入造影检查与治疗、拔牙、深静脉穿刺、取材活检、纤维支气管镜检查及各种内窥镜检查与治疗等。

5.2.4　输血及使用血液制品。

5.2.5　新业务及新技术。

5.2.6　化疗,使用激素。

5.2.7　血液透析、连续性肾脏替代。

5.2.8　药物临床试验:执行《药物临床试验合同管理制度》及《人体研究保护计划》。

5.2.9　医院或部门规定的其他情况。

5.3　医务人员须以简明易懂的方式和语言告知患者,在书面文件的基础上综合运用口头解释、图表和照片等方法,如实告知患者或其授权委托人相关信息。

5.4　在治疗过程中,患者可向主管医师了解治疗和处理的结果,对治疗过程中的各种意外情况,主管医师要及时向患者或其授权委托人如实告知,并说明采取的措施,以得到患者或其授权委托人的配合,同时将告知内容记入病历。

5.5　**对患方履行知情同意人员的要求**

5.5.1　由患者本人或其监护人、授权委托人行使患者知情权。

5.5.2　患者具有完全民事行为能力的,在不违反保护性医疗制度的前提下,可将告知内容直接告知其本人。须履行书面签名手续的,由患者本人签名。

5.5.3　对于不能完全行使民事行为能力的昏迷、痴呆、未成年人、残疾人、文盲等患者,由符合相关法律规定的人员代为行使知情同意权。

5.5.4　下列情况中,可由患者的授权委托人代为行使知情同意权的签名。

5.5.4.1　患者虽具有完全民事行为能力,但如实告知病情、医疗措施、医疗风险后,可能造成患者不安,进而影响医务人员开展诊疗工作的,由其授权委托人代为行使知情同意权。

5.5.4.2　患者虽具有完全民事行为能力,但不能理解或不愿了解各项诊疗措施,由其授权委托人代为行使知情同意权。

5.5.4.3　授权委托人由患者在法律所规定的近亲属或代理人中选择,按照患者配偶、父母、成年子女、其他近亲属循序依次担任,无直系或近亲属的患者,可由其所在单位、街道办事处或村民委员会协商后指定人员担任。

5.5.4.4　患者以授权的方式指定授权委托人,并由双方(患者和其授权委托人)按医院规定在授权书上签名,授权书存入病案。该授权委托人代表患者行使其在医院治疗期间的知情同意权,签署各项医疗活动同意书。

5.6　对急诊、危重患者,拟实施抢救性手术、有创检查、治疗、输血、麻醉时,在患者本人无法履行知情同意手续,又无法与家属取得联系,或其家属短时间内不能来院履行有关手续,且病情又不允许等待时,应由经治医师提出医疗处置方案,并在病历上写明紧急处理的必要性,医务处负责人批准、备案;夜间和节假日,由医院总值班二线批准、备案。

5.7 **患者按照流程的规定,签署知情同意书**

5.7.1 实施特殊检查和治疗操作前由经治医师与患者或其授权委托人详细交代病情、检查治疗目的、可能发生的并发症等情况,经患者本人或其授权委托人知情同意,医患双方签署同意书。

5.7.2 输血前,经治医师必须对患者或其授权委托人进行输血风险教育,详细交代输血可能发生血源传播性疾病、输血反应等情况,经其知情同意并签署同意书。

5.7.3 实施麻醉前,麻醉医师与患者或其授权委托人详细交代麻醉方式、可能发生的麻醉并发症及意外情况,经知情同意并签署同意书。

5.7.4 科室首次开展的新业务、新技术,科室必须将其开展的新业务、新技术的名称、风险、技术保障及患者选择情况,报经医务处和医学伦理委员会论证、审核批准。

5.8 **知情同意书书写要求**

5.8.1 知情同意书应告知的内容。

5.8.1.1 患者病情。

5.8.1.2 拟订的治疗或操作。

5.8.1.3 提供治疗服务的医务人员姓名。

5.8.1.4 治疗方案潜在的利弊。

5.8.1.5 可供选择的治疗方案。

5.8.1.6 成功的可能性。

5.8.1.7 治疗恢复期可能出现的相关问题。

5.8.1.8 不进行治疗可能产生的结果。

5.8.2 由接受过知情同意相关培训,具有资质的医务人员向患者及授权委托人做出解释和说明并签名。特殊诊疗操作由参与操作的医师解释和说明并签名。

5.8.3 知情同意告知后,履行告知的医务人员与患者或授权委托人均需在知情同意书上签名,注明签名日期与时间,签名时间精确到分钟,医务人员签名时间要先于患者或授权委托人。

5.8.4 知情同意书需要保存在医院,住院患者相关的知情同意书在病案室保存30年;门(急)诊患者相关的知情同意书在病案室保存15年。

5.9 **培训**

5.9.1 新入职的医务人员必须接受《患者知情同意制度》的培训。

5.9.2 当《患者知情同意制度》有修改时,医务处必须组织全院医务人员重新培训。

6 **流程:**无。

7 **相关文件**

7.1 《国际联合委员会(JCI)医院评审标准》(第六版)

7.2 《中华人民共和国民法通则》

7.3 《中华人民共和国侵权责任法》

7.4 《医疗机构管理条例》

7.5 《患者参与医疗安全活动制度》

7.6 《患者沟通制度》

7.7 《药物临床试验合同管理制度》

7.8 《人体研究保护计划》

8　使用表单

  8.1　《一般知情同意书》

  8.2　《门诊患者一般告知书》

批准人：　　　　　　　　　　签署日期：

审核人：　　　　　　　　　　发布日期：

附件1

一般知情同意书

文件编号：BL－BD－ZK－×××　　版本号：1.0

本人到××医院寻求医疗服务,对于我接受医疗服务做出下列声明:

1. 本人已了解所有患者不论种族、宗教、国籍、性别、年龄或疾病类别,都应在××医院得到治疗。

2. 本人郑重保证所提供资料均属实正确。

3. 本人了解医院医疗服务项目,因此,本人的医疗服务团队将由住院医师及其上级医师、护理人员、医技人员等专业人员组成,其中包括实习人员。为了医学教育传承与服务品质提升,有时会有实习人员在场观摩学习,但我有权利拒绝实习人员在场。本人了解××医院医疗团队会竭尽所能诊疗照护患者,但临床医疗的过程有其自然风险,而诊疗或检验也有其限制,无法达到百分之百精确。

4. 本人来院就诊,接受医务人员提供的医学专业上认为需要的医疗服务治疗。本人签署同意书,其医疗范围是指在××医院所接受的住院、门诊及紧急医疗服务。在接受医院服务的过程中,本人同意接受常规的检查,包括实验室检查、放射线检查、肌内注射、皮试、静脉滴注、留置针、下胃管、导尿、吸痰、灌肠、内科、外科、妇科、产科、新生儿科检查等。手术、麻醉及其他侵入性治疗及检查,需要征得本人(或委托人/监护人)同意并另外签署同意书。本人可随时向当时在场的××医院医疗团队成员询问有关本人所接受的服务、治疗、药物及饮食的任何问题。依据医疗需要,医院要求住院患者转床时,患者应无条件配合。

5. 本人了解医院在治疗过程将会以电子、影像或其他形式记录病历或其他有关讯息。本人同意因医院诊疗服务需求,医师可通过信息系统查询本人的治疗记录。××医院在以下几个情况下,可不经本人授权同意提供本人的资料或必要的信息:公安司法机关、社会保障部门、本人所授权的保险公司复印病历、医疗费用清单等。本人不追究××医院因上述原因而提供本人病历资料的责任。

6. 本人了解并愿意负担医院所收取的服务费用,包含医保部分负担费用、非医保范围内的医疗服务费用及食宿等费用。

7. 本人了解在住院期间,医院对患者贵重物品不承担保管责任,对本人物品的丢失或损坏,医院不承担赔偿责。

8. 因医务人员可能因为诊疗和护理过程中接触本人的血液及体液而被传染一定疾病的风险,于必要情况下经医疗团队说明后,本人愿意接受院方安排的相关实验室检查(包含但不限于人类免疫缺陷病毒、梅毒、乙型肝炎、丙型肝炎等)。

9. 本人了解若患者不愿意特定家属知道患者病情,请以书面形式告知主管医师,以利于患者权利的维护。

医师签名:　　　　　　　　签名时间:　年　月　日　时　分　签名地点:

续表

本人已仔细阅读本文件,清楚了解并同意遵守。 是否愿意在住院期间公开本人姓名:□是　□否 是否愿意接受访客:□是　□否 患者签名:　　　　　　　　　　　签名时间:　年　月　日　时　分　签名地点: 患者家属签名:　　　与患者关系:　　　签名时间:　年　月　日　时　分　签名地点:

附件2

门诊患者一般告知书

文件编号:BL－BD－ZK－×××　版本号:1.0

尊敬的患者、患者家属、患者法定监护人:

　　现将您在××医院门诊诊疗期间有关的政策、信息进行告知,并在取得您同意的情况下进行医疗服务。请您认真阅读,了解后签署。

　　1. 共同原则:患者不论种族、宗教、国籍、性别、年龄或疾病类别,都应得到诊疗。

　　2. 同意诊疗:患方自愿至××医院寻求医疗帮助,并接受本院提供的医学专业认为需要的治疗及护理。患方可咨询接诊医师关于治疗、护理、药物等相关问题。同意范围包括在本院接受的门诊诊疗服务。在接受医院服务的过程中,患者本人同意接受常规的检查,包含实验室检查、放射线检查、内外科体格检查等。手术、麻醉及其他侵入性治疗和检查,须征得患者本人同意并另外签署同意书。患者本人可随时向当时在场的××医院医疗团队成员询问有关本人所接受的服务、治疗饮食及药物的任何问题。

　　3. 医疗团队:本院是×级×等××医院,医疗团队由医师、护理人员、医技人员等组成,其中包括实习人员。为了医学教育传承与服务品质提升,有时会有实习人员在场观摩学习。医疗团队会尽力为患者诊治,但临床医疗过程的自然风险具有局限性,无法达到百分之百精确。

　　4. 医疗信息发布:未获得患方同意情况下,本院不会公开患者信息。但以下情况可以不经患方授权同意而提供患者的资料或必要的信息:公安司法机关、社会保障部门、患者所授权的保险公司复印病历及医疗费用清单等。

　　5. 医疗信息查询:因医院诊疗服务需求,医师可通过信息系统查询患者的诊疗记录。

　　6. 个人贵重物品:患方诊疗期间请妥善保管私人财物及贵重物品(不携带贵重物品来本院)。

　　7. 禁烟措施:本院为无烟医院,院内禁止吸烟。

　　8. 财务协议:患方愿意承担院方所收取的合法医疗服务费用,其中包含保险不报销的医疗费用。

　　9. 其他:①若院方因医疗需要,要求患者转院时,患方应予以配合。②患者自愿接受院方安排的相关实验室检查(包含但不限于人类免疫缺陷病毒、梅毒、乙型肝炎病毒、丙型肝炎病毒)。

　　10. 若患者委托代理人不愿患者本人或特定家属了解患者病情,请以书面形式告知接诊医师。

医务人员签名:	日期:　年　月　日　时　分
	签名地点:
本人已仔细阅读本文件,清楚了解并同意遵守。	
患者签名:	日期:　年　月　日　时　分
	签名地点:
患者委托人签名:　　　与患者关系:	日期:　年　月　日　时　分
	签名地点:

第二节 保护患者合法权益制度

文件名称	保护患者合法权益制度	文件编号	YY - QL - ×××
制定部门	×××	版本号	1.0
生效日期	20×× - ×× - ××	页数/总页数	×/××
修订日期	20×× - ×× - ××	有效期至	20×× - ×× - ××

1 **目的**:坚持"以人为本,以患者为中心",提高医院自律行为,更好地维护患者的合法权益,增进医患间的信任和理解,构建和谐医患关系。

2 **范围**:全院员工及患者、家属。

3 **定义**:患者的合法权益包括知情同意权、医疗决策参与权、隐私保护权、平等医疗权、人格权、申诉权(且其诊疗不能因为申诉而受到影响)、人身安全和财产保护权、宗教和文化受到尊重的权利等。

4 **权责**

4.1 **院领导**:理解法律法规赋予患者和家属的权利,指导员工保护患者和家属的权利。

4.2 **医务处**:根据医院人力和设备资源等确定医院的服务范围及宗旨。

4.3 **院长办公室**:将医院的服务范围及宗旨公示于众。

4.4 **人力资源部**:对入职员工进行相关培训。

4.5 **质量控制科**:抽查病历,了解、监督医务人员告知义务的落实。

4.6 **党委办公室**:定期开展满意度调查。

4.7 **员工**:严格按照规定和服务规范开展工作,维护患者和家属的相关权利。

5 **内容**

5.1 **告知患者及家属本院医疗服务的内容及接受服务的途径**

5.1.1 在门诊大厅公示医院的服务范围,以触摸屏查询系统的形式提供药品及医技收费的标准,以平面图指示牌及护士导诊的形式指引患者挂号、就诊、收费、化验、检查、取药、治疗、住院等,方便患者就医。当患者及家属在院内遇到任何困难时,所有医务人员都有提供帮助的责任。

5.1.2 当遇到疑难病例时,应患者或其授权委托人要求,可以请其他科室的专业人员院内会诊或院内多学科会诊。因患者病情需要,经科室主任同意邀请院外专家来院会诊,主管医师需同患者及家属沟通,向家属说明会诊目的、必要性、来院会诊专家的背景、会诊有关程序、会诊的费用。请院外会诊或转院治疗,严格按照《会诊制度》《转科转院制度》执行,相关内容记录于病历中。

5.2 **在国家法律、法规允许的范围内,医疗服务要考虑和尊重患者的个人价值观及信仰**

5.2.1 在医疗服务过程中,对待患者,无论种族、民族、性别、职业、地位、经济状况及信仰如何,医务人员均要一视同仁。

5.2.2 患者可能是老人、残疾人、使用其他语种或方言的人,也可能是不同的文化背景及其他的障碍,会使入院过程和接受医疗服务变得十分困难。医务人员应在医疗服务过程中采取措施消除减少这些障碍,或者设法减少这些障碍对医疗服务过程的影响。

5.2.3 患者入院时,由责任护士了解患者的民族、宗教信仰、价值观及与之相关的行为和饮食习惯,并为满足这些习惯的需求提供服务。当患者及家属有宗教或精神支持方面的需求时,由责任护士联系医务处,协助提供相关宗教的联系方式,在国家法律法规的范围内从事有关宗教活动。

5.2.4 有特殊饮食习惯的患者由责任护士通知营养科,为其提供所需的食品。患者有权利在尊重他人信仰的前提下表达自己的信仰。为患者提供医疗护理过程中,医务人员要充分考虑到患者的文化、价值观及宗教信仰对治疗过程和患者反应的影响。

5.2.5 在患者知情同意的前提下,技术性决定一般由医务人员向患者提出建议,以供患者及家属选择,并说明各种选择的优缺点,但涉及个人生活方式、宗教信仰及价值观念方面的问题,应尊重患者的意愿。患者及家属有权参与医疗决策,而且做出最终决定。在不违背医疗原则、法律法规、伦理道德的前提下,医务人员要充分尊重患者及家属的决策权。

5.2.6 员工不要将自己的价值观和信仰强加给患者,也不要评判患者价值观和信仰的对错。

5.2.7 在特殊情况下,出于特殊的原因,有些患者和家属要求终止治疗,撤销对患者的生命支持,放弃临终前的心肺复苏。这种决策对于患者和家属来说是痛苦的,只要不违反国家的法律法规,不违背人道主义和伦理道德的原则,院方将尊重患者和家属的意愿,告知患者及家属行使该决策后可能出现的后果、要承担的责任、可选择的其他治疗方法等。患者及家属有权随时改变放弃治疗的决定并签名确认。

5.3 保护患者的财产免被盗窃或丢失

5.3.1 门诊部设有储物柜,方便患者在门急诊就诊时存储个人物品,储物柜设在门诊一楼大厅,见《患者财务保管制度》。

5.3.2 入院前向患者宣教住院期间非必需的贵重物品及私人财物不带入院。

5.3.3 入院时和住院期间,责任护士宣教患者或家属保管好自己随身携带的私人财物。

5.3.4 对于急诊患者或入院时无家属陪伴而无法自己保管个人物品的患者,由责任护士协助按下列步骤处理。

5.3.4.1 两名医务人员清点物品后,放进干净的袋子内,封好袋口,封口处由责任护士和患者本人签名。如果患者昏迷,则由两名医务人员签名。

5.3.4.2 贴上标签,写明患者姓名、病案号、出生年月日、日期,并附上物品清单。

5.3.4.3 在专用登记本上,按规定做好登记工作。

5.3.4.4 交由病区(急诊科)护士长暂时保管。

5.3.4.5 患者出院或家属到院时,将物品及时交予患者或家属,并由患者或家属在登记本上签名。

5.3.4.6 如果无法辨别身份的患者死亡,则将物品上交医务处,由医务处专人负责物品认领工作。

5.3.5 患者财务失窃时按《患者财务保管制度》中财务失窃时的处理流程处理。

5.4 医院采取措施保护患者免受伤害

5.4.1 医院有责任保护患者身体免遭来访者、其他患者或员工的伤害,尤其对老人和其他无法自我保护或请求帮助的弱势人群要重点保护。

5.4.2 对院内不明身份或行为及表情异常的可疑人员要进行盘查,对患者之间的矛盾和冲突要及时发现和妥善处理,以免发生患者被伤害的情况。入院时,根据患者不同情况选择步行、轮椅、平车将患者送入病房。病房护士协助患者入院,并通知医师。

5.5　医院应支持患者及家属参与医疗决策的权利,患者入院时由主管医师告知患者(必要时告知家属)诊断、检查、治疗的总体计划,征得患者或家属的认同。尤其要尊重患者的知情同意权,医务人员应严格遵守《患者知情同意制度》及《患者的权利与义务》,且患者有权向本科室其他医务人员、外院医务人员咨询病情及诊疗方案而不必担心影响诊疗质量。

5.6　要尊重和支持患者要求对其疼痛做出恰当评估和处理的权利,按照《疼痛评估及干预制度》评估和妥善处理患者的疼痛。

5.7　患者有权对其得到的医疗服务提出投诉,这些投诉应得到受理并尽可能地解决,不影响其医疗活动。医务人员应严格遵守《投诉管理制度》及与医疗纠纷相关的其他制度。

5.8　医院应对患者公开所有权、经营形式及真实描述所能提供的医疗服务,提供明确的入院、转诊、出院政策,相关内容详见《患者出入院管理制度》《转科转院制度》。医院应为每位患者提供医疗服务费用的准确账单,及时恰当地解决医院与患者之间的经济矛盾,合理利用患者的经济资源。

5.9　患者及家属隐私权的保护:相关内容详见第二章第三节保护患者隐私制度。

5.10　若有国际患者(不能以中文交流者)来本院门诊就诊或住院治疗,医务处可以协助联系志愿工作者,以患者可以理解的语言与其沟通,告之其权利和义务,并记录在病历中。涉及知情同意,同样以患者可以理解的语言记录于病历中,并请相关人员签名。

5.11　员工在入职时进行培训,严格遵守与患者、家属权利相关的所有规程。

5.12　质量管理科每月抽查归档病历,不定期抽查运行病历,了解医务人员告知义务、维护患者和家属权益的情况,监督医务人员告知义务的落实。

5.13　党委办公室定期开展患者满意度调查,包括维护患者和家属权益的情况,并针对不足之处,采取措施加以改进。

6　流程:无。

7　相关文件

7.1　《国际联合委员会(JCI)医院评审标准》(第六版)

7.2　《尊重患者民族风俗和宗教信仰制度》

7.3　《患者的权利与义务》

7.4　《投诉管理制度》

7.5　《患者知情同意制度》

7.6　《患者评估及干预制度》

7.7　《患者出入院管理制度》

7.8　《转科转院制度》

7.9　《会诊制度》

8　使用表单:无。

批准人:　　　　　　　　　　　签署日期:

审核人:　　　　　　　　　　　发布日期:

第三节　保护患者隐私制度

文件名称	保护患者隐私制度	文件编号	YY－QL－××
制定部门	×××	版本号	1.0
生效日期	20××－××－××	页数/总页数	×/××
修订日期	20××－××－××	有效期至	20××－××－××

1 **目的**:尊重患者隐私权,保护患者隐私。

2 **范围**:全院员工。

3 **定义**

  3.1 **患者隐私权**:指在医疗活动中患者拥有的保护自身的隐私部位、病史、身体缺陷、特殊经历、遭遇等隐私不受任何形式的外来侵犯的权利。

  3.2 **隐私内容**:除了患者的病情之外,还包括患者在就诊过程中只向医生公开的、不愿意让他人知道的个人信息、私人活动及其他缺陷或隐情。

4 **权责**

  4.1 **医务人员**:遵守医务人员医德规范,保护患者隐私。

  4.2 **信息科**:负责信息系统权限设计、维护。

  4.3 **医务处**:负责医师信息系统权限授予。

  4.4 **护理部**:负责护士信息系统权限授予。

5 **内容**

  5.1 **患者诊疗时的隐私保护**

    5.1.1 加强就医环境的改造、设施的更新,使患者的隐私能够得到最大限度的保护;设置候诊区,有序就诊。

    5.1.2 全院各收费服务窗口设置"一米线",按顺序排队就医。

    5.1.3 全院各类候诊区域的叫号显示屏不显示患者姓名全名,呼叫时也不得呼叫全名。

    5.1.4 在门诊及病区进行各种诊疗操作或手术时,从安置体位开始到操作结束,自始至终拉好床帘,做好隐私部位遮挡,并做好解释工作,取得患者配合,让陪伴或其他患者回避,尽量减少或避免患者隐私部位的暴露。男医师为女性患者检查胸、腹、外阴等隐蔽部位时,应有女护士或女性家属在场。医师应为患者保守秘密,未经患者同意,不得向他人泄露病因病情。

    5.1.5 当患者不愿与他人共同进行就诊、检查、操作、治疗及转运时,应尽量满足他们的需求。

    5.1.6 不得将应保密的内容贴在病房或护士站,不允许在公众场合(食堂、电梯旁)讨论与患者有关的问题。

    5.1.7 在做治疗或手术时,不得讨论与患者无关的事或说笑,以免造成患者的心理压力。

    5.1.8 有实习生或进修医师参与诊疗应征求患者同意。

    5.1.9 当医务人员在诊疗中发现患者患有性病、传染性疾病等隐私性疾病时,应只向患者、近亲属、授权委托人或监护人说明疾病性质及程度。未经近亲属、授权委托人、监护人同意,不要向他人泄露病情。在特殊情形下,如属国家规定必须向卫生防疫部门上报的传染病,医师有义务遵守国家规定,及时上报。

5.1.10　住院患者一览表严防非医务人员查看,严禁向未经患者授权的人透露住院信息。

5.1.11　检验科、病理科、心电图室、B超室、内镜室等工作人员要妥善保管患者化验单,核对患者身份后方可发放检查结果。

5.2　标本运送的隐私保护:标本运送过程中应由密封袋包装,放置非透明的运送盒中,由护士送至标本检查科室。途中不得暴露患者各类信息。

5.3　患者可辨识资料的隐私保护

5.3.1　各种医疗文书是保密的,除涉及对患者实施医疗活动的医务人员及医疗服务质量监控人员外,其他任何机构和个人不得擅自查阅该患者的病历。医院全体员工必须了解和严格执行我国卫生部颁布的《医疗机构病历管理规定》,保存好病历资料,严防损坏、丢失或他人偷看。

5.3.2　写有或印有患者隐私信息的纸张(主要指有姓名、住院号)作废后,原则上禁止重复使用,若需重复使用的,必须将姓名和住院号等患者识别信息删除。不得将含有患者识别信息的纸张在病区、护士办公室、医师办公室及其他场所张贴或通过其他渠道公示。

5.3.3　住院患者出院时腕带剪去前应抹去患者信息。

5.3.4　所有印有患者的可辨识资料各科室统一安置整理场所,统一收取销毁。

5.3.5　不能泄露参与药物临床试验组的患者信息。

5.4　信息系统控制

5.4.1　由主管职能科室确定和监管各类工作人员的用户权限,对不规范使用用户名、密码的行为进行查处。根据医院的相关制度,各部门的用户权限须进行登记分类。职能科室确定系统权限角色并指定相应权限管理员,由权限管理员负责管理具体权限。由信息科负责实现系统中各权限管理员设置。

5.4.2　全院职工应妥善保管自己的用户账号和密码,防止他人窃取;并严禁盗用他人用户和密码进行操作。

5.4.3　特殊岗位员工及临床医师应定期修改个人密码。

5.4.4　在医院信息系统上产生的签名与医疗文书的书面签名视为等同效应,各员工妥善保管自己的用户账号及密码。

5.4.5　各信息系统操作人员离开电脑时要及时退出登陆,尤其是在病房护士站等非操作人员易接近的场所。

5.5　病历管理按照《病历(案)管理制度》执行

6　流程:无。

7　相关文件

7.1　《国际联合委员会(JCI)医院评审标准》(第六版)

7.2　《信息系统用户权限设定及用户密码管理制度》

7.3　《病历管理制度》

7.4　《中华人民共和国执业医师法》

8　使用表单:无。

批准人:　　　　　　　　　　　　签署日期:

审核人:　　　　　　　　　　　　发布日期:

第四节　患者的权利与义务

文件名称	患者的权利与义务	文件编号	YY－QL－××××
制定部门	×××	版本号	1.0
生效日期	20××－××－××	页数/总页数	×/××
修订日期	20××－××－××	有效期至	20××－××－××

1　**目的:**明确患者在医院就诊期间的权利与义务,配合医务人员顺利完成诊疗过程。

2　**范围:**全院职工、患者及家属。

3　**定义:**无。

4　**权责**

　4.1　**医务人员:**尊重患者权利,允许患者行使自己的合法权利。

　4.2　**患者及家属:**在就诊期间履行患者的义务,配合医务人员顺利完成诊疗过程。

5　**内容**

　5.1　**患者的权利**

　　5.1.1　有权接受治疗,不因性别、年龄、国籍、宗教信仰、价值观或社会地位而受歧视。

　　5.1.2　有权在安全及保护隐私的医疗环境中接受治疗。

　　5.1.3　有权知晓医疗小组成员及主管医师姓名等相关信息。

　　5.1.4　有权获得院内或院外其他专业人士的建议并参与治疗方案的制订,决定治疗方式。

　　5.1.5　有权对高危的、易出问题的或其他有创性的操作和治疗知情同意。

　　5.1.6　有权询问并得知关于病情诊断、检查结果、诊疗措施、预后及健康教育等信息。

　　5.1.7　有权复印病历,获得诊断证明书与医疗费用明细表。

　　5.1.8　有权表达减轻疼痛,拒绝或终止治疗计划,在治疗开始后终止治疗,决定在病危时是否心肺复苏。

　　5.1.9　临终患者有权得到尊重和富有同情心的服务和关怀。

　　5.1.10　患者有任何想法或建议,有权向医院提出申诉并得到回应。

　　5.1.11　财物及人身安全得到医院规定范围内的保护。

　　5.1.12　参与临床试验的受试者有知晓该临床试验研究背景及目的、基本研究内容、流程、方法及研究时限、预期的受益与风险、可能被分配到试验的不同组别、对受试者的保护措施、可供选择的其他治疗方法的权利。

　　5.1.13　受试者参加试验是自愿的,可以拒绝参加或在试验的任何阶段随时退出试验而不会遭到歧视或报复,其医疗待遇与权益不受影响。

　　5.1.14　受试者有知情、同意或不同意、保密、补偿、受损害时获得免费治疗和赔偿、新信息的获取、新版本知情同意书的再次签署、获得知情同意书等权利。

　　5.1.15　受试者有权知晓在参与研究前、研究后及研究过程中的注意事项。

　　5.1.16　试验期间,受试者可随时了解与其有关的信息资料。

　5.2　**患者的义务**

　　5.2.1　主动、正确地告知医务人员自己的健康状况、既往史、过敏史及传染病史。

5.2.2　参与决定治疗方案,共同签署知情同意书。

5.2.3　配合医务人员实施各项诊疗活动,按医嘱进行治疗,办理监护病房转出、出院或转院手续,珍惜医疗资源,妥善利用医院各项设施。

5.2.4　遵守医院工作制度和流程,爱护医院设施和仪器。

5.2.5　遵守医院门禁相关规定、感染控制措施;不得在院内吸烟;不得在医院内大声吵闹,避免影响其他患者的治疗和权益。

5.2.6　支付应自行负担的费用,不能要求医师提供不实的资料或诊断证明。

5.2.7　住院和治疗期间不得向医务人员赠送钱物或宴请医务人员。

5.2.8　住院期间,不能擅自离院或外宿,否则按自动出院处理;擅自外出期间产生的病情发生变化等一切不良后果由患方完全承担。

5.2.9　严禁携带危险品入院,钱物等贵重物品请自行妥善保管。

5.2.10　本院是教学医院,承担医学生的教学和科研任务,为提升医学教育水平,培养更多优秀的医务人员,患方应给予配合。

5.2.11　尊重医务人员的劳动和人格尊严。

5.2.12　临床试验坚持自愿参加的原则,在试验开始之前应签署知情同意书。

5.2.13　遵循临床试验方案,听从研究者的统一安排,配合研究者完成试验任务。

6　流程:无。

7　相关文件

7.1　《国际联合委员会(JCI)医院评审标准》(第六版)

7.2　《三级综合医院评审标准实施细则》(2011年版)

8　使用表单:无。

批准人:　　　　　　　　　　　　签署日期:

审核人:　　　　　　　　　　　　发布日期:

第五节　患者拒绝治疗及放弃抢救管理制度

文件名称	患者拒绝治疗及放弃抢救管理制度	文件编号	YY - QL - × × ×
制定部门	× × ×	版本号	1.0
生效日期	20 × × - × × - × ×	页数/总页数	× / × ×
修订日期	20 × × - × × - × ×	有效期至	20 × × - × × - × ×

1　**目的:**尊重患者的知情选择权,维护患者的合法利益,促进医患沟通。

2　**范围:**全院相关科室。

3　**定义:**无。

4　**权责**

4.1　**医务人员:**履行告知义务,充分告知患者拒绝治疗与放弃抢救的利弊以及其他可供选择的措施。

4.2　**医务处:**协调处理医务人员对患者或授权委托人提出拒绝或终止治疗、拒绝复苏、放弃或停止生命支持等有争议的相关问题。

4.3　**医学伦理委员会:**在涉及生命的道德与伦理问题时,为医务人员、患者、授权委托人提供支持和解决方案。

5　**内容**

5.1　患者或其授权委托人有权在法律允许的范围内拒绝任何治疗或在治疗开始后中止治疗,医院应尊重和理解患者或其授权委托人所做的决定。医务人员应履行充分告知义务,包括所做决定可能引起的后果、可供选择的其他治疗方案及拒绝治疗所应承担的责任,在考虑伦理和法律的前提下,完成患者关于治疗替代方案的意愿。

5.2　患者或其授权委托人有权在法律允许的范围内拒绝复苏,放弃或停止生命支持,医院尊重患者或其授权委托人的选择。

5.3　患者或其授权委托人确定拒绝或终止治疗、拒绝复苏、放弃或停止生命支持时,须签署《拒绝或放弃医学治疗告知书》。

5.4　出现以下情况时,主管医师应当和患者或其授权委托人重新确认拒绝或终止治疗、拒绝复苏、放弃或停止生命支持的决定。

5.4.1　患者病情有好转的迹象。

5.4.2　应患者或其授权委托人的请求。

5.4.3　患者转科。

5.5　当患者或其授权委托人拒绝或终止治疗、拒绝复苏、放弃或停止生命支持时,由值班医师请示二线医师或以上医师后再决定,并在病历中记录,签署《拒绝或放弃医学治疗告知书》。

5.6　主管医师对患者或其授权委托人提出拒绝或终止治疗、拒绝复苏、放弃或停止生命支持有争议时,经科室主任同意后上报医务处,必要时提请医学伦理委员会讨论。

5.7　患者或其法定监护人、授权委托人签署《拒绝或放弃医学治疗告知书》中写明拒绝复苏后,主管医师将《拒绝或放弃医学治疗告知书》放置患者病历中,并口头告知本科室所有医师,以利于患者病情发生重大变化时,值班医师选择适当的临床处置。

6　流程:无。

7　相关文件

《国际联合委员会(JCI)医院评审标准》(第六版)

8　使用表单

《拒绝或放弃医学治疗告知书》

批准人:　　　　　　　　签署日期:

审核人:　　　　　　　　发布日期:

附件

拒绝或放弃医学治疗告知书

文件编号:BL‑BD‑ZK‑×××　版本号:1.0

科别:　　姓名:　　出生年月日:　　住院号:　性别:　年龄:　床号:

尊敬的患者或法定监护人、受委托人:

　　根据患者目前的疾病状况,医师认为患者应当接受治疗,并建议患者接受适当的医疗措施。但是患者或其法定监护人、受委托人现在拒绝或放弃本院医务人员建议的以下医疗措施:(具体描述)特此告知可能出现的后果,请患者、患者家属或法定监护人、授权委托人认真斟酌后决定。拒绝或放弃医疗措施,使本院原有的治疗中断,有可能产生以下不良后果:

　　1.导致病情反复甚至加重,从而为以后的诊断和治疗增加困难,甚至使原有疾病无法治愈,或者使患者丧失最佳治疗时机,也有可能促进或导致患者死亡。

　　2.出现各种感染,使原有的感染加重、伤口延迟愈合、疼痛等各种症状加重或症状持续时间延长,增加患者的痛苦,甚至可能导致不良后果。

　　3.患者出现某一个或多个器官功能减退、部分功能甚至全部功能的丧失,有可能诱发患者出现出血、休克、其他疾病和症状,甚至产生不良后果。

　　4.导致原有的医疗费用失去应有的价值。

　　5.增加患者其他不可预料的风险与后果。

医师陈述:

　　我已经将患者继续接受医学治疗的重要性和必要性,以及拒绝或放弃治疗的风险及后果向患者或患者的法定监护人、授权委托人告知,并且解答了关于拒绝或放弃治疗的相关问题。

医师签名:　　签名时间:　年　月　日　时　分　　签名地点:

患者或法定监护人、受委托人意见:

　　我(或法定监护人或授权委托人)已年满18周岁且具有完全民事行为能力,我拒绝或放弃医院对我(我的家人)的医学治疗服务。医务人员已经向我解释了接受医疗措施对我(我的家人)的疾病治疗的重要性和必要性,并且已将拒绝或放弃医学治疗的风险及后果向我作了详细地告知。我仍然坚持拒绝或放弃医学治疗。

　　我自愿承担拒绝或放弃医学治疗所带来的风险和后果。我拒绝或放弃医学治疗产生的后果与医院及医务人员无关。

患者签名:　　签名时间:　年　月　日　时　分　　签名地点:

患者法定监护人或授权委托人签名:

与患者关系:　　签名时间:　年　月　日　时　分　　签名地点:

第六节　投诉管理制度

文件名称	投诉管理制度	文件编号	YY‐QL‐××××
制定部门	×××	版本号	1.0
生效日期	20××‐××‐××	页数/总页数	×/××
修订日期	20××‐××‐××	有效期至	20××‐××‐××

1　**目的**:加强医院投诉管理,规范投诉处理程序,维护正常医疗秩序,保护医患双方合法权益,预防医疗纠纷的发生,建立和谐的医患关系,保障医院各部门尤其是医疗一线工作的高效运转。

2　**范围**:全院各科室。

3　**定义**:投诉指患者及家属等有关人员(以下统称投诉人)对医院提供的医疗、护理服务及环境设施等不满意,以来信、来电、来访等方式向医院反映问题,提出意见和要求的行为;或者本院员工对职能科室的服务不满意,提出意见和要求的行为。

4　**权责**

4.1　**分管院领导**:负责指导、督查相关科室的投诉受理工作及复杂医疗纠纷的处理。

4.2　**医患关系办公室**

4.2.1　统一受理投诉。

4.2.2　调查、核实投诉事项,提出处理意见,及时答复投诉人。

4.2.3　组织、协调、指导全院的投诉处理工作。

4.2.4　定期汇总、分析投诉信息,提出加强与改进工作的意见或建议。

4.3　**各临床科室**:负责配合医患关系办公室做好投诉处理工作。

4.4　**财务科**:负责受理物价相关投诉。

4.5　**门诊部**:负责受理门诊科室相关投诉。

4.6　**党委办公室**:负责受理医务人员服务态度、医德医风等行风方面的投诉。

4.7　**医疗保险管理科**:负责受理医保政策相关投诉。

4.8　**工会**:负责受理医院内部员工投诉。

5　**内容**

5.1　**投诉的接待与处理**

5.1.1　医院投诉接待实行"首诉负责制"。投诉人向有关部门、科室投诉的,被投诉部门、科室的工作人员应当热情接待。对于能够当场协调处理的情况,应当尽量当场协调解决;对于无法当场协调处理的,接待的部门或科室应当主动带领投诉人到投诉管理部门投诉。

5.1.2　投诉接待人员(医患关系办公室或依"首诉负责制"原则受理投诉的管理科室)应当认真听取投诉人意见,核实相关信息,并填写《投诉登记表》,如实记录投诉人反映的情况。

5.1.3　投诉接待人员应当耐心细致地做好解释工作,稳定投诉人情绪,避免矛盾激化。

5.1.4　非医院行政部门工作时间,由医院行政总值班负责接待受理投诉,并适用本制度5.1.1条款的规定。

5.1.5　医院以公告牌、网络主页等形式公布投诉电话、投诉受理部门等信息。

5.1.6　医院在门诊部、住院大厅设置意见箱,党委办公室工作人员每周一、周三开启意见箱,并进行住院患者满意度调查,收集、汇总患者及家属的意见和建议。

5.1.7　医院各部门科室应当积极配合投诉管理部门开展投诉事项调查、核实、处理工作。

5.1.8　投诉管理部门应当按照下列程序处理。

    5.1.8.1　认真接待投诉患者,耐心听取患者投诉意见,并做好详细记录,填写《投诉登记表》。

    5.1.8.2　对于涉及医疗质量安全、可能危及患者健康的投诉,接待人员应当立即通知当事科室和主管职能部门,采取积极措施,预防和减少对患者的伤害。

    5.1.8.3　对患者投诉的问题进行调查核实,询问当事科室主任及医务人员,查阅患者病历等医疗文书。在查明事实的基础上,组织当事科室有关医务人员讨论,形成科室讨论意见。

    5.1.8.4　将调查情况及科室意见向患者反馈,进一步听取患者意见。一般性投诉在3个工作日向投诉人反馈,医疗业务方面的投诉一般在5个工作日内反馈,复杂的医患纠纷一般于10个工作日内反馈。

    5.1.8.5　组织医患双方当面沟通,消除误解,化解矛盾,解决争议。

    5.1.8.6　对于医患双方争议较大、责任难以界定的复杂医疗纠纷,上报主管院领导,组织相关科室专家讨论,形成医院专家意见。对于院方有过错的医疗纠纷,积极妥善协商解决;对于院方无过错的医疗纠纷,将医院意见答复患者,并组织医院有关医务人员就有关医疗专业问题进行耐心解释和说明。

    5.1.8.7　经上述程序仍不能消除争议的医疗纠纷,建议医患双方按照相关法律法规的程序解决,详细告知患者医疗事故技术鉴定和法律诉讼有关程序和要求,并积极配合进行鉴定和法律诉讼。

    5.1.8.8　对于死亡患者家属的投诉,应当告知尸检有关事项;对医疗过程有争议的医疗纠纷,提醒患者有复印、封存病历的权利;对于因输液、输血等引起的医疗投诉,及时提醒科室封存相关实物。

    5.1.8.9　患者投诉意见及时报告科室主任和主管院领导。

5.1.9　对于涉及收费、价格等能够当场核查处理的,及时通知财务科查明情况,立即纠正。

5.1.10　涉及对医务人员服务态度、医德医风等行风方面的举报和投诉,接待人员应及时通知党委办公室调查处理。

5.1.11　投诉材料由医患关系办公室归档管理。

5.2　质量改进与档案管理

5.2.1　医院将投诉管理纳入医院质量安全管理体系,逐步建立投诉信息上报系统及处理反馈机制。

    5.2.1.1　各个职能部门要建立投诉档案,内容包括投诉人基本信息、投诉事项,相关证明材料,调查、处理及反馈情况,其他与投诉有关的材料。

    5.2.1.2　医务处对投诉情况进行归纳分类和分析研究,发现医院管理、医疗质量的薄弱环节,提出改进意见或建议,督促相关部门、科室及时整改。针对突出问题提出改进方案,并加强督促落实。

5.2.2　医院工作人员有权对医院管理、服务等各项工作进行内部投诉,提出意见、建议,接到投诉的部门及科室应当予以重视,并及时处理、反馈。

6 **流程:**医疗投诉处理流程图。

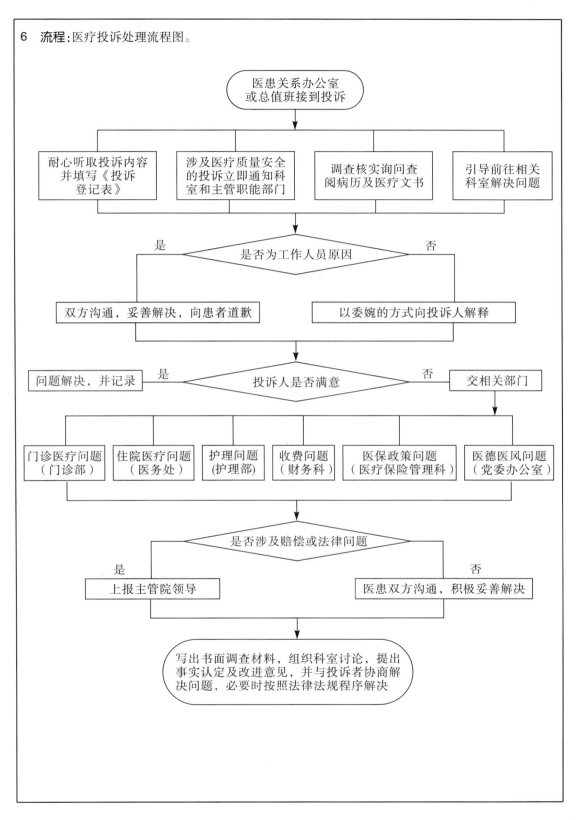

7　相关文件

《投诉管理办法》

8　使用表单

《投诉登记表》

批准人：　　　　　　　　　签署日期：

审核人：　　　　　　　　　发布日期：

附件

投诉登记表

文件编号:BD - YW - × × ×　版本号:1.0

投诉方式:□来电　　□来访　　□来信　　□其他

投诉人姓名		与患者关系	
患者姓名		患者性别	
患者出生年月日		住院(门诊号)	
投诉时间		被投诉科室(人员)	
联系电话		邮政编码	
地址			

投诉内容

投诉人签名确认:　　　　　　　　　　　记录人:　　　年　　月　　日

调查核实情况:

　　　　　　　　　　　　　　　　　　　记录人:　　　年　　月　　日

医院领导阅示:

处理结果:

　　　　　　　　　　　　　　　　　　　记录人:　　　年　　月　　日

反馈记录:

　　　　　　　　　　　　　　　　　　　记录人:　　　年　　月　　日

备注:

　　　　　　　　　　　　　　　　　　　记录人:　　　年　　月　　日

第七节　患者沟通制度

文件名称	患者沟通制度	文件编号	YY－QL－×× ×
制定部门	× × ×	版本号	1.0
生效日期	20×× －××－××	页数/总页数	× /× ×
修订日期	20×× －××－××	有效期至	20×× －××－××

1 **目的**:保障患者知情权和选择权,保证医疗活动正常顺利开展。

2 **范围**:全院各科室。

3 **定义**:患者知情权包括真实病情了解权、治疗措施知悉权及医疗费用知晓权。医务人员在诊疗活动中须对以上内容向患者或授权委托人进行详细告知。

4 **权责**

　4.1 **医务人员**:在诊疗活动中须向患者或授权委托人告知患者的真实病情、治疗措施及医疗费用。

　4.2 **患者及授权委托人**:有向医务人员了解真实病情、治疗措施及医疗费用的权利;需要履行书面签名手续时,有签名的义务。

5 **内容**

　5.1 **沟通的内容**

　　5.1.1 病情告知。

　　　5.1.1.1 如实告知患者所患疾病的名称、现状、程度、发展趋势及可能发生的危害健康的后果等诊断结论。

　　　5.1.1.2 特殊情况下,为防止病情急剧恶化,避免对患者可能或必然造成不利后果,也可对患者本人延迟告知,但应及时告知其法定监护人或授权委托人。

　　5.1.2 如实告知对患者所患疾病将采取的治疗方案和治疗措施,以及为避免风险采取的预防措施。

　　5.1.3 告知治疗措施可能或必然产生的风险,或者由于患者体质特异可能发生的过敏、排异、恶化及并发症等其他损害后果。

　　5.1.4 如实告知患者治疗疾病应当承担的费用及其计费依据。

　　5.1.5 将医院的基本情况、技术设备状况、医务人员职称、医疗专业特长、管理规章制度、患者的权利、收费标准等通过网站、电子屏、公告等形式公示或告知患者,以便患者行使就医选择权。

　5.2 **沟通的对象**

　　5.2.1 患者本人或其监护人、授权委托人行使知情同意权。授权委托人按照患者配偶、父母、成年子女、其他近亲属的先后顺序依次担任。无直系或近亲属的患者,其授权委托人由其所属单位、街道办事处或村民委员会协商。

　　5.2.2 若患者具有完全民事行为能力,在不违反保护性医疗制度的前提下,将告知内容直接告知本人;需要履行书面签名手续时,由其本人签名。

　　5.2.3 患者虽具有完全民事行为能力,但如实告知病情、医疗措施、医疗风险后可能造成患者不安,进而影响医务人员开展诊疗工作时,由患者授权委托人代为行使知情同意权。

5.2.4 患者虽具有完全民事行为能力,但不能理解诊疗的内容和程序,不能权衡诊疗的利弊得失,不能对所有诊疗方案做出评价,不能根据自己的知识和能力做出决定,不能理解自己所决定的行为将产生的后果,由授权委托人代为行使知情同意权。

5.2.5 对于不能完全行使民事行为能力的昏迷、精神病发作期、痴呆、未成年人、残疾人等患者,由符合相关法律规定的人员代为行使知情同意权。

5.3 患者授权委托人时,应由患者本人和授权委托人共同签署《患方住院授权委托书兼承诺书》。

5.4 沟通要求

5.4.1 患者入院时沟通。

5.4.1.1 接诊或值班护士接待患者,负责将住院期间的各项规定向患者作详细的解释。

5.4.1.2 责任护士应及时向新入院患者作自我介绍,说明自己的职责,告知陪伴制度,进行饮食管理等健康教育。

5.4.1.3 主管医师应及时向新入院患者作自我介绍,告知患者病情的初步诊断、下一步检查、治疗方案、预期疗效、药品不良反应等,并签署《患方住院授权委托书兼承诺书》。

5.4.2 治疗过程中沟通。

5.4.2.1 治疗过程中常规告知:主管医师及时将患者入院后的各项检查结果、进一步检查、治疗方案、用药的情况及其副作用和注意事项告诉患者或其授权委托人。入院24小时内由主管医师与患者谈话,签署《患者入院24小时医患谈话记录单》。如果患者拒绝做进一步的检查或不同意目前的治疗方案时,医师应将其可能发生的后果详细告诉患者,同时将告知内容记入病历中,让患方签署《拒绝或放弃医学治疗告知书》。

5.4.2.2 病情发生变化时及时告知:患者在治疗过程中发生病情变化,主管医师应及时将目前患者的状况告知患者或其授权委托人,同时将告知内容记入病历中。

5.4.2.3 改变治疗方案时及时告知:患者在治疗过程中改变原定的治疗方案时,主管医师应及时将改变治疗方案的原因和目的告知患者或其授权委托人,同时将告知内容记入病历中。

5.4.2.4 疑难病情告知:在病程记录中及时记载。

5.4.2.5 危重病情告知:解释危重病情并填写医院《危重患者病情告知书》,让患方签名为据。

5.4.2.6 医保患者使用自费检查及药品前告知:在治疗过程中,对医保患者使用自费检查及药品时应在病程记录中及时记录,并让患方签署《超基本医疗保险服务范围医患协议书》。

5.4.2.7 贵重药品使用前告知:体现在病程记录中,让患方签名为据。

5.4.3 自动出院或转院沟通:因患者或其授权委托人的原因,患者自动出院或转院时,应告知患者或其授权委托人自动出院或转院的风险和后果,并签署《自动出院/转院告知书》。

5.4.4 出院时沟通:填写好出院记录,一式两份,一份放病历归档,一份交给患者或其授权委托人,告知出院诊断、诊疗经过、出院医嘱。

6 流程:无。

7 相关文件

7.1 《国际联合委员会(JCI)医院评审标准》(第六版)

7.2 《三级综合医院评审标准实施细则》(2011 年版)

8 使用表单

8.1 《患方住院授权委托书兼承诺书》

8.2 《患者入院 24 小时医患谈话记录单》

批准人：　　　　　　　　　　签署日期：

审核人：　　　　　　　　　　发布日期：

附件1

患方住院授权委托书兼承诺书

文件编号:BL－BD－ZK－×××　版本号:1.0

科室:　　　　　　　　姓名:　　　　　出生年月日:

病案号/门诊号:　　　　性别:　　　年龄:　　　床号:

患者委托与承诺:

　　我因＿＿＿＿＿＿来医院诊治,根据我目前的健康状况,同意接受贵院医师关于"需要住院进一步诊治"的建议,并已按规定办理了入院手续。经病房医务人员讲解,我已充分理解医院的规章制度。为配合医疗,我自原做出如下承诺:

　　1. 从入院之日起我委托＿＿＿＿＿作为住院期间的代理人,授权范围如下:

　　(1)如实向医院提供有关患者病情的全部资料,接受院方的询问和回答问题,协助配合诊疗。

　　(2)代为了解病情,选择诊治方案。

　　(3)签署相关医疗文件,包括同意检查、同意输血、同意手术等文件。

　　(4)其他的诊疗事宜和相关事宜。

　　(5)受托人签署同意书后所产生的后果,由患者本人承担。

　　2. 如因患方陈述不实导致误诊误治,或者因不履行或延误履行上述义务而发生不良后果,由患方依法承担相应责任。当患方由于自己知识有限难于单独做出决定时,可自行聘请医学司法鉴定中心做出决定。

　　3. 患者丧失行为能力时,由患者法定代理人履行其法定权利与义务。患方监护人或代理人应定期探视或陪伴患者,了解病情,交纳医疗费用,并处理与患者有关的其他事务等。

　　4. 住院期间,患者擅自离开病区期间发生的病情加重、恶化、并发症、猝死、自伤、自杀、走失、伤人、攻击、意外事故及住院费用不能报销等不良后果,由患方自行承担责任。

　　5. 患方若违背上述承诺,愿承担由此产生的不良后果。

　　6. 特别承诺:

　　在我完全可以自由选择其他医院的情况下,自原做出上述承诺。

患者签名:　　　　　　（手印）　　　　　　　　　有效证件号:

住址:　　　　　　签名时间:　　　　　　　　　　签名地点:

受托人签名:　　　　　（手印）　　　有效证件号:　　　住址:

联系电话:　　　　与患者关系:　　　　签名时间:　　　　签名地点:

续表

监护人：

姓名： 　　　年龄： 　　　　性别： 　　　有效证件号：

家庭住址：

电话：

与被监护人关系：

医师陈述：

　　我将履行医师的职责,及时与患方委托人、监护人沟通有关患者的病情及与患者有关的其他事务。

医师签名： 　　　　　　　签名时间： 　　　　　签名地点：

附件2

患者入院 24 小时医患谈话记录单

文件编号:BL－BD－ZK－×××　版本号:1.0

科室:　　　　　　　　　　姓名:　　　　　　出生年月日:

病案号/门诊号:　　　　　　性别:　　　　年龄:　　　　床号:

尊敬的患者、患者家属或患者的法定监护人、授权委托人:

　　为认真履行医师的告知义务,使患者充分了解病情,增加医患间的信任,以利于各项医疗方案实施,特告知如下:

　　1. 简要病情。

　　2. 目前主要诊断。

　　3. 目前治疗方案、拟实施的诊疗(手术)方案与替代治疗方案。

　　4. 可能会应用的重点抗菌药物及贵重药品。

　　5. 需要进行的重要特殊检查。

　　6. 目前自费项目。

　　7. 个人应注意事项。

　　8. 作为您的主管医师,您可以随时向他/她了解您的病情。

　　9. 其他。

医师陈述:

　　我已经告知患者目前病情、诊断、治疗措施、拟实施的诊疗(手术)方案与替代治疗方案、重要特殊检查、自费项目等有关的情况,解答了患者有关问题。我承诺做到以下几点:

　　①严格遵守各项医疗规程,尊重患者的选择权、知情权和监督权。②努力减轻患者医药费用负担,不开大处方,不做不必要的检查。③保证遵守《医务人员医德规范》,热情服务,精心诊治,杜绝使用不文明用语。④保证廉洁行医,不索要、收受患者红包、物品,不接受患者宴请。

主管医师:　　　　　　　　签名时间:　　　　　　　　签名地点:

患者或患者的法定监护人、授权委托人意见:

　　医师已将以上情况向我充分讲明,并且解答了疾病诊断、检查、治疗、用药等相关问题,我同意医院的诊疗措施并愿意积极配合医院治疗。

患者签名:　　　　　　　　签名时间:　　　　　　　　签名地点:

患者的法定监护人、授权委托人签名:

与患者关系:

　　　　　　　　　　　　　签名时间:　　　　　　　　签名地点:

注:入院 24 小时内医患谈话记录必须在患者入院 24 小时内完成

第八节 尊重患者民族风俗和宗教信仰制度

文件名称	尊重患者民族风俗和宗教信仰制度	文件编号	YY－QL－×××
制定部门	×××	版本号	1.0
生效日期	20××－××－××	页数/总页数	×/××
修订日期	20××－××－××	有效期至	20××－××－××

1 目的:尊重、保护患者的民族风俗和宗教信仰,真正体现对患者的人性尊重、人文关怀。

2 范围:全院员工。

3 定义

  3.1 **民族风俗**:指特定社会文化区域内,历代人共同遵守的行为模式或规范。

  3.2 **宗教信仰**:指信奉某种特定宗教的人所信仰的神圣对象,由崇拜认定而产生的坚定不移的信念及全身心的皈依。这种思想信念和全身心的皈依贯穿于特定的宗教仪式和宗教活动中,并用来指导和规范自己在世俗社会中的行为。

4 权责

  4.1 **全院员工**:在医疗活动中,尊重患者的民族风俗和宗教信仰。

  4.2 **医务处**:负责制度培训、实施和监督,并提供宗教联系方式。

  4.3 **护理部**:负责制度实施和监督。

  4.4 **营养科**:负责满足有民族风俗和宗教信仰的特殊膳食需求。

5 内容

  5.1 **基本规则**

    5.1.1 患者的民族风俗和宗教习惯应该得到尊重和保护。

    5.1.2 患者个人就诊信息必须保密,任何人不得因私获取,利用患者就诊信息。

    5.1.3 不在公共场合或向无关人员谈论患者的生活习惯、民族风俗和宗教信仰等。

  5.2 **实施办法**

    5.2.1 坚持开展全院职工的人文教育,切实加强医务人员的职业道德教育,使尊重患者民族风俗和宗教信仰制度化和规范化。

    5.2.2 患者入院时,由责任护士询问患者的宗教信仰和特殊饮食偏好情况,并在《入院护理评估单》上记录,以体现医院对患者价值观和信仰的尊重。为患者提供医疗护理过程中,医务人员要充分考虑患者的文化背景和宗教信仰对治疗过程和患者反应的影响。

    5.2.3 医务处能为患者提供相关宗教的联系方式,以备必要时联系。当患者及家属有宗教或精神支持方面的需求时,工作时间由责任护士联系医务处,医务处提供相关宗教的联系电话、联系地址,在国家法律法规的范围内从事有关宗教活动。

  5.3 对于有特殊饮食偏好的患者,由责任护士通知营养科,提供特配饮食。

6 流程:无。

7 相关文件

  7.1 《国际联合委员会(JCI)医院评审标准》(第六版)

  7.2 《三级综合医院评审标准实施细则》(2011年版)

8 使用表单:无。

批准人:　　　　　　　　　　　签署日期:

审核人:　　　　　　　　　　　发布日期:

第九节 患者参与医疗安全活动制度

文件名称	患者参与医疗安全活动制度	文件编号	YY－QL－××
制定部门	×××	版本号	1.0
生效日期	20××－××－××	页数/总页数	×/××
修订日期	20××－××－××	有效期至	20××－××－××

1 **目的**:鼓励患者更多地参与医疗安全活动,加强医患沟通,体现患者的权利,提高医疗安全性。

2 **范围**:涉及诊疗活动的医务人员。

3 **定义**:无。

4 **权责**:医务人员认真履行鼓励患者参与医疗活动的责任和义务,负责患者医疗安全和医疗知识宣教,主动要求患者积极参与医疗安全活动。

5 **内容**

5.1 医务人员在医疗活动中应提高医疗安全意识,认真履行患者参与医疗安全活动的责任和义务,主动邀请患者积极参与医疗安全活动,具体内容如下。

5.1.1 医院开展多种形式的健康教育,如定期组织开展健康大讲堂活动、健康讲座、专科疾病知识讲座等,鼓励临床科室根据自身情况开展健康知识普及活动,并为患者提供咨询和反馈的途径(固定电话、电子邮箱等)。

5.1.2 医务人员应引导患者在就诊时提供真实病情和真实信息,并向患者宣传提供真实病情和有关信息对保障诊疗服务质量与安全的重要性。

5.1.3 患者在门诊或住院的诊疗过程中,医务人员应当主动向患者提供诊疗目的、注意事项、风险及后续治疗等相关事项,仔细解释患者提出的疑虑,以协助患者对诊疗方案做出正确理解与选择,从而更积极地配合治疗。

5.1.4 对儿童、老年、孕妇、行动不便及残疾患者,用语言提醒、搀扶、请人帮助和警示标识等办法邀请患方主动参与,防止患者跌倒事件的发生。

5.1.5 实施手术、麻醉、有创诊疗、各类检查及药物治疗等医疗行为前,主动邀请患者参与身份确认、检查治疗部位确认、药物治疗与监测、治疗效果评估等,并针对治疗措施和过程的疑问提供咨询。

5.1.6 输血治疗前邀请患者或其授权委托人确认血型,主管医师必须对患者或其授权委托人进行输血风险教育,详细交代可能发生血源传播性疾病、输血反应等情况。

5.1.7 实施麻醉前,麻醉医师应与患者或其授权委托人详细交代麻醉方式、可能发生的麻醉并发症及意外情况,并由患者或其授权委托人签署知情同意书,在实施麻醉前与患者确认。

5.1.8 使用化疗药物、激素类药物、抗结核、溶栓、抗凝治疗等毒副作用较大的药物之前,必须向患者或其代理人讲明使用药物的必要性,以及可能发生的不良反应情况,在患方签署知情同意书后,开具药物医嘱;在使用药物时,医务人员主动邀请患者或其授权委托人确认使用的药物名称、剂量、剂型、用法,并参与用药监测,鼓励患者咨询安全用药知识。

5.1.9 告知医保患者使用高值耗材、自费药物等相关制度,在取得患者同意的基础上,邀请患者参与监督。

5.2 医务人员在诊疗过程中应以简明易懂的方式和语言告知患者下列信息。

   5.2.1 疾病诊断、可能的病因、具体病情及发展情况、需要采取的治疗措施及相应的后果、拒绝治疗的可能后果,需要患者参与确认的事项等。

   5.2.2 手术的目的、方法、预期效果、术中和术后预料的可能的后果、潜在危险、实施该手术的医务人员、手术部位的确认程序等。

   5.2.3 康复过程中可能发生的问题,患者需要参与的环节及注意事项等。

   5.2.4 患者对医疗措施有任何疑虑,均可直接向参与患者治疗的医师或相关治疗小组成员咨询。

5.3 邀请患者参与医疗安全管理的要求

   5.3.1 由患者本人或其授权委托人参与医疗安全管理。

   5.3.2 若患者具有完全民事行为能力,在不违反保护性医疗制度的前提下,应将告知内容直接告知其本人;若患者必须履行书面签名手续,由其本人签名,所有需要确认的事项由患者本人与医务人员确认;对于不能完全行使民事行为能力的昏迷、痴呆、未成年人、残疾人等患者,由符合相关法律规定的人员代为参与医疗安全管理。

   5.3.3 在下列情况下,可由患者的授权委托人代为参与医疗安全管理:

      5.3.3.1 患者虽具有完全民事行为能力,但医师评估后认为如实告知病情、医疗措施、医疗风险后可能造成患者不安,进而影响医务人员开展诊疗工作的,由授权委托人代为参与医疗安全管理。

      5.3.3.2 患者虽具有完全民事行为能力,但不能理解或不愿了解各项诊疗措施,由授权委托人代为参与医疗安全管理。

      5.3.3.3 授权委托人由患者在法律法规规定的近亲属或代理人中选择,按照患者配偶、父母、成年子女、其他近亲属的先后顺序依次担任。无直系或近亲属的患者,可由其所在单位、街道办事处或村民委员会协商指定人员。

   5.3.4 患者以授权的方式指定授权委托人,应按医院规定在授权书上签名。该授权委托人代表患者行使其在医院治疗期间的知情同意权,签署各项医疗活动同意书,参与医疗安全管理。

6 流程:无。

7 相关文件

《三级综合医院评审标准实施细则》(2011 年版)

8 使用表单:无。

批准人: 签署日期:

审核人: 发布日期: